reinhardt

Susanne Bender

Systemische Tanztherapie

2., aktualisierte Neuauflage

Mit 19 Abbildungen und 4 Tabellen

Ernst Reinhardt Verlag München

Susanne Bender, Tanztherapeutin, M. A., Ausbilderin, Lehrtherapeutin, Supervisorin BTD (Berufsverband der TanztherapeutInnen Deutschlands), Sonderpädagogin, Familien- und Paartherapeutin, arbeitet in privater Praxis und leitet das Europäische Zentrum für Tanztherapie EZETTHERA mit berufsbegleitender Ausbildung in Systemischer Tanztherapie.

Bibliografische Information der Deutschen Nationalbibliothek

Die Deutsche Nationalbibliothek verzeichnet diese Publikation in der Deutschen Nationalbibliografie; detaillierte bibliografische Daten sind im Internet über <http://dnb.d-nb.de> abrufbar.

ISBN 978-3-497-03072-9 (Print)
ISBN 978-3-497-61530-8 (PDF-E-Book)
ISBN 978-3-497-61531-5 (EPUB)

2. Auflage

Printed in EU
Covermotiv: © Microstockfish / Fotolia.com
Fotos im Innenteil: Susanne Bender, München
Satz: Sabine Ufer, Leipzig

Ernst Reinhardt Verlag, Kemnatenstr. 46, D-80639 München
Net: www.reinhardt-verlag.de E-Mail: info@reinhardt-verlag.de

Inhalt

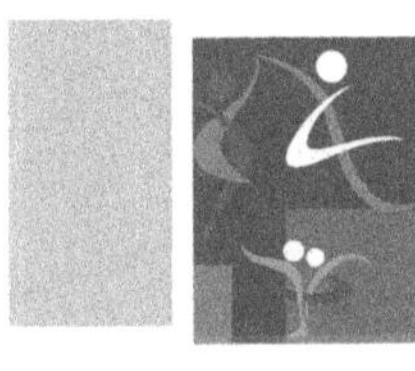

Vorwort

Die Tanztherapie versteht sich als eine ganzheitliche Therapieform, in der die Exploration und Expression der Bewegung etwas über den Menschen in seinem psychophysischen Sein aussagt. Daher war es im Laufe meiner über 40-jährigen Tätigkeit als Tanztherapeutin in Deutschland, Europa und auch in China fast eine logische Entwicklung, mich den Systemtheorien zuzuwenden. Meine ersten systemischen Wahrnehmungen habe ich in meiner Zeit als Standardtänzerin gesammelt. Es faszinierte mich schon als junges Mädchen, die Paare beim Tanzen zu beobachten. Ein Paar habe ich in Erinnerung, das nicht zusammenpasste. Er war sehr groß und sie sehr klein. Aber in einer glückseligen Zweisamkeit tanzten sie immer aus dem Takt. Ein anderes Paar hatte kaum den ersten Schritt gemacht, und schon gab es Diskussionen über die Richtigkeit dieses Schrittes. Wenn ich mal nicht mit meinem Tanzpartner tanzte, fiel mir immer wieder auf, wie man auf einer sehr feinen körpersprachlichen Ebene aufeinander eingespielt ist und dies nicht auf jemand anderen übertragen kann.

Bereits in meinem Tanztherapiestudium in den USA habe ich mich für Familientherapie interessiert und entsprechende Seminare belegt. In einem Rollenspiel sollte ich eine paartherapeutische Intervention vornehmen. Ich hatte keinen Einfall zu einer verbalen Intervention, aber wollte das Paar in Bewegung bringen. Der Dozent ermutigte mich, dies zu tun, und war hinterher total begeistert. Zu dem Zeitpunkt verstand ich noch nicht, warum er begeistert war.

Die jahrzehntelange Tätigkeit als Ausbilderin zwang mich auf positive Weise immer wieder dazu, mich mit Theorien auseinanderzusetzen, die für die tanztherapeutische Arbeit hilfreich sind. So erweiterte ich die systemische Sichtweise vom Menschen auf die Kontexte, in denen ein Mensch lebt und wirkt. Ebenso wie die Theorie des Unbewussten aus der Psychoanalyse heute allgemeingültiges Gedankengut ist (und von der Hirnforschung wieder gespeist wird), etabliert sich das systemische Denken immer mehr. So hören wir jeden Tag in den Nachrichten von der Vernetzung der Welt (globale Wirtschaft, Erderwärmung, systemrelevante Banken, Pandemie etc.).

Dieses Buch gibt einen fundierten Einblick in die systemtheoretischen Grundlagen einer tanztherapeutischen Arbeit und liefert gleichzeitig viele Praxisbeispiele.

Damit der Leser und die Leserin immer wieder daran erinnert werden, dass es Therapeuten und Therapeutinnen, Klienten und Klientinnen sowie Patienten und Patientinnen gibt, wird im Text im Plural das Binnen-I verwendet.

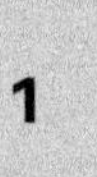
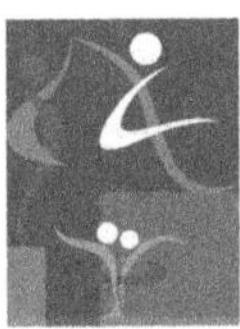

1 Einführung

In der Tanztherapie explorieren KlientInnen – häufig mit Unterstützung von Musik – die Choreografien der alltäglichen Bewegungen, sozusagen die Choreografien des Lebens, um sie nach Bedarf selbstbestimmt für eine größere Lebenszufriedenheit und bessere Bewältigung desselben umzugestalten. Psychotherapie wird immer dann aufgesucht, wenn eine Veränderung gewünscht wird. Die Tanztherapie spricht den Menschen bei diesem Veränderungsprozess aber nicht nur auf kognitiver und emotionaler Ebene an, sondern erfasst ihn in der Ganzheit seines körperlichen Seins.

Daher lag es für mich im Laufe meiner tanztherapeutischen Arbeit nahe, den ganzheitlichen Gedanken auf ganze Systeme auszudehnen und hiermit die Systemische Tanztherapie zu entwickeln. Auf diese Weise erweitert sich das Spektrum der Ganzheit über den Körper hinaus. Denn dieser Körper, dieser Mensch, wächst in einer ganz bestimmten Familie auf, die aufgrund ihrer internen Regeln den Menschen bewusst und unbewusst formt. Dieser Körper muss sich in ein Bildungssystem einfügen und schließlich seinen Platz in der Gesellschaft mit der Übernahme von Verantwortung finden. All diese Prozesse prägen die Entwicklung eines Menschen. Und der Mensch trifft eigenständige Entscheidungen, wie er diese Einflüsse interpretiert und sich dementsprechend verhält. Er ist ihnen also nicht passiv ausgeliefert, sondern beeinflusst sie aktiv durch sein Handeln oder Nichthandeln und passiv durch seine Einstellung zu diesen äußeren Begebenheiten. Die Handlungsfähigkeit und Interpretation und nicht die eigentlichen Geschehnisse entscheiden darüber, ob am Ende eines Lebens dieses als gelungen oder misslungen empfunden wird.

Die Systemische Tanztherapie kann also helfen, dort wieder handlungsfähig zu werden, wo der Mensch passiv war, und dort Wirklichkeiten umzuinterpretieren, wo sie nicht hilfreich für die Lebenszufriedenheit waren oder noch sind. Ziel der Systemischen Tanztherapie ist die emanzipierte Gestaltung des Lebenstanzes unter Berücksichtigung der Persönlichkeit und deren Ressourcen.

Der erste Teil des Buches beschäftigt sich mit den theoretischen Grundlagen jeder systemischen Arbeit. Die Tanztherapie ist eine Therapieform, in der sowohl die Therapeutin als auch der Klient aktiv werden. Damit diese Aktivitäten aber nicht allein geleitet sind von den intuitiv-kreativen

Einfällen der Therapeutin, braucht es einen soliden theoretischen Unterbau. Ansonsten ist es keine auf Wirksamkeit ausgerichtete Psychotherapie, sondern im besten Falle eine Beschäftigung, die irgendwie guttut.

Im zweiten Teil des Buches wird die Umsetzung dieser Theoriegerüste in die Praxis verdeutlicht. Ich stelle die von mir entwickelte Bewegte Familienrekonstruktion vor, in der sich die Repräsentanten bewegen dürfen.

Des Weiteren erläutere ich ein vierphasiges Wachstumsmodell, das die menschliche Entwicklung in seinen Systemen aufzeigt. Krankheitsbegriffe werden gemieden, Bedürfnisse und Aufgaben, die im Leben erfüllt werden müssen, damit ein zufriedenes Lebensgefühl entstehen kann, treten in den Mittelpunkt der Betrachtung. Das Wachstumsmodell erlaubt eine Komplexitätsreduktion, die es jedem Therapeuten ermöglicht, sein Verhalten den einzelnen Wachstumsphasen anzupassen, ohne sich in der Vielfältigkeit eines Systems zu verlieren. Besonders wenn jemand für eine Gruppe verantwortlich ist, sollte er diese Entwicklungsaspekte kennen. Diese Phasen sind zyklisch zu verstehen, d. h. erst nach der Integration einer Phase kann die nächste Phase beginnen. Ein Tanztherapeut ist in der Therapie auf verschiedenen Ebenen gefordert, sodass es mir notwendig erscheint, den theoretischen Unterbau so einfach zu halten, dass er jederzeit als Konzept präsent sein kann.

Gruppen und Individuen können an bestimmten Stellen ihres Wachstums festhängen, werden versuchen, einige Herausforderungen zu überspringen, müssen aus verschiedenen Gründen bei einem Thema länger verharren oder können aufgrund äußerer Gegebenheiten nur bis zu einem bestimmten Punkt wachsen. Das Leben ist nicht immer ordentlich und berechenbar, und so sind TherapeutInnen auch eher Prozessbegleiter eines nicht vorhersehbaren Entwicklungsverlaufes als Prozessbestimmer, auch wenn ihnen diese Rolle gerne zugeschrieben wird. Umso hilfreicher ist es, eine Struktur im Kopf zu haben, die es der Therapeutin jederzeit ermöglicht, sich nach Turbulenzen, Unterbrechungen, Ablenkungen, Veränderungen wieder neu zu orientieren und die entsprechenden Weichen für eine Neujustierung zu stellen. Diese theoretische Struktur bietet das Wachstumsmodell.

2 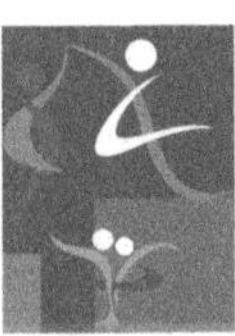 Grundsätzliches zur Tanztherapie

Die Tanztherapie geht davon aus, dass der Körper die visuelle Repräsentation des gesamten Seins des Menschen darstellt. Der Mensch ist also ein System, dessen Elemente in einer ständigen Interaktion miteinander stehen. Das duale Ursache-Wirkungsdenken muss an der Komplexität des menschlichen Seins scheitern. Da unser Gesundheitswesen mit seiner somatischen Medizin und der Psychotherapie die alte Körper-Geist-Spaltung sogar noch organisatorisch verankert, musste sich die Tanztherapie als Psychotherapie einordnen, die die menschliche Psyche über die Bewegung beeinflusst.

Der Erwerb einer tänzerisch-technischen Fertigkeit spielt in der Tanztherapie eine unwesentliche Rolle. Die Therapie ist nicht gelenkt von ästhetischen Kriterien, von einer Vorstellung von falscher und richtiger, von schöner und unschöner Bewegung. Inhalt ist vielmehr das aktuelle Bewegungsmuster des Patienten in seinen expressiven und kommunikativen Qualitäten. Die Tanztherapeutin konzentriert sich auf das Bewegungsmuster des Patienten, wie es im Moment der Begegnung als Ausdruck seiner inneren Befindlichkeit existiert. Dabei ist es auch völlig unerheblich, ob es sich dabei um große oder kleine, Alltagsbewegungen oder eher ungewöhnliche Bewegungen handelt. Entscheidend ist, dass die Bewegung für die KlientInnen eine spezielle Bedeutung hat. Die Bedeutungsgebung dieser individuellen Bewegung macht aus ihr einen Tanz. Die Tanztherapeutinnen sind also auf der Suche nach der Choreografie des Lebens. Wenn ein Mensch eine Therapie aufsucht, dann sind die Schritte und die Gestaltung dieser Choreografie für ihn nicht zufriedenstellend. Im übertragenen Sinne kommt er immer wieder an derselben Stelle ins Stolpern oder fühlt sich auf den Fuß getreten. Somit muss die Tanztherapeutin erst einmal die Gestaltung dieser Lebenschoreografie erkennen, bevor sich Therapeutin und Klient gemeinsam auf die Suche nach einer befriedigenderen „Schrittkombination“ machen.

Ziel ist es, durch das Bewusstwerden der – meist aus der Lebensgeschichte gebildeten – inneren Schranken der eigenen Persönlichkeit das Bewegungsrepertoire zunächst zu erkennen und kreativ so zu modifizieren, dass dadurch ein verändertes Körperbewusstsein und damit Selbstbewusstsein entsteht, was als Quelle spontanen und vor allem authentischen Sich-Bewegens dient (Schoop, 2007).

„Gib dem Gefühl einen Namen. Gib Dein Gefühl dem anderen zu erkennen. Finde eine tänzerische Form, die Deinem Gefühl am besten entspricht. Kannst Du Dein Gefühl zeigen?“ (Schoop zitiert nach Briner, 1977, 75).

3 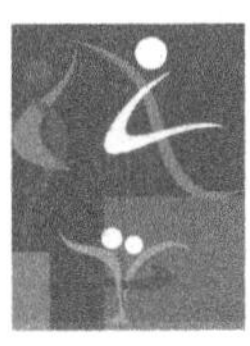 Grundlegende Konzepte der systemischen Arbeit

Die systemische Therapie entwickelte sich genau wie die Tanztherapie aus einer Vielfalt theoretischer und praktischer Ansätze und Konzepte. In der Entstehungsgeschichte der systemischen Therapie spielten sehr unterschiedliche Konzepte aus der Kybernetik, Soziologie, Biologie und Erkenntnistheorie eine Rolle. In der Entstehung der Tanztherapie beeinflussten sowohl Erfahrungen und Kenntnisse aus dem Tanz als auch aus verschiedenen psychologischen Richtungen das Handeln und Denken der Pionierinnen. Im Folgenden sollen einige Kernkonzepte der heutigen systemischen Therapierichtung beschrieben werden und für die Tanztherapie nutzbar gemacht werden.

Die Systemtheorie ist eine rekursive Theorie, deren Begriffe und Annahmen allesamt aufeinander vor- und zurückverweisen, sodass sie sich in einem linearen Text schwer darstellen lässt. Daher habe ich mich dazu entschieden, die Begriffe der Systemtheorie einfach in alphabetischer Reihenfolge zu erklären. Zunächst gehe ich aber auf die historische Entwicklung systemischen Denkens ein.

3.1 Überblick über die Geschichte der Familien- und Systemtheorie

Um die Systemische Tanztherapie zu verstehen, ist es notwendig, die Ursprünge der Systemtheorie in der Biologie und Physiologie zu erkennen. Erst nach dem Zweiten Weltkrieg wurde die Systemtheorie mit dem Begriff der Kybernetik in die Soziologie übertragen. Die Kybernetik, zu Beginn ein Begriff aus der Physik, ist die „Wissenschaft von den belebten und unbelebten dynamischen Systemen, in denen Informationen verarbeitet werden und die zur Regelung oder Steuerung von Prozessen dienen“ (Wahrig, 1991, 420). Diese Forschungsrichtung geht davon aus, dass auch komplexe Prozesse vorhersehbar sind und damit eine Steuerung möglich ist. Es können Aussagen darüber getroffen werden, welche Strukturen, Grenzen und Hierarchien ein System hat. Mit diesen Begrifflichkeiten und Vorstellungen arbeiteten die ersten Familientherapien ab ca. 1950: die strukturelle (Minuchin, 1990, 1993) und die strategische (Haley, 2003; Selvini Palazzoli,

1988) Familientherapie. Die therapeutischen Interventionen zielten darauf ab, aus dem dysfunktionalen ein funktionales Familiensystem zu „zaubern“, was allerdings nicht gelang und dem systemischen Gedankengut widerspricht. Denn wenn ich etwas als „dysfunktional“ beschreibe, dann muss es eine normative Regelung für „funktional“ geben, womit sich der Therapeut nicht nur moralisch über die KlientInnen stellt, sondern sogar vorgibt zu wissen, wie Funktionalität herzustellen ist.

Erkenntnisse aus den Naturwissenschaften, der Chemie und der Physik kamen der Weiterentwicklung der Familientherapien zugute. Die Erkenntnisse aus der Chaostheorie, der Synergetik und chemischer Prozesse, die eigenständig neue Strukturen bildeten, führten zur Kybernetik Zweiter Ordnung. Diese Weiterentwicklung des ersten Theorieansatzes löste den bisherigen Zentralbegriff der Homöostase (Selbstregulation in einen Gleichgewichtszustand) durch den Begriff der Selbstorganisation ab. Da ich aber den Begriff der Homöostase für die systemische Therapie nach wie vor für wichtig erachte, werde ich später genauer darauf eingehen. Systeme können selbstorganisiert neue Strukturen entwickeln, was für den Beobachter unvorhersehbare und nicht planbare Veränderungen des Systems zur Folge hat. Dies zwingt jede Therapeutin in eine Demut der Unplanbarkeit. Jede Tanztherapeutin kennt die Situation, dass sie sich aus einer gewissen Thematik und Stimmung für ein Musikstück entscheidet, dies heraussucht und einlegt. Wenn sie sich wieder der Gruppe zuwendet, hat sich die Gruppe bereits neu organisiert, und die Musik ist plötzlich völlig unpassend. Die Umwelt erscheint nun nicht mehr als interventionsmächtige Planungsinstanz. Somit können TherapeutInnen Systeme nur anstoßen, anregen, verstören und in Eigenschwingung versetzen. Die Idee, dass sie kontrollieren könnten, was im System passiert, wurde aufgegeben (Schlippe / Schweitzer, 2002).

Hinzu kam die Entwicklung einer philosophischen Erkenntnistheorie, dem radikalen Konstruktivismus. Den Kern dieser komplexen Theorie kann man damit zusammenfassen, dass es keine objektive Wirklichkeit gibt, sondern dass diese erst vom Beobachtenden konstruiert und erschaffen wird. Bilder der Wirklichkeit sind damit nur Produkte unseres Gehirns. Dadurch ist es unmöglich, Aussagen über wahr oder falsch zu treffen, da es keine Wahrnehmung ohne subjektive Färbung gibt.

Seit Anfang der 1980er Jahre hatten die Kybernetik Zweiter Ordnung und der radikale Konstruktivismus großen Einfluss auf die Familientherapie und brachten neue Ansätze hervor: die systemisch-konstruktivistische Therapie (Boscolo et al., 1994; Stierlin, 1975, 1978), Reflecting Team (Andersen, 1990) und andere (Schlippe / Schweitzer, 2002).

Die Vielschichtigkeit der systemischen Therapie und der Familientherapie spiegelt sich bereits darin wider, dass es nicht einen Begründer gibt, sondern viele Personen, die die Theorie und die Praxis systemischen Arbeitens beeinflusst haben. Für die Entstehung der Tanztherapie gilt dasselbe. Daher eint diese beiden therapeutischen Vorgehensweisen eine Multioriginalität.

Die Forschungen, die zur Gründung der Familientherapie geführt haben, wurden in den 1950er Jahren durchgeführt. In dieser Zeit beeinflussten auch noch andere Theorien als nur der psychoanalytische Ansatz die psychotherapeutische „Szene". Sigmund Freud (1856–1939) lieferte den grundlegenden Gedanken, dass menschliches Verhalten durch enge Beziehungen beeinflusst wird. Jedoch schloss seine Theorie der Übertragungsneurose die Behandlung von mehr als einer Person aus (Freud, 1924–1934). Alfred Andolfi (1870–1937) nahm zu dem psychoanalytischen Denken die Wichtigkeit der Umgebung und der sozialen Umstände mit hinzu. Einer seiner Schwerpunkte war die Bedeutung von Geschwistern. Dieser Ansatz hat die Familientherapie beeinflusst, aber erst in letzter Zeit findet die Bedeutung der Geschwister mehr Beachtung (Brisch, 2020). Harry Stack Sullivan (1882–1949) entwickelte eine Psychiatrietheorie, die auf interpersonellen Beziehungen beruht und in der kulturelle Einflüsse für psychische Erkrankungen verantwortlich gemacht werden. Seine Forschung in der Schizophrenie veränderte den Therapiefokus von einer innerpsychischen, biologischen Funktion zu einer interpersonalen, psychologischen (Sullivan, 1980). Don Jackson, einer der Begründer der Familientherapie, ist stark von Sullivan beeinflusst worden.

Die Initialzündung zum Übergang von der Familientherapie zur Systemischen Therapie ergab sich durch den Neurobiologen Humberto Maturana (*1928), der von 1954 bis 1960 am Massachusetts Institute of Technology (MIT) arbeitete und anschließend nach Santiago ging. 1968 kam er zu Heinz von Foerster (1911–2002) nach Illinois und formulierte dort die operationelle Geschlossenheit des Nervensystems und die Autopoiese (Foerster, 1999, 2001; Foerster / Pörksen 1998; Maturana / Varela, 1982, 1987).

Psychotherapie wurde nicht mehr als kausale, problembezogene Intervention verstanden, sondern als Durchführung eines Dialogs, der sich für die Veränderung autonomer Individuen als am günstigen erweist. Zu diesen theoretischen Konzepten gesellten sich die Lösungsorientiertheit und die unspezifischen Interventionen von Steve de Shazer (1940–2005), das Transparenz gewährleistende Reflektierende Team des Norwegers Tom Andersen (1936–2007) und der narrative Ansatz.

An die Stelle von strukturalistischen Konzepten wie „dysfunktionales Muster" oder „pathologische Kommunikation" trat das kommunikationsbezogene Konzept des problemdeterminierten Systems. Mit Hilfe dieser Konzepte war man endlich in der Lage, auf Termini der gängigen Psychopathologie zu verzichten. Während in der Psychopathologie versucht wird, einen objektiven Befund zu erheben, um diesen anschließend mit einem objektiven Störungsbild zu vergleichen, geht man in einer systemischen

Vorgehensweise davon aus, dass der Klient als Problemexperte besser als der Therapeut weiß, wie die Lösung für ein Problem aussehen kann. Die Expertenkompetenz des Therapeuten liegt im Denken von komplexen Zusammenhängen, im Ausscheren aus eingefahrenen Denkmustern, im Erkennen und Nutzen jeder Theorie als ein Konstrukt der Wirklichkeitsreduktion. Wenn man bedenkt, dass Marian Chace von der Tanztherapie als Tanz der Kommunikation spricht (Chaiklin, 1975), so zeigt sich hier deutlich, dass eine systemtheoretische Grundlage dem Grundgedanken der Tanztherapie sehr entspricht.

In der Theoriebildung gewann die Auseinandersetzung mit Phänomenen wie Sinn, Sprache, Dialog und somit auch mit Prozessen der sozialen Konstruktion von Wirklichkeit zunehmend an Gewicht. Der Versuch, die Wahrheit durch umfassende Entwürfe mit universellem Anspruch abbilden zu können, weicht einer Vielfalt koexistierender Konzepte und Praxen.

Kernstück eines systemischen Therapieansatzes ist die Kommunikation. Mit verbaler und nonverbaler Sprache können wir unser Verhalten bewusst reflektieren. Verbale und nonverbale Sprache wird also zu einem therapeutischen Werkzeug.

Die Konzepte der Systemischen Therapie der Gründerjahre wurden von einzelnen Arbeitsgruppen und Instituten in weitgehender Unabhängigkeit voneinander entwickelt. So entstanden zum Teil recht unterschiedliche Ansätze, da eine konstruktivistisch verstehende systemische Therapie auf universellen Geltungsanspruch verzichtet und so die Entstehung einer Pluralität von Erklärungsansätzen und Handlungsentwürfen fördert. Noch reicht aber das Dach der Systemischen Therapie aus, um diese Orientierungen unter sich zu beherbergen.

Der Soziologe Niklas Luhmann (1927–1998), Jurist und Soziologe, gilt als der deutsche Vertreter und Begründer der Systemtheorie. Grund hierfür ist sein Anspruch, alle gesellschaftlichen Teilbereiche mit denselben Kategorien beschreiben zu können. Die Systemtheorie von Luhmann (1984) legte die theoretischen Bausteine, um organische, psychische und soziale Systeme deutlich zu unterscheiden und doch sinnvoll miteinander zu verbinden. Für Luhmann gelten nicht länger die sozialen Unterschiede als bestimmende Strukturprinzipien der Gesellschaft, sondern die verschiedenen gesellschaftlichen Teilbereiche (Wirtschaft, Recht, Politik, Wissenschaft, Kunst, Erziehung, Liebe), in denen nach eigenen Logiken unabhängig von den jeweils anderen Systemen kommuniziert wird. Diese Systeme bezeichnet er als Funktionssysteme, die jeweils eine wichtige gesellschaftliche Funktion übernehmen. Das Wirtschaftssystem hat die Aufgabe, knappe Güter zu verteilen, das Rechtssystem formuliert allgemein bindende Rechtsnormen und setzt diese durch, das Wissenschaftssystem gewinnt Erkenntnisse über die Wirklichkeit, und das Politiksystem trifft kollektiv bindende Entscheidungen. All diese Systeme sind laut Luhmann ähnlich strukturiert. Ihnen ist gemeinsam, dass sie eine Funktion exklusiv erfüllen und dass sie autonom sind. Sie erzeugen sowohl die Regeln, nach denen sie operieren, als auch die Elemente, aus denen sie bestehen. Der Begriff „Element" muss hier in einem sehr weiten Zusammenhang gesehen werden und beschreibt nicht nur Gegenständliches oder Personen, sondern kann auch sehr flüchtig sein, wie zum Beispiel das gerade gesprochene Wort oder die im Moment ausgeführte Handlung. Der Schwerpunkt der Definition dieses Begriffes liegt auf der Einbettung des Elementes in das System und welche Bedeutung ihm dort zugeschrieben wird.

Diesen Vorgang nennt Luhmann Autopoiesis. Außerdem orientieren sich die Systeme an einer Leitdifferenz oder auch Code, wodurch sie von anderen Systemen unterschieden werden. Im Wirtschaftssystem geht es etwa vorrangig um finanziellen Gewinn und Verlust, im Rechtssystem um die Differenz zwischen Recht und Unrecht, im Wissenschaftssystem um Wahrheit und Unwahrheit und im Politiksystem um Macht oder Machtlosigkeit.

3.2 Was ist ein System?

Um Klarheit darüber zu erlangen, was Systemische Tanztherapie ist, müssen wir uns dem Begriff „System" nähern.

> Der Begriff „System" geht auf das griechische Wort „systema" (das aus mehreren Teilen zusammengesetzte und gegliederte Ganze) zurück (Duden, 2001). Ein System ist eine Ansammlung von miteinander verbundenen und interagierenden Elementen, die ein einheitliches Ganzes ergeben.

In der Literatur finden sich verschiedene Definitionen. Allgemein spricht man von einem System, wenn gewisse Objekte samt ihrer Wechselwirkungen durch eine plausible Abgrenzung von ihrer Umgebung zu einer Gesamtheit zusammengefasst werden können. Ein System hat also das Merkmal, dass es sich von seiner Umwelt abgrenzt und gleichzeitig als Subsystem in dieses eingebunden ist. Man unterteilt Systeme in geschlossene und offene Systeme. Nur die offenen sind in der Lage, in Austausch mit ihrer Umwelt zu treten; beim Menschen wird dieser Vorgang als Interaktion bezeichnet. Neben der Sprache bedient sich der Mensch auch des körperlichen Ausdrucks, wie Mimik oder Gestik, um Kontakt herzustellen. Eine weitere Möglichkeit des kommunikativen Austauschprozesses sind Symbole, wie z. B. Verkehrszeichen, Hinweisschilder mit Symbolen (z. B. Rauchverbot) oder Geldscheine (Simon, 2006).

Tabelle 1: Was ist ein System?

Ein System kann sein	
offen: es bestehen Wechselwirkungen mit der Umgebung (z. B. Aquarium mit Verdunstung, Energiezufuhr …)	**(weitgehend) abgeschlossen:** es bestehen (so gut wie) keine Wechselwirkungen mit der Umgebung (z. B. Aquarium als Gefäß)
dynamisch: Systemgrößen verändern sich im Laufe der Zeit (z. B. Bevölkerung eines Landes)	**(weitgehend) statisch:** Systemgrößen sind weitgehend unveränderlich (z. B. Bauwerk)
kontinuierlich: Systemgrößen ändern sich kontinuierlich, d. h. in kaum messbaren kleinen Zeitabschnitten (z. B. Temperatur einer Tasse Kaffee)	**abrupt:** Systemgrößen ändern sich sprunghaft nach bestimmten endlichen Zeitabschnitten (z. B. Kapital bei jährlicher Verzinsung)
determiniert: unter identischen Bedingungen sind identische Folgezustände reproduzierbar (z. B. Kapitalentwicklung bei identischer Anlagedauer und Verzinsung)	**stochastisch:** auch bei identischen Bedingungen sind Folgezustände nur durch Wahrscheinlichkeitsaussagen beschreibbar (z. B. Gesundheit eines Menschen)
stabil: bei „normalen“ Änderungen von Systemgrößen verändert sich das System nicht (z. B. Herz)	**instabil:** schon bei „sehr kleinen“ Änderungen von Systemgrößen verändert sich das System (z. B. Seiltanz)

Ein System definiert sich also durch eine Anzahl von Elementen, die miteinander durch Beziehungen verbunden sind und gemeinsam einen bestimmten Zweck zu erfüllen haben. Somit besteht ein System aus Systemelementen, Beziehungen zwischen den Elementen, den sogenannten Relationen, und einer Systemgrenze. Unter einer Änderung des Systemzustandes wird somit die Änderung von Systemelementen, Relationen, Systemgrenzen, Systemstrukturen oder Systemordnungen verstanden.

Mit der Systemgrenze kann zwischen dem System und seiner Umwelt unterschieden werden, die Systemgrenze grenzt das System von der Umwelt ab. Um-Welt bedeutet Welt-um-etwas-herum. Ein System ist also zu einem gewissen Grade von der Umwelt unabhängig, aber abhängig hinsichtlich der Konstellationen und Ereignisse, aus denen es Informationen und Bedeutungen ableiten kann, die die Selbstbezüglichkeit seiner Handlungen interpunktieren und anreichern. Ein System entzieht sich demnach jeder zugriffssicheren linearen Außensteuerung, weil externe Anstöße nur Wirkungen zeitigen, wenn sie in Informationen transformiert werden kön-

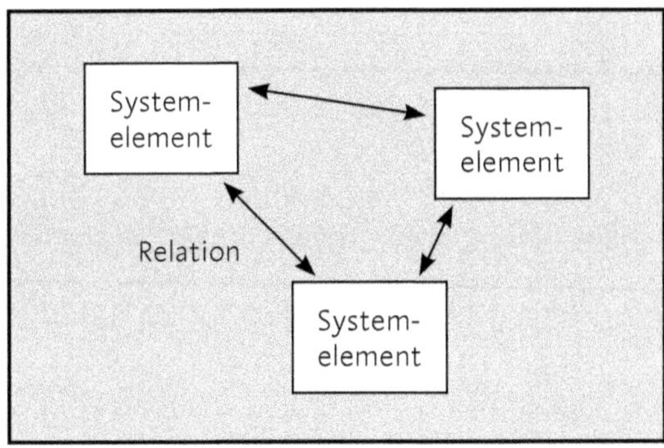

Abbildung 1: Elemente eines Systems

nen, die für das System relevant sind. Diese Erfahrung machen viele Lehrer im Gespräch mit Eltern. Wenn sie ein Problem oder eine Fähigkeit bei einem Kind entdecken, die Eltern diesen Aspekt aber nicht sehen, so wird diese Information meist nicht angenommen. Macht sich aber eine Mutter bereits Sorgen um ihr Kind, und die Lehrerin spricht ebenfalls schwierige Situationen an, so ist die Wahrscheinlichkeit wesentlich größer, dass entsprechende Maßnahmen ergriffen werden. Deswegen ist es schwierig für den Einzelnen, sich auf nicht-lineare Verläufe einzustellen bzw. mit diesen umzugehen. Auch der Austausch mit der Umwelt verläuft in den wenigsten Fällen geordnet. Diese Unkontrollierbarkeit der Einflussnahme eines Systems wird in den meisten therapeutischen Richtungen verleugnet, und der Therapeut sieht sich mit der tagtäglichen Erfahrung dieser Unkontrollierbarkeit allein gelassen und lastet dies meist seiner Inkompetenz an. Es täte allen TherapeutInnen gut, ihre Omnipotenzansprüche der Einflussnahme auf ein realistisches Maß herunterzuschrauben.

Wenn ein Beobachter eines Systems etwas über die Um-Welt sagt, sagte er etwas über seine Welt-um-ihn-herum. Der Beobachter hat immer einen Standpunkt, den er exklusiv besetzt. Kein anderer Beobachter kann je das exakt Gleiche beobachten. Die Um-Welten sind so verschieden wie die Beobachter es sind. Einen anderen Beobachter „verstehen" würde bedeuten, dort stehen, wo der andere steht – was (nicht nur) physisch unmöglich ist. Wenn ein Beobachter aber etwas über seine Um-Welt sagt, sagt er etwas über sich selbst. Wenn Sie also dieses Buch lesen, weil Sie wissen wollen, was Systemische Tanztherapie ist, dann erfahren Sie nichts über Systemische Tanztherapie, sondern etwas darüber, wie Susanne Bender Systemische Tanztherapie versteht. Aber natürlich ist die Situation sogar noch ein bisschen komplizierter: Denn das, was Sie in diesem Buch erfahren, verknüpft sich sofort mit Ihrer eigenen Wahrnehmung, Erfahrung und Ihrem Wissen, und somit ergeben wir ein System aus Autorin und LeserIn. In dieser Relation erfahren Sie somit nichts über Systemische Tanztherapie, sondern etwas darüber, was Sie glauben zu verstehen, was Susanne Bender unter Systemischer Tanztherapie versteht.

Wir haben also gesehen, dass ein System aus einer Menge von Elementen besteht, die miteinander vielfältig in Beziehung stehen. Wenn sich außerhalb des Systems etwas ändert, wirkt sich dies so aus, dass einige wenige Variablen (dies können Menschen oder Bedingungen sein) verstärkt oder gedämpft werden.

Die jugendlichen Teilnehmer einer Tanztherapiegruppe haben sich bisher geweigert, die Schuhe für die Therapiesitzung auszuziehen, weil es als extrem „uncool" gilt, auf Socken herumzulaufen. Ein angesagter Rocksänger zeigt sich plötzlich auf seinem neuesten Videoclip auf Socken tanzend. Ein Teilnehmer der Gruppe möchte es dem Star nachmachen und erscheint zur Verwunderung aller in der nächsten Sitzung auf Socken.

Konkret schließen sich immer mehr Variablen dieser Richtung an, und je mehr es sind, desto schneller werden auch die anderen in diese Bewegungsdynamik mit hineingezogen – ein typischer Vorgang der Autokatalyse.

Der Teilnehmer erzählt, wieso er auf Socken tanzen will. Die anderen Teilnehmer erkennen den neuen Trend, und auch die Therapeutin besorgt sich den neuen Song des sockentanzenden Stars. Nach zwei Sitzungen sind alle Teilnehmer auf Socken, und die Therapeutin kann am Bodenkontakt, Gleichgewicht und der Sensibilität der Füße arbeiten.

Dies führt letztlich dazu, dass die Freiheitsgrade des Systems im Allgemeinen auf einen extrem kleinen Bruchteil reduziert werden. Trotz äußerst hoher Komplexität des Systems wird das Verhalten nur durch wenige Elemente bestimmt. Diese Elemente bestimmen dann faktisch die Ordnung – sie sind die Ordnungsparameter. Die klassische Regel, dass große Wirkungen nur durch große Ursachen erreicht werden können, gilt nicht für Systeme. Je nach Systemzustand können also minimale Einflüsse zu sehr großen Wirkungen führen bzw. relativ große Einflüsse zu gar keinen Wirkungen. Deswegen erzeugt auch eine spezifische therapeutische Intervention in jedem System eine andere Reaktion. Solche Außeneinflüsse sind für das System also relativ unspezifisch. Wie das System auf solch einen Einfluss, eine Störung, eine Verwirrung (Maturana nannte es 1982 Perturbation) reagiert, sagt mehr über die Systemstrukturen aus als über die Natur der Störung selbst. Jeder Mensch als Systemelement beeinflusst Systeme (Familie, Team, Freunde), denen er angehört. Viele Menschen glauben, dass sie durch Passivität das System nicht beeinflussen. Das funktioniert aber nicht. Wenn einer durch Passivität den anderen zu einer aktiven Entscheidung bringt, hat er genauso zu dem Prozess beigetragen wie der aktive Entscheider. Somit ist jeder Mensch nicht nur für sein Handeln verantwortlich, sondern er hat auch die Fähigkeit, Systeme zu beeinflussen.

3.3 Die Familie als System

Der Begriff „Familie“ bezieht sich auf die „Kernfamilie“, in der die Person gerade lebt. „Herkunftsfamilie“ bezieht sich auf die Kernfamilie, in der die Person aufgewachsen ist. „Erweiterte Familie“ bezieht sich auf alle Verwandten, und „Familiennetzwerk“ schließt auch Freunde mit ein, die für die Familie von Bedeutung sind und mit denen sie Kontakt haben.

Allen FamilientherapeutInnen ist gemeinsam, dass sie die Familie als System sehen, also als eine Einheit, in denen die Teile, d.h. die Menschen, sich gegenseitig beeinflussen und verändern. Die Familie ist ein offenes System. Es gibt einen ständigen Fluss an wechselseitigen Informationen, Energie oder Material zwischen den Familienmitgliedern und anderen Systemen der Umgebung. Jedoch funktioniert die Familie als ganzes System. Ein Familienmitglied beeinflusst die anderen Familienmitglieder und wird wiederum von diesen beeinflusst. Eine Veränderung in einem Teil des Systems ist gefolgt von Veränderungen in den anderen Teilen.

Eine fünfköpfige Familie erscheint als ein überschaubares System. Aber bereits bei fünf Menschen ist ein komplexes Beziehungs- und Beeinflussungsgeflecht entstanden. Jeder wirkt auf vier Familienmitglieder ein und ist Beeinflussungen von vier Familienmitgliedern ausgesetzt.

Familieninteraktionen sind ein geschlossenes Informationssystem, in denen Variationen von Leistungen oder Verhalten rückgemeldet werden,

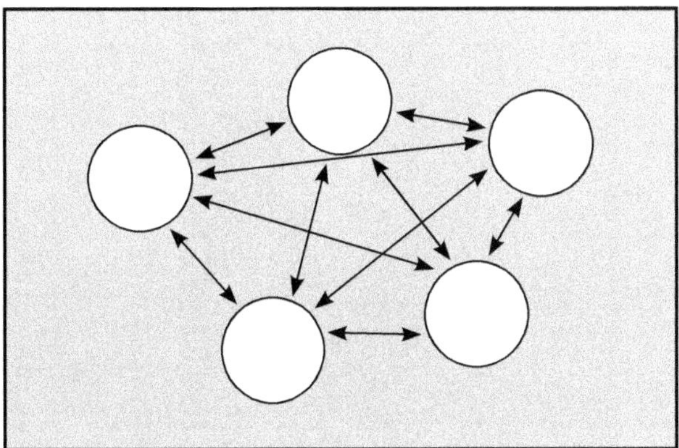

Abbildung 2: Beeinflussungsgeflecht in der Familie

um die Reaktion des Systems zu korrigieren (Hoffman, 1981). Die Elemente eines Systems interagieren zyklisch derart miteinander, dass sie an der Erzeugung weiterer Elemente grundlegend teilhaben. So entwickeln Familienmitglieder durch ihre spezifische Interaktion miteinander das Element „Familieninteraktion", die für diese Familie spezifisch ist. Diese Prozesse produzieren, reproduzieren und verändern die strukturellen Muster des Systems (Schiepek, 1991). Die Familie nimmt aber auch an dem Prozess der wechselseitigen Beeinflussung mit anderen Systemen teil. Jede Familie ist ein Subsystem eines größeren Systems.

Es ist bereits innerhalb des Familiensystems fast unmöglich, genau zu sagen, wer wen wie beeinflusst. Es lässt sich lediglich sagen, dass jeder jeden beeinflusst. Die Familienmitglieder werden aber auch wieder von äußeren Bedingungen beeinflusst, und sie selbst beeinflussen wiederum äußere Umstände, was das Geflecht noch komplexer macht.

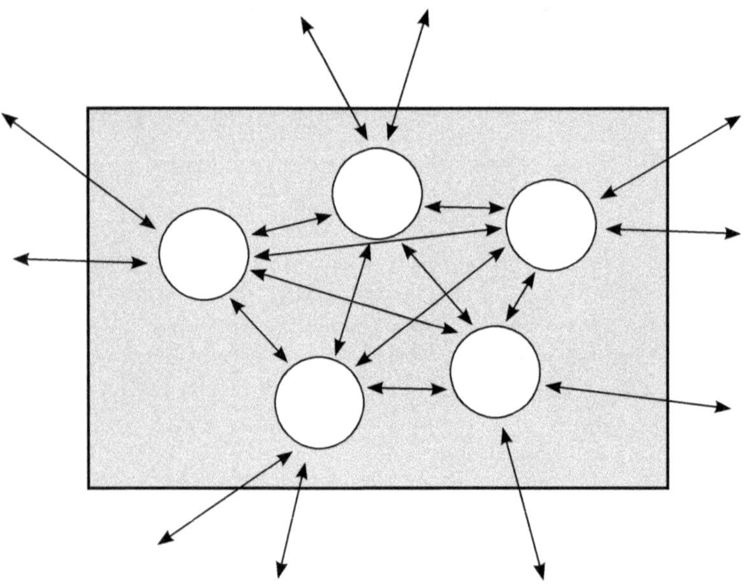

Abbildung 3: Beeinflussungsgeflecht innerhalb und außerhalb einer Familie

Die Familie ist ein sich selbst erhaltendes System, sodass die Interventionen auf die Zukunft gerichtet sind. Sie haben eine Verbindung zur Gegenwart und zur Zukunft (Green / Framo, 1981). Alle systemisch orientierten TherapeutInnen glauben, dass die Teile eines Systems miteinander verbunden sind und sich interdependent aufeinander beziehen.

3.4 Systemisches Denken

„Handle stets so, dass weitere Möglichkeiten entstehen" (Schiepek, 1991, 42).

Ansätze systemischer Therapie entstanden in einer Zeit, als ein Umdenken von dyadischen Beziehungsstrukturen zwischen Therapeut und Klient, wie wir sie in der psychoanalytischen Therapie vorfinden, zu ökologischen Systemen stattfand. Heute erscheint es fast undenkbar, die vernetzten Zusammenhänge zu ignorieren. Jede Nachrichtenmitteilung vermittelt uns die Abhängigkeit von ökologischen und ökonomischen Bedingungen auf der ganzen Welt. Dies ist uns inzwischen so selbstverständlich geworden, dass wir gar nicht weiter hinterfragen, was denn systemisches, vernetztes Denken überhaupt ist.

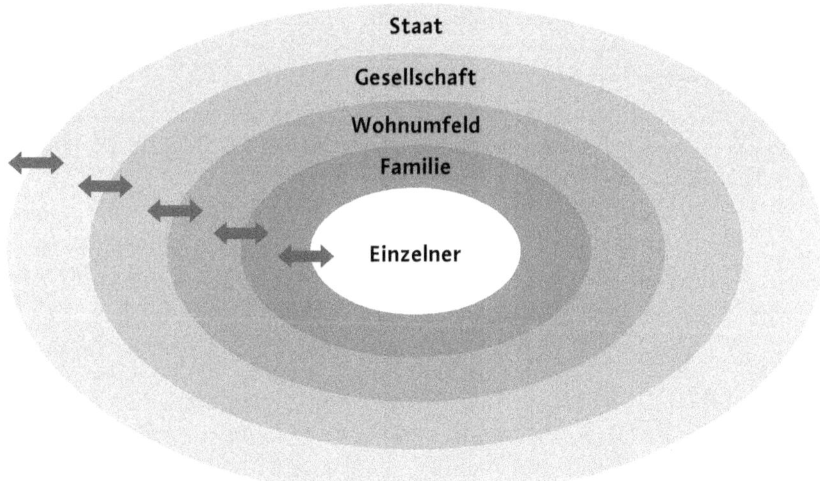

Abbildung 4: Wechselseitigkeit der Systeme

Systemisches Denken versteht sich als eine allgemeine Denkmethode, die Grundfragen menschlicher und natürlicher Existenz zum Gegenstand macht. Erkenntnis wird von einem Beobachter dieser Existenz gemacht. Alle Aussagen über die Welt verweisen also auf denjenigen zurück, der sie geäußert hat. Alle Informationen werden von einer Person zu einer anderen übermittelt. Das Konzept einer objektiven Welt-an-sich wird hinfällig. An deren Stelle treten die Verantwortung des Beobachters und die Brauchbarkeit der Übermittlung für die Herstellung von Kommunikation.

Systemisches Denken betrachtet den Menschen als soziales Wesen. Beobachtung bringt kontextuelle verbale oder nonverbale Beschreibungen hervor. Dabei kommt der beschreibende Beobachter in eine konsensuelle Koexistenz mit einem anderen Menschen. Diese Grunddyade bringt infolge ihrer Erweiterung eine Gemeinschaft, schließlich eine Kultur hervor, die nur bestehen bleiben kann, wenn überdauernde Bedingungen für Sprache, Normen, Sitten usw. gepflegt und tradiert werden.

„Systemisch" meint somit eine Denkhaltung, die den Anfang des Menschlichen im Sozialen sieht, in der menschlichen Interaktion bzw. im menschlichen Miteinander. Dabei ignoriert diese Sichtweise nicht, dass soziale Phänomene die Existenz physikalischer, biologischer und psychischer Phänomene voraussetzen, sie ordnet aber diese Phänomene jeweils eigenen Phänomenbereichen zu und vermeidet so Reduktionismen. Denn gerade darin ist das Potenzial des systemischen Denkens zu sehen. Die Einflüsse von verschiedenen Systemen auf das Individuum werden erkannt, omnipotente Anforderungen an die Person werden heruntergeschraubt, um sie wieder in ein autonomes, individuelles Handeln einzubinden. Richtig verstandenes systemisches Denken erfasst das Erkennen der Vernetztheit menschlicher Beziehungen, aber auch der persönlichen Verantwortung für die Lebensgestaltung des Individuums. Nur wenn die Therapeutin es versteht, diese beiden Komponenten immer wieder in Beziehung zu setzen, wird Veränderung möglich.

Wenn z. B. KlientInnen immer wieder klagend einbringen, wie wenig es ihnen gelingt, auf sich selbst zu hören und sich Ruhe zu gönnen, so lässt sich dies nicht nur als ein persönliches Problem sehen, sondern als ein gesamtgesellschaftliches. Wir sind ein Land, in dem „Müßiggang aller Laster Anfang ist". Ich erlebe immer wieder, dass es für die KlientInnen eine Entlastung ist, wenn ich auf die Schwierigkeiten hinweise, gegen gesellschaftliche, familiäre oder Gruppennormen zu handeln, und sie somit zunächst einmal von dem Versagensgefühl etwas Abstand nehmen können. Erst dann werden wieder persönliche Handlungsmöglichkeiten reflektiert.

Alle Systeme der Gesellschaft und der Welt bilden eine komplexe Vernetzung, da sie jeweils aufeinander einwirken. Wenn z. B. eine italienische Familie nach Deutschland umzieht, so muss sie sich mit den Gepflogenheiten des neuen Landes auseinandersetzen. Weil aber so viele italienische Familien in den 1960er Jahren nach Deutschland kamen, sich hier etablierten und ihrerseits ihre Sitten und Gebräuche „importierten", kann meine Tochter es gar nicht glauben, dass ich als Kind keine Pizza kannte. Heiratet eine Frau, so wird ihre Familie mit Traditionen und Verhaltensweisen des Partners konfrontiert und umgekehrt, was nicht selten zu Konflikten führt. Dies ist uns inzwischen so selbstverständlich geworden, dass wir gar nicht weiter hinterfragen, wie diese Vernetzungen überhaupt zustande kommen. Wer sich aber mit ganzheitlichen Denkweisen vertraut macht, erkennt Interaktionen und Probleme nicht als ein kausales „Wenn-Dann", sondern als eine Vernetzung von voneinander abhängigen Faktoren. Ändert sich ein Faktor (z. B. ein Verhalten), d. h. kommt Bewegung in das System, so müssen die anderen Elemente des Systems (z. B. die Familienmitglieder) sich ebenfalls anpassen, sich ändern, d. h. sich bewegen. Richtig verstandenes vernetztes Denken erkennt die Verflechtungen menschlicher Beziehungen, beachtet aber auch die persönliche Verantwortung für die Lebensgestaltung des Individuums. Das heißt, dass die Bedingungen, die jemand in einem System vorfindet, auf ihn einwirken, er aber gleichzeitig einen Gestaltungsspielraum hat, den er nutzen oder ignorieren kann. Es kann sich also kein Systemmitglied der eigenen Gestaltungsmöglichkeit entziehen (und wenn es die Gestaltung des Nichts-Tuns ist).

Die Betrachtung dynamischer Wechselbeziehungen, die auch ohne äußeren Zwang geordnet ablaufen, hat sich erst in den letzten zwei bis drei Jahrzehnten wissenschaftlich durchgesetzt. Bis dahin wurde an dem Glauben (zum Teil gilt dies in der Wissenschaft noch heute) festgehalten, dass eine erreichte und erfahrbare Ordnung als einmalige „Schöpfung" bestenfalls erhalten und konserviert werden kann und muss. Dieser konservierende Umgang mit Ordnung, der durch ständige Aufmerksamkeit und in fortwährendem Kampf die Kräfte des Chaos mühsam in Schach zu halten versucht, steht seit jeher im Gegensatz zu den konkreten Erfahrungen der überwiegenden Mehrheit der Menschen. Denn gerade sie erfahren, dass sich Ordnungen selbstorganisiert entwickeln: Eltern, Bauern, Gärtner machen die Erfahrung, dass die komplexe Ordnung durch willkürliche Eingriffe in das Wachstum keinesfalls vorhersehbar wird und keinesfalls das Ergebnis ihrer Gestaltungsmacht ist (auch wenn sie sich das immer wieder wünschen). Sie wussten schon immer intuitiv, dass ihnen nicht die „Law-and-Order"-Vorstellungen bei diesen Prozessen helfen, sondern dass sie in verständnisvollem Bemühen um Übereinstimmungen mit und in weitgehendem Vertrauen auf das Gesetz der Natur bestenfalls versuchen können, diese natürlichen Prozesse zu unterstützen, welche aus sich heraus eine Ordnung entfalten.

Dies ist auch Aufgabe des systemischen Therapeuten. Nur wenn er die Gesetze des Systems (Einzelsetting, Paar-, Familien-, Gruppentherapie) erkennt, kann er sich auf das System einstellen und somit Anstöße zur Veränderung geben. Durch ein vernetztes Denken weiß er um die Komplexität von Situationen und Problemen und kann eine vorschnelle Einschränkung oder Ausgrenzung möglicher Problemdefinitionen und Persönlichkeitsanteilen verhindern. Die Problemlöser müssen sich immer wieder darauf einlassen, dass es vielleicht auch noch ganz anders sein könnte. Denn sie sind nicht in der Lage, diese ganzen Abhängigkeiten zu erfassen, müssen sich also darauf einstellen, dass sie Einflussgrößen aufgrund der Komplexität nicht erkennen. Wenn sich die Verantwortlichen auf die Komplexität und Dynamik von Situationen einlassen, werden sie erfahren, dass viele Köpfe mehr Ideen haben als ein Kopf. Und sie werden kreative Lösungen eher zulassen, als wenn sie glauben, die Situation voll zu erkennen und von daher genau zu wissen, was passieren muss.

Gleichzeitig kann dies aber nur gelingen, wenn in der Therapie die Komplexität wieder reduziert wird, weil ansonsten sowohl der Klient als auch die Therapeutin von der hohen Anzahl an Möglichkeiten überflutet werden. Zahlreiche Modelle für die therapeutische Praxis dienen dem Zweck der Komplexitätsreduktion. Ist die Komplexität allerdings zu gering, werden zu viele Faktoren ausgeblendet, die vielleicht notwendige Informationen für zukünftige Entscheidungen enthalten. Ist die Komplexität des Modells zu groß, so verliert die Therapeutin den Überblick und ist mehr mit der Theorie als mit der Lösung des Problems beschäftigt. Günstiger ist es, die Komplexität des Modells nach der Zwecksetzung zu variieren. Genau dies wird das später aufgeführte Wachstumsmodell zeigen. Es kann für den „Anfänger" komplexitätsreduzierend genutzt werden. Mit fortschreitendem Verständnis des Wachstumsmodells wird die Erweiterung der Komplexität möglich, ohne den Überblick zu verlieren. Jeder kann also seine eigene Zeit wählen, in das Modell hineinzuwachsen und die Bedeutung der einzelnen Aspekte zu erkennen.

Die Offenheit systemischen Denkens resultiert unter anderem aus dem Versuch, sich auf die Komplexität und Dynamik von Szenarien einzulassen. Der Wert systemtheoretisch fundierter Rekonstruktionen ist gerade darin zu erwarten, dass vorschnelle Komplexitätsausblendungen, Trivialisierungen oder simplifizierende Idealisierungen nicht vorgenommen werden. Die meisten TanztherapeutInnen arbeiten in ambulanten oder institutionellen Kontexten, in denen ihre Tätigkeit am ehesten als Handeln in komplexen eigendynamischen Systemen charakterisiert werden kann. Auch hier gilt es, diese äußeren Zusammenhänge in das therapeutische Handeln mit einzubeziehen. Dies kann nicht nur die Effektivität der tanztherapeutischen Interventionen steigern, sondern auch der eigenen Frustration vorbeugen.

3.5 Autopoiese

Das Konzept der Autopoiese haben die chilenischen Kognitionsbiologen Humberto Maturana und Francisco Varela 1982 entwickelt. Dieses Kunstwort wird aus den griechischen Begriffen „autos" (selbst) und „poiesis" (Schöpfung, Dichtung) abgeleitet, bedeutet also so viel wie Selbstschöpfung, Selbsterzeugung (Schlippe/Schweitzer, 2002). Durch interagierende Komponenten wird eine Einheit aus der Umwelt abgegrenzt und bringt so ein Netzwerk hervor. Nur wenn diese interagierenden Komponenten sich immer wieder erneuern, bleibt das System erhalten.

Wenn z. B. zwei Menschen am Strand gut Volleyball spielen, sehen andere gute Volleyballspieler diese Interaktion und schließen sich den beiden an, sodass eventuell eine feste Gruppe von Volleyballspielern entsteht, die sich durch ihr Können von den anderen laienhaften Spielern abgrenzt.

D.h. Systeme sind darauf ausgelegt, sich selbst zu reproduzieren, d.h. fortzupflanzen, dabei sind sie aber strukturell determiniert. Das System entscheidet selbständig, was von eigenem Nutzen ist, weshalb nur mit Eigenzuständen operiert wird und nicht mit systemfremden Komponenten (Schlippe / Schweitzer, 2002). Diese Eigenschaft von Systemen bezeichnet Luhmann als operationale Geschlossenheit (Luhmann, 1984). Das System kann zwar sehr wohl Umweltinformationen aufnehmen, aber ist dennoch von diesen nicht unbegrenzt beeinflussbar. Nur solche Informationen werden vom System als relevant erkannt, die die Eigenzustände anstoßen und „verstören" (Schlippe / Schweitzer, 2002). Diese operationale Geschlossenheit eines Systems ist nur gegeben, wenn

1. die Systemelemente die Grenzen ihrer Einheit als eine Unterscheidung zur Umwelt konstituieren und spezifizieren,
2. diese Elemente des Systems durch ihre Interaktionen rekursiv das Netzwerk der Interaktionen regenerieren, das sie selbst produzierten.

Für die therapeutische Arbeit bedeutet dies, dass

1. sich ein therapeutisches System (sei es nun eine Einzeltherapie oder eine Gruppentherapie) nur dann bilden kann, wenn es sich eindeutig vom nichttherapeutischen „Hintergrund" abhebt,
2. alle Therapiemitglieder ihre Interaktionen so abstimmen, dass sich das System selbst stabilisiert. Dies kann bei einer Tanztherapiegruppe z.B. schon der „Bekleidungskodex" sein, d.h. alle kommen in angemessener „Bewegungskleidung".

Menschen können zwar Informationen aufnehmen und verarbeiten, sind dadurch aber nicht zwangsläufig zu beeinflussen. Sie nehmen Umwelteinflüsse nur auf, wenn sie diese in ihre eigene „Frequenz", ihre eigene Sinngebung transformieren können (Reese-Schäfer, 1992). Die geformte Einheit nimmt aktiv eine Innen-Außen-Unterscheidung vor. Im Beispiel des „Bekleidungskodexes" grenzen sich die TeilnehemerInnen der Tanztherapie vom Außen genau dadurch ab. Dieses Verhalten einerseits und ihr äußeres Verhalten andererseits gewährleisten das Überleben ihres Systems. Wird ihre Grenze gegenüber der Umwelt nicht mehr aktiv aufrechterhalten, so endet das „Leben" dieses Systems.

Im Falle der Volleyballspieler könnte es so ablaufen, dass ein Mitglied die Regel aufweicht, nur gute Volleyballspieler mitspielen zu lassen, und bringt einen Freund mit, der nur sehr laienhaft spielt. Dies veranlasst nun einen weiteren Mitspieler, dem „Genörgel" seines Kindes nachzugeben und es auch mitspielen zu lassen. Das Spiel ist folglich nicht mehr so flüssig, und die guten Volleyballspieler ziehen sich zurück. Das System der „guten Volleyballspieler am Strand“ hat sich aufgelöst.

Das System ist also autonom, weil es nicht in einer einfachen Ursache-Wirkung-Beziehung auf äußere Ereignisse reagiert, sondern die innere Struktur bestimmt die Reaktion. Somit ist das System auch strukturdeterminiert. Auf die Einflüsse der Umwelt reagiert das System nur entsprechend seiner eigenen, inneren Strukturen. Ein System ist ein zu sich selbst in Beziehung stehendes Gebilde. Die Bezugnahme erfolgt über Prozesse der Selbstreferenz. Der Begriff der Selbstreferenz meint dabei, dass die Komponenten eines Systems zyklisch derart miteinander interagieren, dass sie an der Erzeugung weiterer Komponenten grundlegend teilhaben (Schiepek, 1991).

Bleiben wir noch einmal beim Beispiel der Volleyballspieler. Wenn die guten Volleyballspieler zwar nach wie vor gut sind, aber das Spielen am Strand eher als Freizeitbeschäftigung ansehen, wo der Spaß im Vordergrund steht, so hätte das Hinzukommen (Störung) eines nicht so guten Volleyballspielers nicht zum Zerfall der Gruppe geführt, sondern es wäre lediglich der Spielverlauf schlechter geworden. Es wäre sogar vorstellbar, dass eine gewisse Verbissenheit weggefallen wäre und die Spieler mehr Spaß gehabt hätten.

Eine Störung ist also stets ambivalent bewertet, sie ist wirkliche Störung, aber gleichzeitig Anregung zur Weiterentwicklung. Dies ist ein wichtiger Ansatz für jede therapeutische Arbeit, aber besonders für die gruppentherapeutische. In einer nicht-systemischen Denkweise wird ein Verhalten eines Gruppenmitgliedes oft als „störend für den Gruppenverlauf“ beschrieben. Mit einer systemischen Sichtweise verharrt die Deutung der Perturbation nicht nur bei der Störung, sondern sieht auch den Aspekt der Anregung. Dieses Konzept hat für das Therapieverständnis weitreichende Folgen:

1. Instruktiv-lineare therapeutische Interaktionen bzw. Interventionen sind unwirksam, weil die innere Struktur des Systems die Reaktion bestimmt. Nur solche Informationen, die ein System aufgrund seiner strukturellen Verfassung verarbeiten kann, werden verarbeitet, andernfalls werden sie ausgeschlossen (Luhmann, 1984). Daher kann es in der Systemischen Tanztherapie keine festgelegten Übungen geben, die ein bestimmtes Therapieziel verfolgen, sondern die Tanztherapeutin muss Übungen auswählen und immer wieder neu modifizieren, die die PatientInnen aufgrund ihrer emotionalen, geistigen und körperlichen Verfassung aufnehmen können und die somit die innere Struktur der PatientInnen anregen. Es ist der Therapeutin nicht möglich, den Grad der Reaktion und Veränderung vorherzusehen.

2. Es gibt Bedingungen für Veränderungsmöglichkeiten. Therapie bedeutet weniger, durch gezielte Aktionen in das System hineinzuwirken und es zu manipulieren, sondern stattdessen günstige Umfeldbedingungen zu schaffen, damit das System sich selbsttätig und autonom auf eine neue Ebene begeben kann, wodurch sich die Schwierigkeiten, unter denen es vorher gelitten hat, erledigen. Der Tanztherapeut muss deshalb alle Aspekte seiner therapeutischen Arbeit berücksichtigen: sowohl äußere Aspekte wie Raumgröße, Raumausstattung, Musik, Gruppengröße, Dauer der Therapie, Interventionen usw. als auch innere Aspekte wie seine therapeutische Haltung, Achtsamkeit, körperlich-emotionale Verfassung, Theoriekenntnisse usw. Dadurch schafft er Umfeldbedingungen, die es den KlientInnen ermöglichen, eigenständig Veränderungen zu gestalten, sodass sich der Leidensdruck reduziert.

Die konstruktivistische Systemtheorie gewinnt ihre Attraktivität für die Therapie aus dem Umstand, dass sie Heilen durch ein Anleiten zum Selbstlernen und Selbstbewältigen ersetzt. Damit etwas als „geheilt" bezeichnet wird, muss es wieder in seine Ganzheit, Unversehrtheit, Vollständigkeit zurückgeführt werden. Wenn wir von einer Heilung sprechen, dann gehen wir implizit davon aus, dass die Ganzheit – im Falle der Psychotherapie die Ganzheit der Psyche – zerstört worden ist und der Therapeut sie wieder zusammenfügen soll. Genau wie der Chirurg versucht, die zertrümmerten Teile einer Kniescheibe wieder zusammenzusetzen, soll der Psychotherapeut die „zertrümmerten" Teile der Psyche zusammensetzen. Wenn es uns noch gelingt, die Kniescheibe als nicht mehr ganz zu erkennen, so fällt dies bei der Psyche wesentlich schwerer. Da die Kniescheibe ein Teil des Beines ist, kann dieser Teildefekt sein, ohne die Ganzheit des Menschen zu beeinflussen. Es mag die Bewegungsmöglichkeiten und die Befindlichkeit der Person erheblich verändern, aber es ändert nichts an der Ganzheit der Person. Noch viel weniger wird die Ganzheit der Person aufgehoben, wenn die Psyche Wege der Problemlösung sucht, die gemeinhin als „nicht heil" beschrieben werden. Der Psychotherapeut ist nicht jemand, der etwas heil, d. h. ganz machen kann. Er kann aber sehr wohl den KlientInnen unterstützen, sich unter Berücksichtigung seiner sozialen Lebenswelt in seiner Ganzheit ein selbstbestimmtes Leben zu erfüllen.

3.6 Anschlussfähigkeit

Anschlussfähigkeit ist ein Fachbegriff aus der Systemtheorie von Luhmann (1984) und beschreibt die Möglichkeit, das von anderen Kommunizierte für sich als plausibel oder nicht-plausibel zu erkennen und mit der eigenen „Verständnislogik" in Einklang zu bringen, um daraus eine Folgekommunikation zu generieren.

Informationen müssen an die eigene Denklogik angepasst werden, um weiterverarbeitet werden zu können und neue Möglichkeiten aufzuzeigen, die eine Selektion aus der Unendlichkeit der Möglichkeiten darstellen. Eine Beziehung ist als soziales System somit beständig auf anschlussfähiges, kommunikatives Handeln angewiesen. Wird die Kommunikation des anderen nicht mehr verstanden und kann nicht in die eigene „Verständnislogik" eingebaut werden, weil sie der eigenen Denkstruktur zu fremd ist, bricht die Kommunikation ab.

So wird ein Therapeut mit seiner Sorge um den Alkoholkonsum seines Klienten nur dann Erfolg haben, wenn er diese Informationen in für den Klienten relevante Informationen umformen kann und der Klient auch beginnt, sich Sorgen zu machen. Ansonsten stößt er „auf taube Ohren", und der Klient wiegt sich weiter in der Sicherheit des Glaubens, seinen Alkoholkonsum kontrollieren zu können.

Es werden also Informationen von außen wahrgenommen und verarbeitet, aber wichtig für das System sind nur diejenigen, die als systemrelevante Informationen anzusehen sind.

Ein System entzieht sich demnach jeder zugriffssicheren linearen Außensteuerung, weil externe Anstöße nur dann Wirkung zeigen, wenn sie in Informationen transformiert werden können, die für das System relevant sind. Diese Gesetzmäßigkeit wird häufig bei der Übermittlung von therapeutischen Inhalten vergessen. Die Tanztherapeutin muss die Anschlussfähigkeit schon bei der Auswahl der Musik berücksichtigen. Diese sollte weniger von ihrem eigenen Musikgeschmack abhängen als von der Verankerung bestimmter Musikrichtungen bei den PatientInnen. Auch die Wahl der Sprache und der Übungen muss dem Erfahrenshorizont der PatientInnen angepasst sein.

3.7 Der Beobachter

Jede Aussage und jede Handlung stammen von einer Person und sind ihr Produkt. Eine Aussage besteht aus geschriebenen oder gesprochenen Worten, die man einer gültigen Grammatik einer Sprache zuordnen kann. Eine

Handlung besteht aus Bewegungen des Körpers, die ebenfalls einer gültigen Körpergrammatik eines Kulturkreises zugeordnet werden können. Der Beobachter erlebt seine Um-Welt gegenständlich deutend. Er nimmt also nicht Artefakte, Signale oder Systeme wahr, sondern beispielsweise Tische, Computer oder Menschen.

Der Begriff „Beobachter“ ist in der Systemtheorie terminologisch gebunden, d. h. nicht jeder, der irgendetwas beobachtet, ist nach dieser Betrachtung ein Beobachter, sondern der Begriff meint eine Instanz, die aus einer bestimmten Perspektive ein System wahrnehmen und beschreiben kann. Diese Bedingung können nur Menschen erfüllen, nicht aber Computer oder Institutionen wie Familien.

Der Beobachter ist also eine spezifische Wahrnehmung eines deutenden Menschen, der darüber entscheidet, was als Phänomen in Betracht gezogen und wie es systemtheoretisch erklärt wird. Der Beobachter entscheidet natürlich auch, was er als Systemtheorie bezeichnet und inwiefern der Beobachter in dieser Theorie thematisiert wird. Durch das Anerkennen des Beobachters wird jede Theorie ein subjektives Konstrukt, dem sich unterschiedlich viele Menschen anschließen, weil sie dieses sinnstiftend finden. Auch jedes System ist nicht objektiv, sondern formt sich in der Wahrnehmung des Beobachters. Durch die Subjektivierung des Beobachters kann beschrieben werden, wer welche Phänomene in welcher Perspektive für wahr annimmt.

Es kann zwischen zwei Beobachterperspektiven unterschieden werden: der deutenden und der konstruierenden. Die deutende Beobachterin beobachtet mit impliziten, meist nicht bewussten Fragen, wie: „Was ist es?“, „Was bedeutet es?“ oder „Wozu ist es gut?“. Die deutende Beobachterin nimmt nicht irgendwelche Pixelmuster, Elemente oder Gestaltfiguren wahr, die sie deuten müsste, sondern bereits „Deutungen“ – gesammelt aus vorherigen Erfahrungen und Deutungskontexten – also bedeutungsvolle Gegenstände oder Phänomene, die sie mit Begriffen oder Eigennamen bezeichnen kann. Sie nimmt also nicht eine Menge Ziegelsteine oder eine Menge singender Menschen, sondern beispielsweise eine Brücke oder einen Chor wahr. In der Tanztherapie nehmen wir durch die Bewegungsanalyse (Bender, 2014) eine deutende Beobachterposition ein, bei der wir zunächst fragen: Was macht jemand? Wie macht jemand was? Was bedeutet diese Bewegung? Dazu braucht man einen theoretischen Bezugsrahmen. Um sich in diesem bewegen zu können, muss man dann zum konstruierenden Beobachter werden.

Der konstruierende Beobachter beobachtet mit Fragen wie z. B. „Wie ist es konstruiert?“ oder „Wie funktioniert es?“ Die konstruierende Perspektive muss der Beobachter willentlich einnehmen, da wir als Beobachter unsere Um-Welt in erster Linie deutend wahrnehmen. Die konstruierende Perspektive muss bewusst gewählt werden, wenn der Beobachter verstehen oder erklären will, was er deutend wahrgenommen hat („Das ist eine Brücke. Wie ist sie konstruiert, dass sie stabil und tragfähig ist?"). Die Tanztherapeutin begibt sich also als konstruierende Beobachterin auf die Suche, die gedeuteten Bewegungsmuster des Klienten zu verstehen („Mit den eingesunkenen Schultern (Deutung) versucht die Klientin, sich vor Außenangriffen zu schützen (Konstruktion).").

Der Beobachter, der Aussagen macht, ist natürlich ein bedeutungsvolles „Objekt", das jemand anders als deutender Beobachter wahrnehmen kann. Und natürlich kann sich jemand auch als konstruierender Beobachter fragen, wie ein solcher Beobachter konstruiert sein könnte. Somit wird der Beobachter in einer 2. Ordnung selbst zum Gegenstand eines anderen Beobachters.

3.8 Delegation

Mit einer Delegation (lat. „delegatio": Zuweisung, Überweisung) werden Systemelementen Aufgaben übertragen, für die sie meist eine gewisse Fähigkeit besitzen, die daraufhin aber aufgrund mangelnder Übung von den anderen Elementen nicht mehr oder nur sehr unzureichend erfüllt werden können. Delegationen werden durch nonverbale Signale, durch das Familienselbstbild und durch eine Stimmung erteilt. Viele Delegationen sind bewusst. So backt die Mutter immer den Kuchen, weil sie so gut backen kann, sodass niemand sonst in der Familie eine Notwendigkeit sieht, dies auch zu lernen. Sie wird somit immer perfekter im Kuchenbacken, während die anderen Familienmitglieder diese Aufgabe nicht erlernen und hierin einen guten Grund sehen, dass diese Aufgabe besser die Mutter übernimmt.

In vielen Systemen werden aber auch unausgesprochene Delegationen verteilt. Diese werden dann problematisch, wenn sie nicht mit der Person abgestimmt sind, sie überfordern, Konflikte auslösen oder wenn sich die Aufträge nicht mit den Talenten, Fähigkeiten und Bedürfnissen des Delegierten in Einklang bringen lassen (z. B. soll ein Mädchen unbedingt in den Ballettunterricht, weil die Mutter sich dies immer so gewünscht hat, es bei ihr aber nicht möglich war. Das Mädchen hat aber eigentlich mehr Spaß und Talent am Schwimmen). Es kann aber auch zu sich widersprechenden Auftragskonflikten kommen.

> Ein Mädchen erhält die Delegation, einerseits eine starke und selbstbewusste Frau zu werden, wie es der Mutter nie gelungen ist, und andererseits als Erwachsene die kranke Großmutter liebevoll und zeitaufwendig zu Hause zu pflegen, wie es die Mutter mit ihrer Großmutter getan hat.

Delegation ist nur möglich auf der Grundlage einer starken, oft unsichtbaren Loyalität. In Familien hat der Delegierte häufig eine wichtige Aufgabe für seine Eltern zu erfüllen. Delegationen werden an die nachfolgenden Generationen durch nonverbale Signale, durch das Familienselbstbild und durch „Stimmungsansteckung" (Kaiser, 1989) weitergegeben. Sie sind oft nicht bewusst bzw. zunächst nicht einer bewussten Auseinandersetzung zugänglich (Massing et al., 2006).

> Eine Klientin ist von tiefer Trauer geplagt, die sich nicht allein aus ihrer Lebensgeschichte ableiten lässt. Im Laufe der Therapie wird aufgedeckt, dass der Vater adoptiert worden ist, was lange in der Familie verschwiegen wurde. Er selbst wehrt jede Frage dazu ab. Neben den abgewehrten, verallgemeinernden Aussagen („Das war halt damals so") hat seine eigene Trauer und Bindungslosigkeit keinen Platz. Da er die Mutter nicht festhalten konnte, hält er seine Kinder fest, und die Klientin hat aufgrund ihrer Sensibilität die Trauer des Vaters übernommen.

Stierlin (1978) unterscheidet Delegationen auf der Basis des psychoanalytischen Konzeptes nach den psychischen Ebenen Es, Ich und Über-Ich:

- **Es-hafte Delegationen** richten sich auf das Ausleben triebhafter Bedürfnisse, die dem Delegierenden niemals selbst möglich waren (z.B. das Ausleben von Sexualität oder Aggressivität oder das Experimentieren mit Drogen).
- Die **Ich-hafte Delegation** hilft dagegen primär bei der praktischen Lebensbewältigung (z.B. Unterstützung der Eltern, Einholen von Erkundigungen).
- **Über-Ich-Delegationen** erfordern einen idealistischen Einsatz für ein hochgestecktes Ziel (z.B. ein herausragender Sportler oder Wissenschaftler zu werden). In der Regel sind diese Ziele nicht zu erreichen.

Der Psychoanalytiker Mentzos (1990) verweist ebenfalls auf Delegationsformen, in denen ein Familienmitglied seinen intrapsychischen Konflikt externalisiert.

Zur Bewusstwerdung von Delegationen muss der Tanztherapeut nicht nur darauf achten, welche Delegationen der Klient aus seinem Familiensystem mitbringt, sondern welche Delegationen auch in der Patientengruppe bzw. zwischen Patient und Tanztherapeut passieren. So kann es hilfreich sein, den Begriff „Delegation" durch den Begriff des Hüters oder der Hüterin zu ersetzen. Damit wird die Delegation bereits abgeschwächt, weil sie zum einen bewusst gemacht wird und zum anderen es nun „nur noch" die Aufgabe der Klientin ist, darauf zu achten, dass dieser Aspekt im System nicht verloren geht. Solche Delegationen lassen sich meist leicht nach einer eigenverantwortlich entwickelten Choreografie ableiten, in der die KlientInnen nach der Gestaltung reflektieren, was ihr Anteil am Gelingen der Gestaltung war. So muss z. B. eine Hüterin des Vertrauens nicht dafür sorgen, dass alle vertrauensvoll miteinander umgehen, sondern sich lediglich melden, wenn sie spürt, dass Vertrauensverlust in der Gruppe droht.

3.9 Destabilisierung

Das Wort „stabil“ wurde im 18. Jahrhundert dem lateinischen „stabilis“ (fest, stehend, standhaft, dauerhaft usw.) entlehnt (Duden, 2001). Wenn durch die systemischen Interventionen der Hypothesenbildung (Kap. 3.11) oder der Moderation der Veränderungsprozesse bei der Wirklichkeitskonstruktion (Kap. 3.24) darauf abgezielt wird, das System zu destabilisieren, so soll es aus seinem jetzigen Stand in Bewegung gesetzt werden. Wenn jemand eine Therapie aufsucht, dann möchte er etwas in seinem Leben ändern. Ein Mensch, der mit seinen Wirklichkeitskonstruktionen ein zufriedenes Leben führt, wird keine Therapie aufsuchen. Es macht aber wenig Sinn, die KlientInnen in ihren eigenen Strukturen zu bestätigen, wenn genau diese Strukturen Bestandteil der Unzufriedenheit bzw. erfolglosen Problembewältigung im Leben sind. Der Therapeut muss also eine gewisse empathische „Frechheit“ mitbringen, um innerlich und äußerlich die Wirklichkeitskonstruktionen und Strukturen der KlientInnen in Frage zu stellen.

Eine Klientin kommt mit einem traurigen Gefühl in die Tanztherapiesitzung und berichtet, dass sie ohne äußeren Anlass traurig geworden sei. Die Traurigkeit habe sie überfallen. Für den Bewegungsteil lasse ich sie ein Tuch als Repräsentanz für die Traurigkeit aussuchen und sie an einen Platz legen. Nun fordere ich sie auf, dass sie dieses Tuch plötzlich an sich nehmen soll, so wie die Traurigkeit sie ja auch plötzlich überfällt. Bereits in diesem Teil nehme ich eine Umdeutung vor, die sich nachher als nützlich erweisen sollte. Die Klientin beschreibt die Traurigkeit so, als würde sie wie ein Virus von außen auf sie einfallen. Dies stelle ich in Frage, indem ich ihr Autonomie zuschreibe und sie auffordere, das Tuch selbst zu nehmen. Den Aspekt des Plötzlichen aus ihrer Erzählung lasse ich bestehen, um an ihre Deutung ankoppeln zu können. Die Klientin fängt bei der Übung sofort wieder an zu weinen und fragt mich unsicher, ob sie das Tuch denn holen müsse, es würde sie so traurig machen. Als ich dies verneine (Wer muss sich schon Traurigkeit ohne Grund „reinziehen“?), lässt sie das Tuch liegen, schaut aber dennoch ständig dorthin und kann sich nicht wirklich einer anderen Empfindung zuwenden. Schließlich werden die Tränen weniger, sie nimmt das Tuch, und es entstehen leichte beschwingte Bewegungen. Im anschließenden verbalen Feedback wird ihr klar, dass sie das Tuch (ihre Traurigkeit, stellvertretend für all ihre Gefühle) nicht so einfach liegen lassen kann, da dieses Gefühl ja zu ihr gehört. Im weiteren Gespräch kommen wir darauf, dass Traurigkeit für sie eine gelernte Form des Nahkontaktes ist. Sie kann sich nicht vorstellen, dass man auch ohne Traurigkeit einem Menschen nah sein kann. Ihre Konstruktion „Traurigkeit ist notwendig, um einem Menschen nah zu sein" wurde destabilisiert, sodass sie zukünftig nach anderen Formen der Nähe suchen kann.

Durch neu angebotene Interpretationen, Erklärungen, dem Aufzeigen kommunikativer Strukturen und deren Funktionalität innerhalb einer intra- oder interpersonellen Beziehungsdynamik wird der Mensch in seiner Einordnung systemeigener Strukturen verunsichert. Erst in diesem Stadium ist das System in der Lage, offen auf Anregungen, Experimente oder Zielvorgaben einzugehen. Für TherapeutInnen heißt dies, dass erst im Zustand der Destabilisierung Interventionen möglich werden. Dabei gilt es zu respektieren, dass die KlientInnen Experten ihres eigenen Lebens und seiner Inhalte und Ziele sind. TherapeutInnen dagegen sind Experten für Prozesse und die Rahmenbedingungen des Veränderungsprozesses. Wie es Schlippe und Schweitzer (2002) sehr poetisch ausdrücken, gilt der Respekt gegenüber dem Menschen, aber Respektlosigkeit gegenüber Ideen. Das setzt bei der Therapeutin viel Offenheit und Respekt vor pluralistischen Lebensentwürfen voraus. Denn nur wenn sie in der Lage ist, alle möglichen Lebensformen für möglich zu halten, wird sie die Wirklichkeitskonstruktion destabilisieren können.

Eine verheiratete Klientin berichtet davon, dass sie eine Affäre mit einem anderen Mann angefangen hat und sich ambivalent in ihrer Situation gefangen fühlt. Wenn die Therapeutin sich nun in das Gedankensystem der Klientin hineinziehen lässt und mit ihr an einer Entscheidung arbeitet, wird sich an der Situation wahrscheinlich nichts ändern, denn der Konflikt sind nicht die beiden Männer, sondern wahrscheinlich die verinnerlichte Norm, dass es moralisch verwerflich ist, mit zwei Männern gleichzeitig Sex zu haben, und vielleicht einer nichts von dem anderen weiß. Eine „freche" Destabilisierung könnte vielleicht so aussehen: „Ihr Mann ist viel auf Geschäftsreisen, aber dann gibt es doch überhaupt kein Problem, den anderen Mann zu sehen. Dann haben Sie doch Zeit für ihn."

Zu beachten ist noch, dass Systeme bei Veränderungen ihre eigene Zeit brauchen. Dies ist beim Setting, aber auch bezüglich Sprachgeschwindigkeit, Abständen zwischen den Sitzungen, Körperhaltungen und Bewegun-

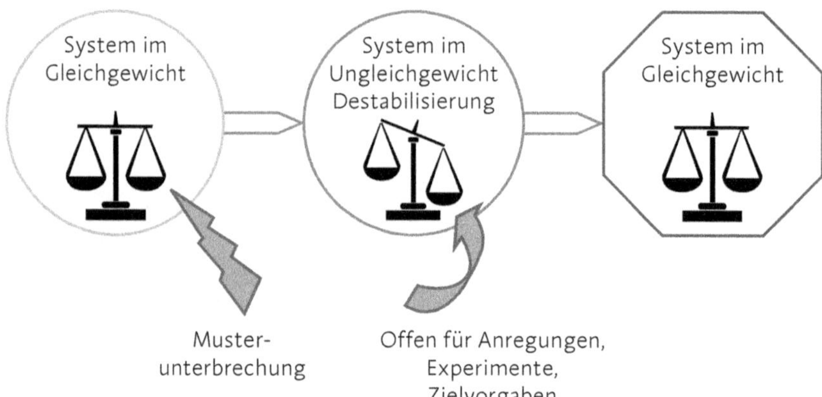

Abbildung 5: Auswirkungen der Musterunterbrechung auf das Gleichgewicht des Systems

gen zu berücksichtigen. Genauso individuell ist der Verlauf der Entwicklung, sodass Veränderungsprozesse nicht linear und konstant verlaufen, sondern häufig Sprünge machen (Schiepek, 1999).

3.10 Homöostase

Ein System bemüht sich immer darum, im Gleichgewicht zu bleiben, weil auf diese Weise die größtmögliche Überlebenssicherheit gewährleistet wird. Ein menschliches System strebt immer einen Zustand an, den es selbst als normal bezeichnen würde. Da Normalität ein sehr relativer Begriff ist, kann für ein System auch ein Zustand normal sein, der einen Menschen aus einem anderen System völlig aus dem Gleichgewicht bringt. Diese Erfahrung macht jedes Kind, das die Gepflogenheiten der eigenen Familie für „normal" hält. Wenn es dann in ein Alter kommt, wo es auch andere Familiensysteme kennenlernt, ist es oft verwirrt, wenn dort andere Regeln und Normen gelten, und es weiß nicht, wie es sich „richtig" verhalten soll. Dieselbe Erfahrung wiederholt sich manchmal als Erwachsener. Wenn jemand lange in einer Firma gearbeitet hat, empfindet er das Arbeitsklima dort als „normal". Wechselt er die Firma, ist er zunächst verunsichert, weil die Normen und Regeln in einer anderen Firma eben auch andere sind. Diese Faktoren verstärken sich natürlich erheblich, wenn zu solchen Bedingungen noch ein anderer Kulturkreis hinzukommt.

Dieser Prozess der Erhaltung eines Gleichgewichts, d.h. einer Ausgewogenheit der Gewichte, wird Homöostase genannt.

Unter Homöostase (griech.) wird die Erhaltung des normalen Gleichgewichts (z.B. Konstanthaltung des Blutdrucks oder der Körpertemperatur) verstanden, bei offenen Systemen die Erhaltung der Binnenstabilität trotz sich wandelnder Umwelt.

Die Homöostase ist dann gewährleistet, wenn im System als Einheit oder Organisation interne, ständige und beständige interaktionale Prozesse ablaufen, sodass innerhalb der Einheit eine relative Konstanz von inneren Vorkommnissen herrscht, die durch eine ständige Interaktion von dynamischen Kräften gewährleistet ist. Die Systemmitglieder entwickeln wechselseitig Regeln, die ihre Interaktionen in einer relativ engen Bandbreite hält. Verletzt z.B. ein Familienmitglied die Regeln, werden die anderen Familienmitglieder so reagieren, dass sie die Abweichung korrigieren. Damit bleibt das Gleichgewicht erhalten.

Auch wenn der Begriff der Autopoiese den Begriff der Homöostase in der Systemtheorie abgelöst hat, halte ich dieses Konzept nach wie vor für sehr hilfreich, um die „Widerspenstigkeit“ auf Veränderungen von Systemen zu verstehen. Durchläuft ein System massive Veränderungen (z.B. Trennung, „Neuzugänge“) oder Einwirkungen von außen, muss es sich wieder in ein Gleichgewicht bringen, ansonsten zerbricht es. Ein System ist immer auf Gleichgewicht aus. Gleichgewicht zeigt sich gut im Bild der Waage. Die Wippe auf Kinderspielplätzen macht dieses Prinzip deutlich. Sind beide Personen gleich schwer, müssen sie sich auch im gleichen Abstand zur Mitte setzen, um ein Gleichgewicht zu bekommen.

Ist eine Person schwerer, so kann sie den anderen oben „verhungern“ lassen, plötzlich von der Wippe springen, sodass der andere schnell nach unten saust oder vorsichtig unter Zuhilfenahme seiner Kraft die Wippe verändern.

Ist der eine sehr verwirrt, wird der andere sehr streng und klar. So haben wir ein Gleichgewicht an Verwirrung und Klarheit. Wird der eine ein bisschen klarer, kann der andere ein bisschen verwirrter werden. Ist einer sehr strukturiert und der andere sehr chaotisch, machen beide sich heftige Vorwürfe. Wenn aber der Strukturierte ein bisschen chaotischer und kreativer wird, reagiert der Chaotische strukturierter. Das ist die Chance des Systems. Es entsteht eine Phase der Irritation, und nach einer Übergangsphase wird ein neues Gleichgewicht herstellt. Entsteht ein Gleichgewicht, mit dem sich alle wohler fühlen, ist es gut. Aber Gleichgewicht heißt nicht, dass sich alle wohlfühlen und Harmonie herrscht. Wir haben auch ein Gleichgewicht in komplementären Beziehungen. Die Aufgaben sind sehr aufgeteilt. Der eine ist der Täter, der andere das Opfer; der eine ist der Initiator, der andere der Reagierende; der eine ist der Versorger, der andere der Versorgte usw.

Das Prinzip des Gleichgewichts sorgt dafür, dass alle notwendigen Elemente für das Überleben des Systems vorhanden sind. Wird z. B. ein wichtiges Element von einem Systemmitglied nicht ausgefüllt, so springt ein anderes in dieses „Vakuum". Infolgedessen kann ein ansonsten eher lockerer Mensch plötzlich fast zwanghaft werden, weil sich niemand für die Strukturen im System verantwortlich fühlt.

Für Therapiegruppen bedeutet dies, dass die Mitglieder unbewusst bereit sind, alle notwendigen Eigenschaften zu erfüllen. Dies ist immer schwer zu verstehen, wenn ein Gruppenmitglied so gar nicht in die Gruppe „zu passen" scheint. Nicht selten aber bleibt die Nichtpassung dieselbe, selbst wenn das Gruppenmitglied die Gruppe verlassen hat. Das zeigt, dass nicht das Gruppenmitglied das „Problem" ist, sondern das Thema für die Gruppe von Bedeutung ist. Und erst wenn dieses Thema beachtet und gelöst wird, kann das Gruppenmitglied sein Verhalten ändern.

Eine Frau hat schon eine ganze Weile eine Außenseiterposition in der Tanztherapiegruppe. Sie ist älter als die anderen Gruppenmitglieder und auch ansonsten „anders". Sie leidet aber unter dieser Außenseiterstellung und thematisiert dies in einer Sitzung. Um diese Außenseiterposition näher zu beleuchten, bringe ich allen einen kleinen Tanz bei, lasse die Gruppe sich in einer Reihe aufstellen und bitte die Frau, sich an den Rand der Gruppe zu begeben. Ich reproduziere also durch diese Position ihr Gefühl in der Gruppe. Die Gruppe beginnt den Tanz, und die Frau ist nicht in der Lage, die Schritte einzuhalten. Sie kommt immer „aus dem Tritt". Dies scheint zunächst zu bestätigen, dass sie nicht in der Gruppe ist. Nun fordere ich die Frau auf, sich in die Mitte der Reihe zu stellen, woraufhin automatisch jemand anders am Rand steht. Zur Verwunderung aller (außer mir) kommt nun diese Person „aus dem Tritt", während die Frau mitten in der Gruppe überhaupt keine Probleme hat, die Schritte einzuhalten. Wir experimentieren noch eine Weile damit, dass einige andere an dieser „Außenseiterposition" stehen, um aber immer wieder bestätigt zu bekommen, dass hier jeder „aus dem Tritt" kommt. Aufgrund dieser Erfahrung ist es nun leicht für mich als Therapeutin, mit der Gruppe gemeinsam zu erarbeiten, warum dieses Gruppengefüge offensichtlich immer ein Mitglied am Rand braucht, das „aus dem Tritt" kommt. Das Außenseitergefühl der Frau löst sich danach auf.

Jeder, der schon einmal versucht hat, Systemstrukturen (z. B. Familienstrukturen) zu verändern, wird festgestellt haben, wie widerspenstig ein System sein kann. Das ist selbst dann noch der Fall, wenn alle zustimmen, dass dringend etwas geändert werden muss. Aber Menschen scheinen Veränderungen mehr zu fürchten als unter dem aktuellen Zustand zu leiden.

Sie fühlen sich am besten mit dem, was sie kennen. Dies mag nicht unbedingt das sein, was sie glücklich macht, aber wenigstens kennen sie sich aus. In eine ungewisse Zukunft zu gehen, ist wohl für die meisten Menschen bedrohlicher als in einer unbefriedigenden Situation zu verharren. Eine Familie oder jedes andere System muss sich aber gegenüber entwicklungsbedingten Veränderungen flexibel zeigen. Dies ist besonders notwendig, wenn sich Veränderungen im System ergeben (z.B. Geburt, Tod oder Auszug eines Familienmitgliedes). Sollte ein System selbst dann noch an einem Interaktionsstatus quo festhalten, wenn nur flexible Veränderungen das Überleben garantieren, entsteht ein Ungleichgewicht, das sich in dem einen oder anderen Systemmitglied manifestieren wird. Es wurde ein Zusammenhang zwischen unvollständiger Trauer über den Tod einer geliebten Person und den starren Regeln von „symbiotischen" Beziehungen in der Familie entdeckt (Green/Framo, 1981). Das Gleichgewicht von Bindung und Autonomie kann nur mit einer erhöhten ängstlichen Bindung beibehalten werden. Dies steht im Widerspruch zur altersadäquaten Trennung und Individualisierung der Familienmitglieder.

3.11 Hypothesenbildung

Das Wort Hypothese kommt vom Griechischen „hypóthesis" und bedeutet „Unterstellung, Voraussetzung, Annahme, unbewiesener Grundsatz" (Duden, 2001). Gemeint ist eine vorläufig durch Beobachtungen oder Überlegungen begründete Annahme oder Vermutung, die zur Erklärung bestimmter Phänomene dient, jedoch noch nicht so eingehend überprüft worden ist, dass sie zur Formulierung einer Theorie ausreichen würde. Eine Hypothese, die sich im Experiment oder an Erfahrungen bewährt hat („verifizierte" Hypothese), kann zur Theorie oder zum Bestandteil einer Theorie werden. Eine falsifizierte bzw. widerlegte Hypothese muss verworfen, modifiziert oder ersetzt werden. Die Hypothese hat in der Therapie auch eine sprachliche Bedeutung, weil ihr die Grundhaltung des unbewiesenen Grundsatzes zugrunde liegt, sodass die Weiterverfolgung der Überprüfung der Hypothese in Fragestellung erfolgt.

Die systemische Theorie geht davon aus, dass sich das Individuum aufgrund seiner systemeigenen Strukturen seine Wirklichkeit selbst konstruiert und es keine objektiv überprüfbare Wirklichkeit gibt. Diese konstruierte Sichtweise beeinflusst den Menschen auf allen Ebenen: in dem, was er wahrnimmt, wie er es interpretiert und wie er sich verhält. Jeder Mensch entwickelt seine eigenen Realitätskonstruktionen, was zu Schwierigkeiten im Zusammenleben führen kann. Da der Dualismus von richtig/falsch mit dem systemischen Denken seine Bedeutung verliert, kann nur das Individuum selbst entscheiden, welche Konstruktionen nützlich für es selbst sind. Eine Therapeutin kann deswegen nur begrenzt intervenieren. Ein Weg kann die Kontextsteuerung sein, die darauf abzielt, Komplexität zu erhöhen, um somit dem Einzelnen mehr Möglichkeiten der Wirklichkeitskonstruktion zur Verfügung zu stellen. Die gleiche Absicht hat die Hypothesenbildung. Allein der Begriff verdeutlicht, dass es sich nicht um eine unumstößliche Weisheit handelt, sondern um eine vorläufige Annahme, die noch überprüft werden muss. Diese Überprüfung nimmt letztendlich die Klientin selbst vor, da jedes System nach seiner eigenen Logik agiert. Trotzdem ist die Hypothesenbildung ein Mittel, das der Therapeutin einerseits einen „Weg zu kognitiver Ordnung" (Schlippe/Schweitzer, 2002, 117) aufzeigt, andererseits den Klientinnen neue Möglichkeiten und Sichtweisen offerieren soll. Dazu können neue Interpretationen, Wahrnehmungsweisen und Reaktionsmuster angeboten werden. Die Formulierung der Hypothese sollte so gestaltet sein, dass alle Mitglieder des Systems eingeschlossen sind. Die Hypothesenbildung beginnt meist damit, die Regeln des Systems fragend zu benennen („Kann es sein, dass in dieser Gruppe immer einer nicht mitmachen muss?" „Kann es sein, dass Sie jeden Vorschlag Ihres Mannes annehmen?"). Wird eine Hypothese des Therapeuten durch das System bestätigt, kann auf diesem Pfad weitergeforscht werden. Allerdings muss vor allem der Therapeut jederzeit bereit sein, seine Hypothese wieder zu verwerfen, wenn sie nicht in irgendeiner Form vom Klienten bestätigt wird.

Für den Tanztherapeuten bedeutet dies, dass er nicht Übungen konzipiert, die der „Heilung" oder „Reparatur" des Klienten dienen, sondern der Erforschung desselbigen.

> Die Tanztherapeutin formuliert nach einer Zeit der Beobachtung der Interaktion des Paares die Hypothese: „Kann es sein, dass Sie jeden Vorschlag Ihres Mannes annehmen?" Die Frau ist verunsichert und kann dies nicht eindeutig beantworten. Der Mann kann sich nicht erinnern, wann seine Frau jemals einen Vorschlag eingebracht hat. Die Tanztherapeutin fordert daraufhin das Paar auf, nebeneinander durch den Raum zu gehen, und der Mann schlägt immer wieder Richtungsänderungen vor, die die Frau befolgen muss. Beide bestätigen im anschließenden Gespräch, dass ihnen dies völlig vertraut ist. Der Mann fühlt sich aber belastet, immer die Richtung vorzugeben, und die Frau möchte ebenfalls gerne einmal ihre Ideen einbringen. Daraufhin schlägt die Tanztherapeutin vor, dass das Paar noch einmal durch den Raum geht und nur die Frau die Richtungsänderungen vorgibt. Aufgrund des Ungewohnten ist die gemeinsame Bewegung viel weniger flüssig, und sie treten sich sogar einige Male gegenseitig auf die Füße. Schließlich sollen sowohl der Mann als auch die Frau Richtungsänderungen vorschlagen können.

Nun stellen beide fest, dass dies wesentlich schwieriger ist als sie annahmen. Gleichzeitig versteht die Frau nun besser den Druck des Mannes, die Richtung vorzugeben, und der Mann kann besser verstehen, was es bedeutet, folgen zu müssen. Das Paar kann nun entscheiden, ob es zufriedener mit dem alten Muster ist oder mit neuen Formen experimentieren möchte.

3.12 Koalition und Triangulierung

Eine Koalition entsteht dann, wenn eine Person versucht, ein festes Bündnis mit einer Person gegen eine dritte Person einzugehen. Häufig gehören die Koalitionspartner verschiedenen Generationen an, d.h. die Generationengrenzen sind durchbrochen. Koalitionen sind auf Dauer angelegt und führen zu einer Triangulierung.

Einer von Bowens wichtigsten Beiträgen für die Theorien der Familientherapie ist die Theorie der Triangulierung (Bowen, 1978). Triangulierung kommt in allen Familien oder sozialen Gruppen vor, in denen sich ein Paar bildet, um eine dritte Person auszuschließen. Bateson konnte in Familien mit schizophrenen Familienmitgliedern beobachten, dass diese sich nicht zu zweit zusammentun konnten, um sich nah zu sein oder sich zu streiten, wenn nicht eine dritte Person involviert war (Bateson et al., 1956). Nicht selten geht dies mit einer intergenerationalen Grenzverletzung einher. In einem funktionalen Familiendreieck sind sich die Partner ihrer Beziehung sicher und bieten dem Kind eine Elternbeziehung und keine substituierende Partnerbeziehung an (Satir, 1967).

Ein triangulierendes Dreieck setzt sich aus zwei Personen der gleichen Generation und einer Person der anderen Generation zusammen, wobei sich zwei von ihnen gegen den Dritten stellen. Diese Koalition gegen den Dritten bleibt geheim. Eine Koalition eines Elternteils mit einem Kind ist häufig die Verlängerung der Koalition des anderen Elternteils mit seinen Eltern. Diese Mehrgenerationenkoalitionen formulierte Bowen zu seinem Drei-Generationenansatz in der Familientherapie (Bowen, 1978).

Minuchin versucht, die Mehrgenerationenkoalition zu brechen und die Elternallianz zu stärken. Er interessiert sich aber nur für das Dreieck in der Kernfamilie (Minuchin, 1993). Ein Dreieck ist ausgeglichen (kongruent), wenn

- alle Beziehungen zwischen den Dreien positiv sind.
- sich zwei gegen einen stellen.

Ein Dreieck ist nicht ausgeglichen, wenn

- es zwei positive und eine negative Beziehung gibt.
- alle drei Beziehungen negativ sind (Hoffman, 1981).

Dreiecke bilden ein weiteres zentrales Strukturelement von Familien. In diesen Dreiecksbeziehungen werden die Grenzen der Generationen heimlich durchbrochen (Haley, 1977). Folgende Bedingungen müssen gegeben sein:

1. Das Dreieck besteht aus zwei Personen derselben Generation und einer Person aus einer anderen.
2. Die Koalitionspartner sind aus verschiedenen Generationen und stellen sich gegen den Dritten.
3. Die Koalition zwischen den beiden Personen wird geheim gehalten und geleugnet (Hoffmann, 1981).

Minuchin passte diese Theorie für die Familiensysteme an. Er nahm an, dass es hauptsächlich vier „rigide Dreiecke“ gibt, die unterschiedliche Symptome hervorrufen.

1. **Triangulierung:** Die Eltern haben einen offenen oder verdeckten Konflikt, und jede/r versucht die Sympathie oder Unterstützung des Kindes zu bekommen.
2. **Eltern-Kind-Koalition:** In einem offenen elterlichen Konflikt nimmt ein Elternteil die Partei für das Kind ein.
3. **Umgeleiteter Angriff:** Die Eltern sehen das Kind als Sündenbock. Das Verhalten des Kindes ist „schlecht“, und die Eltern koalieren, um das Kind zu kontrollieren. Verhaltensauffällige Kinder sind häufig gefangen in dieser Art von Dreieck.
4. **Umgeleitete Unterstützung:** Die Eltern verstecken ihre Meinungsverschiedenheit, indem sie sich auf das Kind konzentrieren, das als „krank“ definiert wird. Die Überbehütung bringt sie näher zusammen. Dies ist in Familien anzutreffen, in denen Spannung durch psychosomatische Reaktionen ausgedrückt wird (Minuchin et al., 1978).

3.13 Komplexitätsreduktion

Eine grundlegende Eigenschaft moderner Gesellschaften ist ihre Komplexität, sodass die Menschen darauf angewiesen sind, ihre Wahrnehmungsinhalte so zu reduzieren, dass sie Ordnungen in der Gesellschaft erkennen und herstellen können. Jedes Gesellschaftssystem muss eine „Form der inneren Differenzierung zur Verarbeitung seiner Eigenkomplexität“ (Hillebrandt, 1999, 242) vornehmen. Die Umwelt hat immer eine höhere Komplexität als das System.

Komplexitätsreduktion ist eine Selektion der tatsächlich in der Umwelt auftretenden und wahrnehmbaren Informationen, die sowohl von Menschen vorgenommen wird als auch bei sozialen Systemen auftritt. Sie ist grundsätzlich eine Filterung von Daten und mit Informationsverlust verbunden. Ohne Komplexitätsreduktion würde es beim Menschen zu einer Reizüberflutung kommen, sodass die auf das Lebewesen einströmenden Informationen nicht oder nicht mehr sinnvoll verarbeitet werden könnten. Zum anderen dient sie der Ermöglichung oder Vereinfachung von Kommunikation.

Die global immer mehr vernetzte Welt zeigt viele Auswüchse von Komplexitätsreduktion. Die Corona-Pandemie hat auf erschreckende und verschreckende Art deutlich gemacht, wie schwer der Mensch die Komplexität einer Pandemie aushalten kann. Es hätte globale Reaktionen gebraucht, um den Virenausbruch schnell zu stoppen und damit eine Pandemie zu verhindern. Stattdessen hat die chinesische Regierung die Ärzte gezwungen, zu schweigen und dadurch Maßnahmen verzögert. Genügend Regierungen haben die Krise zu lange verleugnet oder verharmlost und bei der Impfverteilung haben China, die EU, USA und Indien 73,5 % der Impfungen verabreicht (Stand 23.06.2021), dabei machen sie aber nur 45 % der Weltbevölkerung aus (Statista 2021). Jede Nation und im Falle Deutschlands jedes Bundesland glaubte, eine isolierte Lösung würde ein weltvernetztes Problem lösen. Aber ein solches Problem ist weder lokal begrenzt, noch ist es in seinen Auswirkungen erfassbar. Es erfordert vom Menschen das Aushalten von nicht zu erfassender Komplexität.

Lebewesen und soziale Systeme können denselben Lebenssachverhalt auf unterschiedliche Weise in ihrer Komplexität reduzieren. Dies zeigt sich besonders deutlich in der Paartherapie. Die Gründe für eine konflikthafte Beziehungsgestaltung werden in der Regel von den Partnern völlig unterschiedlich eingeschätzt. Damit ein System eine stabile Struktur halten kann, muss es aber die vielen Möglichkeiten der Aktionen und Reaktionen, die es hat, reduzieren. Wird der Vernetzungsgrad zu hoch, ohne dass sich z. B. Subsysteme bilden, sinkt die Stabilität des Systems, sodass es auseinanderbrechen kann.

Auch psychische Systeme reduzieren die Komplexität der Umwelt, indem sie diese immer nur selektiv wahrnehmen und damit die Herstellung von Beziehungen zu ihrer Umwelt von vornherein begrenzen (Kleve, 1996). Gemeint ist damit beispielsweise, dass die Wahrnehmung von Menschen insofern eingeschränkt ist, als dass sie nie die gesamte Breite ihrer Handlungsmöglichkeiten erfassen können, ebenso wie auch eine Organisation derart strukturiert ist, dass sie aufgrund ihres spezifischen Angebots immer nur bestimmte Menschen anspricht.

Durch die Komplexitätsreduktion wird ein Muster der Selektion von Beziehungen festlegt und andere Möglichkeiten vorläufig ausgeschlossen. So scheint die Tanztherapie ein psychotherapeutisches Verfahren mit einer bestimmten Sprache zu sein, die vornehmlich Frauen anspricht. Viele Männer nehmen die tanztherapeutischen Angebote als eher für Frauen geeignet wahr und blenden hiermit einen eventuellen Nutzen ungeprüft aus. *Jede* Handlung ist in einen situativen und einen normativen Kontext eingebunden, die die Fülle der Handlungsalternativen einschränkt, Komplexität also drastisch reduziert. Damit ist das, was das psychische System wahrnimmt, davon abhängig, wie es die Komplexität seiner Umwelt selektiert. Diese Komplexitätsreduktion hätte unter anderen Umständen und Wahrnehmungen auch anders ausfallen können.

Ein wesentlicher Bestandteil der systemisch-therapeutischen Arbeit besteht darin, zentrale Systemregeln zu formulieren, diese in einen sinnvollen Zusammenhang mit dem Verhalten zu stellen, um sie dadurch verhandelbar zu machen.

Neben der Subsystembildung ist auch die Regelbildung ein wichtiger Bestandteil der Komplexitätsreduktion. Es ist immer wieder erstaunlich, wie schnell sich in Systemen Regeln entwickeln. So ist es mir jedes Mal ein Spaß zu beobachten, wie sich in der ersten Gesprächsrunde einer neuen Gruppe Regeln einschleichen. Wenn eine Person anfängt zu sprechen und dann die Person neben ihr weitermacht, kann man mit großer Wahrscheinlichkeit davon ausgehen, dass nun die Person neben dieser Person weitersprechen wird, weil inzwischen alle davon überzeugt sind, dass es eine Regel gibt, dass einer nach dem anderen in der Sitzreihenfolge spricht. Dies kann so weit gehen, dass Gruppenmitglieder behaupten, die Gruppenleitung hätte dies so gesagt.

3.14 Lösungs- und Ressourcenorientierung

Bei der Lösungs- und Ressourcenorientierung geht man davon aus, dass in der Problembeschreibung des Klienten bereits die Lösung enthalten ist. Er verfügt über alle Ressourcen, um die entscheidenden Veränderungsschritte unternehmen zu können. Es ist ihm bisher aber nicht gelungen, sie im Kontext des Problemerlebens aktivieren und nutzen zu können.

Der Begriff „Ressource“ setzt sich zusammen aus der Vorsilbe „re“ für „wieder“ und „source“ für Quelle. Es geht also um das Wiederentdecken der bereits vorhandenen Fähigkeiten, Kompetenzen und Potenziale und nicht so sehr um das Erlernen neuer Fähigkeiten. Der Wunsch zur Entwicklung neuer Fähigkeiten sollte aus dem Klienten kommen und nicht vom Therapeuten oder dem therapeutischen Milieu verordnet werden, wie es häufig in der psychotherapeutischen Versorgungslandschaft der Fall ist.

Aufgabe der Therapie ist es, diese Ressourcen zu finden und jeweils diejenigen systemischen Kontextfaktoren zu betrachten, die ihre Entfaltung verhindern. Daraus folgt ebenfalls, dass eine einseitige Problemfokussierung möglichst vermieden wird und stattdessen vorhandene Fähigkeiten angeregt und Potenziale zur Problemlösung aktiviert werden.

Durch die systemische Grundhaltung, dass im Problem bereits die Lösung enthalten ist, geht die Tanztherapeutin mit ihren Interventionen nicht weg vom Problem, sondern nutzt ihre kreativen Potenziale, um sich mit dem Klienten zusammen dem Problem zuzuwenden und sich dadurch auf die Suche nach den verborgenen Ressourcen zu machen.

> Eine Klientin fühlt sich mit den verschiedenen Lebensaufgaben überfordert und klagt über Erschöpfung und Müdigkeit. Die Tanztherapeutin geht hin zum Problem, indem sie die Klientin mit Medien belädt und immer wieder fragt, ob das Gefühl so sei, wie es sich jetzt anfühlt. Die Klientin ermuntert aber die Therapeutin, noch mehr auf ihr abzuladen. Als von der Klientin schon fast nichts mehr zu sehen war, merkt die Klientin, dass sie die Last gar nicht belastend findet, sondern dass sie sich auf die Art gut spüren kann.

Therapeutische Lösungen erfolgen nicht aus einem besonders detaillierten Verständnis des Symptoms, seiner Geschichte und pathologischen Struktur heraus, sondern vielmehr mittels einer grundlegenden Umorientierung und Perspektivenveränderung. Eine Pathologisierung des Lebenslaufes, wie sie in vielen klinischen Kontexten üblich ist, wird möglichst vermieden. Durch das Herausarbeiten und Vertiefen von antizipierten Lösungsbildern kann die Patientin übersehene, nicht genutzte Ressourcen aktivieren und im Problemkontext verfügbar machen.

3.15 Loyalität

Der Begriff „loyal“ wurde im 18. Jahrhundert dem Französischen entlehnt. Das französische „loyal“ geht wiederum auf das lateinische „legalis“ (gesetzlich) zurück. Die Bedeutung lässt sich mit gesetzestreu, regierungstreu, redlich oder anständig umschreiben. Davon abgeleitet wurde das Substantiv Loyalität (= loyale Gesinnung) (Duden, 2001). Allgemein bedeutet Loyalität

- das Festhalten an getroffenen Vereinbarungen,
- das Einhalten von Gesetzesvorschriften oder
- die Treue gegenüber einer Autorität.

Der Begriff wird heute meist im Sinne von Solidarität gebraucht; gemeint ist die Zuverlässigkeit und Anständigkeit gegenüber einer Gruppe oder einer Person, der man sich verbunden fühlt.

Für Boszormenyi-Nagy und Spark (2001) ist Loyalität ein zentraler Begriff in der mehrgenerationalen Konzeption seiner Familientherapie. Loyalität bedeutet ihnen zufolge eine natürliche Bindung an die Herkunftsfamilie. Familienloyalität bezieht sich auf die normativen und emotionalen Bindungen der biologischen, erblichen Verwandtschaft der Familienmitglieder. Loyalitätsbindungen gleichen unsichtbaren, aber starken Fasern, die das Beziehungsverhalten in Familien, aber auch in anderen Systemen wie z. B. der Gesellschaft bestimmen und die Verbindung festigen. Um die Funktionen eines Systems zu verstehen, muss man herausfinden, wer mit wem durch Loyalität verbunden ist und was Loyalität für die so Verbundenen bedeutet. Die Loyalität hat einen stabilisierenden Aspekt, wenn Verpflichtungen auf Kinder ausgedehnt und sie in Einklang gebracht werden mit der emotionalen Individuation der Familienmitglieder. Menschen verinnerlichen Erwartungen und Gebote, weil sie psychisch strukturierende Kräfte sind. Das System wird dadurch stabilisiert, dass ein loyales Mitglied seine eigenen Interessen dem System anpasst. Da das Kind die moralische Orientierung sucht, ist es breit, loyal die Normen und Zielsetzungen und moralischen Verhaltensgrundsätze der Familie zu internalisieren. Im Prozess des Erwachsen-Werdens werden diese Loyalitätsbindungen in der Pubertät zunächst hinterfragt, ausgetestet und verändert, um sich allmählich davon zu lösen. Mit dem Eingehen einer Ehe und / oder der Gründung einer eigenen Familie muss der größere Teil auf den Ehepartner übertragen werden. Nach Boszormenyi-Nagy und Spark ist die menschliche Motivation interpersonal bedingt. Das Verstehen von Loyalitätsbindungen liefert den Schlüssel zu wichtigen verdeckten Systemdeterminanten der menschlichen Motivation (Boszormenyi-Nagy / Spark, 2001).

> Eine junge Frau erzählt in der Bewegten Familienrekonstruktion (Kap. 5) mit strahlenden Augen von der neuen Partnerschaft. Obwohl sie noch nicht lange zusammen sind, spüren alle deutlich die Ernsthaftigkeit dieser Beziehung. Die Mutter der Frau ist tief gekränkt von der Abwendung der Tochter von ihr weg hin zu ihrem Partner. Die Klientin fühlt sich so stark an die Mutter gebunden, dass sie sich nicht in der Lage sieht, ihre Mutter mit der Ernsthaftigkeit der neuen Beziehung und den damit verbundenen Zukunftsplänen zu konfrontieren. Nach ihrer eigenen Familienrekonstruktion und am Ende des Seminars frage ich die TeilnehmerInnen nach einem kleinen Vorsatz für den zukünftigen Alltag. Die Teilnehmerin muss nicht lange überlegen. Sie meint: „Wenn meine Mutter das nächste Mal anruft und mir sagt, dass sie wohl nicht mehr der wichtigste Mensch in meinem Leben sei, dann sage ich einfach: Ja!“

Die Loyalitätsbindung ist eine sehr starke Bindung, die häufig auch dann nicht aufgegeben wird, wenn die moralisch-normativen Bindungen für das Individuum eher schädlich sind. Wenn jemand in „Unordnung“ aufgewachsen ist, hält er diese für selbstverständlich und alltäglich. Wenn eine Frau in der Familie erfahren hat, dass Männer übergriffig sind, dann erscheint es ihr höchst suspekt, wenn ein Mann sie beschützen will. Sie ist dann so irritiert über das respektvolle Verhalten anderer Menschen, dass sie sich meist vehement dagegen wehrt. Das Selbstverständnis einer Person leitet sich aus den Regeln des Familiensystems ab, und so sind Menschen irritiert oder sogar entsetzt, wenn Regeln anders sind als gewohnt.

Die Loyalität zum Ursprungssystem scheint sehr stark zu sein. Dies spüren viele Menschen, wenn sie als Erwachsene ins Elternhaus fahren und nach Durchschreiten der Tür sogleich ein Verhalten an den Tag legen, was an Kindertage erinnert, aber nicht an die Person, die sie heute sind. Genauso gefangen sind die Menschen häufig in den Erklärungsansätzen der Wirklichkeitskonstruktion ihrer Herkunftsfamilie. Entsprechend heftig reagieren sie (meist psychosomatisch), wenn sie versuchen, diesem Erklärungsansatz zu widersprechen. So bekam z.B. eine Frau von ihrer Mutter wiederholt erzählt, dass sie gerne arbeiten gegangen wäre (immerhin hatte sie studiert), aber mit zwei Kindern gehe so etwas ja nicht. Als die junge Frau mit zwei Kindern nun versucht, eine Arbeit anzunehmen, wird sie krank. Wenn sie es wirklich schaffen würde, Arbeit und Kinder unter einen Hut zu bringen, würde sie durch ihr Handeln der Theorie der Mutter widersprechen. Da dies für die Mutter psychisch bedrohlich ist, weil sie sich eventuell mit verpassten Chancen konfrontieren müsste, unterlässt die Tochter ebenfalls das Vorhaben und schließt sich der Theorie der Mutter an. Es ist ihr gar nicht bewusst, dass sie sich loyal zum Herkunftssystem verhält. Deshalb gehört zu jeder systemisch-therapeutischen Arbeit das Aufdecken der Loyalitätsbindungen. Nur dann kann ein Individuum entscheiden, ob es notwendig ist, sich von einigen Leitgrundsätzen „scheiden zu lassen“ oder ob sie eine psychisch stabilisierende Wirkung haben, die es zu erhalten gilt.

3.16 Mythos

Ein Mythos (altgriech. „mýthos“: Wort, Rede, Erzählung) ist eine bildhafte Weltauslegung und Lebensdeutung in erzählerischer Berichtsform, versehen mit Symbolen, Visionen und fabulierenden Darstellungen (Duden, 2001). Psychologisch werden Mythen durch ihre enthaltenen Projektionen bezüglich menschlicher Probleme und Erfahrungen deutbar. Mythen dienten immer – und dienen immer noch – der Erklärung der Welt und des Wesens des Menschen.

In der Systemtheorie bedeutet der Begriff „Mythos“ gegenseitiges Vortäuschen vermeintlicher Tatsachen. Mythen enthalten meist einen Wahrheitskern, der durch die Geschichtenerzählung aber verzerrt wird, wobei die Verzerrung von den Familienmitgliedern geteilt wird. So wachsen z. B. die Kinder mit dem Mythos auf, der Vater sei immer ein guter Schüler gewesen, und sie sollen es ihm gleichtun. Bis eines Tages ein Kind die Zeugnisse des Vaters findet und sich herausstellt, dass seine Noten wesentlich schlechter waren als die der Kinder. Der Wahrheitskern war vielleicht, dass der Vater gut in der Schule war, weil er als einziges Familienmitglied auf ein Gymnasium ging, verzerrt wird das Bild aber durch die Noten, die nicht erbracht worden sind.

Der Sinn eines Mythos ist es, das Wertesystem der Familie zumindest zum Schein zu wahren. Oftmals sollen einzelne Familienmitglieder geschützt werden, die an bestimmten Punkten verletzlich sind. So mag der Vater mit den gar nicht so guten Noten ein Leben lang ein Gefühl der intellektuellen Unterlegenheit gehabt haben, was er durch den Mythos der guten Noten abzuwehren sucht. Mythen stützen auf diese Weise das familiäre Gleichgewicht. Sie sind besonders in Familien zu beobachten, in denen den Beteiligten die Kompetenz bzw. die kommunikative Fähigkeit zu anderen Problemlösungsmöglichkeiten fehlen (Simon et al., 2004). Stierlin (1978) unterscheidet Mythen folgendermaßen:

1. Harmoniemythen, bei denen das Bild einer glücklichen Familie vermittelt wird
2. Entschuldigungs- und Wiedergutmachungsmythen, die zur Zuschreibung einer Schuld für ein Problem an eine bestimmte Person führen (diese Person ist oftmals in der Rolle des Sündenbocks, an sie wird die „Schuld“ delegiert)
3. Rettungsmythen, die einen Außenstehenden zu einem idealisierten Retter bestimmen

Ein Mythos bietet Sicherheit und Identität. Die wiederholt erzählten Geschichten geben handlungsleitenden und sinnstiftenden Sinn, der durch ihre symbolische Kraft zur familiären Kohäsion beiträgt. Mythen verweisen einerseits auf das Scheitern des Einigungsprozesses bezüglich der Wirklichkeitskonstruktion des Systems und verhindern andererseits dieses Scheitern, da sie im Dienst der Aufrechterhaltung der familiären Kohärenz stehen. Insofern tragen sie zur interaktiven Wirklichkeitskonstruktion der Familie bei, die wiederum die Bindung festigt. Die „Mitspieler“ fühlen sich an die Spielregeln der Systemmythen gebunden.

Um Familiengeheimnisse entwickeln sich meist gemeinsame Mythen, um einzelne oder mehrere Angehörige zu schützen. Kinder spüren häufig jedoch die Geheimnisse der Erwachsenen. Zu Wahrung der innerfamiliären Grenzen sind z. B. spielerische Geheimnisse, Ehegeheimnisse, schützende

Geheimnisse, Geschwistergeheimnisse o. ä. zwischen den Familienmitgliedern in einem gewissen Maße normal und notwendig. Es gibt aber vielfach Themen, die angstbesetzt sind, die das Bild der Familie völlig verändern oder die Moral verunsichern würden und deshalb zu Geheimnissen erklärt und tabuisiert werden. Familiengeheimnisse beziehen sich besonders auf Normverletzungen wie Inzest, sexuelle Gewalt, Kindesmisshandlung, Seitensprünge, uneheliche Herkunft, Verschuldung, das Verhalten der Familienangehörigen im Nationalsozialismus und auf Suizide und Suizidversuche. Innerfamiliäre Geheimnisse bedeuten einen Loyalitätskonflikt für mindestens einen der Beteiligten. Er fühlt sich loyal der Familie verbunden und leidet gleichzeitig unter der Normverletzung, die durch das Geheimnis geschützt werden soll.

3.17 Ordnung

Minuchin (1993) hat mit seiner Strukturellen Familientherapie und seiner Arbeit mit Familien aus sozial schwachen Milieus maßgeblich dazu beigetragen, die Ordnung in Familien einzufordern. Das heißt vor allem, dass die Generations- und Verwandtschaftsgrenzen gewahrt bleiben, sodass jeder die Aufgabe übernehmen kann, die in seiner Generation vorgesehen ist. Wenn Kinder schon sehr früh in die Beziehung der Eltern hineingezogen werden, entsteht „Unordnung“ in den Zuständigkeiten. Weil ein Elternteil sich keine Hilfe holen kann, keine Freunde hat oder die Beziehung zum Partner nicht wirklich klären will, sucht er das, was ihm fehlt, beim Kind. Das Kind kann nunmehr nicht mehr nur auf seine Bedürfnisse schauen, sondern wird mehr und mehr auf die Bedürfnisse des Elternteils eingehen. Elternrolle impliziert aber in allen Kulturen die Verantwortung für die Entwicklung der Kinder und nicht umgekehrt. Erst im hohen Alter der Eltern kann sich dies umdrehen. Wenn ein Mensch das Gefühl hat, von den Eltern als Kind gut versorgt worden zu sein, wird er sich gerne um den alten, hilfs- oder pflegebedürftigen Elternteil kümmern. Beziehungskonflikte entstehen dann, wenn jemand das Gefühl hat, dass sich um ihn als Kind auch niemand gekümmert hat. Dann fällt es schwer, die alternden Eltern zu umsorgen. Eine andere Beziehungsdynamik entsteht in dieser Lebensphase, wenn das Elternteil das Gefühl hat, sich für das Kind aufgeopfert zu haben und nun „die Rechnung“ begleichen möchte, indem sich das Kind nun aufopfern soll.

Die Ordnung, dass sich die Eltern um die Kinder zu kümmern haben, ist häufig gestört bei Familien, die eine Therapie aufsuchen. Minuchin war derjenige, der erkannte, dass die Ordnung in der Familie und hier allem voran die Ordnung der Generationen wichtig ist. So hat er die Kinder in den Familiensitzungen z. B. häufig in eine Ecke zum Spielen geschickt, um sie von der Verantwortung der Beziehungsklärung zu entbinden, und auf diese Weise die Eltern in die Verantwortung geholt. Häufig passiert eine Generationenvertauschung, z. B. das Kind kümmert sich um seine alkoholkranke Mutter, und die Mutter benimmt sich wie ein Kind. Die Therapeutin muss mit der Mutter ihre Ressourcen finden, damit sie wieder die Mutterfunktionen übernehmen und das Kind Kind bleiben kann. Kinder müssen spielen dürfen und langsam in ihre Verantwortlichkeiten hineinwachsen. Bei drogenabhängigen Eltern übernimmt fast immer ein Kind die Elternfunktion, d. h. die Versorgung der Familie, damit wieder eine Homöostase hergestellt ist. Die Eltern brauchen sich nicht kümmern, denn die großen Geschwister kümmern sich um die kleinen. In der strukturellen Arbeit geht es also nicht um eine Interpretation, sondern um eine Klarheit und Ordnung von Verantwortlichkeiten.

Je intelligenter die Familienmitglieder sind, desto schwieriger ist die wesentlich subtilere Unordnung ausfindig zu machen. Bei den weniger gebildeten Familien geht es um einfachere Strukturen, wie Mittagessen machen, einkaufen, Geld verdienen, die eingehalten werden müssen. Je klüger die Menschen werden, desto klüger werden auch die Tricks, um Unordnung herzustellen und zu vertuschen. Eine häufige Unordnung ist es, bei Ehekonflikten das Kind (meist die Tochter) als „Eheberater" hineinzuziehen. Oder die Eltern trennen sich und der Sohn tritt bei der alleinerziehenden Mutter an die Stelle des Vaters. Auch dies widerspricht der Generationenordnung. Was uns in den westlichen Kulturen in nur einer Generation verloren gegangen ist, ist die Ordnung, dass die älteren Geschwister auf die kleineren aufpassen müssen, d. h. eine Verantwortung entsprechend ihrem Alter übernehmen. Dadurch wird ihnen die Anerkennung verwehrt: Ich traue dir zu, dass du das kannst. Zudem wird erschwert, dass die Kinder durch ein sukzessives Hineinwachsen in mehr Verantwortlichkeit zu selbständigen Wesen werden.

Diese Ordnung ist aber immer nur relativ, d. h. in allen Familienprozessen sind Elemente des Chaos enthalten: Das Kind wird eingeschult, und der Tageablauf muss sich ändern. Der Vater macht sich selbständig und arbeitet jetzt zu Hause. Das Kind scheint über Nacht in die Pubertät gekommen zu sein und findet alles nur noch nervig. Diese Chaoselemente stören nicht den Entwicklungsprozess des Systems, sondern ermöglichen ihn erst. Denn wenn ein System zu starr funktioniert und nur durch rigide Regeln eine Ordnung garantiert werden kann, wird seine Flexibilität zu wenig beansprucht und droht, beim kleinsten Auftreten von Veränderungen auseinanderzubrechen. Allerdings gibt es auch im Chaos Aspekte der Ordnung. Diese könnten als Keimzellen betrachtet werden, um die herum sich jederzeit relativ plötzlich eine neue, umfassendere Ordnung bilden kann. Diese Regelbildung gilt es zu erkennen und in der therapeutischen Arbeit zu stärken.

3.18 Problemdeterminierung

Eine der wichtigsten Grundhaltungen der systemischen Arbeit ist die Fähigkeit, der Verführung zu widerstehen, Verhalten von verschiedenen Systemmitgliedern als falsch und richtig einzuordnen.

> Probleme werden nicht als „Dysfunktionalität" beschrieben (auch wenn dies in den frühen Zeiten der Familientherapie noch so war), sondern als Folge einer Verkettung von Umständen, die sich zusammensetzen aus bestimmten Kommunikationsmustern und Wirklichkeitsinterpretationen, die den Familienmitgliedern nicht hilfreich sind. Als ein Problem kann man nur anerkennen, was von jemandem als unerwünschter und veränderungsbedürftiger Leidenszustand angesehen wird und auch veränderbar ist.

Menschen können also kein Problem mit einem unveränderbaren Tatbestand haben (z.B. Tod des Vaters), sondern nur mit dem Umgang damit. Symptomatisches Verhalten, was als das Problem beschrieben wird, hat häufig eine doppelte Funktion: Es ist zum einen tatsächlich ein Problem, also ein Zustand unter dem mindestens eine Person leidet, zum anderen aber auch immer eine Lösung. Es verursacht zwar Leiden, aber es verhindert zugleich etwas, was für die Beteiligten als noch viel schlimmer angesehen wird.

> Ein Mann klatscht dauernd laut in die Hände. Ein anderer fragt ihn: „Warum tun Sie das?" Er: „Um die Elefanten zu vertreiben!" Der andere: „Aber hier sind doch gar keine Elefanten!" Der erste: „Eben, da sehen Sie, wie gut das wirkt!" (in Anlehnung an Watzlawick, 2003, 53).

Ein Symptom weist also lediglich auf einen ineffektiven Lösungsversuch hin, und es hat eine Schutzfunktion, die das gesamte System stabilisiert. Diese Schutzfunktion kann sich auf den Menschen selbst beziehen oder aber auf ein System wie die Familie oder ein Team. Der Symptomträger (auch Indexpatient genannt) hilft auf diese Weise dem System, sich mit einem Thema auseinanderzusetzen, für welches es noch nicht bereit oder in der Lage ist, die volle Verantwortung zu übernehmen.

Tabelle 2: Kausale und systemische Problemdeterminierung im Vergleich

Kausale Problemdeterminierung	**Systemische Problemdeterminierung**
Lineares Denken im Umgang mit komplexen Problemsituationen	Schritte zur ganzheitlichen Problemlösung
Probleme sind objektiv gegeben und müssen nur noch klar formuliert werden.	Die Situation ist aus verschiedenen Blickwinkeln zu definieren und eine Integration zu einer ganzheitlichen Abgrenzung anzustreben.
Jedes Problem ist die direkte Konsequenz einer Ursache.	Zwischen den Elementen einer Problemsituation sind die Beziehungen zu erfassen und in ihrer Wechselwirkung zu analysieren.
Um eine Situation zu verstehen, genügt eine „Fotografie" des Ist-Zustandes.	Die zeitlichen Aspekte der einzelnen Beziehungen und der Situation als Ganzes sind zu ermitteln. Gleichzeitig ist die Bedeutung der Beziehungen im Netzwerk zu erfassen.
Verhalten ist prognostizierbar, notwendig ist nur eine ausreichende Informationsbasis.	Künftige Entwicklungspfade sind zu erarbeiten, ohne aus den Augen zu verlieren, dass es viele, nicht kalkulierbare Einflussfaktoren gibt.
Problemsituationen lassen sich „beherrschen", es ist lediglich eine Frage des Aufwandes.	Die lenkbaren, nicht lenkbaren und zu überwachenden Aspekte einer Situation müssen voneinander unterschieden werden.
Mit der Einführung einer Lösung kann das Problem endgültig ad acta gelegt werden.	Veränderungen in einer Situation sind in Form lernfähiger Lösungen vorwegzunehmen.

Anstatt sich in Wahr-falsch-Diskussionen zu verirren, ist es viel sinnvoller, die Bedingungen des Handelns zu erweitern, sodass die KlientInnen mehr Handlungs- und Denkspielraum erhalten. Gerade darin liegt das Potenzial eines vernetzten Denkens, was gleichzeitig in der Tanztherapie zu finden ist. Es wird nicht nur geredet, sondern auch gehandelt (sprich: in Bewegung gegangen), sodass neue Handlungsmuster direkt ausprobiert und mit den entsprechenden Empfindungen dazu erfahren werden können. Die Probehandlung in der Tanztherapie greift zukünftige Schritte voraus und ermöglicht eine Modifikation der Problemdeterminanten.

> Eine Frau fühlt sich schon lange nicht mehr wohl an ihrem Arbeitsplatz, aber sie glaubt, dass ihr Sicherheit sehr wichtig ist, und ein neuer Arbeitsplatz wäre wiederum eine unsichere Angelegenheit. Aus diesem Grund quält sie sich jeden Tag in die Arbeit, aber gleichzeitig ist die Angst vor der Unsicherheit größer, die sie in einer neuen Arbeit vermutet. Die Tanztherapeutin lässt die Klientin mit unterschiedlich farbigen Filzbändern verschiedene Räume legen: einen für die jetzige Arbeit, einen für eine neue Arbeit und einen für etwas ganz anderes. Die Klientin soll sich in ihrer eigenen Zeit von einem in den anderen Raum bewegen und schauen, welche Bewegungsmöglichkeiten die Räume bieten. Sowohl der Klientin als auch der Therapeutin wird sofort sichtbar, wie die Klientin wesentlich mehr Bewegungsspielraum im „neuen Jobraum" bekommt. Die Klientin ist hinreichend verwundert, dass sich ihr Sicherheitsbedürfnis gar nicht gemeldet hat.

3.19 Salutogenese

In einer systemischen Grundhaltung wird kein starres Konzept von Gesundheit verfolgt, sondern es wird in jeder erdenklichen Form von Lebensführung oder Weltsicht – auch in paradoxen oder scheinbar dysfunktionalen Verhaltensweisen – ein Sinn gesucht.

Das Konzept der Salutogenese eröffnet dazu vielfältige Denkrichtungen und Handlungsmöglichkeiten. Im Gegensatz zum biomedizinischen Paradigma für die Erklärung von Krankheiten wenden sich biopsychosoziale Modelle, zu denen auch der Salutogenese-Ansatz gehört, der Frage zu, unter welchen Bedingungen Menschen gesund bleiben und wieder werden. Die salutogenetische, auf die Entstehungsbedingungen von Gesundheit ausgerichtete Frage lautet: Wie bleibt eine Person gesund, wie kann sie trotz beeinträchtigender Einflüsse genesen? In seinem salutogenetischen Modell versucht der Medizinsoziologe Aaron Antonovsky (1997), sich dieser Problematik zu nähern. Hier lässt sich das Konzept der Salutogenese in die Systemische Therapie integrieren. Es ermöglicht eine ressourcenorientierte Sichtweise, die auch „gestörtes" Verhalten als Möglichkeit ansieht, in Beziehungen und in der Welt zu bestehen. Die Definition von Gesundheit oder Krankheit ergibt sich aus der Konstruktion bestimmter Gruppen von Menschen. Die Definition dieser Begriffe scheint eher historisch und nicht absolut zu sein.

Antonovsky (1979) konzeptualisiert Gesundheit als „HEDE-Kontinuum" (eine Abkürzung für Health Ease / Dis-Ease, welches nicht mit Wohlbefinden gleichzusetzen ist), mit der sich das Gesundheitsniveau einer Person darstellen lässt. Er lehnt eine Dichotomisierung von Gesundheit versus Krankheit ab.

Bezüglich der Bedingungen für das Gesundheitsniveau einer Person weist Antonovsky auf die bedeutsame Rolle von Stressoren hin, die auf den Organismus einwirken. Ein Stressor stellt eine Lebenserfahrung dar, die durch Inkonsistenz, Unter- und Überbelastung sowie durch Kontrollverlust gekennzeichnet ist. Der Mensch reagiert auf einen Reiz mit einem Spannungszustand (tension), der pathologische, neutrale oder heilsame Auswirkungen haben kann. Wird der Spannungszustand als Stress interpretiert und mit entsprechenden negativen Affekten und physiologischer Erregung beantwortet, muss er bewältigt oder überwunden werden.

Bereits im frühen Lebensalter beginnt sich die Anpassungsfähigkeit des Organismus zu entwickeln. Das Kind lernt auf seine Art, Spannungszustände „adäquat" zu verarbeiten. Angesichts der Entwicklungsaufgaben wird deutlich, dass schon in der Kindheit stressreiche, belastende Umstände vorhanden sind, die nicht vermieden werden können, sondern vielmehr vom Kind bewältigt oder gelöst werden müssen. Eine solche Notwendigkeit besteht für jeden Menschen bis zum Eintritt seines Todes.

Das 4-jährige Mädchen ist mit der Mutter einkaufen und interessiert sich brennend für die Süßigkeiten, die sich direkt neben den Grundlebensmitteln befinden, die die Mutter aussucht. Das Kind beschäftigt sich mit dem Angebot und verliert die Mutter aus den Augen. Plötzlich ist die Mutter nicht mehr in Sichtweite, und trotz Rufens meldet sich die Mutter nicht sofort. Das Kind gerät in Stress und fängt an, die Mutter zu suchen. Nach kurzer Zeit findet es die Mutter. Die Interpretation dieser kurzen Stresssituation wird darüber entscheiden, ob das Kind beim nächsten Mal in Panik verfällt, wenn es die Mutter wieder mal nicht sofort sieht, und sich ein Lebenskonstrukt entwickelt, dass es immer alleine gelassen worden ist, oder ob es daraus Sicherheit gewinnt, dass die Mutter wieder auftaucht, und eine kurze Abwesenheit es nicht mehr in Stress versetzt, sondern Zuversicht konstruiert, dass es im Leben Trennungen selbst bewältigen kann.

Die Individuen unterscheiden sich darin, wie effizient sie derartige Spannungszustände bewältigen. Das Coping-Konzept ist zentral für das Modell der Salutogenese: Stressoren können nicht (immer) vermieden werden, wichtig ist, wie mit belastenden Situationen und körperlichen Spannungszuständen umgegangen wird. Bei schlechter Spannungsbewältigung kann ein Stresssyndrom entstehen, und die Position auf dem HEDE-Kontinuum kann sich in Richtung Krankheit verschieben. Eine gute Stressbewältigung hat einen gesundheitsförderlichen Effekt. Da die Spannungszustände körperlich sind, braucht es auch eine körperliche Antwort auf die Reduzierung von Spannung.

Antonovsky formuliert Generalisierte Widerstandsquellen (generalized resistance resources, GRR) als jenes Merkmal einer Person, Gruppe oder Umwelt, das eine wirksame Spannungsbewältigung erleichtert, sodass eine Person darauf als Ressource zurückgreifen kann. Im „inneren Milieu" des Individuums müssen diese verschiedenen Generalisierten Widerstandquellen koordiniert, gewichtet und organisiert werden. Das Kohärenzgefühl eines Menschen resultiert aus drei konstituierenden Dimensionen:

1. Verstehbarkeit, dass die Stimuli, die sich im Verlauf des Lebens aus der inneren und äußeren Umgebung ergeben, strukturiert, vorhersehbar und erklärbar sind
2. Bewältigbarkeit, sodass einem die Ressourcen zur Verfügung stehen, um den Anforderungen, die diese Stimuli stellen, zu begegnen
3. Sinnhaftigkeit, diese Anforderungen als Herausforderungen zu sehen, für die sich die Anstrengung und das Engagement lohnen (Antonovsky, 1997)

Nach Antonovsky entwickelt sich das Kohärenzgefühl in den ersten beiden Lebensdekaden und bleibt ab dem frühen Erwachsenenalter konstant. Die Lebenserfahrungen insbesondere in der frühen Kindheit bestimmen im Wesentlichen die Stärke des Kohärenzgefühls. Die Wahrnehmung von Stressoren hängt von der Ausprägung des Kohärenzgefühls ab.

Die jeweilige Bewältigung von stressreichen Erfahrungen erfolgt durch Mobilisierung der Generalisierten Widerstandsressourcen. Die aktuelle Bewältigung vollzieht sich prozesshaft abhängig von den Gegebenheiten der aktuellen Situation und den einer Person zur Verfügung stehenden Ressourcen. Ein starkes Kohärenzgefühl befähigt die Person, in einer jeweiligen Situation adäquate Widerstandsreserven zu mobilisieren.

Hier zeigen sich die starken Verbindungen zur Systemischen Therapie. Ihr Hauptaugenmerk gilt nicht der Pathologisierung des Verhaltens einer Person, sondern der Suche nach Ressourcen, die die Lebensbewältigung erleichtern. Wenn es im therapeutischen Prozess gelingt, Generalisierte Widerstandsressourcen zu finden und zu nutzen, wird sich das Kohärenzgefühl der Person stärken und ihr das Gefühl vermitteln, mit anstehenden Problemen und Stresssituationen besser umgehen zu können. Sowohl die differenzierte Bewegungsanalyse, die in der Tanztherapie Anwendung findet (Bender, 2014), als auch die Verankerung im Körper ermöglichen die Suche, das Finden und Verfestigen meist nicht mehr wahrgenommener Generalisierter Widerstandsressourcen.

In einer Psychosomatischen Klinik lädt die Tanztherapeutin nach einer Weile der Bewegungsexploration die PatientInnen ein, nun eine Bewegungsvariante zu finden, die sie bisher noch nicht ausprobiert haben.

> Eine Patientin, die die ganze Zeit der Tanztherapiesitzung eher skeptisch beiwohnt (aber mitmacht), bleibt stehen und schaut die Therapeutin provozierend an. Als die Therapeutin im Anschluss jeden einzelnen Patienten fragt, welche Alternative er gefunden hat, ist die Patientin überzeugt, sie werde von der Therapeutin gerügt, weil sie in ihren Augen keine Alternative gefunden habe, sondern einfach nur stehen geblieben ist. Als die Therapeutin aber sagte „Ja, manchmal kann es auch eine gute Lösung sein, stehen zu bleiben.", fällt es der Patientin wie Schuppen von den Augen. Die Option, einmal stehen zu bleiben und nicht immer weiter aktiv zu sein, ist ihr bisher gar nicht in den Sinn gekommen.

Die Ausrichtung der Medizin ist eine überwiegend pathogenetische. Dies gilt für jede physische und psychische „Erkrankung". Eine wesentliche Grundannahme ist, dass notwendige und hinreichende Entstehungsbedingungen von Krankheiten identifiziert werden können. Die Pathogenese sowie die Definition von Krankheit sind aber keine unumstößlichen Gesetze, sondern unterliegen sich ständig verändernden Bedingungen. So wurde z.B. Homosexualität erst nach 1973 im diagnostischen Klassifikationssystem DSM-III als psychische Krankheit gestrichen (Spitzer, 1981), Adipositas wird im Klassifikationssystem ICD-10 nicht als psychische Krankheit eingestuft (IDC 10, 2008). Die zeitliche Einteilung, ab wann eine Trauerreaktion als prolongiert eingestuft wird, verkürzt sich immer mehr. Während im DSM-III (1982) eine Trauerreaktion von einem Jahr noch als normal galt, wurde diese bereits im DSM-IV (1996) auf zwei Monate verkürzt. Im DSM-V (2013) wird von Experten eine Verkürzung auf zwei Wochen aufgelistet (Nuber, 2012). Es wird meist linear davon ausgegangen, dass jede diagnostizierte psychische Krankheit eine spezifische Ätiologie aufweist, aus der sich entsprechende Therapien ableiten lassen, die zu der Beseitigung oder zumindest einer positiven Modifizierung der Pathogene führen. Dies sind die wesentlichen Inhalte der Krankheitsbehandlung oder Heilung.

Wenn man aber bedenkt, dass Menschen in ihrer Lebensumwelt permanent mannigfaltigen Pathogenen ausgesetzt sind, ist es eher erstaunlich, dass nicht alle psychisch krank werden. Auch ätiologische Erklärungsansätze sind oft unzureichend, weil eben nicht alle Menschen, die diese Ätiologie aufweisen, auch erkranken.

Die medizinische Erwartung, durch Identifizieren und Therapieren von Pathogenen alle Krankheiten heilen oder verhindern zu können, ist unrealistisch. In einer Studie (Berkman/Breslow, 1983) in Alameda County, Kalifornien, zeigte sich bei der größtenteils wohlhabenden Bevölkerung dieses Gebietes folgendes Bild: 29 % wiesen keine Beschwerden auf, 28 % ein Symptom, 43 % mindestens eine chronische Erkrankung oder Behinderung. Dies bedeutet, dass sich große Teile der Bevölkerung trotz hohen

Lebensstandards und entwickelter Medizintechnologie als krank erleben. Nicht Krankheit, sondern Gesundheit wird somit zur Abweichung von der Norm.

Es zeigt sich also, dass bestimmte Einstellungen eines Menschen zu sich selbst bzw. seine psychischen Merkmale gesundheitserhaltend sein können. Dazu gehört ein hohes Maß an Selbstsicherheit und Selbstvertrauen, gepaart mit interpersonalem Vertrauen und Vertrauen in die Zukunft. Durch die Überzeugung, selbst über das erforderliche Verhaltensrepertoire zu verfügen, um Probleme lösen zu können, erhält er den Glauben an sich selbst, es schon zu schaffen. Da diese gesundheitsfördernden Eigenschaften eine Kombination aus Überzeugung von der eigenen Kompetenz (also Gedanken) und entsprechenden Handlungen (also Bewegung) sind, wird die Förderung des Kohärenzgefühls durch die Systemische Tanztherapie deutlich. Sie deutet zum einen selbstschädigende Gedanken um und erarbeitet gleichzeitig selbstbestimmt ich-stabilisierende Bewegungsmuster aus.

Eine Frau lässt sich von der Familie völlig vereinnahmen und hat im Laufe der Jahrzehnte Bedürfnisse außerhalb der Familie völlig außer Acht gelassen. Als ihr dies frustrierend und deprimierend klar wird, sucht sie eine Tanztherapeutin auf. Um ein Abrutschen in eine ernste Depression zu verhindern, versucht die Therapeutin erst einmal, die „Aufopferung“ für die Familie positiv umzudeuten in die Fähigkeit, „ein kleines erfolgreiches Familienunternehmen“ zu leiten, und die Leistungen der letzten Jahrzehnte zu würdigen. Da diese Gedanken ebenfalls in der Klientin verankert sind, fällt es ihr nicht schwer, ebenfalls ihre Leistung anzuerkennen. Dies macht sie bereits versöhnlicher mit ihrer bisherigen Lebensgestaltung, die sie aber dennoch ändern möchte. Im Tanzen sucht die Frau immer wieder Bewegungen der Abgrenzung, mit denen sie sich ihren eigenen Raum sichert und somit Handlungsalternativen zu ihrem bisherigen Verhalten entwickeln kann. Parallel dazu wird die Übertragung auf den eigenen Lebensraum entwickelt (eigenes Zimmer, eigener Computer etc.).

Diese persönlichen Ressourcen sind Voraussetzung für eine gelingende Bewältigung von Alltagsbelastungen und Lebensereignissen. Verschiedene soziale Rollen, ein Netz sozialer Beziehungen, ein großes Verhaltensrepertoire, eine hohe Zahl spezifischer Ziele und Fähigkeiten sowie wohlwollende Erinnerungen aus der eigenen Lebensgeschichte senken die Anfälligkeit gegenüber Belastungen und wirken sich gesundheitsförderlich aus. Von großer Bedeutung für die psychophysische Gesundheit ist es, dass sich Menschen trotz Schicksalsschlägen ein positives Selbsterleben und eine weitreichende emotionale Stabilität erhalten, die durch das Streben des Menschen nach Reifung und Entfaltung seiner Fähigkeiten sowie durch eine ausgeprägte selbst- und fremdbezogene Wertschätzung erlangt werden. Bestimmte Umgangsweisen mit ungewollten Veränderungen und Lebensaufgaben sind belastungsmindernd. Hierzu gehört, Veränderungen grundsätzlich als Herausforderung betrachten und annehmen zu können. Die Bereitschaft zur Übernahme von Verantwortung für die eigene Gesundheit kann nur gelingen, wenn ein Mensch davon überzeugt ist, dass das Leben Sinn macht. Sinnvolle Lern-, Arbeits- und Freizeitziele tragen zu einem lebenswerten Leben bei. Sich persönliche Ziele zu setzen und zu verfolgen, sich einer Sache zu verpflichten und engagiert handeln zu können, sind schützende Faktoren für die Gesundheit.

3.20 Selbstorganisation

Selbstorganisation ist ein grundlegender Teil von Entwicklungsprozessen. Die komplexen Beziehungs- und Organisationsstrukturen eines Systems (Familie, Gruppe, Arbeitsteam) stabilisieren sich und sichern damit ihr Überleben, indem sie als Ganzes ihre innere Struktur so organisieren, dass die Elemente des Systems (wie z. B. Gruppenmitglieder oder Familienmitglieder) untereinander und mit äußeren Strukturen in wechselseitigem Austausch sind. Dieser Prozess der Wechselwirkung erhält das System stabil, ist ein irreversibler Prozess der komplexen Strukturen des Gesamtsystems und konstituiert die komplexen Strukturen in ihrer Erhaltung und Entwicklung (Ebeling / Fistel, 1982).

„Das Bewusstsein des Bewusstseins ist Selbstbewusstsein; das Verständnis des Verständnisses ist das Selbstverständnis. Und die Organisation einer Organisation ist eine Selbstorganisation. Ich würde vorschlagen, dass man immer, wenn dieses Selbst auftaucht, dieses Moment der Zirkularität betont. Die Konsequenz: Das Selbst erscheint nicht als etwas Statisches oder Festes, sondern wird permanent und immer wieder erzeugt. Es gerät in Bewegung. Ich plädiere dafür, die Dynamik dieses Begriffes auch dann aufrechtzuerhalten, wenn von Selbstorganisation gesprochen wird. Das Selbst ändert sich, so meine ich, in jedem Moment, in jeder einzigen Sekunde“ (Foerster / Pörksen, 1998, 9).

Jedes System und jede stattfindende Interaktion sind gekennzeichnet durch eine dynamische Struktur. Sie ist für längere Zeit das tragende Moment eines Systems, ist aber auch einer permanenten Veränderung ausgesetzt. Die Veränderung darf aber nur so weit gehen, dass sie nicht generell die Gesamtstruktur infrage stellt. Dieses Phänomen wird sehr schön an der Sprache deutlich. Jede Sprache hat eine Struktur aus Vokabeln, Grammatik und Orthografie. Kennt man diese Grundstrukturen nicht, kann man sich nicht in dieser Sprache verständigen. Kinder erkennen beim Sprachenlernen die Struktur der Sprache. Oft sind sie es, die im Jugendalter die Dynamik dieser Struktur aufzeigen, indem sie neue Wörter bilden, Wörtern einen anderen Sinn geben und bestimmte grammatikalische Strukturen nicht mehr benutzen. So ist die Sprache einer ständigen Veränderung unterworfen, ohne dass sie ihre Grundstruktur verliert. Selbst wenn man Schwierigkeiten hat, einen Text aus dem Mittelalter wirklich zu verstehen, so kann man unschwer erkennen, dass es sich um einen deutschen Text handelt.

Gerade in der Interaktion ist Struktur für die Einzelnen wichtig, da sie die Grundlage für die weitere Gestaltung von Austauschprozessen ist. Daneben wird die Struktur aber auch durch die Kontaktaufnahme mit anderen Systemen verändert und weiterentwickelt. Dies erkennen wir heute an den verschiedenen Formen der Begrüßung, die den Einfluss verschiedener Länder verdeutlichen. Deshalb kann die Struktur eines Systems als die „Sammlung“ sämtlicher Erfahrungen angesehen werden, die sich mit jeder neuen Erfahrung modifiziert. Diese stabilen Strukturen wechselwirken in für sie typischen wesentlichen Zusammenhängen (Gesetzen).

Das Anerkennen der Selbstorganisation ändert die Therapeuteneinstellung zur Beeinflussungsmöglichkeit von therapeutischen Prozessen. Für die Therapeutin gilt es also zunächst, diese Gesetze zu erkennen. Die Selbstorganisation eines Systems verdeutlicht zum einen die Unvorhersehbarkeit von Wirkung und zum anderen die Notwendigkeit, das kooperierende Wirken der Elemente im eigenen Handeln zu berücksichtigen.

> Die Therapiegruppe hat sich bereits so daran gewöhnt, dass Monika mit dem Sprechen beginnt und Sophie immer ganz zum Schluss etwas sagt, dass niemand dieses Gesetz erkennt oder infrage stellt.

Sind diese Zusammenhänge durch eine Bedingungsänderung nicht mehr realisierbar, müssen sich die beteiligten Strukturen neu ordnen. Dies ermöglicht eine innere Um- und Neugestaltung.

> Sophie hat die Therapie beendet, und erst jetzt fällt auf, dass jemand anders die letzte Person im Kreis sein muss, die etwas sagt. Nun wird die Regelhaftigkeit der Äußerungen deutlich und kann diskutiert und verändert werden.

Sowohl das Ganze als auch die Teile müssen andere stabile Strukturen bilden. Wenn dies nicht gelingt, droht das System zu zerfallen. Meist wird der

Versuch unternommen, zu früheren stabilen Strukturzuständen zurückzukehren. Weil sich die Bedingungen aber irreversibel geändert haben, ist diese Regression oft nicht möglich.

> Die Therapiegruppe versucht zunächst, zumindest daran festzuhalten, dass Monika nach wie vor mit dem Sprechen beginnt und jemand anders unweigerlich der Letzte sein wird. Da aber niemand sich auf die Aufgabe des letzten Sprechers festlegen will, wie es Sophie vorher getan hat, kann das System nicht mehr zu der Naivität des Nichtbemerkens dieses Gesetzes zurückkehren.

Im günstigsten Fall gelingt der Aufbau stabiler neuer Strukturen auf Grundlage der neuen Bedingungen (unter „Aufhebung“ früherer Eigenschaften). Diese neuen Strukturen unterscheiden sich aber deutlich von den früheren, es kommt zu einem qualitativen „Sprung“ an einem bestimmten Punkt der zeitlichen Entwicklung.

> Nach ausführlicher Auseinandersetzung mit der Gesetzmäßigkeit der Sprechreihenfolge einigt sich die Gruppe, bewusst damit umzugehen, sodass nun häufig zu Beginn der Sitzung erst einmal ein längeres Schweigen entsteht, weil jeder für sich entscheiden muss, ob er beginnen möchte oder lieber noch warten will. Das neue Gruppenmitglied Reinhard ist über diese neue Regelhaftigkeit nicht informiert worden und versucht verzweifelt, die Regeln des Sprechens in dieser Gruppe zu erkennen.

Typisch für diese Entwicklungsschritte ist das Rückwirken selbst veränderter Bedingungen. Da diese kritischen Situationen unvermeidbar sind, wird die Nichtlinearität noch einmal deutlich. Jeder Prozess verändert durch Wechselwirkungen seine eigene Umwelt, die wiederum Bedingung seiner Existenz ist. Das Neue ist zwar vom Vorherigen nicht absolut vorherbestimmt, aber doch in starkem Maße abhängig.

3.21 Sinn

Da die Umwelt eines jeden Systems weitaus komplexer als das System selbst ist, muss es eine Entscheidung zur Komplexitätsreduktion treffen. Im Rahmen der Autopoiese und der Selbstreferenz entwickelt das System ein eigenes Differenzierungsschema, welches die systemeigenen Strukturen widerspiegelt. Unsere Welt ist so komplex, dass der Mensch niemals imstande sein wird, sie als Ganzes zu erfassen. Als Entscheidungshilfe und für die Komplexitätsreduktion fungiert der Sinn. Es scheint dem Menschen inhärent zu sein, einen Sinn in sich selbst und seiner Umgebung zu suchen, um in seiner Wirklichkeit handlungsfähig zu sein. Der Mensch muss eine Entscheidung für eine bestimmte Sinnhaftigkeit treffen. Wir erleben dann einen Sinn, wenn wir eine aktive Auswahl aus einer Überfülle an Möglichkeiten des menschlichen Erlebens treffen (Lieb, 2014). „Erleben und Handeln ist Selektion nach Sinnkriterien" (Reese-Schäfer, 1992, 35). Wichtig ist dabei, dass der Mensch sich der Entscheidung bzw. Unterscheidung nicht bewusst ist, ob Informationen für das System Sinn machen oder nicht. Dissonantes, sinnleeres Erleben und Handeln werden so lange umgedeutet, bis sie einen Sinn ergeben. Um etwas beobachten zu können, trifft der Mensch eine Unterscheidung, die er aber selbst nicht beobachten kann. Dies wird als „blinder Fleck" des Beobachtens bezeichnet. Nur durch das Beobachten des Beobachtens – was Beobachtung zweiter Ordnung genannt wird – kann dieser blinde Fleck wahrgenommen werden, wobei die Beobachtung zweiter Ordnung aufgrund einer neuen Ordnung wiederum einen blinden Fleck generiert.

Trotz dieser Reduktion und den Schwierigkeiten, die auftreten, wenn Systeme mit unterschiedlichem Sinnverständnis aufeinandertreffen (wie wir es z. B. bei unterschiedlichen politischen oder religiösen Systemen sehr häufig erleben), wird sinnhafte Informationsverarbeitung immer wieder angestrebt. Dies geschieht manchmal für den Preis, dass das andere System sich völlig unverstanden fühlt.

3.22 Strukturelle Kopplung

Das Selbstgestaltungskonzept von Systemen (Autopoiese) beschreibt die Eigenschaft eines Systems, die für seine Existenz notwendigen Teile oder Aspekte selbst zu erzeugen, sich selbst zu fördern und aus der operationalen Geschlossenheit selbst zu entscheiden, in welchen Grenzen es sich verändern kann. Deswegen wird die Außenwelt nur relevant, wenn diese das System strukturbedingt mit einbezieht. Das System entscheidet selbstständig, was von eigenem Nutzen ist, d. h. es wird nur mit Eigenzuständen operieren und nicht mit systemfremden Komponenten. Dies kann für jeden Therapeuten zu einem Quell der Frustration werden, wenn die eigenen Vorstellungen von Heilung der Krankheit oder Besserung der Lebensumstände so gar nicht in das Konzept des Patienten oder Klienten passen. Der Therapeut kann die „Uneinsichtigkeit" des Klienten als „Abwehr" bezeichnen, und diesen „‚Widerstand' gilt es zu überwinden. Aber es dauert Jahre, bis der Patient sich mit den Hypothesen des Analytikers anfreunden kann" (Babenberger, 2004, 137). Oder aber der Therapeut gibt Anstöße in der Hoffnung, dass diese für das System als relevant erachtet werden. So stellt sich die Frage, ob therapeutische oder beratende Interventionen in Systeme überhaupt möglich sind. Kann man überhaupt von einem Austausch sprechen, wenn Menschen sich lediglich Anstöße oder Verstörungen geben können, die der andere gemäß seiner gedanklichen und physischen Organisationsstruktur verarbeitet? Ein wirklicher Austausch kann nur gelingen, wenn eine Koevolution eingegangen wird und dadurch eine strukturelle Kopplung entsteht. Eine strukturelle Kopplung liegt nach Maturana und Varela (1987) dann vor, wenn zwei Menschen füreinander bedeutsam sind und sich gegenseitige Anregungen geben. Ihre Interaktionen haben einen rekursiven und sehr stabilen Charakter erlangt, sodass ihre Kommunikation passt, weil sie anschlussfähig, d.h. vom System aufgenommen wird. Das Individuum muss sie als sinnhaft einstufen und selbstreferenziell verarbeiten. Beide Interaktionspartner verstören sich wechselseitig (rekursiv), in dem die Verstörungen gut zueinanderpassen und vom anderen verarbeitet werden können. Die beiden Systeme „driften" gemeinsam (Schlippe/Schweitzer, 2002).

Damit folgt, dass Systeme dann in der Lage sind, Umweltereignisse aufzunehmen und Informationen für sich daraus abzuleiten, wenn sie einen Sinnzusammenhang aus ihrem eigenen Kontext heraus erkennen können.

> Eine Tanztherapeutin soll mit einem Kind aus einer sozial schwachen Familie arbeiten, weil es im Hort auffällig geworden ist. Die Familie hat bereits Erfahrungen mit verschiedenen Helfersystemen, besonders mit denen, die für finanzielle Unterstützung sorgen. Die Tanztherapeutin sieht ihre Aufgabe darin, das Kind in seiner Eigenverantwortung zu stärken. Aufgrund der vorherigen Erfahrungen der Familie mit helfenden Systemen glaubt das Kind aber, dass die Tanztherapeutin ihm helfen wird, finanzielle Unterstützungen besser durchsetzen zu können, weil dies aus der Grunderfahrung der Familie die beste Form der Selbststeuerung darstellt. Die strukturelle Kopplung der beiden Systeme Kind und Tanztherapeutin ist sehr wahrscheinlich zum Scheitern verurteilt.

Die Person, die intervenieren möchte, muss den anderen Menschen beobachten und Hypothesen erstellen, auf welchen Eigenschaften und Strukturen dessen System basiert. Sollte die Intervention aufgrund dieser Hypothese keine Verstörung im System erzeugen, so muss sich der Therapeut von dieser Hypothese verabschieden und erkennen, dass er die strukturelle Kopplung noch nicht gefunden hat, und sich einer neuen Hypothesenfindung zuwenden.

3.23 Systemgrenzen innerhalb der Familie

1967 prägte Salvador Minuchin (1993) durch seine Arbeit mit verhaltensauffälligen Kindern aus sozial schwachen Familien in New York den Begriff „Strukturelle Familientherapie“. Sein Arbeitsstil ist bestimmend und gleichzeitig freundlich. Sehr beeindruckend ist jedoch sein großes Einfühlungsvermögen, mit dem er schnell einen emotionalen Zugang zu ganz unterschiedlichen KlientInnen und Familiensystemen erhält. Da er viele Jahre mit sozial schwachen Familien arbeitete, erkannte er die Notwendigkeit von klaren Grenzen für den Erhalt einer Familie. Erst in späteren Jahren wurde dies durch das Prinzip der Autopoiese theoretisch stärker verdeutlicht. Minuchins struktureller Ansatz der Familientherapie konzentriert sich auf die Grenzen der Subsysteme innerhalb der Familie. Jedes Subsystem hat spezielle Funktionen innerhalb der Familie. Es gibt drei Subsysteme:

1. Das Paar-Subsystem
2. Das Eltern-Kind-Subsystem
3. Das Geschwister-Subsystem

Minuchin (1993) erkannte, dass der Schutz und die Geborgenheit für alle Familienmitglieder gefährdet sind, wenn die Generationsgrenzen verletzt werden und wenn die Wiederholung eines Verhaltens den Konflikt nicht verändert. Er erkannte, dass die Grenzen eingehalten werden müssen, um Ordnungen gestalten zu können.

Durch Grenzen wird mitbestimmt, wer zu einem System gehört und wie er dazugehört (Minuchin, 1993). Familiäre Systeme regeln mit dem Merkmal der „Grenze“ ihre Offenheit und Geschlossenheit. Damit ein System definiert werden kann, muss deutlich sein, wie weit das System reicht und wo die Umwelt anfängt. Das Ausmaß der Durchlässigkeit der Grenzen wird in einem beträchtlichen Ausmaß durch soziale Normen bestimmt. Es lassen sich innere und äußere Grenzen der Familie unterscheiden. Die innerfamiliären Grenzen kennzeichnen die Nähe- und Distanzregelung der Familienmitglieder und der Subsysteme untereinander sowie den Grad der Bereitschaft Abgrenzungen wahrzunehmen. Die äußeren Grenzen regeln die Beziehungen der Familie zu den Umwelten.

Das Subsystem der Eltern hat eine doppelte Funktion, nämlich die des elterlichen und die des ehelichen Subsystems. Hier ist eine klare Abgrenzung wichtig, um dem Paar zu ermöglichen, sich von den Kindern abzugrenzen und sich gegenseitigen Kontakt und Unterstützung zu bieten. Ist diese Grenze zu rigide, ist das Paar schnell isoliert, und der Einzelne kann wenig flexibel in ein anderes Subsystem (z. B. männliche Familienmitglieder) wechseln. Ist die Grenze zu diffus, können sich andere Subsysteme, wie z. B. die Kinder oder ein Großelternteil, in die Paardyade hineindrängen. Die Wahrnehmung oder Verletzung einer Grenze ist jedoch sehr kulturspezifisch. Während sich z. B. in den westlichen Kulturen die meisten Eltern von erwachsenen Kindern aus den Beziehungskonflikten ihres Kindes „heraushalten", mischen sich chinesische Eltern massiv in die Lebensplanung und -gestaltung ihrer Kinder ein, und es wird auch von allen Seiten als ihr Recht empfunden. Dies geht so weit, dass Frauen schwanger werden, weil alle Familienmitglieder sie seit längerer Zeit dazu drängen.

Minuchin (1990) beschreibt drei Arten von innerfamiliären Grenzen: die flexible, klare Grenze, die rigide, undurchlässige Grenze und die diffuse, verwischte Grenze. Sind die Grenzen flexibel und klar, vollziehen die Mitglieder der Subsysteme ihre Funktionen ohne unzulässige Einmischung von außen. Der Kontakt mit den Mitgliedern anderer Subsysteme gelingt, ohne die Grenzwahrnehmung des eigenen Subsystems zu verlieren.

In „isolierten Familien" werden übermäßig rigide Grenzen entwickelt, und es findet nur wenig Kommunikation über die Grenzen der Subsysteme hinweg statt. Die Loyalitäten und Zugehörigkeitsgefühle sind gering ausgeprägt, und Hilfsangebote aufzusuchen wird als Schwäche ausgelegt. Nähe verursacht große Angst, und es entwickeln sich keine Einfühlung und kein Verständnis für andere.

Bei diffusen und verwischten Grenzen ist die Autonomie des Einzelnen sehr begrenzt, kognitive und affektive Fähigkeiten werden lediglich für Bindung, nicht jedoch für Loslösung eingesetzt, Trennungsangst ist typisch. Die verstrickten Familien wenden sich in einem Übermaß sich selbst zu und schaffen ihren eigenen Mikrokosmos. Die emotionale Nähe der Familienmitglieder ist ausgeprägt, die interpersonalen Grenzen, besonders die Generationsgrenzen, sind unscharf, die Familienmitglieder sind eng miteinander verflochten, und es findet eine ständige Vermischung von Gedanken, Gefühlen und Kommunikation statt. Der Wert „Gemeinsamkeit" wird betont, und es wird ein enger Zusammenhalt der Familie mit einer starken Abgrenzung nach außen angestrebt. Für die Kinder bedeutet dies eingeschränkte Entfaltungsmöglichkeiten hinsichtlich ihrer Autonomiebestrebungen. Familiäre Verstrickungen schaffen starke gegenseitige Abhängigkeiten und beeinflussen die Selbst- und Fremdwahrnehmung der Familienmitglieder. Grenzen haben aber eine entscheidende Bedeutung für die Entwicklung einer autonomen Persönlichkeit.

Die außerfamiliären Grenzen regeln die Qualität und Quantität des Austausches der Familie mit den sozialen Umwelten. Veränderungen im Lebenszyklus eines jeden Familienmitglieds und des Systems Familie als Ganzes benötigen notwendigerweise Veränderungen der Grenzen mit entsprechenden veränderten Aufgaben und Rollenverteilungen. Sowohl eine zu starre als auch eine zu diffuse Grenze können zur Auflösung des Systems führen.

Auf einem Workshop im Mai 2003 in Heidelberg demonstrierte Minuchin live seinen Ansatz der Strukturellen Familientherapie. Er stellte zwei Familien vor, die er vor dem Kongress bereits getroffen und gefilmt hatte.
In der ersten Familie war der 16-jährige Mario der Indexpatient. Er litt seit der Trennung der Eltern an Magenschmerzen und Koliken. Seit acht Wochen wurde er in einer psychosomatischen Fachklinik behandelt. Mario war ein junger Mann, der sehr klug und sensibel wirkte und darauf bedacht war, niemandem weh zu tun. An dem Gespräch nahmen außerdem teil: die 46-jährige Mutter, der 13-jährige Bruder und die 20-jährige verheiratete Schwester. Die Familie pflegte einen liebevollen und beschützenden Umgang miteinander, in der negative Ausdrucksformen oder Aggressionen fehlten. Dabei sorgte sich besonders der Indexpatient sehr um das Wohlergehen der anderen Familienmitglieder, insbesondere um das der Mutter, indem er viele Erklärungsansätze für die Probleme in der Familie hatte. Um auf dieses Muster der Verschiebung der Verantwortungszuständigkeit aufmerksam zu machen, fragte ihn Minuchin humorvoll verstörend: „Möchtest du später einmal Psychotherapeut werden?"
Bei der zweiten Familie handelte es sich um eine Familie mit neun Kindern, von denen, neben den Eltern, sechs Kinder anwesend waren. Der Anlass, sich auf eine familientherapeutische Sitzung einzulassen, war der Suizidversuch der 13-jährigen Tochter. Es wurden Kommunikations- und Beziehungsprobleme, Überlastung und fehlende Unterstützung sichtbar. Im ersten Gespräch mit Minuchin bagatellisierten die Eltern den Selbstmordversuch der Tochter als ein Bedürfnis, auf sich aufmerksam zu machen. Minuchin setzte dazu ein Gegengewicht, indem er authentisch und heftig über die Ernsthaftigkeit einer solchen Tat entsetzt war. Er ließ den Eltern aber keine Gelegenheit, in ein Muster der Schuldgefühle zu verfallen, sondern kam auf die Überforderung der Mutter zu sprechen. Es wurde deutlich, dass sie sich zu wenig von ihrem Mann unterstützt fühlte und die älteren Geschwister viel elterliche Verantwortung übernommen hatten und sich damit ebenfalls überfordert fühlten. Minuchin versuchte mit Respekt, Wertschätzung und Humor der Familie die Auflösung der Generationsgrenzen deutlich zu machen. Zur Mutter gewandt fragte er wiederum humorvoll verstörend: „Wann haben Sie sich von Ihrem Mann scheiden lassen und haben Ihre Kinder geheiratet?"
Aufgrund dieser Grenzdiffusion widmete sich Minuchin in der nächsten Sitzung, die während des Kongresses in einem Nebenraum stattfand und live für die Kongressteilnehmer übertragen wurde, hauptsächlich den Eltern. Er versuchte, die Paargrenze wieder deutlich zu machen, indem er sie ermunterte, trotz ihrer Arbeit und Verantwortung für die neun Kinder eine neue Form der Beziehungsgestaltung als Ehepaar zu finden. Die anwesenden vier Kinder waren bei diesem Prozess aufmerksame und aktive Zuhörer.

Vielen Eltern gelingt die Erhaltung der Paargrenzen selbst mit weniger Kindern nicht und führt zur Entfremdung. Die notwendigen Grenzen ergeben sich auch aus der Entwicklungsphase der Familie, die wiederum abhängig ist vom Lebensalter der Kinder. Eine enge Beziehung zwischen Bezugsperson und Kind ist in jungen Jahren des Kindes notwendig. Das Kind braucht den Schutz und die Bindung an die Eltern, um sich auf die Entwicklungsaufgaben konzentrieren zu können. Wenn so eine Beziehungsstruktur 18 Jahre später immer noch vorherrscht, wird die Autonomieentwicklung des Kindes erschwert. Familien müssen ein Gleichgewicht von Struktur und Veränderung finden – und sie brauchen Struktur. Das wird dadurch verdeutlicht, dass kleine Kinder wissen wollen, wer zur Familie dazugehört. Kinder zeigen also ein intuitives Wissen von der Notwendigkeit der Grenzen eines Systems. Die spezifischen Familienstrukturen ergeben sich aus den Beziehungen und der Art des Zusammenlebens. Wenn Strukturen erstarren und die Familie nicht auf Veränderungen reagieren kann – sprich: auf das Wachstum der Kinder oder die veränderten Lebensphasen der Erwachsenen – ist das System gefährdet. „Ich will nicht, dass meine Kinder groß werden." „Ich will nicht, dass die Kinder aus dem Haus gehen." „Ich will nicht alt werden." „Ich will nicht in Rente gehen." Wenn sich jemand gegen die Veränderungen des Lebens wehrt und sich nicht damit abfinden kann, gefährdet er den Bestand des Systems. Dies gilt selbstverständlich nicht nur für Familiensysteme, sondern für jede Art von System und damit auch für therapeutische Gruppen.

> Eine Tanztherapiegruppe war sehr lange stabil. Es hatten zwar einige Teilnehmerinnen aufgehört, aber es war nie jemand Neues dazugekommen. Sowohl die Klientinnen als auch die Therapeutinnen hatten es bisher aus verschiedenen Gründen für richtig gefunden, kein neues Gruppenmitglied aufzunehmen. Inzwischen war die Größe der Gruppe aber so sehr geschrumpft, dass es sich für die Therapeutin einerseits wirtschaftlich nicht mehr lohnte und sie der Gruppe andererseits auch neue Beziehungserfahrungen zumuten wollte. Die Teilnehmerinnen wehrten sich vehement gegen neue Gruppenmitglieder. Als die Therapeutin der Gruppe als Option anbot, dass die Gruppe so klein bleiben könnte, aber die Teilnehmerbeträge anders gerechnet werden müssten, weigerten sich die Gruppenmitglieder. Die Gruppe wurde schließlich von der Therapeutin aufgelöst, weil sich die Gruppenteilnehmerinnen zu keiner Öffnung bereit erklärten.

Aber auch die ständige Veränderung mit einer Auflösung der Grenzen gefährdet die Familie. Dies kann z. B. der Fall sein, wenn eine Frau ständig wechselnde Beziehungen hat, mit dem einen oder anderen Mann auch ein

Kind bekommt. Mit jeder neuen Beziehung glaubt sie aber, dass dies nun die endgültige Konstellation der Familie ist, bevor es im nächsten Moment wieder zerbricht. Die Grenzen des Systems lassen sich nicht festlegen. Die Autopoiese ist gestört, weil die operationale Geschlossenheit gefährdet ist. Die Familienmitglieder konstituieren und spezifizieren die Grenzen der Familie zu wenig (Kap. 3.5).

Wenn die Qualität der Beziehungen bildlich dargestellt wird, kann man im Familiengefüge schnell erkennen, ob die Person, die die Beziehungen darstellt, diese als distanzierte oder verschmelzende Beziehungsstrukturen wahrnimmt (Abb. 6).

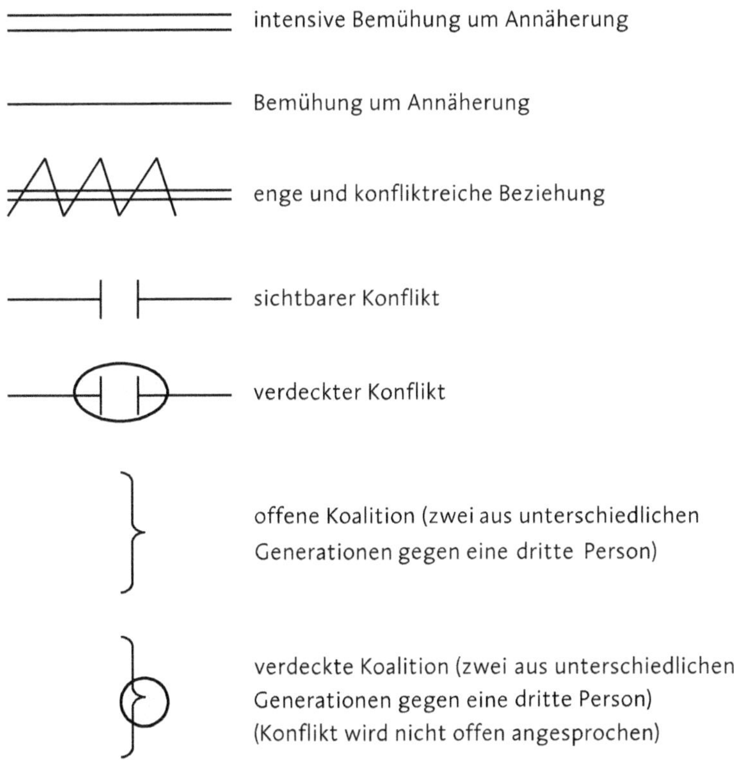

Abbildung 6: Bildliche Darstellung der Beziehung

Aber auch die Grenzen zwischen den Subsystemen lassen sich darstellen (Abb. 7).

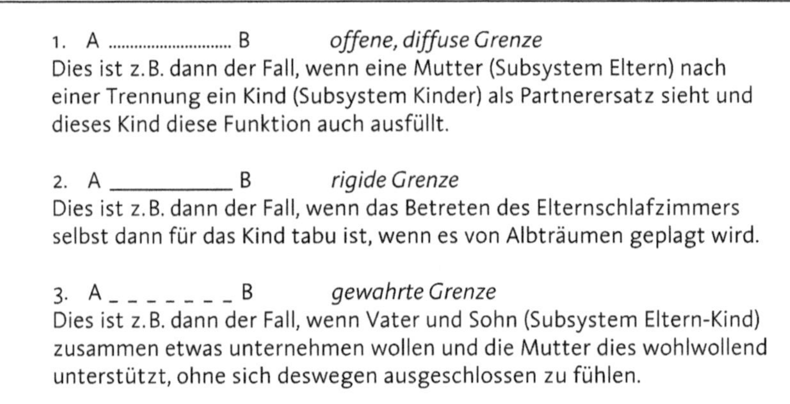

Abbildung 7: Bildliche Darstellung der Grenzen der Beziehung

3.24 Wirklichkeitskonstruktion

„Bedeutungsgebung besteht in einem Prozeß ständiger Entfaltung, ist niemals festgelegt und immer abhängig von der Form unseres gemeinsamen Tanzes“ (Gergen im Interview mit Deissler et al., 1994, 125 f.).

Wie wir bei der Autopoiese erfahren haben, befinden sich Systeme in einem ständigen Prozess der Selbstorganisation. Dabei werden neue Informationen den systeminternen Strukturen angepasst. D.h. das Individuum konstruiert seine eigene Wirklichkeit auf der Basis bereits gemachter Erfahrungen und wird dabei – allerdings nicht vorhersehbar – von dem System-Umwelt-Verhältnis bzw. von den Interaktionen zwischen ihm und anderen Systemen beeinflusst.

Die Konstruktivisten interessiert also, wie eine Person eine Wirklichkeit erzeugt, die nicht als Abbildung einer realen Außenwelt begriffen werden kann. Wenn die Wahrnehmung dieser Welt, die der Mensch erlebt und erkennt, von ihm selbst konstruiert wird, dann ist es kaum erstaunlich, dass sie ihm relativ stabil erscheint. Unsere Wahrnehmung unterliegt zum einen den Begrenzungen unserer Sinnesorgane und zum anderen der Vorprägung unserer neuronalen Strukturen, da das Gehirn in jede Situation schon ein beträchtliches Vorwissen mitbringt (Welzer, 2002).

Fritz B. Simon führte 1992 anlässlich eines großen Kongresses der Konstruktivsten ein Experiment durch, dem er die Frage zugrunde legte, ob der Mensch aus seiner Wirklichkeit etwas anderes entstehen lassen kann als das, was er routinemäßig erwartet. Eine Art Künstlergruppe, die Aktionskunst macht, verstreute auf vielfältige Weise auf dem Kongress die „Information", dass ein Vortrag auf dem Kongress gefälscht sei. Das führte dazu, dass alle TeilnehmerInnen immer gespannter und aufmerksamer wurden, um herauszubekommen, welcher der Vorträge denn nun der gefälschte sei. Dies führte schließlich dazu, dass ein ernst gemeinter und selbstverständlich nicht gefälschter Vortrag mit Lachsalven der ZuhörerInnen begleitet wurde. Es war kein Vortrag gefälscht, aber da alle einen gefälschten erwarteten, glaubten sie, ihn auch gefunden zu haben. Das heißt, durch unsere Erwartung wird unsere Wahrnehmung zu einem großen Teil strukturiert.

Die neue Erfahrung wird mit den bereits gemachten Erfahrungen abgeglichen. Wie wir unsere Wirklichkeit wahrnehmen, ist nicht einfach nur ein passives Abbild der Welt, sondern die Weltwahrnehmung ist eine aktive Selektionsleistung. Wir treffen nicht nur eine Auswahl auf der Wahrnehmungsebene, sondern diese Wahrnehmung wird auch noch mit Sinn versehen, indem wir meist sehr schnell eine Kausalität, eine Ursache-Wirkung-Beziehung konstruieren, die es uns ermöglicht, gezielt zu handeln.

„Die Beziehung zwischen Wissen und Wirklichkeit kann […] nicht mehr länger als eine repräsentierende Beziehung verstanden werden – sie stellt kein Abbild der Wirklichkeit dar, sondern eine Beziehung des Passens zu den Möglichkeiten der Wirklichkeit. Das bedeutet, dass wir nie wissen werden, was wirklich wirklich ist, aber zumindest können wir uns damit beschäftigen, wie wir mit der von uns wahrgenommenen Wirklichkeit umgehen können – und das halte ich für den wichtigsten Aspekt des Konstruktivismus" (Glasersfeld, 2004, 29).

Das menschliche Gedächtnis scheint recht anfällig für Manipulationen zu sein. Vor allem das Quellengedächtnis, also die Fähigkeit, sich zu einer erinnerten Information auch noch an die Quelle dieser Information und die Situation, in der man sie aufgenommen hat, zu erinnern, ist besonders leicht zu täuschen. Menschen können ohne Weiteres „falsche" Erinnerungen produzieren. Das heißt, sie können sich lebhaft an Vorgänge „erinnern", die sie, empirisch nachgewiesen, nicht erlebt haben. So ist es also keine Ausnahme, sondern ein häufiges Phänomen, dass Menschen glauben, sich an bestimmte, selbst erlebte Ereignisse erinnern zu können, die sie jedoch „nur" aus Büchern oder Filmen kennen (Schacter, 1999). Darüber hinaus hat sich erwiesen, dass Haltbarkeit und Eindringlichkeit einer Erinnerung eng mit ihrem emotionalen Gehalt gekoppelt sind. Je mehr Gefühle bei der Wahrnehmung eines Ereignisses beteiligt sind, desto intensiver bleibt die Erinnerung daran (Welzer, 2002). Daher sollte bei der therapeutischen Begegnung Folgendes berücksichtigt werden:

1. Der Therapeut sollte davon ausgehen, dass die Erzählung, also die Wirklichkeitskonstruktion seines Klienten seiner „Wahrheit" entspricht. Es kann

hilfreich sein, davon auszugehen, dass der Klient immer – so bizarr die Erlebens- und Verhaltensweisen dem Therapeuten auch erscheinen mögen – gute Gründe für seine Sichtweisen und Handlungen hat. Es stellt sich weniger die Frage, ob die Schilderungen der Realität entsprechen, sondern vielmehr wie die entsprechende Wirklichkeitskonstruktion für die Lösung der geschilderten Probleme genutzt werden kann.

2. Die Tanztherapeutin sollte ihre Wirklichkeitskonstruktion ausschließlich dazu nutzen, Hypothesen zu bilden und auf dieser Basis Fragen zu stellen, die sich die Klientin bisher noch nicht gestellt hat. Daraus leiten sich Übungen ab, die noch nicht erspürte Erfahrungen ermöglichen, sodass Prozesse angeregt werden können. Dadurch werden die bei der Klientin längst vorhandenen Lösungen im Sinne veränderter Sicht- und Umgangsweisen erlebbar und/oder leichter in Handlungen umsetzbar.

Die Entstehung von Regeln ist ein Bestandteil der Wirklichkeitskonstruktion, die jedes einzelne Systemmitglied vornimmt. Diese Bedeutungsgebung geschieht in einem Prozess ständiger Entfaltung und ist abhängig von einem gemeinsamen „Interaktionstanz". So werden gemeinsame Realitäten geschaffen. Daraus formen sich individuelle und kollektive Weltsichten (z.B. ist das Glas dann entweder halb voll oder halb leer). Diese festigen die Beziehungen, festigen aber auch den Blick auf die Welt. Wir alle müssen aufgrund der Komplexität der Welt eine Wirklichkeitsreduktion vornehmen. Diese Art der Reduktion hängt entweder von der aktuellen Lebenssituation ab (so sehen Frauen, die schwanger werden möchten, auf einmal nur noch Schwangere und sind überzeugt, dass es mehr Schwangere als sonst gibt) oder ist Ausdruck der Lebensgeschichte. Es werden diejenigen Aspekte des Lebens überdeutlich wahrgenommen, die in das Konstrukt der eigenen Wirklichkeit passen. Andere Erfahrungen erhalten nicht dieselbe sinnstiftende Bedeutung und werden entweder vergessen oder gar nicht erst bemerkt.

Für die systemische Arbeit ist wichtig, dass das, was wir schildern, nicht das ist, was „wirklich" war, sondern nur unsere Wahrnehmung das Geschehene wiedergibt und diese Wahrnehmung für uns von Bedeutung ist. Geschieht dies in einem eingespielten Beziehungsgefüge wie die Familie, erfährt die Dynamik familiärer Kommunikation in der Wirklichkeitskonstruktion der gemeinsamen Geschichte eine besondere Stabilität.

So grenzen Menschen die Sicht der Welt teilweise immer mehr ein. Die Wirklichkeit wird auf eine einzige, starr begrenzte Weise wahrgenommen. In einem Konflikt haben wir es dann meist mit zwei völlig unterschiedlichen, starren Wirklichkeitskonstruktionen zu tun, die sich nicht mehr verständigen können. Vielmehr ist jeder überzeugt, dass sich der Konflikt dadurch lösen lasse, dass der jeweils andere der eigenen begrenzten Sicht der Wirklichkeit beitreten müsse. Würden beide Konfliktkontrahenten dieser Aufforderung nachkommen, wären die Wirklichkeiten jedoch nach wie vor starr. Insofern tragen beide schon jeweils etwas zur Lösung des Konfliktes bei, indem sie sich weigern, die Wirklichkeitskonstruktion des anderen völlig zu übernehmen und stattdessen die Öffnung oder Akzeptanz zu ermöglichen.

Zwei Teilnehmerinnen einer Tanztherapiegruppe geraten schon seit geraumer Zeit immer wieder in einen Konflikt und sind der Meinung, dass jeweils die andere auf sie zugehen müsse. Die Tanztherapeutin fordert die Kontrahentinnen auf, dies in Bewegung zu bringen. Sie stehen beide an der Wand in einem Abstand, auf den sie sich einigen können, dass er ihre emotionale Distanz widerspiegelt. Nun erwartet jede, dass sich die andere auf sie zubewegt. Aber es bewegt sich natürlich keine von beiden. Die Tanztherapeutin interveniert nicht. Schließlich wird beiden klar, dass sie so noch „ewig" stehen würden, und beginnen, eine Lösung zu verhandeln.

Die Aufgabe der Therapeutin ist, die Kontrahentinnen darauf vorzubereiten, in einen veränderten „Tanz der Bedeutung" einzutreten und eine völlig neue Konstruktion von Wirklichkeit vorzunehmen, die hoffentlich mehr Übereinstimmung zeigt als die alte.

Da jedes System einer Selbstorganisationslogik unterliegt, ergeben sich daraus auch Grenzen der externen Beeinflussbarkeit. Das hat Konsequenzen für das Therapeutenverhalten. Der Therapeut hat nicht die Macht, das System von außen zu verändern, sondern er kann es nur anstoßen, anregen, verstören und in Eigenschwingungen versetzen in der Hoffnung, dass das System daraus ein Verhalten ableitet, was für alle befriedigender ist als das vorherige Problemverhalten. Dies macht aber deutlich, dass der Therapeut auch niemals kontrollieren kann, welche Auswirkungen seine Interventionen auf das System haben werden.

„Ich behaupte auch nicht, dass es eine Willkür und Beliebigkeit der Realitätserfindung gibt, die es mir erlaubt, den Himmel einmal blau, dann grün und beim nächsten Öffnen der Augen gar nicht mehr zu sehen. Natürlich ist jeder Mensch in ein soziales Netzwerk eingebunden; das Individuum ist kein isoliertes Wunderphänomen, sondern auf andere angewiesen und muss – um eine Metapher zu wählen – mit ihnen tanzen, Wirklichkeit in der Gemeinsamkeit konstruieren. Diese Einbettung in das soziale Netzwerk bedeutet natürlich auch eine Einschränkung der Beliebigkeit durch das Zusammensein, ändert aber nichts an der grundsätzlich vorhandenen Freiheit. Man trifft Absprachen, identifiziert sich mit dem anderen, erfindet zusammen eine Welt – und ist eben immer wieder in der Lage, auszustei-

gen; die Tänze, für die man sich auf diesem Weg entscheidet, sind womöglich unendlich verschieden" (Foerster, 2001, 4).

3.25 Alle sind beteiligt

Ein sehr unangenehmer Aspekt des vernetzten Denkens ist, dass sich niemand entziehen kann. Genauso wie man „nicht nicht kommunizieren" kann (Watzlawick et al., 1969), kann sich auch niemand „nicht nicht verhalten". Gerade Passivität hat einen starken Einfluss auf andere. Die anderen werden dieses Aktivitätsvakuum auffüllen und wahrscheinlich entsprechende innere und äußere Reaktionen dazu haben. Es kann sich also niemand entziehen und sagen, dass er damit nichts zu tun habe und dass dies das Problem des anderen sei. Es fällt den Menschen aber sehr schwer, von dieser Einstellung Abschied zu nehmen, weil Schuldzuweisungen einfacher sind, als sich der Eigenverantwortlichkeit zu stellen. Wenn sich aber jeder im System Gedanken darüber machen muss, was er oder sie zu einer Situation beiträgt (und das auch noch ständig), kommt niemand mehr aus der Verantwortung heraus. Dies verlangt von allen Systemmitgliedern, dass sie bereit sein müssen, die Sichtweise des anderen nachzuvollziehen, ohne deswegen notwendigerweise ihre eigene aufgeben zu müssen.

Damit eine Gruppe oder eine Familie zu einem reflektierenden System wird, müssen die Mitglieder und die Therapeutin Folgendes akzeptieren lernen:

1. Es gibt nicht nur eine Wahrheit, sondern viele Standpunkte, und die damit möglichen Perspektiven bereichern den Betrachtungsgegenstand. Jeder konstruiert sich seine eigene Wirklichkeit. So ist für den Optimisten das Glas halb voll, für den Pessimisten halb leer – und beide haben recht. Für die Therapeutin gilt es, diese Wirklichkeitskonstruktionen einzusammeln und sie zu einer gemeinsamen Konstruktion zu verdichten.
2. Jeder Mensch konstruiert seine Wirklichkeit derart, dass sein Handeln Sinn macht, auch wenn dies für den anderen nicht so erscheinen mag. Es ist häufig Aufgabe des Therapeuten, die Sinnhaftigkeit eines für den anderen unsinnigen Verhaltens zu verdeutlichen. Je mehr das Handeln oder Denken von der kollektiven Übereinstimmung der Normalität abweicht, umso schwieriger ist es meist für die anderen, die Sinnhaftigkeit zu erkennen. Gelingt diese Haltung, schafft sie ein Gefühl der Achtung für die letztendlich positive und sinnvolle Bedeutung des Handelns und bildet den Nährboden für weitere Verständigung. Dies bedeutet nicht Vernebelung, Verleugnung oder Beschwichtigung „negativer" Aspekte.

3. Deutungs- und Handlungsalternativen dürfen nicht auf Kosten des Selbstwertes irgendeiner Person gehen, wenn sie hilfreich sein sollen. Auch hier ist die Therapeutin meist erst einmal Modell für achtsame Deutungsalternativen.
4. Deutungs- und Handlungsalternativen und -lösungen, die bereits vorhandene Tendenzen aufgreifen und verstärken, sind wahrscheinlich erfolgreicher als abgetrennte Theorien und Lebensweisheiten. Gelingt es dem Therapeuten, möglichst früh in der therapeutischen Beziehung über die Bewegungsanalyse die Ressourcen der KlientInnen zu erkennen, wird er sie zu einem hoffentlich passenden Zeitpunkt als bereits vorhandene Tendenzen in den Handlungsalternativen anbieten.
5. Explizites Reden über Gedanken, Vermutungen und Deutungen schafft stets neue Wirklichkeiten gegenüber den starren impliziten Erwartungsstrukturen. Wir alle lieben es, Vermutungen über Menschen und Situationen anzustellen, ohne diese zu überprüfen. Wenn andere Menschen auch noch meine Vermutungen teilen, werden diese schon bald zur Wahrheit, auf der ich mein weiteres Handeln aufbaue, ohne es je mit meinem Gegenüber abgeklärt zu haben.

In diesem Zusammenhang kommt dem Begriff der Zirkularität eine große Bedeutung zu. Zirkularität meint, dass das Verhalten des Einzelnen immer

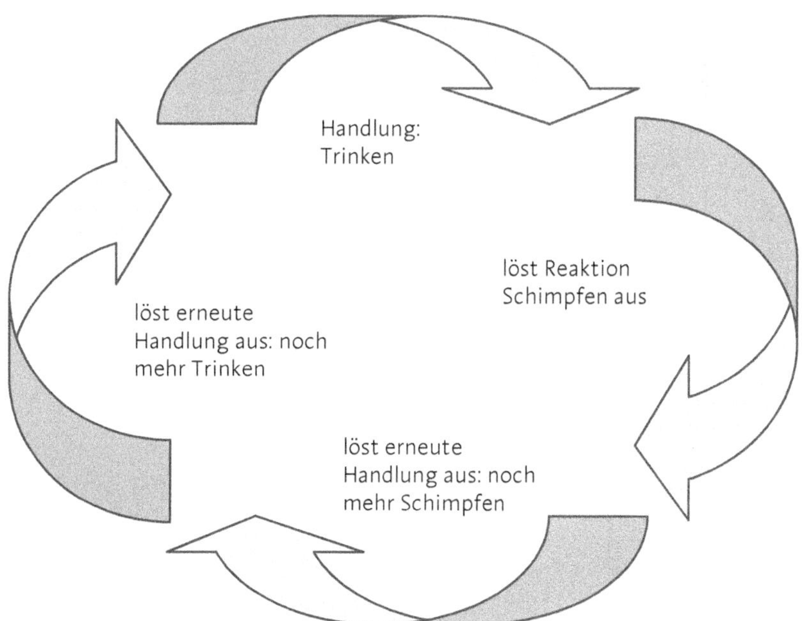

Abbildung 8: Aktion-Reaktion-Kreislauf

durch die Verhaltensweisen der anderen mitbedingt ist. Es ist somit immer Wirkung und Ursache zugleich. Demzufolge ist jeder nicht nur Reagierender auf die Verhaltensweisen des anderen, sondern gleichzeitig auch Agierender, der Reaktionen beim anderen auslöst. Eine Frau beschimpft ihren Mann, weil er aus ihrer Perspektive zu viel Alkohol trinkt, woraufhin er glaubt, wegen ihres Schimpfens noch mehr trinken zu müssen, was sie wiederum veranlasst, noch mehr zu schimpfen usw. Es entsteht also ein Kreislauf aus Aktion und Reaktion.

Der Therapeut versucht im zirkulären Denken, das Verhalten der beteiligten Personen (ihn mit einbezogen) als Regelkreis zu beschreiben, sodass die Eingebundenheit des Verhaltens eines jeden in einem Kreislaufprozess sichtbar wird. Er ist darauf konzentriert, diese interaktionellen, zirkulären Prozesse mit Bezug auf die Problemrelevanz zu erkennen und zu verstehen. Es kann davon ausgegangen werden, dass sich im Umfeld von Problembeschreibungen meist charakteristische Kommunikationsmuster entwickeln, die die interaktionellen Muster der beteiligten Personen in bestimmter Weise prägen und einschränken. Nicht selten werde die „Störungen" gerade durch diese Muster noch intensiviert und auch chronifiziert.

3.26 Was kann systemisches Denken für die Tanztherapie leisten?

Das systemische Denken stellt eine Grundhaltung dar, die in jedem Handeln, sei es nun in einem therapeutischen oder anderen Kontext, eingenommen werden muss, um dieser Denkweise zu folgen. Sie versteht sich als eine allgemeine Denkmethode, die Grundfragen menschlicher und natürlicher Existenz zum Gegenstand macht. Im Hinblick auf das Problem des Erkennens stellt diese Denkweise den Beobachter bzw. das Beobachten an den Anfang jeder Weltbeschreibung. Die genaue Beobachtung sowohl der Bewegungen der PatientInnen als auch der eigenen sind für das therapeutische Handeln notwendig. Tanztherapie beinhaltet bereits den systemischen Aspekt der Psychotherapie, weil

- mindestens ein Individuum in Bezug auf ein anderes die Rolle des Therapeuten übernimmt, d.h. nach den wie auch immer gesellschaftlich definierten Erwartungen an diese Rolle handelt und
- mindestens ein anderes Individuum, das einen oder mehrere Aspekte seiner Existenz als Problem definiert, die zum Therapeuten reziproke Patientenrolle übernimmt, d.h. die Rolle desjenigen, der innerhalb einer begrenzten Zeitspanne seine Probleme zum Thema der Beziehung zum Therapeuten

macht. Die zeitliche Begrenzung soll Therapie von verschiedenen Dauerbeziehungen, z.B. Betreuung oder Pflege, unterscheiden.

Alle Aussagen über die Welt verweisen auf denjenigen, der sie geäußert hat, zurück. Alles Gesagte wird von einer Person zu einer anderen gesagt. Und jede kommunikative Bewegung – die damit zum Tanz wird – zeigen Personen anderen Personen. Das Konzept einer Welt-an-sich sowie das damit verbundene Gebot der Objektivität werden hinfällig. An deren Stelle treten die Verantwortung des Beobachters, die Brauchbarkeit von Kommunikation und damit die gemeinsame Choreografie der involvierten Systemelemente.

Systemisches Denken betrachtet den Menschen als soziales Wesen, so auch menschliche Kognition als sprachlich gebundenes Phänomen. In der Systemischen Tanztherapie wird dies erweitert durch die nonverbalen Phänomene. Beobachten bringt also nonverbale Reaktionen und sprachliche Beschreibungen hervor. Damit diese Beschreibungen den anderen erreichen können, muss ein anderer Gleicher oder zumindest Ähnlicher vorhanden sein, damit die beiden konsensuell koexistieren können.

Eine Tanztherapeutin hat auf der Grundlage der Laban Bewegungsanalyse und des Kestenberg Movement Profiles (Bender, 2014) sehr genau eine Beobachtung und Beschreibung einer Patientin erstellt, die sowohl Rückschlüsse auf ihre Psychodynamik erlauben als auch Hypothesen für den weiteren Behandlungsplan liefern. Sie stellt diese Erkenntnisse in den entsprechenden Fachtermini ihrer ärztlichen Chefin vor. Da sie aber nicht auf die Anschlussfähigkeit ihrer Chefin achtet, die solche Beobachtungstheorien nicht kennt, kann diese ihr auch nicht folgen, versteht sie demzufolge nicht und verwirft ihre Einwände. Die konsensuelle Koexistenz ist gescheitert. Da es sich um einen brisanten Fall handelt, stellt die Therapeutin ihn in der tanztherapeutischen Supervision vor. Die Supervisorin hilft ihr nun, die Anschlussfähigkeit für die Ärztin zu finden, woraufhin sie ihre Analyse in der darauffolgenden Besprechung mit der Ärztin sprachlich so abändert, dass sie ihr folgen kann und ihre Erkenntnisse als sehr hilfreich für den weiteren Behandlungsplan der Patientin erkennt.

Es bedarf also eines Bewusstseins der Gemeinschaft und Kultur, auf die wir uns beziehen, die die überdauernden Bedingungen für erfolgreiches Konsensualisieren – Sprache, Normen, Sitten usw. – pflegt und tradiert. Diese Notwendigkeit der Konsensualisierung ist für die Tanztherapie immer wieder eine Herausforderung. Die meisten Menschen assoziieren mit Psychotherapie ein Gespräch mit einer Fachperson. Je nach persönlichem

Hintergrundwissen und Bedürfnissen erwartet sie einen Rat oder ein offenes Ohr. Bewegung als Mittel der Psychotherapie ist den meisten Menschen erst einmal fremd. Wenn dann noch von Tanz die Rede ist, verliert die Person völlig die Orientierung, wie sie kognitiv darin das psychische Veränderungspotenzial erkennen soll. In den Kulturen, in denen Tanztherapie angewandt wird, ist der Aspekt der heilenden Wirkung des Tanzes völlig aus dem Bewusstsein der Menschen verschwunden. Erst die Hinführung zum Verständnis von Tanz als Bewegungen der menschlichen Kommunikation ermöglicht wieder eine Konsensualisierung. Fast jeder Mensch hat eine Vorstellung von Bewegung und auch eine von Kommunikation. Von da aus ist es dann nur noch ein kleiner Schritt, kommunikative Bewegung als Tanz zu erkennen.

Es besteht immer wieder die Gefahr, dass sich TanztherapeutInnen in der Komplexität der Tanztherapie verlieren und damit den Anschluss an das Gegenüber verlieren. Der Interessierte will wissen: „Lernt man da tanzen?“ „Nein, aber es kann auch vorkommen, dass man einen Tanz lernt.“ „Muss ich tanzen können?“ „Nein, aber Sie können bereits tanzen, wie jeder Mensch tanzen kann.“ „Zeigt die Tanztherapeutin Schritte?“ „In der Regel nicht, aber es kann schon mal sinnvoll sein.“ „Findet Tanztherapie im Einzel- oder Gruppensetting statt?“ „Sowohl als auch.“ Es besteht also die Gefahr, dass der prospektive Klient sich durch die Komplexität verschreckt fühlt und eine andere Form der Psychotherapie wählt, die ihm weniger umfassend erscheint (ungeachtet dessen, ob sie es tatsächlich ist).

Um Mensch sein zu können, bedürfen wir anderer Menschen. ICH kann ich nur sein, wenn ICH mich von einem anderen ICH, einem DU, dem ich Gleichartigkeit zuschreibe, als Einheit unterscheide. ICH und DU konstituieren sich gegenseitig in der sozialen Begegnung und sind somit existenziell aufeinander angewiesen. ICH und DU sind ohne einander nicht denkbar, sie sind nur im WIR existenzfähig. WIR stellt als Einheit der Differenz von ICH und DU die Bedingung der Möglichkeit für menschliche Existenz dar. Das WIR ist die Urform des sozialen Systems. Diese Urform macht sich die Tanztherapie besonders zunutze, indem die Therapeutin sich über eine hohe Achtsamkeit körperlich auf den Klienten einstimmt (z. B. durch das Spiegeln) und das WIR als Grundlage jeder weiteren therapeutischen Entwicklung erst einmal herstellt (Buber, 1973).

„Systemisch“ meint somit eine Denkhaltung, die den Anfang und Fortbestand des Menschlichen im sich rekursiv beeinflussenden Sozialen sieht, in der menschlichen Interaktion bzw. im menschlichen Miteinander. Dabei ignoriert diese Sichtweise nicht, dass soziale Phänomene die Existenz physikalischer, biologischer und psychischer Phänomene voraussetzen, sie ordnet aber diese Phänomene jeweils eigenen Phänomenbereichen zu und vermeidet so Reduktionismen.

Die Einflüsse von verschiedenen Systemen auf das Individuum werden erkannt, omnipotente Anforderungen an die Therapeutin werden heruntergeschraubt, um die PatientInnen wieder in ein autonomes, individuelles Handeln einzubinden. Ähnlich wie bei einer Tanzimprovisation geben sowohl der Klient als auch der Therapeut Impulse in die gemeinsame Gestaltung und schauen, welche gemeinsame Choreografie sich daraus entwickelt. Es kann die Choreografie des beobachtenden, bezeugenden Therapeuten sein, der sich selten mit dem Klienten mitbewegt und stattdessen innerlich mitschwingt. Es kann die Choreografie der modellhaften Therapeutin sein, bei der sich die Klientin Bewegungen „abschauen“ kann und auf ihre Brauchbarkeit hin überprüft. Es kann die Choreografie des gemeinsamen Tanzens sein, in dem Aktion und Reaktion nicht voneinander zu trennen sind.

Tanztherapie ist wie jede andere Psychotherapie eine geplante Maßnahme mit vom Klienten verbal und/oder nonverbal geäußerten Änderungsabsichten bezogen auf psychische Beeinträchtigungen, Leidenszustände, Lebensumstände, Beziehungsstrukturen usw. Sie wird mit bewegungspsychologischen Mitteln durchgeführt und ist empirisch auf ihre Wirksamkeit hin überprüfbar (z.B. Mannheim/Weis, 2006; Bräuninger, 2006). Dies wird in kommunikativen Prozessen realisiert, die die Bedingungen zur Selbstorganisation der Systeme (d.h. Strukturwandel, Strukturauflösung, Veränderung der Selbstbeschreibung, Austausch von Regeln usw.) anstößt.

Einen wichtigen Unterschied zum medizinisch ausgerichteten Psychotherapieverständnis ergibt sich aus dem Verständnis von Diagnostik. Einwände gegen eine klassische Diagnostik betreffen vor allem die im Begriff der Diagnostik mit transportierten Objektivitätsansprüche. Systemische Diagnostik – das ist ein Widerspruch in sich. Die systemische Annahme der Wirklichkeitskonstruktion durch den Menschen verträgt sich nicht mit dem Objektivitätsanspruch von Diagnostik, dem Glauben, dass etwas losgelöst vom Beobachter gesichert festgehalten werden kann. Interpretiert man Therapie als den Versuch, kommunikative Problemsysteme aufzulösen, muss jede Festschreibung eines Status quo sogar als kontraproduktiv gelten.

Im Bereich der Systemischen Tanztherapie wird auf den Begriff der Diagnostik daher weitgehend verzichtet. Stattdessen bieten die Laban Bewegungsanalyse und das Kestenberg Movement Profile als differenzierte Beobachtungsmodelle einen wesentlich komplexeren Rahmen zur Beschreibung der therapeutischen Entwicklung (Bender, 2014). Sie sind zwar auch ein Theoriemodell, was unweigerlich eine Reduktion darstellen muss. Aber sie weisen eine wesentlich höhere Komplexität auf als etwas die Diagnosekriterien des ICD-10. Und sie beschreiben weniger die Defizite, sondern vielmehr die Ist-Zustände von Bewegung und versuchen daraus die Ressourcen eines Menschen zu entdecken.

Der Verzicht auf Diagnostik schließt auch den medizinischen Krankheitsbegriff aus. Die Systemische Tanztherapie will nicht heilen, weil sie die Menschen nicht als krank betrachtet. Was gemeinhin als Krankheit beschrieben wird, versteht man in einem systemischen Zusammenhang als

- eine Einschränkung der Anpassungsfähigkeit eines lebenden Systems,
- Krisen, in deren Verlauf versucht wird, auf neue Umwelten mit bestehenden, aber nicht mehr hilfreichen Mitteln zu reagieren,
- der Versuch des Körpers, mit seinen eigenen, ihm verfügbaren Mitteln Probleme der System-Umwelt-Anpassung zu lösen.

Die Bezeichnung „Krankheit" entbindet meist von der eigenen Zuständigkeit für das Problem und übergibt es der Expertin (die umgekehrt der Klientin erst mühsam wieder ihre eigenverantwortlichen Anteile klar machen muss). Anstatt sich also mit medizinischen Krankheitsbegriffen aus der Therapeut-Klienten-Beziehung zu entfernen, ist es sinnvoller, sich als Therapeut folgende Fragen zu stellen:

- Welche impliziten oder expliziten Erwartungen sehe ich vonseiten der Klientin, ihren Bezugspersonen oder von Zuweisenden an mich gestellt?
- Welche Handlungsoptionen mit welchen möglichen Konsequenzen stehen mir in der Tanztherapie in diesem Kontext offen?
- Welche Ressourcen stehen mir mit der Tanztherapie zur Verfügung?
- Kann ich mit kollegialer oder institutioneller Unterstützung rechnen?
- Fühle ich mich wohl bei dem, was ich tue?

Ein systemisches Denken verhindert vorschnelle Einschränkungen oder Ausgrenzungen möglicher Problemdefinitionen und Persönlichkeitsanteile. Besonders durch die Laban Bewegungsanalyse als Diagnoseinstrumentarium wird der Tanztherapeut zu dieser weiten Blickrichtung befähigt (Bender, 2014). Jedes Verhalten des Klienten – und sei es aus der Perspektive des Therapeuten auch noch so absurd oder destruktiv – wird erst einmal als Lösungsversuch verstanden. Er ist damit in der Lage, sich aus den eingrenzenden klinischen Diagnosekriterien zu lösen und den Menschen als komplexes Ganzes zu sehen. Die meisten TanztherapeutInnen arbeiten in ambulanten oder institutionellen Kontexten, in denen ihre Tätigkeit am ehesten als Handeln in komplexen eigendynamischen Systemen charakterisiert werden kann. Auch hier gilt es, diese äußeren Zusammenhänge in das therapeutische Handeln mit einzubeziehen. Dies kann nicht nur die Effektivität der tanztherapeutischen Interventionen steigern, sondern auch der eigenen Frustration vorbeugen.

Eine Tanztherapeutin arbeitet in einer onkologischen Rehabilitationsklinik, wo sie zu ihrer eigenen Frustration der Physiotherapie und nicht der Psychotherapie zugeordnet ist. Die Klinikleitung macht ihr außerdem immer wieder deutlich, dass sie nicht psychotherapeutisch arbeiten soll, was sie noch mehr enttäuscht. Die Leitung versteht darunter, dass die Tanztherapeutin nicht mit den PatientInnen reden (schon gar nicht über den Krebs) und keine Kindheitsthemen anschneiden soll. In diesen Aussagen offenbart die Leitung lediglich ihre Sicht von Psychotherapie (reden, am besten über Kindheit). Da es den PatientInnen in der Klinik sehr wahrscheinlich nicht gelingen wird, ihre Psyche in die Psychotherapie und ihren Körper in die Tanztherapie zu schicken, während der jeweils andere Teil zum Kaffeetrinken geht, kann die Tanztherapeutin die PatientInnen ihre Körper neu entdecken lassen und ihnen auf diese Weise dennoch eine Chance auf eine Neuorientierung geben. Die Wirkung ist nicht abhängig von der Verbalisierung.

Der Wert systemtheoretisch fundierter Rekonstruktionen besteht darin, sowohl Komplexitätsausblendungen als auch Komplexitätsüberflutung zu vermeiden, weil sie entweder zu einer vorschnellen Handlung oder einer Handlungsunfähigkeit führen. Andererseits ist natürlich Komplexitätsüberflutung unerwünscht, weil sie meist zu einer Handlungsunfähigkeit führt. Zahlreiche Vorgehensweisen der Praxis, z. B. Klassifikationen oder die Abarbeitung vorstrukturierter Therapieprogramme, dienen dem Zweck der Komplexitätsreduktion. Ja, bereits die Existenz psychosozialer Institutionen kann als Versuch gesellschaftlicher Komplexitätsreduktion verstanden werden. Für die systemische Modellbildung konkreter Einzelfälle gilt weder eine hohe noch eine niedrige Komplexität der Modelle als erstrebenswert. Günstig ist vielmehr eine Metastrategie, die es erlaubt, die Komplexität von Modellen je nach Zwecksetzung und kognitiver Komplexität des Konstrukteurs zu variieren. Genau dies leistet das Wachstumsmodell (Kap. 6). Es kann für den „Anfänger" therapeutischen Handelns komplexitätsreduzierend genutzt werden. Mit fortschreitendem Verständnis des Wachstumsmodells wird die Erweiterung der Komplexität möglich, ohne den Überblick zu verlieren.

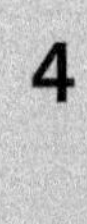
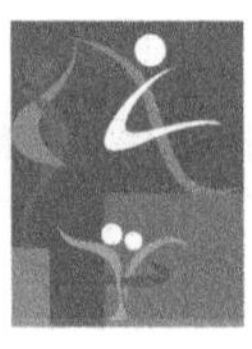

4 Therapeutenverhalten innerhalb der Systemischen Tanztherapie

Damit die Tanztherapeutin in einer systemischen Arbeit die Veränderungsprozesse der KlientInnen unterstützen kann, braucht es neben grundlegenden tanztherapeutischen Eigenschaften und Kenntnissen zunächst die Auftragsklärung für die Therapie. Hieraus leiten sich Hypothesen ab, die dem tanztherapeutischen Handeln den Weg weisen, um durch neue Erfahrungen und Umdeutungen des Unveränderlichen entweder die Lebenssituation selbst oder die Einstellung dazu zu verändern. Die Haltung der Therapeutin muss geprägt sein von Allparteilichkeit. Sie muss eine neutrale Haltung für die Veränderungen, die die KlientInnen anstreben und / oder vor denen sie Angst haben, einnehmen, sich mit Vorschlägen zurückhalten und Empathie, Querdenkerei, Humor und professionelle Authentizität einbringen.

4.1 Auftragsklärung

„*Die uneindeutige Anfangssituation und die mögliche Diskrepanz zwischen dem, was Klienten möchten, und dem, was der Therapeut anbieten will und kann, machen eine sorgfältige Auftragsklärung erforderlich [...] Erst wenn Therapeuten und Klienten sich klar darüber verständigt haben, dass sie sich in derselben Veranstaltung befinden, kann Therapie als verantwortliche und professionelle Reisebegleitung eines nicht genau berechenbaren Veränderungsprozesses beginnen*“ (Clement, 2004, 54).

Viele Therapien beginnen damit, dass eine Person über ein Leid erzählt, woraufhin der Therapeut ableitet, was nun passieren muss, damit es dieser Person besser geht (z. B. die Kindheit durcharbeiten, neue Verhaltensweisen erlernen, alte verlernen, Tabletten einnehmen usw.). Wird im anfänglichen Kontakt jedoch sorgfältig geklärt, was am Ende der Therapie anders sein soll, können die oft vielfältigen und manchmal auch widersprüchlichen Erwartungen in einer Auftragsklärung verdeutlicht werden. Nicht selten sind auch noch Dritte (Eltern, Krankenkassen, Ärzte, Ehepartner, Kinder) involviert, die durchaus andere Wünsche an den Therapieausgang haben können als die zu behandelnde Person. Besonders in der Arbeit mit Kindern wird häufig nur der Auftrag der Eltern oder ErzieherInnen im therapeutischen Prozess berücksichtigt, nicht aber der Auftrag des Kindes selbst.

Eine Auftragsklärung steht also am Anfang einer jeden Therapie. Bei der Zielformulierung ist es wichtig, dass sie nicht durch eine Bewegung „weg vom Symptom", sondern „hin zum Ziel" charakterisiert ist. Sie kann in der ersten Stunde geklärt werden, manchmal ist aber auch die anfängliche therapeutische Arbeit ein Prozess der Auftragsfindung. Ein Auftrag sollte möglichst konkret formuliert werden, sodass die Beteiligten überprüfen können, ob sie am Auftrag arbeiten bzw. ob der Auftrag erfüllt ist. Diese Konkretisierung oft diffuser Aufträge („Ich möchte mich mehr abgrenzen können." „Ich möchte mein Leben leben." „Es soll mir besser gehen.") müssen so weit konkretisiert werden, dass sowohl der Klient als auch der Therapeut erkennen können, ob sie diesem Auftrag folgen.

Eine Hinführung zur Auftragsklärung ist die Eingangsfrage: „Was hat Sie dazu veranlasst, mich anzurufen (anzumailen)?" Meist existiert ein „Problem" schon länger, die Kontaktaufnahme folgte jedoch nach einer auslösenden Situation. Hier gilt es bereits herauszuarbeiten, was an der Situation denn so anders war, dass sie zu einer Konsultation der Therapeutin geführt hat. In der Beantwortung dieser Frage wird meist auch sehr schnell deutlich, ob die Person aus eigenem Antrieb kommt oder ob es eine überweisende Person gibt bzw. andere Personen, die meinen, dass sich im Leben der Person etwas ändern müsse. Ist die Person fremd geschickt, muss die Therapeutin erst einmal klären, ob sie überhaupt den Auftraggeber vor sich sitzen hat. Bei Kindern ist dies fast nie der Fall, in Institutionen wird dies unterschiedlich gehandhabt. In manchen Institutionen werden die PatientInnen in Therapie geschickt, ohne dass diese ein Mitspracherecht haben, in anderen können sich diese für bestimmte Therapien entscheiden. Es gilt also zu erforschen und zu erfragen, ob die geschickte Person ebenfalls einen Auftrag an die Therapeutin stellt. Besonders in der Arbeit mit Kindern und manchmal auch averbalen Menschen (bei Demenz, Behinderung u.a.) muss die Tanztherapeutin aus dem Verhalten und der Bewegung den Auftrag hypothetisieren und der Person anbieten.

> Ein entwicklungsverzögertes Kind wird von der Leiterin eines integrativen Kindergartens zur Tanztherapeutin geschickt. Sie solle das Kind fördern. Auch die Eltern lassen nichts unversucht in der Hoffnung, dass das Kind die Entwicklungsschritte aufholen kann und ein „normales" Kind wird. Der Kindergarten und auch die Eltern erteilen also den Auftrag „Mach ein normales Kind aus ihm". In den ersten Kontakten ist das Kind aufgeschlossen und experimentierfreudig in dem ihm vertrauten Raum mit all den mitgebrachten Materialien der Tanztherapeutin. Es zeigt der Therapeutin sehr deutlich, dass es möchte, dass sie sich hinsetzt, während es ein Material auswählt und verschiedene Dinge damit aus

probiert. Das Angebot mitzumachen lehnt das Kind sehr deutlich ab. Die Therapeutin leitet aus diesem Verhalten den Auftrag „Sehe mich in meinen jetzigen Kompetenzen" ab und versucht diesen in kindgerechter Sprache dem Kind anzubieten. Sie sagt ihm: „Ich habe den Eindruck, dass es dir wichtig ist, dass ich sehe, was du alles kannst.", woraufhin das Kind dies strahlend bejaht.

Die meisten Menschen können einen Auftrag aus der Frage ableiten: „Was muss am Ende der Therapie anders sein, damit dies eine erfolgreiche Therapie war?" Dies kann mit der Frage: „Woran würden Sie das merken?" noch konkretisiert werden. Dies ermöglicht dem Therapeuten zu erkennen, ob er für diesen Auftrag die richtige Person ist.

Im Falle der Tanztherapie sollte auch immer noch erfragt werden, warum die Tanztherapie als psychotherapeutisches Verfahren gewählt wurde. Die Person hat ja bereits eine Vorentscheidung getroffen, die meist mit dem Auftrag korreliert. Zusätzlich ist es hilfreich zu erfragen, warum die Person gerade diese Therapeutin ausgesucht hat („Was hat Sie dazu veranlasst, mich und nicht eine meiner KollegInnen zu kontaktieren?"). Aus diesen Antworten lassen sich Erwartungen, Empfehlungen von KollegInnen und Aufträge ableiten, die ebenfalls mit bestimmten Erwartungen verknüpft sind. Es kann für die Auftragsklärung auch hilfreich sein, nachzufragen, wie es denn weitergehen würde, wenn es keine Therapie gäbe.

Unabhängig davon, wie lange eine Therapie dauert, sollte der Therapeut immer wieder den ursprünglichen Auftrag im Blick haben, um zu sehen, ob an diesem gearbeitet wird oder dieser neu verhandelt werden muss. Die Präsenz des Auftrags schützt den Therapeuten davor, Prozesse anstoßen zu wollen, die nicht im Interesse des Patienten sind.

In einer psychosomatischen Klinik gelingt es der Tanztherapeutin meist sehr gut, die Aufträge der PatientInnen zu erfragen und im Rahmen einer 4–5-wöchigen Behandlung umzusetzen. Wie alle PatientInnen wird auch Herr K. gefragt, was sich denn durch den Klinikaufenthalt ändern soll. Er kann daraufhin immer nur sagen, dass er es nicht wisse. In den anfänglichen Therapiestunden fällt er durch einen sehr gebundenen Bewegungsfluss fast bis hin zu einer Steifheit auf. Auf die wiederkehrende Frage der Therapeutin, ob denn am Ende der Übung/der Stunde etwas anders sei, antwortet er regelmäßig, dass es genauso sei wie am Anfang. In einer Supervisionsstunde wird dieser Fall erörtert. Die Tanztherapeutin kann biografisch noch hinzufügen, dass der Patient sich immer mehr sozial zurückziehe, seinen Arbeitsplatz verloren habe und seine Freundin ihn vor drei Monaten verlassen habe. Beides sei für ihn völlig überraschend gekommen. Die Freundin sei für ihn die wichtigste soziale Bezugsperson gewesen. Aufgrund all dieser Informationen wird die Hypothese aufge stellt, dass Veränderung für ihn bedrohlich ist, und der Therapieauftrag wird folgendermaßen formuliert: „Ich brauche Beständigkeit". Die Tanztherapeutin will in der nächsten Stunde das Thema Beständigkeit thematisieren, um zu sehen, wie der Patient darauf reagiert.

Fragen zur Auftragsklärung können den Überweisungskontext und die Erwartungen betreffen:

1. Den Überweisungskontext erfragen:
   - Wer hatte die Idee zu diesem Kontakt (z. B. „Meine Freundin meinte, ich sollte sie mal anrufen.")?
   - Wie war der Weg der Kontaktaufnahme (z. B. „Ich habe im Internet recherchiert, und mir gefiel Ihr Bild.")?
   - Was möchte er/sie, was hier passieren soll?
   - Warum gerade dieser Klient, warum gerade zu mir, warum gerade jetzt?
2. Die Erwartungen erfragen:
   - Was müsste ich tun, um die Erwartungen zu erfüllen?
   - Was müsste ich tun, damit es ein Misserfolg wird (z. B. „Mir ständig erklären, was ich im Leben alles falsch gemacht habe.")?

Die Frage nach dem Misserfolg ist in der Regel wirkungsvoll, weil sie den Klienten bereits hinreichend verstört, da Misserfolg als mögliches Ergebnis der Therapie impliziert wird, den Leistungsdruck vom Therapeuten nimmt und ihm Hinweise gibt, wie er den Kontakt zum Klienten verlieren könnte.

4.2 Hypothesenbildung

In der Systemischen Tanztherapie dienen Hypothesen (Kap. 3.11) als Prämisse für eine allgemeine Regelaussage, die verbal durch Fragen oder nonverbal durch Übungen überprüft wird. Da Regeln nur durch eine endliche Anzahl von Beobachtungen bestätigt werden können, gelten solche Hypothesen nicht als endgültig bewiesen, sondern dienen der Komplexitätsreduktion durch Regelerkennung. Eine Hypothese, die sich im Experiment der tanztherapeutischen Aufgabe bewährt hat (verifizierte Hypothese), kann als Theorie oder als Bestandteil einer Theorie über das System genutzt werden. Eine falsifizierte, d. h. widerlegte Hypothese muss verworfen, modifiziert oder ersetzt werden.

Die systemische Theorie geht davon aus, dass sich das Individuum aufgrund seiner systemeigenen Strukturen seine Wirklichkeit selbst konstruiert und es keine objektiv überprüfbare Wirklichkeit gibt. Diese konstruierte Sichtweise beeinflusst den Menschen auf allen Ebenen:

- in dem, was er wahrnimmt,
- wie er es interpretiert und
- wie er sich aufgrund dieser Interpretation verhält.

Jeder Mensch entwickelt seine eigenen Realitätskonstruktionen, was zu Schwierigkeiten im Zusammenleben führen kann, wenn diese Wirklichkeiten nicht von anderen geteilt werden. Da der Dualismus von richtig und falsch mit dem systemischen Denken seine Bedeutung verliert, kann nur das Individuum selbst entscheiden, welche Konstruktionen nützlich für es selbst sind. Eine Therapeutin kann deswegen nur begrenzt intervenieren. Ein Weg kann die Kontextsteuerung sein, die darauf abzielt, Komplexität zu erhöhen, um somit dem Einzelnen mehr Möglichkeiten der Wirklichkeitskonstruktion zur Verfügung zu stellen. Mit einer Hypothese ist dies möglich, da eine vorläufige Annahme getroffen wird, die noch überprüft werden muss. Es liegt nun an der Tanztherapeutin, diese vorläufige Annahme in eine Bewegungsaufgabe zu bringen, sodass Aspekte der Hypothese überprüft werden, um sie zu verifizieren oder zu falsifizieren. Diese letztendliche Überprüfung nimmt die Klientin selbst vor, da jedes System nach seiner eigenen Logik agiert. Trotzdem ist die Hypothesenbildung ein Ziel, das zum einen für die Therapeutin ein „Weg zu kognitiver Ordnung“ (Schlippe / Schweitzer, 2002, 117) ist, zum anderen der Klientin neue Möglichkeiten und Sichtweisen offerieren soll. Besonders wenn die Hypothese durch eine Übung überprüft wird, erhält die Klientin Körperempfindungen, die sie zu ihrer bisherigen Interpretation hinzufügen kann, die sie aber auch hinreichend verstören können, sodass sie feststellt, dass die bisherigen Interpretationen nicht weiter brauchbar sind. Somit können neue Interpretationen, Wahrnehmungsweisen und Reaktionsmuster angeboten werden. Die Hypothesenbildung in der Tanztherapie muss zwei Kriterien erfüllen:

1. Sie muss für die Klientin *plausibel* sein, d.h. sie muss die Komplexität der geschilderten Situation der Klientin soweit reduzieren und umstrukturieren, dass sich daraus eine therapeutische „Gestalt“ ergibt.
2. Sie muss *handlungsrelevant* sein, sodass sowohl die Therapeutin als auch die Klientin eine Orientierung haben, was die nächsten Schritte sein können (Clement, 2004). Die Handlungsrelevanz wird häufig schon in der Übung deutlich.

Wird eine Hypothese des Therapeuten durch das System bestätigt oder zumindest nicht für völlig abwegig gehalten, kann auf diesem Pfad weitergeforscht werden. Allerdings muss vor allem der Therapeut jederzeit bereit sein, seine Hypothese wieder über Bord zu werfen, wenn sich diese nicht bestätigen sollte. In der Systemischen Tanztherapie überprüft der Therapeut die Hypothese durch entsprechende Bewegungsaufgaben. Wenn er sich z. B. die Frage stellt, ob in der Gruppe immer jemand nicht mitmachen darf, kann er dies für die Gruppe umsetzen, indem er z. B. die Gruppe zur freien Improvisation auffordert, aber mit dem Zusatz, dass alle achtsam sein müssen, dass immer einer sich nicht bewegen darf. Anschließend wird diese Regel mit der Gruppe reflektiert. Wenn die Paartherapeutin die Hypothese stellt, dass die Frau jeden Vorschlag vom Mann annimmt, gibt sie ebenfalls genauso eine Aufgabe, indem z. B. das Paar im Raum gehen soll und der Mann nach seinen Wünschen die Bewegungsrichtung wechselt und die Frau folgen muss. Danach fragt die Therapeutin das Paar, ob ihnen dies bekannt vorkommt.

Die Hypothesenbildung ergibt sich also erst aus der Zusammenarbeit mit dem System. Jeder systemische Therapeut sollte sich bemühen, nicht schon mit vorgefertigten Hypothesen das System zu betrachten („Wenn der Mann fremd gegangen ist, dann gab es bestimmt Unstimmigkeiten zwischen den Partnern."). Es ist nicht einmal das Ziel, die „richtige" Hypothese zu finden, sondern eine Vielfältigkeit an Hypothesen führt auch zu einer Vielfalt an Perspektiven und Möglichkeiten, die den Handlungsspielraum der Betroffenen erweitert.

„Eine systemische Hypothese ist mit umso größerer Wahrscheinlichkeit passend und nützlich, je mehr Mitglieder eines Problemsystems sie umfasst und je mehr sie in der Lage ist, die Handlungen der verschiedenen Akteure in wertschätzender Weise zu verbinden" (Schlippe / Schweitzer, 2002, 117 f.).

4.3 Systemisches Fragen

Fragen stellen in jeder Therapie einen wichtigen Teil der Kommunikation dar. Meist fragt der Therapeut, und der Klient antwortet. Dieser Prozess wirkt auf den ersten Eindruck wie ein Vorgehen zur Gewinnung von Informationen. Da der Mensch aber „nicht nicht kommunizieren" kann (Watzlawick et al., 1969), kann der Therapeut keine Frage stellen, ohne beim Klienten eigene Ideen anzustoßen.

> Therapeut: „Wann sind Sie geboren?" Klient antwortet: „27.6.1964" und denkt sich vielleicht: „Wenn der Therapeut so genau mein Geburtsdatum wissen will, ist es bestimmt von Bedeutung." oder „Wenn er so genau danach fragt, sind für ihn Sternzeichen bestimmt auch von Bedeutung." oder „Wenn er so genau danach fragt, dann gratuliert er mir vielleicht zu meinem Geburtstag." oder, oder …

Es wird deutlich, dass es keine harmlose Informationsfrage gibt. Fragen sind dennoch ein zentraler Teil von systemischen Interventionen. Durch

Fragen werden implizite Botschaften übermittelt, und die Therapeutin macht damit ein Angebot, wie die Wirklichkeit (auch) gesehen und beschrieben werden kann.

„*Eine wichtige Funktion systemischer Fragen liegt also darin, die Wirklichkeitsbeschreibung, die in sozialen Systemen vorgenommen werden, zu erweitern. In jeder Frage sind oft mehrere Implikationen darüber versteckt, wie die Wirklichkeit anders gesehen werden könnte. Sie stellen damit ein wesentliches Element der Dekonstruktion der gewohnten Beschreibungen in einem System dar*“ (Schlippe / Schweitzer, 2009, 41 f).

4.3.1 Zirkuläres Fragen

Eine wichtige theoretische Grundhaltung der Systemischen Therapie ist die Annahme, dass jedes Verhalten immer auch ein kommunikatives Angebot an die Personen des Systems ist. Verhaltensweisen, Symptome, Gefühle passieren nicht in einem kommunikationslosen Raum, sondern werden an Menschen wie Familienmitglieder, Kollegen, Vorgesetzte, Freunde kommuniziert.

Zirkulär heißt „kreisförmig“. Zirkuläres Fragen bedeutet, den Klienten nicht direkt bzw. linear nach seinen eigenen Wahrnehmungen, Gefühlen, Denk- oder Verhaltensweisen zu fragen, sondern ihn zu veranlassen, seine Vermutungen über die Erlebenswelten des anderen zu explorieren. Der Klient wird so eingeladen, einen Perspektivenwechsel vorzunehmen und sich mit der Wirklichkeitskonstruktion anderer Personen auseinanderzusetzen. Damit wird ihm zum einen bewusst, wie sehr seine eigene Beschreibung der Situation von Vermutungen über das Innenleben des anderen und nicht von den Tatsachen selbst bestimmt werden. Zum anderen kann er sich so in die Welt seines Gegenübers einfühlen und erkennen, wie seine eigenen Verhaltensweisen mit denen anderer verknüpft sind. Er erkennt, dass es neben der eigenen Wirklichkeitskonstruktion, die er als Realität wahrnimmt, noch andere Konstruktionen gibt und dass die Interaktionen von Menschen zirkulär miteinander verbunden sind. Die rekursive Beeinflussung ermöglicht, aus unguten Interaktionsmustern auszusteigen, Hypothesen als solche zu erkennen und zu überprüfen und dadurch Beziehungen zu verbessern. Der Therapeut erhält durch diese Fragetechnik Informationen über das System, die ihm helfen, Hypothesen über Beziehungen und Interaktionsmuster des Klienten und seines Umfeldes zu bilden und zu überprüfen (Kindl-Beilfuß 2015).

Deshalb kann es bei Anwesenheit mehrerer Systemmitglieder (Familien-, Team-, Gruppenmitglieder) interessant sein, sich der kommunikativen Bedeutung zu nähern, anstatt die Mitglieder nach dem eigenen Befinden zu fragen. Da Gefühle Botschaften sind, wird derjenige gefragt, der die Botschaft empfängt, und nicht derjenige, der sie aussendet (Schlippe/Schweitzer, 2009).

> In der Gruppentanztherapie fängt Katharina während einer Paarübung mit Luise an zu weinen. Die anderen Gruppenmitglieder nehmen wahr, dass sie weint. Anstatt nun Katharina direkt nach ihrer Befindlichkeit zu fragen, fragt die Therapeutin sie: „Was denkst du, was dein Weinen für Luise bedeutet?“

Auf diese Art wird der Ausdruck von einem Gefühl, einem Symptom oder einer Verhaltensweise in einen kommunikativen Kontext gesetzt. Die Therapeutin kann auch andere nach dem Befinden der Person befragen. So kann die Therapeutin in der oben beschriebenen Situation die Partnerin von Katharina fragen: „Luise, was denkst du, warum Katharina weint?“ Da die anderen Katharina ebenfalls weinen sehen, kann die Zirkularität noch auf die anderen ausgeweitet werden, indem die Therapeutin ein anderes Gruppenmitglied fragt: „Klaus, was glaubst du, was es bei Sonja auslöst, Katharina weinen zu sehen?“

Allein schon durch die Fragestellung werden bei allen Beteiligten neue Sichtweisen und Denkprozesse angeregt. Um Etikettierungen („depressiv“, „aggressiv“, „uninteressiert“, „ideenlos“) zu Verhaltensweisen werden zu lassen, die in einem Beziehungskontext stattfinden, und sie damit zu „verflüssigen“ (Schlippe/Schweitzer, 2009, 46), können folgende Fragen hilfreich sein:

- Was ist es, was Ihr Mann tut, das Sie als uninteressiert erleben?
- Für wen ist denn das, was Ihr Mann tut, ein Problem?
- Wer merkt in der Familie zuerst, wenn das auftritt, was Sie als Problem bezeichnet haben?
- Was glaubst Sie, wie Ihre Tochter die Beziehung zwischen Ihnen und Ihrem Mann einschätzt? Sieht Ihr Sohn das genauso?
- Angenommen, Ihr Mann würde von einer Situation sprechen, in der er das Gefühl hatte, dass Sie sich besonders um ihn gekümmert haben, was würde er am ehesten sagen?

Es wird deutlich, dass es bei diesem Sammeln von Informationen kaum noch möglich ist, zwischen Frage und Intervention zu unterscheiden. Jede zirkuläre Frage ist immer eine Einladung, die Perspektive des anderen anzunehmen, und hilft, Missverständnisse übereinander aufzuklären.

Der Tanztherapeut sollte eine systemisch-konstruktivistische Grundhaltung verinnerlicht haben, d.h. er hat sich weitgehend von Kategorien wie „Ursache und Wirkung“, „Schuld und Unschuld“ oder „Richtig und Falsch“ gelöst. Nicht Individuen sind „das Problem“, sondern deren Interaktionen sind problematisch. In der Tanztherapie wird das zirkuläre Fragen durch den räumlichen Perspektivenwechsel unterstützt. Da Menschen in ihrem Verhalten zirkulär miteinander verbunden sind, ist die Systemische Tanztherapie bestrebt, diese – meist nur implizite – Verbundenheit explizit zu machen und den „Beziehungstanz“ zu verdeutlichen, indem die beteiligten Personen sich räumlich in die Position der anderen Person bewegen, um für eine veränderte Wahrnehmung sensibilisiert zu werden. Die Fragen des Therapeuten sollen dem Klienten deutlich machen, wie sein Verhalten vom Verhalten anderer beeinflusst wird und wie es wiederum auf diese zurückwirkt. Der Klient kann sich dann bewusst für andere Verhaltensweisen entscheiden, wenn sich daraus eine für ihn weniger problematische Situation bzw. Interaktion ergibt.

4.3.2 Fragen nach Unterschieden

Ein wichtiger Aspekt der therapeutischen Haltung der Neutralität ist das Herausarbeiten von Unterschieden und nicht das Verdeutlichen von dem, was besser oder schlechter ist, weil dies eine Wertung impliziert. Hierfür können verschiedene Frageformen hilfreich sein (Schlippe / Schweitzer, 2002, 2009).

Klassifikationsfragen: Um Unterschiede in den Sichtweisen und Beziehungen deutlich zu machen, können Fragen nach der Rangreihe hilfreich sein (Schlippe / Schweitzer 2002, 2009):

- Welches Gruppenmitglied ist das fürsorglichste? Was, glauben Sie, ist der Grund dafür?
- Angenommen aus dieser Gruppe würde jemand aussteigen. Wer wäre der Erste?
- Wer steht dieser Übung am offensten gegenüber und wer am skeptischsten?

Prozentfragen: Prozentfragen ermöglichen eine Reduktion von Komplexität und stellen gleichzeitig eine Verhältnismäßigkeit her. So können Ideen, Überzeugungen, Stimmungen, Krankheitskonzepte und Meinungen genauer differenziert werden (Schlippe / Schweitzer, 2002, 2009):

- Zu wie viel Prozent halten Sie Ihr Verhalten für den Ausdruck einer psychischen Störung, zu wie viel Prozent für den Ausdruck einer Bedürftigkeit?
- Wenn es im Herzen Ihres Kindes zwei Tendenzen gäbe – eine will in die Schule gehen, eine andere will lieber bei Ihnen zu Hause bleiben – wie viel

Prozent des Herzens Ihres Kindes möchte derzeit in die Schule gehen? Wie viel Prozent möchte bei dir zu Hause bleiben?
- Wenn man Ihre ganze Energie in einem runden Energiekuchen darstellen könnte: Wie viel Prozent von diesem Kuchen wird derzeit dadurch verbraucht, sich mit den Schwierigkeiten am Arbeitsplatz zu beschäftigen?
- Für wie felsenfest halten Sie auf einer Skala von 0 bis 100% die Absicht Ihres Partners, mit dem Trinken aufzuhören?

Übereinstimmungsfragen: Die Feststellung von Übereinstimmungen lässt Koalitionen erkennen und gibt den beteiligten Personen die Möglichkeit, die eigene Sichtweise zu erläutern (Schlippe / Schweitzer 2002, 2009).

- Sehen Sie das genauso oder anders?
- Ihre Kollegin glaubt nicht, dass Sie jemals kündigen werden. Sehen Sie das genauso, oder werden Sie die Firma irgendwann verlassen?
- Gruppenmitglied A glaubt nicht daran, dass sich an Ihrer Beziehung noch einmal etwas verändern wird. Sehen Sie das genauso, oder glauben Sie eher an Veränderung?

4.3.3 Fragen zur Wirklichkeitskonstruktion

Das sorgfältige Erfragen der Wirklichkeitskonstruktion der Klientin zeigt einerseits den Kontext des beschriebenen Problems auf und erzeugt andererseits ein empathisches Eingehen auf die Klientin, weil sich die Therapeutin durch ihre Fragen bemüht, in die Welt der Klientin einzusteigen, und ihr nicht ihre Konstruktionen überstülpt. Fragen zur Wirklichkeitskonstruktion sollen den aktuellen Kontext erhellen. So beschreiben KlientInnen ein Problem, was sie in die Therapie führt. Fragen rund um den Problemkontext geben der Therapeutin ein möglichst genaues Bild, induzieren bereits eine Differenzierung bei der Klientin und beugen Etikettierungen vor. Fragen zur Möglichkeitskonstruktion sollen neue Perspektiven generieren.

1. Um zu vereinbaren, was sich ändern soll, muss zunächst das Problem verstanden werden:
   - Aus welchen Verhaltensweisen besteht das Problem (z.B. „Ich komme morgens nur schwer aus dem Bett und möchte von niemandem angesprochen werden.“)?
   - Wem zeigen Sie das Problemverhalten, wem nicht?
   - Wo zeigen Sie es, wo nicht?
   - Wann zeigen Sie es, wann nicht?
   - Woran würden Sie erkennen, dass es gelöst ist?

2. Um Etikettierungen zu hinterfragen, ist es sinnvoll, die Beschreibungen rund um das Problem zu erfragen:
   - Wer hat es zuerst als Problem bezeichnet?
   - Wer würde am ehesten bestreiten, dass es sich überhaupt um ein Problem handelt?
   - Was genau meint der Arzt, wenn er sagt, Sie seien „depressiv"?
3. Ein „Problemverhalten" löst bei den anderen eine Reaktion hervor, die wiederum zu einer Reaktion der betroffenen Person führt. Es entsteht ein „Tanz um das Problem":
   - Wer reagiert am meisten auf das Problemverhalten, wer weniger? Wen stört es, wen nicht?
   - Wie reagieren welche anderen darauf?
   - Wie reagiert die betroffene Person auf die Reaktionen der anderen?
   - Wie reagieren die anderen auf die Reaktionen der betroffenen Person (hier wird schon der „Kreistanz" deutlich)?
4. Zu jedem Problem entwickeln Menschen Theorien über die Ursache, die erfragt werden sollten, um in dieses Theoriegerüst einsteigen zu können:
   - Wie erklären Sie sich die Entstehung des Problems, wie dass es dann und dann (verstärkt) auftritt und dann und dann nicht (weniger)? Welche Konsequenzen ziehen Sie aus diesen Erklärungen?
5. Jedes Problem hat Auswirkungen auf die Beziehungen, sodass die Bedeutung erfragt wird:
   - Was hat sich in welchen Beziehungen verändert, seit das Problem begann?
   - Was wird sich in den Beziehungen verändern, wenn das Problem wieder aufhört?

Erst eine gut geführte Frageeinheit erlaubt es der Tanztherapeutin, eine Hypothese zu stellen, die sie in einer Übungsaufgabe überprüfen kann. Es kann aber auch hilfreich sein, die Übung durch Fragen zu sequenzieren, um sich somit schrittweise einer Hypothese anzunähern.

4.4 Neutralität

Die Mailänder Schule um Mara Selvini Palazzoli hat den Begriff der Neutralität entwickelt (Selvini Palazzoli et al., 1981). Die Tanztherapeutin verhält sich dann neutral, wenn sie sich für alle Parteien bzw. sozialen Systeme in einer Sowohl-als-auch-Haltung interessiert. Sie muss also nicht nur das Verhalten der Klientin verstehen, sondern ebenso die Auswirkungen ihres Verhaltens auf die anderen Menschen reflektieren. Eine neutrale Haltung ist die Grundlage, um vorhandene Unterschiede als Ressource und deren Nutzung als Chance zu begreifen und Lösungen zum Wohle aller zu entwickeln. Sie unterstützt die Fähigkeit, fremde Perspektiven einzunehmen, diese als Teil des gesamten Systems zu betrachten und Unterschiede respektvoll nebeneinander wahrzunehmen.

Besonders in der Gruppenarbeit ist eine Sowohl-als-auch-Haltung notwendig: Die Aufmerksamkeit richtet sich nicht auf den einzelnen Klienten und dessen Interessen, sondern auf die gemeinsame Entwicklung und Konstruktion von Inhalten, Ideen und Lösungen. Eine „neutrale" Haltung des Tanztherapeuten bedeutet somit, die Meinungen, Bedürfnisse und Einstellungen aller Systemelemente (seien sie nun anwesend oder nicht) wertzuschätzen und im Verlauf gleichermaßen zu berücksichtigen und einzubeziehen. Die Sowohl-als-auch-Haltung muss sich auch auf die Art der Bewegungen der KlientInnen richten. So kann eine Person niemals außerhalb des Systems sein. Wenn ein Klient an der Wand steht, dann ist er nicht außerhalb der Gruppe, auch wenn die anderen im Kreis stehen, sondern nimmt die Beobachtungsperspektive von der Wand aus wahr.

Die meisten Tanztherapeutinnen neigen dazu, viel und „kreative" Bewegung für besser zu erachten als „verhaltene" oder „gehemmte" Bewegungen. Jede Ermunterung zu mehr Bewegungsexploration birgt jedoch immer die Gefahr, die Neutralität zu verlieren und der Klientin zu vermitteln, was „besser" ist.

Der Therapeutin ist die Neutralität gelungen, wenn den Personen des Systems unklar ist, auf wessen Seite die Therapeutin steht, welche Ideen sie favorisiert, wie sie zum Problem steht und sich trotzdem alle verstanden fühlen. Für sehr hilfreich halte ich Retzers Unterscheidung in soziale Neutralität, Konstrukt-, Veränderungs-, Methoden- und Systemneutralität (2002):

- **Soziale Neutralität:** Die Aufrechterhaltung der sozialen Neutralität besteht in der Vermeidung von Allianzen und Koalitionen mit einem oder mehreren gegen einen oder mehrere. Bei Gesprächen mit verschiedenen Familien- oder Gruppenmitgliedern unterstützt die Therapeutin nicht die eine oder andere Position. Inwieweit die Therapeutin letztendlich neutral war, entscheidet der Patient beziehungsweise die Familie oder die Gruppe. Die Neutralität wird dann eingehalten, wenn es den KlientInnen unklar bleibt, auf welcher Seite die Therapeutin steht. Dadurch vermeidet sie, in Konflikte verwickelt zu werden, und ermöglicht eine emotionale und intellektuelle innere Distanz zu den Konstrukten der beteiligten Personen. Man sichert die soziale Neutralität, indem man vorher fragt, was man tun müsste, um diese zu verlieren: „Was müsste ich tun, um Ihr Gegenüber so richtig sauer auf mich zu machen?" Anschließend wird das Gegenüber gefragt, ob die Einschätzung richtig ist, und alle beteiligten Personen werden aufgefordert, die Therapeutin darauf aufmerksam zu machen, wenn sie die soziale Neutralität verliert.

- **Konstruktneutralität:** Hier steht die Respektlosigkeit gegenüber Bewertungen, Weltbildern, Bedeutungen, Theorien, Problemerklärungen, Lösungsideen, Werthaltungen und Meinungen, insbesondere Lebensentwürfen und Krankheitstheorien, im Mittelpunkt. Der Therapeut bleibt gegenüber diesen Konstrukten der KlientInnen neutral, d.h. es bleibt unklar, ob er diese gut oder schlecht findet, und seine eigenen Werte und Normen werden nicht deutlich. Dies hat den Vorteil, dass der Therapieprozess offen gehalten wird für alle möglichen Lösungswege. Zustimmung oder Ablehnung eines Lebensentwurfes ist der Verlust der Konstruktneutralität.
- **Veränderungsneutralität:** Diese Haltung fällt den meisten TherapeutInnen am schwersten, weil sie den Erfolg ihrer Arbeit häufig am Maß der Veränderung der KlientInnen messen. Bei der Veränderungsneutralität geht es um die (von der Therapeutin nicht zu entscheidende) Frage, ob Veränderung oder Nicht-Veränderung für den Klienten besser ist. Dies impliziert auch die Entscheidung für oder gegen eine Psychotherapie, die mit Veränderung verbunden sein kann. Die Veränderungsneutralität hält die Therapeutin dann ein, wenn das Problem nicht schlechter bewertet wird als die Veränderung. Sie setzt sich weder dafür ein, dass sich etwas ändern soll, noch dafür, dass das Leben so bleiben muss, wie es ist. Nur so behält sie eine innere Haltung des Suchens und der Neugierde für die vielen Facetten des Problems und lässt offen, ob die beste Lösung nicht auch die Beibehaltung des Problems ist.

„Dies fördert eine respektvoll-ambivalente Haltung gegenüber den Problemen, die sowohl das Leiden daran als auch den möglichen Nutzen des Problems für die Aufrechterhaltung der Selbstorganisation des Klientensystems würdigt und anerkennt“ (Schlippe / Schweitzer 2002, 120).

Dadurch bleiben die KlientInnen in der autonomen Position selbst entscheiden zu müssen, wie sie ihr Leben in Veränderung und Stabilität, in Lösung und Problem leben wollen.

- **Methodenneutralität:** Die meisten KlientInnen wählen bei den Versuchen der Lösung ihres Problems verschiedene Methoden aus, sodass die Tanztherapie häufig nur eine der möglichen Lösungsmethoden ist. Der Therapeut verhält sich dann methodenneutral, wenn es nicht klar ist, wie er den eigenen Ansatz und die anderen Methoden bewertet.

„Die Methodenneutralität zu realisieren heißt, sich gegenüber der eigenen therapeutischen Methode in der kritischen Distanz einer Außenperspektive zu befinden“ (Retzer 2002, 92).

Nur so bleibt offen, ob er diese gut oder schlecht findet, und der Weg wird nicht versperrt für mögliche Methodenmischungen, die zu einer für den Klienten guten Lösung führen.

Neutralität ist eine systemtherapeutische Haltung für spezielle Therapiekontexte. Sie ist im privaten Bereich wenig hilfreich und auch nicht in therapeutischen und beraterischen Settings, in denen Fürsorge oder soziale Kontrolle indiziert sind. Die Therapeutin muss eigenverantwortlich entscheiden, wann sie die Neutralität aufgibt und zum Schutz einer Klientin parteilich wird.

4.5 Neugierde

Eine hilfreiche Grundhaltung zur Wahrung der Neutralität ist die Neugierde. Sie schützt den Therapeuten davor, vorschnelle Rückschlüsse aus Verhalten und Äußerungen zu ziehen, um nicht zu einer Gewissheit von Kausalität zu gelangen, die den weiten Blick für mögliche Lösungen verstellt. Diese respektvolle Neugierde initiiert ein sorgfältiges Explorieren und unterstützt mehr ein Interesse an Verhaltens- und Denkmustern und an der Vielfalt möglicher Muster als an Bewertungen. Wenn der Therapeut glaubt, die „richtige“ Beschreibung für ein Symptom oder Problem gefunden zu haben, erstickt dies jede Neugierde auf weitere mögliche Beschreibungen und reduziert die Komplexität, anstatt sie für die Problemlösung zu erhöhen.

„Die Idee der Neugier als systemische Grundhaltung hat mehrere Implikationen. Sie steht einer Reparaturlogik entgegen – der Idee nämlich, man könne ein anderes System vollständig durchschauen und dann steuern […] Neugier impliziert darüber hinaus eine Haltung, die die ‚Unwissenheit des Therapeuten‘ als Ressource versteht“ (Schlippe / Schweitzer, 2002, 121).

4.6 Respektlosigkeit gegenüber Ideen, Respekt gegenüber Menschen

Wenn Menschen therapeutische Hilfe aufsuchen, haben sie meist ein medizinisches Verständnis von Psychotherapie. Die Therapeutin ist jemand, die mehr weiß und mir sagen wird, was ich ändern muss, damit es mir besser geht. Bedient die Therapeutin diese Erwartung, wird eine neue Abhängigkeit zu ihr entwickelt und die Autonomieentwicklung behindert. Die Therapeutin muss sich also mit Vorschlägen zurückhalten, um über das gemeinsame Explorieren der Klientin die Möglichkeit zu geben, eine für sie machbare Lösung zu finden.

In einem längeren therapeutischen Prozess wird für eine Frau eine Matratze zum Symbol für ihren Vater, dem sie ihre Wut auf ihn (er hatte sie sexuell missbraucht) zeigen will. Sie ist aber noch nicht bereit dazu. Mit ihrer Absprache legt die Tanztherapeutin Woche für Woche die Matratze in den Raum, während andere Themen bearbeitet werden. Die Therapeutin hat das innere Bild, dass die Klientin mit einem Stock auf die Matratze einschlagen werde. Der Bezug der Matratze ist bereits verschlissen und an einigen Stellen eingerissen. Die Therapeutin will ihn eigentlich schon längst ersetzen. Der Therapeutin ist aber klar, dass dies erst gehe, wenn die Klientin ihren Prozess beendet habe. Nach etlichen Stunden geht die Klientin plötzlich zur Matratze und fängt ganz langsam an, den Bezug zu zerreißen. Über einen langen Zeitraum zerreißt sie den Stoff immer mehr, bis er nur noch aus kleinen Fetzen besteht. Als die Fetzen vor ihr liegen, lächelt sie die Therapeutin an und ist sichtlich zufrieden mit der inneren Zerstörung ihres Bildes von ihrem Vater. Jeder Vorschlag von der Therapeutin hätte diesen für sie wichtigen Prozess vereitelt.

Eine gesunde Respektlosigkeit mit einer leicht subversiven Haltung gegenüber jeder Idee, die die therapeutische Manövrierfähigkeit einengt, „bekämpft die Versuchung, jemals ein überzeugter Anhänger einer wie auch immer gearteten Idee zu werden“ (Cecchin et al., 1992, 9). Diese Respektlosigkeit gegenüber den Konstruktionen der KlientInnen wie aber auch gegenüber den eigenen Konstrukten entwickelt sich mit Erfahrung. Therapeutische Anfänger brauchen meist noch die Sicherheit der vermeintlichen Gewissheit eines bestimmten Theoriegebäudes.

Carl Whitaker sieht mit seinem einfachen Rezept „Add craziness and stir“ – Füge Verrücktheit hinzu und rühre um – den Königsweg für die systemische Therapie im Spielen (Whitaker, 1991). Das kreative Potenzial der Tanztherapie bietet viele Möglichkeiten, die KlientInnen zu einem Verrücken der Gefühle, Ansichten und Meinungen einzuladen. Der Therapeut muss jederzeit die Bereitschaft haben, gelernte Überzeugungen und Hypothesen dann wieder zu verlassen, wenn sie die eigenen Möglichkeiten und die der KlientInnen begrenzen, statt zu erweitern. Veränderungen geschehen nur durch kreative Regelunterbrechung.

„Kreativität ist die stärkste Kraft therapeutischen Handelns. Wenn therapeutische Konzepte Kreativität so sehr einschränken, dass Psychotherapie zur Verwaltung psychischer Probleme verkommt, dann braucht es diesen regelbrechenden Befreiungsschlag, von dem die Geschichten erzählen“ (Schlippe, 1997, 55).

Respektlosigkeit gegenüber Ideen, Respekt gegenüber Menschen (Schlippe / Schweitzer, 2002) bezieht sich sowohl auf die Ideen des Klienten als auch auf die eigenen. Meist bedarf es schon einiger geistiger Turnübungen, die machtvollen, einengenden Ideen zu erkennen. Dies wird besonders schwer, wenn diese von einem großen Teil der Gesellschaft geteilt werden. Es ist auch nicht immer leicht den Respekt, den man den KlientInnen und sich selbst gegenüber empfindet, von dem Respekt gegenüber den Ideen zu trennen. „Es scheint so, als hätten Ideen und ihre Träger die Tendenz, sich zu verfestigen, zum Dogma zu werden“ (Schlippe, 1997, 52). Mit einer Respektlosigkeit sich selbst gegenüber ist der Therapeut in der Lage, seine eigenen Gewissheiten zu hinterfragen. Auf diese Weise wird die Verantwortung nicht an ein Konzept delegiert, sondern der Therapeut ist sich bewusst, dass er keine therapeutische Intervention vornimmt, weil sie richtig ist, sondern weil er sie für richtig hält. Dies garantiert ihm den Zweifel, es könnte alles auch ganz anders sein. Es muss dem Therapeuten also gelingen,

- wachsam gegenüber Verführungen zu sein, sich einem System mit seinen Theorien unreflektiert anzupassen und damit die eigene Identität zu verlieren.
- skeptisch zu bleiben gegenüber eigenen „unverrückbaren“ Aussagen und Dogmen. Vielleicht muss man sich in der Tanztherapie nicht immer bewegen? Vielleicht ist es manchmal auch gut, die mühsame und vielleicht kreative therapeutische Kleinarbeit zu würdigen, in der viele Praktiker stecken?
- auch in einem systemischen Theoriekonstrukt über das Problem zu sprechen, über Leid und Schmerz, und nicht sofort alles positiv zu konnotieren und Lösungswege aufzuzeigen.
- vorsichtig zu bleiben, wenn es um den eigenen Glauben an Methoden geht.

„Nein, schlaft nicht, während die Ordner der Welt geschäftig sind! Seid mißtrauisch gegen ihre Macht, die sie vorgeben, für euch erwerben zu müssen! Wacht darüber, daß eure Herzen nicht leer sind, wenn mit der Leere eurer Herzen gerechnet wird! Tut das Unnütze, singt die Lieder, die man aus eurem Mund nicht erwartet! Seid unbequem, seid Sand, nicht das Öl im Getriebe der Welt“ (Eich, 1953, 87).

4.7 Empathie

Der Begriff Empathie leitet sich vom griechischen Wort „empatheia“ für „Einfühlung“ ab. Empathie ist die Fähigkeit, Gefühle, Bedürfnisse und Sorgen anderer wahrzunehmen. Der Mensch spürt, was der andere empfindet, er ist fähig, sich in seine Lage zu versetzen (Goleman, 2000). Empathie spielt in allen menschlichen Beziehungen eine große Rolle. In der Beziehung zwischen Säugling und Bezugsperson ist sie besonders wichtig, denn erst das empathische Einfühlen in die Bedürfnisse des Säuglings ermöglicht ihm, Urvertrauen und ein stabiles Selbst zu entwickeln.

In der therapeutischen Beziehung bildet das Einfühlen in die Lebenssituation des Patienten eine vertrauensvolle Grundlage. In der Therapie haben wir es oft mit Menschen zu tun, die geängstigt, verärgert, gekränkt, traurig oder verwundbar sind, und daher für „vernünftige" Argumente nicht zugänglich sind. Wer über Einfühlungsvermögen verfügt, verzichtet deshalb darauf, seinem Gegenüber mit Argumenten seine Gefühle auszureden. Denn sie erwecken nur den Eindruck: „Er hat sicher recht, aber er versteht mich nicht." Erst die körperliche Einstimmung auf den anderen durch das Spiegeln der Bewegung und die Einstimmung auf die Formflussveränderungen des Wachsens und Schrumpfens des Körpers lassen beim Gegenüber ein Gefühl des Verständnisses entstehen (Bender, 2014).

Mitzuempfinden ist ein anderer Vorgang, als wenn man eine Handlung in Gedanken noch mal wiederholt, um sie besser zu verstehen. Letzteres ist eine Leistung unseres Verstandes, Empathie dagegen beruht auf der Fähigkeit des Gehirns, mithilfe der Spiegelneuronen mitzuempfinden und so durch Bewegungen ausgedrückte Gefühle zu teilen. Deshalb erleichtert das gemeinsame Tanzen und Bewegen in der tanztherapeutischen Sitzung nicht nur das empathische Einfühlen in die andere Person, sondern vermittelt auch schneller das Gefühl, verstanden worden zu sein.

4.8 Querdenken und Umdeuten

Hätte Kopernikus nicht quer zu den Lehren seiner Zeit gedacht, hätte er nicht entdeckt, dass sich die Erde um die Sonne dreht und nicht umgekehrt. Hätte Sigmund Freud die Kraft besessen, sein Querdenken zu Ende zu denken, wäre die Schwere von Missbrauchsauswirkungen viel früher bekannt geworden. Und hätte Charles Darwin nicht quer zur biblischen Schöpfungsgeschichte geforscht, hätte er kaum seine Theorie von der Evolution der Arten entwickeln können.

Im Querdenken weichen wir in unserer Denkweise erheblich von den allgemein üblichen und als normal erachteten Denkroutinen ab und schlagen ungewohnte Denkbrücken. Querdenken ist das bewusste gedankliche Verlassen von häufig genutzten Argumenten und Denkmustern. Angestammtes Gedankengut und Altbewährtes wird immer wieder infrage gestellt, Verbindungen werden hergestellt, die für andere nicht sichtbar sind, und Bestehendes immer wieder neu kombiniert.

Durch das Querdenken werden scheinbar widersprüchliche Eigenschaften in einer Person verbunden. Das Querdenken bricht Regeln, ignoriert Vorgaben und Normen, stört bestehende Abläufe und richtet keine Schubladen ein. (Etwas, was den scheinbaren Querdenker der Corona-Pandemie nicht gelingt. Vielmehr machen sie ihr Denken eng und erlauben keine innere Verwirrung und Hinterfragung. Somit wird dieser Begriff in dieser Gruppe falsch eingesetzt und missbraucht.) Durch das Querdenken herrscht Bewegung im Denken und im Handeln, sodass die kreativen Potenziale der Tanztherapie voll ausgeschöpft werden können. Denn Kreativität bedeutet nichts weiter als den Pfad des bisher Üblichen zu verlassen und dadurch neue Anregungen zu geben (Guntern, 1995). Die Tanztherapeutin braucht also nicht nur bewegliche Muskeln, die sich auf die unterschiedlichsten Bewegungsqualitäten der KlientInnen einstellen können, sondern sie braucht auch ein bewegliches Gehirn, um die begrenzenden Gedankenmuster der KlientInnen aufbrechen zu können und dadurch neue Handlungsfelder aufzuzeigen. Damit die Tanztherapeutin querdenken kann, muss sie sich also auch immer von ihren eigenen Normen und Werten und denen der Gesellschaft distanzieren und erweitert dadurch die Lösungsoptionen.

> Eine Klientin wünscht sich sehnlichst ein Kind, ist aber in keiner festen Beziehung. Sie glaubt, hierfür zunächst systematisch die „Männersuche" angehen zu müssen. Als der Elan bei dieser Suche sehr schnell nachlässt, weise ich sie darauf hin, dass sie keinen festen Partner braucht, um ein Kind zu bekommen. Diese Aussage entsetzt sie erst. Nach dem ersten Schock stellt sie aber fest, dass sie einen festen Partner gar nicht so sehr vermisst. Erst jetzt kann sie sich ihren inneren Normen und den möglichen Optionen stellen, um für sich eine Entscheidung zu treffen.

Diese geistige Beweglichkeit ist die Notwendigkeit für die therapeutische Intervention der Umdeutung. Eine Umdeutung besteht darin, den begrifflichen und gefühlsmäßigen Rahmen, in dem eine Sachlage erlebt, gefühlt und beurteilt wird, durch einen anderen zu ersetzen, der den „Tatsachen" ebenso gut oder sogar besser entspricht und dadurch die Gesamtbedeutung ändert. Die Bedeutung einer Information hängt immer vom Kontext ab. Ein veränderter Kontext verändert auch die Kommunikation und das Gefühl, auch wenn der Inhalt sich nicht ändert. Das bisher vom Klienten als defizitär erlebte Verhalten wird durch einen neuen Bezugsrahmen umgedeutet und positiv konnotiert (Bandler/Grinder, 1995). Auf diese Weise werden eingefahrene Denk- und Sinnmuster gestört und neue Aspekte des Symptoms sowie die Funktion der Symptome im Gesamtkontext des Lebens des Klienten deutlich. Erst durch die Exploration in der Bewegung hin zum Symptom werden neue Zusammenhänge hergestellt (eine Herzsymptomatik wird etwa als Signal gedeutet, für mehr Ruhe und Ausgleich im Alltag zu sorgen). Folgt die Tanztherapeutin zu schnell dem Wunsch des Klienten, dass das Symptom „verschwinden" soll, wird die Suche nach dem Sinn und den Ressourcen der Störung erst gar nicht aufgenommen. Aber nur wenn die Ressourcen aus dem Symptom und an anderer Stelle verankert werden, kann die Person das Symptom loslassen. Würde sich das Symptom ohne die Ressourcenextraktion auflösen, wäre ebenso die Ressource verloren.

Auch dem Therapeuten kann sich durch die Umdeutung ein neuer Handlungsrahmen erschließen: Was gemeinhin als Widerstand gesehen wird, lässt sich in Bewältigungsmechanismen umdeuten. Dies ändert sofort die Haltung des Therapeuten. Der Klient verweigert sich nicht, sondern versucht mit diesem Verhalten eine Situation zu meistern, die für ihn scheinbar nur so zu bewältigen ist. Das Verhalten kann also als ein Angebot des Klienten bzw. als Hinweis auf einen relevanten Aspekt betrachtet werden, der bisher vom Klienten, aber auch vom Therapeuten übersehen wurde.

> Zur Thematisierung von Konfliktlösungsverhalten sollen die PatientInnen der Tanztherapie in einer psychosomatischen Klinik gerade und runde Raumwege gehen. Eine Patientin hatte sich zu Beginn der Tanztherapie besorgt über diese Therapieform geäußert, weil sie befürchtete, sie müsse sich hier „zum Affen machen". Nachdem die PatientInnen sowohl die ausweichenden runden Wege, als auch die geraden Wege als Herausforderung der Einbehaltung eines vorgegebenen Weges mit den dazugehörigen Begegnungen ausprobiert hatten, fordert die Tanztherapeutin die PatientInnen auf, nun noch etwas ganz anderes zu machen, was sie zuvor noch nicht gemacht hatten. Die Patientin, die zuvor nur sehr widerwillig mitgemacht hat, bleibt stehen und schaut ängstlich-provozierend immer wieder zur Therapeutin. In der anschließenden Gesprächsrunde verweist die Therapeutin auf die Lösungsmöglichkeit des Stehenbleibens. Die Patientin schaut die Therapeutin auf einmal erstaunt an und meint: „Ja, man kann ja auch einfach mal stehen bleiben."

Die Fähigkeit zur Umdeutung wird dann leichter, wenn die Therapeutin bedenkt, dass

- jedes Verhalten Sinn macht, wenn man den Kontext kennt.
- jedes Verhalten eine sinnvolle Bedeutung für die Kohärenz des Gesamtsystems hat.
- es nur Fähigkeiten gibt. Probleme können daraus entstehen, dass Fähigkeiten und Kontext nicht optimal aufeinander abgestimmt sind.
- jeder scheinbare Nachteil in einem Teil des Systems sich als möglicher Vorteil an einer anderen Stelle zeigt (Schlippe/Schweitzer, 2002).

4.9 Humor

Zu Beginn meiner tanztherapeutischen Laufbahn hatte ich das Bild der seriösen und ernsten Therapeutin. Unabhängig davon, was mir meine Klienten erzählten, behielt ich ein ernstes Gesicht und stellte zunehmend eine Versteifung meiner Gesichtsmuskulatur fest. Wenn ich dabei geblieben wäre, hätte ich heute sicherlich einige Falten weniger, aber hätte auch einen wichtigen Teil meiner Persönlichkeit verleugnet. Humor in der Therapie korreliert mit dem Querdenken.

„Und vergessen Sie auch den Humor nicht, der, besser als alle anderen Mittel, jene dumpfen Momente aufzuhellen vermag, in denen Lehrer und Schüler sich an einer nicht bewältigten Unterrichtssituation zu versteifen beginnen. Ein befreiendes Gelächter reinigt die Luft und stellt den Normalgang der Arbeit sofort wieder her“ (Wigman, 1963, 110).

Die Fähigkeit, über sich selbst zu lachen, bedeutet, sich sehr ernst zu nehmen. Edith Eger, eine Schülerin Viktor Frankls, dem Begründer der Logotherapie, wurde im Alter von sechzehn Jahren nach Auschwitz deportiert. Für sie waren der Humor und das Lachen eine Möglichkeit, die entwürdigende und bedrohliche Situation zu ertragen. Hierzu erzählt sie ein Beispiel:

„Nach der Ankunft in Auschwitz wurden meine Schwester Marga und ich entkleidet, und unser Haar wurde uns vollkommen abgeschnitten. Marga hatte lange, blonde Locken, die sie stets stundenlang aufzudrehen pflegte. Nun standen wir also da in einem Zustand äußerster Erniedrigung. Als sie mich fragte, wie sie jetzt aussehen würde, gab ich ihr zur Antwort: ‚Du hast wunderschöne blaue Augen!‘“ (Titze, 1995, 22).

Dieser Bericht zeigt, dass sich Humor über Einschränkungen hinwegsetzt. Ein humoristisch-provokativer Stil in der Psychotherapie kann dabei helfen, irrationale Denkmuster von PatientInnen wirkungsvoll infrage zu stellen, indem die Gedankenkonstrukte des Klienten noch weiter ins Extrem getrieben werden, um auf dramatische Art die eingefahrenen Denkweisen zu unterbrechen (Ellis, 1977). Vom Therapeuten ausgehender Humor kann die Atmosphäre in der Therapie positiv beeinflussen. Die KlientInnen erleben, dass Veränderung nicht nur durch harte Arbeit erreicht werden kann, die mit Schmerz, Schweiß und Tränen verbunden ist, sondern dass auch spielerisch begleitet von Schmunzeln, Lachen und heiterer Stimmung damit umgegangen werden kann. Auf kognitiver Ebene kann eine humoristische Betrachtungsweise zur Veränderung der Bedeutung von Situationen und zu einer differenzierten Einschätzung von Problemen führen. Diese veränderte

Sichtweise ermöglicht auf der emotionalen Ebene eine positive Umstimmung. Der Körper kommt von einer Anspannung in eine Entspannung, wodurch das Blut wieder besser durch Muskulatur und Hirn fließen kann. Die Bewegungen werden flüssiger, sodass neue Handlungsweisen spielerisch erforscht werden können. Der angemessene Einsatz von Humor in der Therapie ist auch für die Psychohygiene des Therapeuten gut und kann als eine vorbeugende Maßnahme gegen Burn-out betrachtet werden.

In einer humorvollen Atmosphäre erlauben es sich KlientInnen auch eher, mit neuen Bewegungsmustern zu experimentieren. Das Spiel ist die probeweise Vorwegnahme eines neu zu erlernenden Verhaltens. Geschieht dies im Tanz in einer spielerisch-humorvollen Art, so kann sich die Klientin diesem Verhalten angstfreier nähern.

4.10 Paradoxe Verschreibung

Die Paradoxe Verschreibung ist eine humorvolle, verrückende Intervention, die vom Klienten anstelle der erwünschten Problemlösung die bewusste Herstellung des unerwünschten Zustandes verordnet – nach dem Motto: „Verhalten Sie sich genau so, dass alles so bleibt, wie es ist!“ Auf diese Weise wird die Wirkungsweise des eigenen Verhaltens für Veränderungsprozesse auf spielerische Weise bewusst und nutzbar gemacht („Was müssen Sie tun, um Ihr Problem auf keinen Fall loszubekommen? Angenommen, Sie wollen, dass Person A weiterhin wütend auf Sie ist, was müssten Sie tun?“).

Die Methode wurde ursprünglich vom Psychiater und Neurologen Viktor Frankl als therapeutische Intervention entwickelt und später von den Systemtheoretikern aufgegriffen, modifiziert und unterschiedlich benannt (Watzlawick et al., 2009, Selvini Palazzoli et al., 1978). Bei der Paradoxen Intervention wird ein therapierelevanter Sachverhalt (z.B. ein Symptom) in einer sich selbst widersprechenden Weise interpretiert und mit einer Handlungsaufforderung (Verschreibung, „Hausaufgabe“) zur Symptombeibehaltung verknüpft. Geläufig sind auch die Bezeichnungen „paradoxe Verschreibung“ oder „Symptomverschreibung“. Die Begriffe verweisen auf den medizinisch-therapeutischen Ursprung: Das störende Symptom wird „verschrieben“, ebenso wie ein Arzt seinem Patienten ein Medikament verschreibt.

Eine nachhaltige Veränderung menschlicher Systeme findet oftmals paradox statt. Je verzweifelter die Anstrengungen, besonders die des Therapeuten, desto unwahrscheinlicher ist die Veränderung. In jeder noch so schwierigen Lebenssituation haben die KlientInnen einen ganz konkreten Vorteil, wenn sie sich nicht ändern (z.B. Zuwendung, keine Verantwortung, keine Angst vor Neuem). Die Botschaft der Paradoxen Verschreibung lautet: Wenn etwas gezielt verschlimmert werden kann, bedeutet dies, dass eine Steuerung möglich ist. Sie steigert also die Eigenverantwortlichkeit und Selbstwirksamkeit der KlientInnen, fördert die Veränderungsenergie, regt zum Experimentieren an und öffnet den Blick für neue Handlungsoptionen.

Paradoxe Interventionen sind überall dort angebracht, wo das intra- oder interpsychische System jede Veränderung als Bedrohung der Stabilisierungsregeln empfindet und sich deswegen den unmittelbaren Wegen zur Veränderung widersetzt. Besonders wirksam sind Paradoxe Interventionen bei angestrebten Veränderungen tradierter, sehr festgefahrener Verhaltensmuster (Schlippe / Schweitzer, 2002).

In der Bewegungsintervention ist die Paradoxe Verschreibung eine Verstärkung hin zum Symptom. Es wird nicht nur das Symptom exploriert, sondern die Klientin bekommt auch die Aufgabe, bei dem Symptom, sprich: bei genau einer Bewegung zu bleiben. Sie „darf" nichts anderes machen.

Die Klientin überlegt seit geraumer Zeit, sich von ihrem Mann zu trennen. Immer wieder klagt sie über ihre Unzufriedenheit in der Beziehung, ohne jedoch irgendwelche Taten folgen zu lassen (mit dem Mann sprechen, sich anders verhalten, den Trennungswunsch ansprechen, sich tatsächlich trennen, sich mit der Angst vor der Veränderung abfinden etc.). Die Tanztherapeutin lässt die Klientin ein buntes Filzseil als Symbol für die Verbindung zu ihrem Mann aussuchen und sagt ihr, dass sie frei tanzen kann, aber das Seil nicht loslassen darf.

Als Steigerung bietet sich darüber hinaus die paradoxe Verschlimmerung an: Das Symptom soll nicht nur beibehalten, sondern noch verschlimmert werden („Wie können Sie es schaffen, dass sich Ihr Problem noch verschlimmert? Wer genau müsste was genau dafür tun oder lassen? Wie müssten Sie sich verhalten, um nach der erfolgreichen Therapie einen Rückfall zu erleiden?").

Auch der Therapeut profitiert von der Intervention. Er befreit sich vom Druck der Veränderung und kann auf spielerische und provokant-liebenswürdige Art den „Finger in die Wunde" legen. Dadurch wird gleichzeitig die homöostatische Erstarrung verhindert, in welcher der Therapeut nur für die Veränderung zuständig zu sein scheint und somit der Klient die Beständigkeit repräsentieren muss.

4.11 Externalisierung

Viele KlientInnen sind aufgrund der Dauer ihres Leidens kaum in der Lage, ihre Symptome, Beschwerden und Probleme mit größerer Distanz zu betrachten. Nicht selten beschreiben sie die Symptome wie externe Einheiten. Sie werden „von Ängsten überwältigt", „die Depression hat sie fest im Griff", „die Fressattacken überfallen sie", „die Schuld sitzt ihnen im Nacken". Das Einnehmen einer Außenperspektive als eine Art Metaposition, in der man sich einen Überblick verschaffen oder bisher nicht wahrgenommene Möglichkeiten und Zusammenhängen erkennen kann, ist den meisten KlientInnen deshalb verwehrt.

Nutzt die Tanztherapie nun die Möglichkeit der Externalisierung eines Symptoms, so macht sie sich zum einen die bereits vorhandene Wahrnehmung des Klienten zunutze und ist damit anschlussfähig, zum anderen wird hierdurch die nicht vorhandene Distanziertheit als Option ausprobiert. Die Bewegte Familienrekonstruktion, die weiter unten genauer beschrieben wird, bedient sich der Dimension des Außenraumes und der Nutzung anderen Körper, um eine Außenperspektive zu ermöglichen oder die eigene Position deutlich zu machen.

Um die Zusammenhänge zwischen inneren Anteilen des Klienten näher zu erforschen, bedient sich die Tanztherapie weiterer tänzerischer Externalisierungen. Das Problem wird wie ein äußeres Objekt oder eine äußere Person vom „Besitzer" des Problems unterschieden. Durch diese sprachliche und bewegte Unterscheidung wird einerseits die Gleichsetzung eines Problems mit der Eigenschaft einer Person aufgehoben, andererseits lässt sich der Blick auf die Beziehung aller Beteiligten zu diesem Problem richten und der Umgang damit reflektieren und beeinflussen.

> Eine Tanztherapiestudentin plagt sich sehr mit Schuldgefühlen, da sie ihre Tochter ab dem Alter von sechs Jahren für einige Jahre bei ihren Eltern gelassen hatte, während sie mit ihrem Mann in eine andere Stadt zum Arbeiten ging. Die Tochter ist jetzt 24 Jahre alt und wohnt noch bei ihr. Die Tanztherapeutin zeigt ihr die Triangulierung auf, die sich zwischen ihr, dem Schuldgefühl und der Tochter entwickelt hat. In der Therapiestunde wird das Schuldgefühl externalisiert und von der Klientin getanzt. Einige Tage später müssen die Studenten zu einem psychologischen Thema eine Tanzperformance gestalten. Die Studentin hat – welch ein Zufall – im Losverfahren das Thema Schuld gezogen. Sie setzt das Thema um, indem sie eine Mitstudentin aussucht, die die Schuld verkörpert, die sie auf dem Rücken mit sich herumtragen muss, während sie versucht, zu ihrer Tochter Kontakt aufzunehmen.

Ein wichtiger Grund für eine tanztherapeutische Externalisierung besteht darin, dem Klienten eine kinästhetische Sensation des Symptoms oder des Problems zu geben. Menschen mit (besonders lang andauernden) Symptomen neigen dazu, sich selbst abzuwerten bzw. entmutigt keinen Ausweg mehr zu sehen.

Internalisierte „Bilder“ des Symptoms oder Problems können nach außen verlagert, durch Medien verkörpert, im Raum symbolisiert oder durch andere Personen dargestellt werden. Intrapsychische Systeme und Beziehungsgefüge stehen hier im Zentrum der tanztherapeutischen Erforschung. In der tanztherapeutischen Ambivalenzarbeit geht es um zwei gleichzeitige Empfindungen, die so miteinander ringen, dass sie sich gegenseitig lähmen und zum Beispiel eine anstehende Lebensentscheidung unmöglich erscheinen lassen. Zur Externalisierung wird z. B. der Raum mit einem Seil aufgeteilt: Eine Seite des Raumes steht für ein Empfinden und die andere Seite für das andere Empfinden. Achtsam wechselt nun die Klientin von einer Seite zur anderen, achtet auf die Veränderungen in ihrem Körper, merkt, welche Bewegungsmöglichkeiten auf der einen und anderen Seite möglich sind und spürt dem Übergang von einer zur anderen Seite nach.

Es lässt sich auch mit der Idee einer Ressourcenexternalisierung arbeiten, wobei die zuvor im Gespräch mit dem Klienten besprochenen wichtigen Ressourcen, Fähigkeiten und Eigenschaften benannt und anschließend z. B. jeweils eine Ressource durch ein Medium (Tuch, Seil, Kissen, Ball etc.) repräsentiert wird, mit dem der Klient nacheinander tanzt und somit erleben kann, welche Möglichkeiten die Ressource bietet.

Auch Symptome können einzeln oder mit ihren unterschiedlichen Facetten in der tanztherapeutischen „Externalisierung eines Symptoms“ erforscht werden. So kann z. B. die Therapeutin die Klientin sein, und die Klientin ist ihr Symptom. Beide schauen nun, welches Duett sich entwickelt. Die Therapeutin hat so die Möglichkeit, den Gewinn aus der „Beziehung“ zum Symptom zu erspüren, und die Klientin kann die Ressourcen des Symptoms erkennen. Die entstehende Außenperspektive auf die Symptomatik kann, gerade bei starker Identifizierung mit dem Symptom („Ich bin Krebspatientin.“), das Bewusstsein gegenüber der eigenen Problematik erweitern und durch Förderung von Selbsterkenntnis Lösungswege aufzeigen.

4.12 Professionelle Authentizität

Ein wichtiges tanztherapeutisches Prinzip ist, dass die TeilnehmerInnen dort abgeholt werden, wo sie im Moment stehen. Dies kann nur geschehen, wenn die Tanztherapeutin offen ist für die verbalen, aber vor allem nonverbalen Botschaften der PatientInnen. Durch diese therapeutische Grundhaltung ist es schwierig, die Tanztherapie einzuordnen. Anders als in vielen anderen körperpsychotherapeutischen und körpertherapeutischen Verfahren finden sich nicht eine Reihe von Übungen, die man anwenden kann, sondern es ist das Einlassen auf den „Tanz der Kommunikation". Dieses Offensein bedeutet Mut zum Risiko. Die Freiheit zur Offenheit ist eine große Chance, aber wie die meisten Chancen kann sie sowohl beim Klienten als auch beim Therapeuten Angst hervorrufen.

Eine wirkliche Begegnung zwischen Menschen findet nur statt, wenn sich die Beteiligten authentisch zeigen, also den Mut aufbringen, echt zu sein, und somit beim Gegenüber das Bild vermitteln, real, glaubwürdig und ungekünstelt zu sein. Authentizität kommt vom Griechischen „authentikós" (echt) oder dem Spätlateinischen „authenticus" (verbürgt, zuverlässig). Nur wenn die Therapeutin bereit ist, sich authentisch zu zeigen, kann sich auch die Authentizität des Klienten entwickeln. Dies bedeutet allerdings nicht, dass die Therapeutin ungefiltert allen Gefühlen freien Lauf lässt, sondern dem Klienten in einer Echtheit begegnet, indem sie die Gefühle und Gedanken zeigt, die zum Prozess des Klienten gehören (und nicht zu dem der Therapeutin). Nur in dieser professionellen Authentizität kann sie ihre eigenen Empfindungen gegenüber dem Patienten immer wieder neu überprüfen und reflektieren. Durch die Körperlichkeit und Direktheit der tanztherapeutischen Arbeit ist dies ein wichtiges Kriterium, da KlientInnen sehr wohl spüren, ob es ein echtes Gefühl ist, was die Therapeutin zeigt, oder nur ein gespieltes, weil sie glaubt, dass dies für die Situation angemessen ist. Besonders Kinder und Menschen mit psychischen Auffälligkeiten haben hierfür ein sensibles Gespür. Jeder Mensch hat ein Anrecht auf eine wahrhafte Begegnung.

4.13 Bewegungsfähigkeit

Das tanztherapeutische Ziel der Authentizität und der Achtsamkeit setzt eine adäquate Tanzausbildung der Tanztherapeutin voraus. Eine breite Tanzausbildung ist zunächst einmal schlichtes Handwerkszeug, denn die verschiedenen Tanzstile setzen unterschiedliche Schwerpunkte, die für die tanztherapeutische Arbeit von Nutzen sein können. Während man z. B. beim Ballett die Struktur des Körpers spürt, ist es im Modern Dance die dynamische Auseinandersetzung mit dem Tanz und beim Wiener Walzer das Schweben über dem Boden mit einem Partner. Durch die vielseitige Bewegungserfahrung wird dem Tanztherapeuten bewusst, wer er ist und wie er sich selbst mit seinem Körper in den therapeutischen Prozess einbringt. Er muss sich der Nuancen seines eigenen Bewegungsrepertoires, seines individuellen charakteristischen Musters der Bewegung bewusst sein.

Die Tanztherapeutin muss dem individuellen Bewegungsmuster des Klienten folgen, darauf reagieren und sich anpassen (und nicht umgekehrt) können. Diese Muster entsprechen oft nicht ihren eigenen Bewegungsprioritäten, und doch muss sie sich auf der Bewegungsebene dort einfühlen. Nur die vielfältige Auseinandersetzung mit den verschiedenen Tanztechniken (und auch noch anderen Bewegungstechniken) ermöglicht ihr diese Einstimmung. Der Klient soll seine authentische Bewegung finden und nicht Bewegungen der Therapeutin imitieren. Die Tanztherapeutin begleitet ihn dabei mit den entsprechend angepassten Bewegungen. Aus diesen Gründen muss die Tanztherapeutin

- ihr eigenes Bewegungsrepertoire in seiner Konstanz und Bevorzugung einschätzen können;
- ihr Bewusstsein dahingehend vertiefen, wie ihre Bewegungspräferenzen gleichbleibende Bewegungsmuster erzeugen,
- sich entscheiden, wie sie ihr Bewegungsrepertoire erweitern und entwickeln will.

Die Integration all dieser Stufen führt zu der Fähigkeit, ein vielfältiges Bewegungsrepertoire emotional einzusetzen. Dies setzt voraus, dass in einer Tanztherapieausbildung die bestehenden ästhetischen Werte der angehenden TanztherapeutInnen kritisch aufgearbeitet werden. „Schön" ist eine Wertung, die besonders in einer systemischen Sichtweise wenig hilfreich ist, weil nicht etwas mehr wert ist als etwas anderes (wie z. B. nicht schön, ungeschickt, steif, gehemmt etc.). Nicht eine verfeinerte Tanztechnik und Bewegungsfertigkeit ist das Ziel der Tanztherapie, sondern die Nutzung der individuellen, freien und authentischen Bewegung für die eigene Lebensgestaltung. Aus diesem Grund kämpfen häufig ehemalige Tänzerinnen mit den verinnerlichten ästhetischen Werten, die oft nicht an Authentizität geknüpft sind, sondern an Leistung.

4.14 Bewegungsanalyse

Um dieses Bewegungsrepertoire in einer systematischen Weise einschätzen und interpretieren zu können, bedient sich die Tanztherapie zweier sehr differenzierter, aufeinander aufbauender Bewegungsanalysekonzepte: der Laban Bewegungsanalyse und dem Kestenberg Movement Profile (Laban, 1988; Kestenberg Amighi et al., 1999; Bender, 2014).

Diese beiden Beobachtungssysteme überschneiden und ergänzen sich. Mit ihnen lassen sich u. a. folgende Fragen beantworten:

- Welche Teile des Körpers werden ständig benutzt, welche niemals, und in welcher Kombination werden sie eingesetzt?
- Wie viel Raum benutzt die Person um sich herum?

- Wird eine Bewegung isoliert nur in einem Teil des Körpers ausgeführt wird, oder zieht sich die Bewegung durch den ganzen Körper?
- Wie ist die Qualität der Bewegung in der Auseinandersetzung mit Raum, Zeit und Schwerkraft?
- Wie bewegt sich der Körper in der horizontalen, vertikalen oder sagittalen Fläche?
- Wie ist die Bewegung rhythmisiert?
- Welche entwicklungspsychologischen Themen zeigen sich?
- Wie reguliert das Temperament die Gefühle?
- Wie ist die innere Beteiligung?
- Wie ist die allgemeine und spezifische Bedürftigkeit?
- Welche Verbindungen zur Umwelt werden hergestellt?

Mit Hilfe von über 60 Beobachtungskriterien, die sich untereinander kombinieren lassen, können nicht nur vielfältige Antworten auf die Ressourcen der PatientInnen gefunden werden, sondern auch die vielen unausgesprochenen Botschaften des Körpers, die meist Sehnsüchte und Wünsche enthalten, erkannt und in die therapeutische Beziehung integriert werden (Bender, 2014).

5 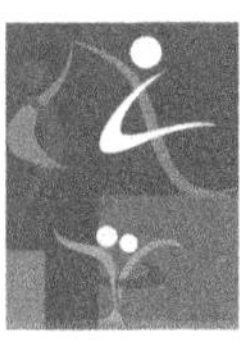 Bewegte Familienrekonstruktion

„Menschen kämpfen mit ihren Konstrukten, nicht mit dem realen Vater und der realen Mutter. Was verändert werden muß, ist die Interpretation ihrer Erfahrung" (Satir et al., 1995, 244).

Da die Tanztherapie den Anspruch erhebt, den Menschen in seiner Komplexität zu begegnen, erscheint es naheliegend, diese Komplexität nicht nur auf die einzelne Person zu beschränken, sondern sie auf das Eingebunden- und Vernetztsein eines jeden Menschen mit anderen Menschen, sei es in der Familie, mit Freunden oder bei der Arbeit, zu erweitern. Da kein Mensch alleine aufwächst, ist unsere Wahrnehmung von dieser Welt und von uns selbst von den Erfahrungen in den Systemen, in denen wir uns befanden und befinden, sowie vom gesellschaftlichen System, das uns umgibt, beeinflusst.

Die Systemische Tanztherapeutin unterscheidet sich gar nicht sehr von anderen Tanztherapeutinnen in dem, was sie tut, sondern dadurch, wie ihre Interventionen von systemischen Überlegungen getragen sind. Um die Vergangenheit nicht zu unserem Feind zu machen, dem wir hilflos ausgeliefert sind, sondern sie mit den Augen des Erwachsenen zu sehen, müssen wir ihre Kontextinterpretation verstehen und erfahren. Dies hilft, die Umstände und Konstruktionen zu erkennen, durch die – zum damaligen Zeitpunkt meist sinnvolle – Familienregeln entstanden und verfestigt worden sind. Solange intensive Gefühle von Trauer, Wut, Enttäuschung, Sehnsucht u. a. die Person an die Vergangenheit binden, werden gegenwärtige Aktivitäten und Beziehungen häufig zu stark davon beeinflusst, sodass eine zufriedenstellende Lebenschoreografie scheitert. Durch das Erkennen und Verstehen der eigenen Konstrukte der vergangenen Erfahrungen wird es möglich, sie neu zu erzählen und damit die alten loszulassen.

Die Familienrekonstruktion im Allgemeinen ist eine aus den Familientherapien hervorgegangene Methode der Gruppentherapie (Einzelarbeit im Gruppenrahmen) (Schmidt, 1995). Ursprünglich von Virginia Satir entwickelt wurde die Familienrekonstruktion als Methode der Selbsterfahrung in die Ausbildung der humanistischen Familientherapie integriert (Satir / Baldwin, 1983).

5.1 Systemische Aufstellungen

Die Idee, über eine Familiendynamik nicht nur zu sprechen, sondern diese auch dreidimensional darzustellen, sodass eine sogenannte Familienskulptur entsteht, wurde im Wesentlichen von David Kantor, Fred und Bunny Duhl (1973) sowie Virginia Satir (1988), einer Pionierin der Familientherapie, und Peggy Papp (Papp et al., 1973) entwickelt. In den 1960er Jahren entwickelte David Kantor am Boston Family Institute (BFI) die „Familienskulptur" und Virginia Satir das „Posturing" ihrer Kommunikationsmuster, das sie später ebenfalls „Familienskulptur" (Satir, 1988) und schließlich „Familienrekonstruktion" nannte (Duhl et al., 1973; Satir, 1988; Moskau / Müller, 1992; Nerin, 1989). Peggy Papp begann später mit der Entwicklung einer Technik, die sie „Choreografie" (Papp, 1976; Papp et al., 1973) nannte.

„Vergangenheit ist die Abfolge von Ereignissen, die bereits geschehen sind. Aus diesen Ereignissen hat man etwas gelernt, und das prägt die Art und Weise, wie man mit der Gegenwart umgeht. Um die Wahrnehmungen und die Erfahrung in der Gegenwart zu verändern, daß sie zu einem Sprungbrett in eine gesündere Zukunft werden konnten, mußte ich irgendwie einen Weg finden, der neues Leben möglich machte. Daß es möglich war, neu zu lernen, das wußte ich. […] Der nächste Schritt bestand darin, ein Mittel zu finden, um den Kontext wiederherzustellen, in dem das alte Lernen stattgefunden hatte; das sollte den Weg zu neuem Lernen frei machen – ‚Rückkehr zu alten Situationen mit neuen Augen'. Das was damals gelernt wurde, war eine Überlebensstrategie. Der therapeutische Prozeß mußte stark genug sein, um die damalige Verletzbarkeit wieder zutage treten zu lassen und die Entwicklung neuer Verhaltensweisen zu ermöglichen" (Satir zitiert nach Nerin, 1989, 13 f).

Die Familienskulptur ermöglicht die Analyse des familiären Systems unter Berücksichtigung der Vorgeschichte der Familien und der innerpsychischen Aspekte der Familienmitglieder. Die dreidimensionale Darstellung der Beziehungen bezieht den Körper und die Bewegungen mit ein und erlaubt allen Beteiligten, Beziehungskonstrukte, Gefühle und Veränderungen zu veräußerlichen und an sich zu erfahren.

„Derjenige, der die Familienskulptur schafft, erarbeitet eine ‚räumliche' Komposition, die häufig dramatisch ausfällt und die sichtbar seine Emotionen wie auch die Emotionen der Familienmitglieder in ihrer wechselseitigen Interaktion zum Ausdruck bringt" (Andolfi, 1982, 130).

Diese Form der Familiendarstellung auch auf Repräsentanten von Familienmitgliedern zu übertragen, entstand mehr durch Zufall. 1962 war Virginia Satir in Colorado zu einer Versammlung eingeladen, um die Behandlung einer ganzen Familie zu zeigen. Die Familie sagte ab, und so musste sich Satir kurzfristig etwas Neues ausdenken. In ihrer Not bat sie einige Teilnehmer, die Rollen der Familienangehörigen zu übernehmen (Jürgens/Salm, 1985).

In der Familienrekonstruktion werden mit Hilfe von Gruppenteilnehmern, die die verschiedenen Familienmitglieder repräsentieren, entscheidende Momente im Leben einer Familie, wie z. B. die Flucht aus dem Heimatland, das Verlieben der Eltern, die Geburt des ersten Kindes, der Tod der Großmutter etc., verdichtet. Der „Star", d. h. die Person, deren Familie dargestellt wird, kann durch das Agieren der Repräsentanten das eigene Familiensystem besser erkennen und verstehen und erfährt von den Repräsentanten, welche Veränderungen zu einer Auflösung des alten unbefriedigenden Verhaltens führen können. Neue Interaktionsmuster können zudem direkt eingeübt werden (Daimler, 2008).

„Die Kraft der Familienrekonstruktion beruht auf der Tatsache, daß der Entdecker in die Lage versetzt wird, seine Kindheitserlebnisse auf eine neue Weise noch einmal zu erleben, so als wäre er tatsächlich mit seinen richtigen Eltern und den anderen Familienmitgliedern konfrontiert" (Nerin, 1989, 182).

Durch die Darstellung emotional relevanter Interaktionen innerhalb einer Rekonstruktion wird im „Star" häufig ein leichter Trancezustand induziert. Er wiederholt hierbei Erfahrungen und Gefühle, meist aus der Kindheit, die durch den aktuellen Problemkontext aktualisiert werden. Dies ermöglicht, die unbewusste und häufig destruktive Wiederholung emotional prägender Erfahrungen bewusst zu erleben, den Preis der bisherigen Lösung zu hinterfragen und konstruktivere Lösungen für emotional „alte" Konflikte in symbolischer Form zu erproben.

Der Klient beschreibt sich bei der Darstellung seines Problems häufig als Opfer automatisch ablaufender Prozesse, die er als nicht steuerbar erlebt. Um dem Klienten ein Gefühl der Autonomie zu vermitteln, wird versucht, das symptomatische Verhalten zumindest in einem kleinen Teilbereich zu verändern. Schon derart kleine Änderungen können dem Klienten Mut machen und ihn zu weiteren Änderungsversuchen motivieren. Entscheidend ist bei der Musterunterbrechung, nicht eine logische oder „richtige" Verhaltensweise einzuführen, sondern mit der eingeführten Änderung eine möglichst große Signalwirkung zu erzielen. Sobald der Automatismus eines Verhaltens unterbrochen ist, entsteht das Potenzial von neuen, kreativen Sätzen, Bildern und verändertem Verhalten. Um dies zu erreichen, setzt die Therapeutin auf Veränderungen im Timing, im Fokus, in der Sprache, in den Akteuren, in der Logik des Verhaltens und die Einführung neuer Bilder und Metaphern. All dies dient der Unterbrechung und Verstörung des automatischen Verhaltens (Duhl/Duhl, 1981).

Mittlerweile haben sich verschiedenste Aufstellungsformen entwickelt, die von der Organisationsaufstellung bis zu verschiedenen Problem- bzw. Lösungsaufstellungen, wie z. B. Tetralemmaaufstellung, Drehbuchaufstellung etc., reichen (Sparrer et al., 2020). Bei den Aufstellungen geht es wie bei allen systemischen Aufstellungsverfahren um die räumliche Anordnung von Repräsentanten zur Darstellung von Beziehungsstrukturen des Systems, für dessen Verständnis und Modifikation die Aufstellung durchgeführt wird.

Sparrer und Kollegen (2020) gehen vom Phänomen der „systemischen Resonanz“ aus. Die Repräsentanten verhalten sich während der Aufstellung resonant zu den Strukturen innerhalb des Beziehungssystems. Zugrunde liegt hier das Phänomen der „repräsentierenden Wahrnehmung“, das den RepräsentantInnen ermöglicht, sich in die Veränderungen der Beziehungsstrukturen einzufühlen. Die Wirkung der Familienrekonstruktion basiert auf der (immer wieder verblüffenden) Erkenntnis, dass andere Menschen Empfindungen, Gedanken, Körperreaktionen, Bewegungen, Gesten etc. eines Familienmitglieds übernehmen, sobald sie in den Familienkontext gestellt werden. Wissenschaftlich eindeutig nachzuweisen ist dieses Wahrnehmungsphänomen bislang noch nicht, aber in jeder Rekonstruktionsarbeit ist es immer wieder auf wundersame Weise zu erleben. Auch wenn wir es wissenschaftlich nicht erklären können, sollten wir dieses Phänomen respektvoll annehmen.

Die Familienrekonstruktion arbeitet stark mit Körperempfindungen bzw. ist auf diese angewiesen. Durch die systemfremden Repräsentanten der Familienmitglieder werden neue Informationen gewonnen. Alte Wirklichkeitskonstruktionen des „Stars“ geraten ins Wanken, ein Prozess der Verwirrung und Destabilisierung tritt ein. Dies beginnt häufig damit, dass klassische Rollen aufgebrochen werden, so wird z. B. der eigene Vater mit seiner eigenen Geschichte wahrgenommen. Diese neue Sichtweise ermöglicht ein anderes Verständnis und eine neue Konstruktion, da der Familienhintergrund mit anderen Augen gesehen werden kann und die Entstehung bestimmter Muster erkannt wird (Kaufmann, 2000).

Um die Auswirkungen der Lernerfahrungen aus der Vergangenheit zu erkennen, müssen wir ihren Kontext verstehen und erfahren. Dies hilft uns, die Umstände zu erkennen, durch welche die Familienregeln entstanden und perpetuiert worden sind. Indem die Bewegte Familienrekonstruktion die Kindheitserfahrungen der Eltern, Groß- und Urgroßeltern nicht nur bewusst, sondern sichtbar macht, wird es möglich, die Lebenssituation und damit die Grenzen der vorherigen Generationen aufzuzeigen. Eltern sind erwachsen gewordene Kinder, geschiedene Eltern waren einmal ein Liebespaar. Solange intensive Gefühle von Wut, Enttäuschung, Sehnsucht u. a. den Klienten an die Vergangenheit binden, bleibt es schwierig, die Gegenwart unabhängiger von dieser zu gestalten. Durch das Rekonstruieren vergangener Erfahrungen in ihren entsprechenden Kontexten wird es möglich loszulassen. Der Klient erhält die Freiheit, nicht weiter an nicht erfüllbaren Wünschen festzuhalten, sondern sich den erfüllbaren zuzuwenden. Wer sich hingegen dem Kontext, der Geschichte und den Bedingungen verweigert, innerhalb derer die eigenen Erfahrungen und die der vorherigen Generationen gemacht wurden, bleibt an die Vergangenheit gebunden. Aufgrund der Beobachtung anderer und durch ihre eigene Erfahrung gelangte Virginia Satir zu der Überzeugung, dass wir nicht zur Ganzheit gelangen können, solange es uns nicht gelingt, zu unseren Eltern eine normale Beziehung herzustellen.

Ziel ist es, sich von familiären Einflüssen und Loyalitäten zu befreien, die das gegenwärtige Leben behindern, und sich Ressourcen zu erschließen, die bisher nicht erkannt wurden. Satir (zitiert nach Nerin, 1989) sah hauptsächlich elf Ziele:

1. das Selbstwertgefühl erhöhen,
2. Anschluss an die eigene Kraft finden,
3. die Familie von Mutter und Vater und die eigene Herkunftsfamilie neu erfahren,
4. aktiv in den Prozess eintauchen, um kritische Situationen neu und anders zu durchleben,
5. Mutter und Vater als Person wahrnehmen,
6. sich mit der eigenen Geschichte versöhnen und doch selbst schützen,
7. unerledigte Probleme zum Thema machen,
8. inkongruentes Verhalten durch kongruentes ersetzen, d.h. unaufrichtige durch aufrichtige Kommunikation ersetzen,
9. mehr Energie des Stars auf die Veränderung seines Verhaltens lenken, anstatt die Familienmitglieder ändern zu wollen,
10. statt für das Selbstwertgefühl auf die Anerkennung von anderen angewiesen zu sein, sich selbst annehmen lernen,
11. weiße, d.h. unbekannte Flecken auf der Landkarte des Familiensystems füllen.

Die Familiengeschichte wird zunächst rekonstruiert, um sie anschließend zu dekonstruieren, d.h. die Wirklichkeitskonstruktion der Person wird infrage gestellt, da sie offensichtlich nicht hilfreich war (ansonsten würde es der Person besser gehen). Durch die anschließende Neukonstruktion wird der Person ein neuer Blickwinkel der Familiengeschichte mit den entsprechenden Normen und Werten angeboten. Dabei ist immer respektvoll zu beachten, dass alte Konstruktionen entwickelt wurden, weil sie für das psychische oder physische Überleben hilfreich waren. In den „Basic Rules of Survival“ (Nerin, 1989) trifft ein Kind grundlegende Entscheidungen darüber, wie es in dem von ihm wahrgenommenen Kontext am besten überleben kann. Wir sind alle darauf angewiesen, unserem Leben einen Sinn zu geben. Diesen geben wir uns durch die Geschichten und Regeln, mit denen wir unser Schicksal verknüpfen. Da sie jahrelang sehr sinnstiftend waren, halten wir oft hartnäckig daran fest. Wir sind nur bereit, unsere Geschichten zu rekonstruieren und anschließend zu dekonstruieren, wenn wir dafür eine neue Konstruktion erhalten. Deshalb liegt der Familienrekonstruktion die Überzeugung zugrunde, dass es hilfreich ist, in die ursprünglichen Situationen zurückzugehen, in denen die einengenden Regeln über das Leben gelernt wurden, und dafür eine neue Konstruktion anzubieten.

Die Familienrekonstruktion arbeitet zweigleisig. Einerseits wird an der Reaktivierung aufgestauter und verdeckter Gefühle und an der Überwindung von Mustern, Wahrnehmungen und Erwartungen der Vergangenheit gearbeitet. Andererseits laden die emotionalen Erfahrungen der Repräsentanten dazu ein, über die Grenzen der vorherigen Muster hinausgehen (Satir et al., 1995).

In der Familienrekonstruktion geht es nicht um eine Familientherapie, sondern es soll herausgearbeitet werden, welchen Einfluss die Familiensysteme von Vater und Mutter auf die Person haben. Welche Kräfte der beiden Familien und deren Vereinigung durch die Eltern wirken in der Person? Dazu muss die Person begreifen, wie es dazu kam, dass diese beiden Systeme sich trafen. Die Eltern haben sich gefunden, weil sie damit versuchten, für sich etwas zu lösen, zu klären, Frieden zu finden oder was auch immer. Zwei Personen haben sich irgendwann einmal kennengelernt und sich mehr oder weniger bewusst dazu entschlossen, einen Menschen zu zeugen. Im Kind verbinden sich die Familiensysteme der Eltern.

Das ist für die Familienrekonstruktion von großer Bedeutung. Sind die Systeme sehr ähnlich, hat es das Kind relativ leicht, spürt wenig Spannung, hat aber auch wenig Anregung. Kommen z. B. beide Elternteile aus bäuerlichen Strukturen, so wird es wahrscheinlich niemand in der Familie infrage stellen, dass die Norm gilt: „Erst die Arbeit, dann das Vergnügen.“ Kommen beide Elternteile aus dem Bildungsbürgertum, so wird niemand an der Notwendigkeit allumfassender Bildung zweifeln, und das Kind hält es für völlig normal, dass es neben der Schule auch noch ein Instrument lernt und regelmäßig darauf üben muss. Dieser Person sind andere Systeme sehr fremd, und sie versteht sie nicht.

Sind die beiden Systeme z. B. in Werten und Normen sehr gegensätzlich, entstehen Spannungen in der Person, die sich in wiederkehrenden Ambivalenzen zeigen können. Diese Spannungen können durch unterschiedliche Gesellschaftsklassen, Bildungsklassen, Orte, Glauben, Nationalitäten etc. entstehen.

Die beiden Elternsysteme trägt jeder in sich. Jeder muss selbst herausbekommen, wie diese beiden Systeme miteinander korrespondieren können. Denn es kann nicht darum gehen, sich für ein System zu entscheiden (was Eltern allerdings manchmal versuchen). Bei Konflikten zwischen den Eltern wird dies verbal oder nonverbal ausagiert. Koalitionen (Kap. 3.12) sind keine Lösung, sondern sollen von dem Konflikt zwischen den Eltern ablenken.

So entscheidet sich z. B. eine Frau für einen Mann, der die Liebe sowohl in der Fröhlichkeit als auch in der Traurigkeit leben kann, weil sie aus zwei Systemen kommt, wo auf der einen Seite nur Leichtigkeit und auf der anderen Seite nur Traurigkeit war. Erst durch die Heirat erlebt sie, dass sie sich nicht zwischen diesen beiden Qualitäten entscheiden muss.

In jeder Rekonstruktion geht es um die Aufdeckung unserer inneren Konstruktionen der Wirklichkeit. Wir müssen für uns die Wirklichkeit so konstruieren, dass sie für uns Sinn macht, dies umso mehr, je verwirrender das System ist. Ist ein System überschaubar und stimmen Fakten und Geschichten überein, werden sich die Konstruktionen der Wirklichkeit weitestgehend mit den tatsächlichen Ereignissen decken (eine vollständige Deckung kann jedoch nie erreicht werden). Oft passen aber Empfindungen, Reaktionen und Tatsachen nicht zusammen. Wird z. B. heile Welt gespielt, spürt das Kind sehr deutlich, dass sie so heil nicht ist, und wird seine Konstruktionen derart verändern, dass sie für ihn wieder Sinn machen.

Dafür gibt es vielfältige Möglichkeiten. „Nebel“ ist ein beliebtes Mittel, um den Tatsachen auszuweichen („Weiß ich nicht. Frag doch nicht, Kind.“). Das Kind kann eine entsprechende Geschichte dazu erfinden, sich dem „Nebel“, d. h. der Verwirrung anschließen oder irgendetwas machen, um das auszuhalten. Ein Kind spürt sehr schnell, dass es bei Tabuthemen nicht weiterfragen darf. Ihn würde die Antwort schon interessieren, aber die Frage wird im Keim erstickt, sodass es bald gar nicht mehr auf die Idee kommt zu fragen. Nach einer Weile stellt sich dieser Widerspruch für die Person nicht mehr. Wenn das Kind merkt, dass es die Eltern verwirrt, fragt es nicht weiter nach, weil die Verwirrung der Eltern für das Kind zu bedrohlich ist. Das macht Angst. Hier braucht es jemanden von außen, der den Mut hat, diese Fragen zu stellen. Diese Rolle übernimmt die Therapeutin.

Auch wenn Virginia Satir kleinere Gesten und Sitzstellungen mit in die Familienskulptur und Familienrekonstruktionsarbeit hineinbrachte, so konzentrierte sie sich im Wesentlichen doch auf die Skulptur, d. h. auf die starre Position der Familienmitglieder.

In der Bewegten Familienrekonstruktion kommt der ganze Körper zum Einsatz. Die Repräsentanten berichten nicht von ihren Empfindungen, sondern gehen diesen in der Bewegung nach. Die Bewegung der einen Person veranlasst die anderen „Familienmitglieder“, darauf zu reagieren. Dies entspricht der Situation in einer Familie, in der ebenso ständig etwas in Bewegung ist. Dadurch erhält die Rekonstruktion einen szenischen Charakter, und es wird deutlich, dass jedes Verhalten einen kommunikativen Anteil hat. Die Tanztherapie ist ein gutes Mittel zur Erfassung der Familienhistorie. Die Paarbeziehungen, aus denen sich Familien entwickelt haben, sind häufig beim Tanzen entstanden. Selbst in unserer heutigen Zeit, wo eher schneller und intensiver sexueller Kontakt gesucht wird, bahnt sich der Körperkontakt häufig über den Tanz an. Dies trifft noch mehr auf frühere Zeiten zu, wo das Tanzen häufig die einzige Möglichkeit war, dem anderen Geschlecht körperlich nahezukommen. Diese Form der Kontaktaufnahme können die Repräsentanten nutzen.

Das Modell der Bewegten Familienrekonstruktion orientiert sich an den Grundprinzipien und Methoden der systemischen Familientherapie (Schlippe / Schweitzer, 2002, 2009; Schiepek, 1999). Vor dem Hintergrund des systemtheoretischen Prinzips der Selbstorganisation können als verbindende Merkmale Folgende benannt werden:

a. die Berücksichtigung der Autonomie und der Eigenbewegung des Klientensystems
b. die Beachtung der Relation von System und Umwelt
c. das therapeutische Ziel, die Wirklichkeitskonstruktion zu verändern
d. der wechselseitige Bezug zwischen vorgestellter Fragestellung / Problem, Bewegungsverhalten und interpersonaler Kommunikation

Das menschliche „In-der-Welt-Sein“ als Voraussetzung für Kommunikation beschreibt, dass der Mensch in der Welt materiell enthalten ist, aber gleichzeitig selbst die Welt in sich enthält. Die sozialen Strukturen und Kommunikationsformen der Welt werden inkorporiert und bilden eine dispositionelle Struktur und ein praktisches Wissen, das sich aus kulturellen Mythen, Familienmythen, Selbst, Beziehungen, Episoden, Bewegungserfahrungen und Sprechgewohnheiten zusammensetzt.

Die Familienrekonstruktion fokussiert besonders die Konstruktion des mehrgenerationalen Familiensystems, des Selbst und der Beziehungen zu anderen. In der mehrgenerationalen Perspektive wird das Familiensystem nicht nur als gegenwärtiges, zeitlich horizontales, sondern auch als vertikales historisches System betrachtet. Historische Räume können überwunden werden, indem zeitgleich z. B. die Geschichte der Ursprungsfamilien der Eltern, die eigene Ursprungsfamilie und die aktuelle eigene Kernfamilie betrachtet werden. Dieser historische Raum beinhaltet sowohl die von der Familie real erlebte und erlittene Zeitgeschichte als auch gegenwärtige Konstruktionen zu dieser Zeitgeschichte. In der Kernfamilie vorherrschende Sinnkonstruktionen und Leitthemen, unabhängig davon, ob sie zur Lebenszufriedenheit oder -unzufriedenheit beitragen, sind oft schon in den Herkunftsfamilien der Eltern angelegt und über Generationen tradiert. Es handelt sich dabei nicht um eine einfache, lineare Weitergabe von der älteren Generation auf die jüngere, sondern um einen sich zwischen den Generationen vollziehenden Prozess der gemeinsamen sinnstiftenden Bedeutungskonstruktion (Williamson, 1991).

Durch das Erzählen der Lebensgeschichte als Form der Sinngebung in der Entwicklung des Individuums entwickelt sich eine narrative Identität, in der sich das Subjekt erzählend entfaltet und die faktisches Geschehen und Fiktion gleichermaßen umfasst. Die Narration ist jedoch nicht nur eine Eigenschöpfung der Person, sondern vom sozialen Kontext beeinflusst und dort verankert, sodass sowohl ihre Genese als auch ihre ständige Veränderung in einem komplexen sozialen Prozess stattfinden. Kohärenz, d.h. die intra- und intersubjektive Integration von Widersprüchen, und Kontinuität von Erzählungen müssen im Lebenslauf einer Person immer wieder von Neuem angestrebt werden (Kraus, 1996). Erfährt jemand Fakten, die der bisherigen Erzählung der Lebensgeschichte zutiefst widersprechen, wie es z.B. einige Menschen bei der Veröffentlichung der Stasi-Akten erleben mussten, so ist die narrative Identität zunächst einmal grundlegend verstört. Erst wenn eine neue Kohärenz gefunden wird, entwickelt sich eine veränderte Identität.

Die Bewegte Familienrekonstruktion wird zur Veränderung der Konstruktion des Familienerlebens eingesetzt. Dies geht gewöhnlich mit intensiven Gefühlen sowohl bei der Person, die die eigene Familie vorstellt, als auch bei den Personen, die Familienmitglieder repräsentieren, einher. Emotionen werden zunächst durch physiologische Reaktionen des Körpers wahrgenommen. Die menschliche Emotionalität hängt von der bewussten Symbolisierung der Körperempfindungen und Handlungstendenzen ab. Sie sind aber durch Sprache und Kultur bedingt und werden durch interpersonale emotionale Regulation beeinflusst. Emotionen organisieren und regulieren sowohl das Selbst als auch Interaktionen mit anderen. In den neueren Systemtheorien, wo ein System sich nicht durch Personen, sondern durch die Bedeutungsgebung der Kommunikation definiert (Retzer, 2007), werden Emotionen als primäres System der Bedeutungsgebung angesehen. Daher ist es notwendig, in der Konstruktion von Bedeutung neben der sprachlichen Äußerung auch auf den Körper zu achten. Körpererfahrungen, Bewegung und Sprache werden im Rekonstruktionskontext gleichrangig behandelt.

Durch die Bewegte Familienrekonstruktion verändert sich manchmal auf wundersame Weise etwas im realen Familiensystem, obwohl nur eine Person von dieser Familie anwesend war und die anderen Familienmitglieder nicht bewusst wissen können, was abgelaufen ist. So habe ich nach einem „Gespräch" zwischen Tochter und Vater (als Repräsentanz) erlebt, dass direkt danach der „richtige" Vater den Kontakt zur Tochter gesucht hat und es nach Jahren wieder zu einer Verständigung und Annäherung kam. Eine andere Tochter konnte in der Rekonstruktion zum ersten Mal die Trauer der Mutter erkennen und sie nicht nur als „meckernde Ziege" sehen, woraufhin die „richtige" Mutter plötzlich begann, von ihren eigentlichen Lebensplänen und der Trauer über die Verhinderung dieser Pläne zu sprechen.

5.2 Ziele

Personen suchen immer dann eine Familienrekonstruktion auf, wenn sie es zugelassen haben, dass gesellschaftliche und familiäre Konstruktionen und Festschreibungen ihre Entwicklungsmöglichkeiten einengen und ihnen zu wenig Spielraum bleibt.

In der Bewegten Familienrekonstruktion geht es vor allem darum, Handlungsmöglichkeiten zu erweitern und auf dieser Grundlage Deutungen neu zu gestalten. Dieses Vorgehen führt direkt zu den Ressourcen einer Person und stellt Defizite hinten an. Durch das Gestalten neuer Handlungsmöglichkeiten durch die Repräsentanten wird die bisher dominante Erzählung der Person unterdrückt (dekonstruiert) und alternative Geschichten konstruiert. Wenn die alternativen Erkenntnisse von der Person als für sie wünschenswert und sinngebend bewertet werden, finden sie Eingang in die neue Narration der Lebensgeschichte. Ziel ist nicht, eine neue Geschichte zu erfinden, sondern einer bereits existierenden Geschichte einen neuen Sinnzusammenhang zu geben oder Elemente der Geschichte, denen bisher keine Bedeutung beigemessen wurde, zu integrieren. Folgende Ziele werden mit der Bewegten Familienrekonstruktion verfolgt:

- Vertieftes Kennenlernen des eigenen mehrgenerationalen Familiensystems im Hinblick auf Geschichte, Organisation, Dynamik, Komplexität und Einbettung in den kulturellen Kontext
- Anstoßen eines neuen Kommunikationsprozesses, in dem vorhandene Erzählungen auseinandergenommen werden, um anders wieder zusammengesetzt zu werden (Dekonstruktion und Konstruktion)
- Integration und Differenzierung von Selbst- und Beziehungsschemata mit dem Ziel der Förderung einer lebensgestaltenden, autonomen Kohärenz des Selbst
- Entwicklung von Individuation durch Auflösung eingrenzender Bezogenheit im mehrgenerationalen Familiensystem. Dies wird bewirkt durch
  - einen Ausgleich zwischen transgenerationalem Geben und Nehmen,
  - die Versöhnung zwischen den Generationen,

- das Beenden „unerledigter Geschichten" und
- eine Demystifizierung von Familiengeschichten.

Im Folgenden wird der Ablauf einer Bewegten Familienrekonstruktion geschildert. Auch wenn sich die Bilder immer sehr unterscheiden und die Stimmungen völlig verschieden sind, so ist das Vorgehen doch gewissen Regeln unterworfen. Auf das Therapeutinnenverhalten wird an späterer Stelle eingegangen.

5.3 Vorbereitungsphase

Bevor eine Gruppe in die eigentliche Familienrekonstruktion einsteigen kann, braucht die Therapeutin erst einmal Informationen zu der Familie. Hierzu zählen

- das Genogramm, das die faktischen Informationen des Familiensystems enthält,
- die erkenntnisleitende Frage des Stars, nach der sich die Therapeutin komplexitätsreduzierend im Familiensystem orientiert
- das Aufwärmen, das die Teilnehmer auf die anstehende Repräsentanz einer Person dieses Familiensystems körperlich einstimmt,
- das Vorstellen der Familie durch den Star.

5.3.1 Das Genogramm

Eine wichtige Technik der Vorbereitungs- und Explorationsphase ist die Arbeit mit dem Genogramm. Dies ist die grafische Darstellung von biologischen und juristischen Informationen der Familiensysteme nach vorgegebenen Regeln, an die sich die Person mehr oder weniger halten kann. Ein Genogramm hilft, die Familienzusammenhänge schnell zu erfassen. Es geht hierbei um die Wiedergabe von Fakten, d. h. es sollen so viele Fakten wie möglich eingetragen werden. Vor Erstellung des Genogramms ist es daher sinnvoll, sich von Verwandten die nötigen Informationen zu holen („Wie hieß die Oma mit richtigem Namen? Wann ist der Opa geboren? Gab es noch mehr Kinder, als die, die leben? Woran ist der Onkel gestorben?" etc.). Entweder haben die Gruppenmitglieder es zu Beginn des Seminars erstellt, oder sie haben (oftmals schon Monate) vorher recherchiert und es zu Hause angefertigt. Im Genogramm enthalten sein sollten:

1. Grundlegende Fakten, z.B. Geburtsdaten, Vermählungen, Todesursache, Wohnort, Beruf, Krankheiten

2. Tot geborene und abgetriebene Kinder
3. Kinder aus früheren Beziehungen (inklusive tot geborene oder abgetriebene)

Das Genogramm wird zunächst ganz impressionistisch wie ein Kunstwerk von der Tanztherapeutin betrachtet, ohne sich auf Details oder Fakten zu konzentrieren. Diese Impression ist der Ausgangspunkt für die anschließende Aufwärmübung. Der Star erzählt aber noch nichts zum Genogramm.

5.3.2 Das Aufwärmen

Das Genogramm hängt an der Wand oder liegt auf dem Boden, und der Tanztherapeut lässt sich vom künstlerischen Eindruck des Genogramms beeinflussen, wie er das Aufwärmen gestaltet. Wirkt ein Genogramm z. B. lang gezogen wie Fäden, passt ein Aufwärmtanz, wo alle in einer Reihe tanzen. Oder gelingt es dem Tanztherapeuten trotz Bemühen nicht, die Familien zu erkennen, weil die Generationsebenen so undeutlich sind, dass das ganze Genogramm durcheinander wirkt, beginnt die Gruppe mit einer Bewegung, in der alle durcheinanderlaufen müssen. Oder fallen die Paare in dem System besonders auf, kann eine Partnerübung in das System einstimmen.

Was immer ins Auge springt, wird in eine Bewegungsaufgabe gebracht. Hier zeigt sich bereits die systemische Grundhaltung, dass nichts richtig oder falsch sein kann. Das intuitive Leiten von der künstlerischen Impression zur Bewegungsaufgabe kann aus vielen Richtungen erfolgen und wird immer hilfreiche Informationen enthalten.

Wenn das Seminar fortgeschrittener ist und die ganze Gruppe in die Atmosphäre der Bewegten Familienrekonstruktion eingetaucht ist, kann sich die Tanztherapeutin genauso gut von der Energie der Gruppe leiten lassen. Welche Stimmung springt ihr ins Auge, wenn sie den Raum betritt? Wie kann sie das in ein Aufwärmen umwandeln? Die Tanztherapeutin darf sich als Leitung nur keine Gedanken darüber machen, ob sie es richtig oder falsch macht, denn damit entfernt sie sich sofort von ihrer Intuition.

Während die Gruppe sich aufwärmt, schaut sich der Tanztherapeut das Genogramm genauer an. Zunächst sucht er den Star, seine Eltern, Geschwister, Ehepartner, Kinder etc. und vergegenwärtigt sich die dazugehörigen Fakten (Wo steht der Star in der Geschwisterfolge? Wie alt ist der Star? Wie alt sind die Geschwister? Wie alt sind die Eltern? Wann haben sie geheiratet? Wann wurde das erste Kind geboren? Wann hat der Star geheiratet? Wie alt sind die Kinder? Welche Informationen fehlen? Fehlen diese überall? Usw.). Er lässt sich aber auch auf den „künstlerischen" Eindruck des Genogramms ein. Was sticht besonders heraus (Ist z. B. eine Person größer gemalt als die anderen? War die Flucht aus Schlesien das Erste auf dem Genogramm, was er erkennen konnte?)?

5.3.3 Die Frage

Es gibt keine Rekonstruktionsarbeit ohne eine Frage des Stars. Denn diese Frage ist Richtschnur für das weitere Vorgehen. So möchte jemand z. B. wissen, warum er sich im Beruf immer wieder bis an die Grenzen der Belastbarkeit überfordert und trotz Einsicht und Bemühungen bisher nichts daran geändert hat. Da sich der Star diese Frage nicht beantworten kann, wird davon ausgegangen, dass es beim Star eine Konstruktion der Familiengeschichte gibt, die die Beantwortung dieser Frage verhindert. Es ist nun Aufgabe der Tanztherapeutin, nach der Antwort dieser Frage zu fahnden (ja, es hat schon etwas von Detektivarbeit!) bzw. nach den Konstruktionen des Stars, die dieses Problem produziert haben.

Die Therapeutin muss sich entscheiden, ob sie den Star einlädt, die Frage laut zu formulieren, oder nur sie die Frage weiß und lieber schaut, was die Repräsentanten machen, ohne von der Frage beeinflusst zu sein. In Fällen der Verwirrung bezüglich Verwandtschaftsverhältnissen oder wo die Gefahr besteht, dass die Repräsentanten sich zu sehr von den Fakten auf dem Genogramm leiten lassen, kann es sinnvoll sein, die Frage nicht öffentlich zu machen.

Die Rekonstruktionsarbeit ist immer dann beendet, wenn die Frage des Stars beantwortet wird, d. h. wenn eine neue Konstruktion angeboten werden kann, die sich aus den Erfahrungen der Repräsentanten speist. Dies bedeutet meist auch, dass nicht alle Empfindungen der Repräsentanten und Aspekte des Genogramms beleuchtet wurden.

5.3.4 Das Vorstellen der Familie

Es gibt keine feste Regel, wann der Star die Familie anhand des Genogramms vorstellt. Am häufigsten geschieht dies nach dem Aufwärmen. Alle versammeln sich um das Genogramm, und der Star fängt entweder bei sich selbst an, wo Auffälligkeiten im Genogramm sind oder an der Stelle, an der die Tanztherapeutin Informationen zu der Fragestellung braucht. Meistens jedoch gibt sie dem Star die freie Wahl, womit er beginnen möchte. Dies gibt ihr schon Auskunft über die Wirklichkeitskonstruktion des Stars über sein Familiensystem (z. B.: Welche Familie ist so dominant dargestellt, dass der andere Teil der Familie nur durch Nachfragen Beachtung bekommt? Beginnt der Star bei der eigenen Kernfamilie oder bei den Vorfahren?). Die Gruppe hat die Möglichkeit nachzufragen. Es wird gerechnet, verglichen, Parallelitäten hergestellt, Namensgleichheiten erkannt und Todesursachen erforscht. Entweder hat die Therapeutin bereits vor dem Vorstellen die Frage des Stars erfragt, oder sie fragt gezielt nach einer Weile des Vorstellens der Familie danach, um sich nicht in der Komplexität des Familiensystems zu verlieren. Denn die Frage des Stars ist die Richtschnur für das Nachforschen in der Familie.

Durch das Nachfragen der Therapeutin und der Gruppenmitglieder werden dem Star oft schon „blinde Flecken“ deutlich, die ihm beim Erstellen des Genogramms nicht aufgefallen sind. Diese vermeintlichen „Fehler“ im Erstellen des Genogramms ergeben wichtige Hinweise. So hatte eine Teilnehmerin beispielsweise die Geschlechtssymbole vertauscht, sodass alle Männer in Kreisen und alle Frauen in Quadraten dargestellt waren. Obwohl sie vorher schon einige andere Genogramme gesehen hatte, war ihr das nicht aufgefallen. Als die Gruppenmitglieder sie darauf aufmerksam machten, war sie ganz erstaunt. Dieser vermeintliche Fehler war natürlich ein wichtiger Hinweis, auf das Rollenverständnis der Geschlechter in der Familie zu schauen.

In der Regel ist es hilfreich, ungeübten SeminarteilnehmerInnen so wenig Informationen wie möglich zu geben und das Vorstellen der Familie im Anschluss an den Bewegungsteil zu machen. So kann es sinnvoll sein, sich nur nach der Frage des Stars zu erkundigen und die Rekonstruktionsarbeit direkt zu beginnen, ohne dass die Teilnehmer nähere Informationen haben. Denn diese glauben am Anfang noch, sie müssten sich genau an das halten, was der Star erzählt hat, und vertrauen dann weniger auf die eigenen körperlichen Impulse, die für diese Arbeit so wertvoll sind. Erst durch die Erfahrung, dass ihre körperlichen Sensationen und deren Ausdruck für diese Arbeit notwendig sind und Ähnlichkeiten mit der repräsentierten Person haben, obwohl sie „das doch gar nicht wissen können“, vertrauen sie ihren Empfindungen. Dies ist ganz besonders wichtig, wenn diese Empfindungen eben nicht mit den Erzählungen übereinstimmen. Der eigentliche Sinn der Familienrekonstruktion besteht in dem Aufspüren neuer Informationen, die dem Star bisher durch seine eigene Konstruktion verwehrt waren. Die Repräsentanten erleben Empfindungen und Gedanken der Familienmitglieder, die der Star nicht sehen will, weil sie sein bisheriges Konstrukt durcheinanderbringen.

5.4 Ablauf der Bewegten Familienrekonstruktion

5.4.1 Die Repräsentanten

Aus den Erzählungen des Stars, aus dem Eindruck des Genogramms, aus den Reaktionen der Gruppenteilnehmer und nicht zuletzt aufgrund der Frage des Stars entscheidet sich der Tanztherapeut zu einer Auswahl von Familienmitgliedern. Einzelne Gruppenmitglieder werden nun als Repräsentant für ein Familienmitglied ausgesucht. Sie stellen ihren Körper als Wahrnehmungsorgan zur Verfügung, mit dem sie Empfindungen, Haltungen und Emotionen des Familienmitglieds transportieren. „Wir sprechen hier von repräsentierender Wahrnehmung." (Sparrer, 2001, 103).

Das Phänomen der körperlichen Reaktionen in der Repräsentanz ähnelt einer Art Trance. In der therapeutischen Trance sind die Beschränkungen der eigenen Bezugsrahmen und Überzeugungen vorübergehend aufgehoben, sodass der Repräsentant für andere Assoziationsmuster und körperliche Empfindungen, psychische Funktionsweisen und emotionale Zustände empfänglich ist, die ihn einer Problemlösung näherbringen (Erickson / Rossi, 2006).

Denn in der Trance treten die vom Bewusstsein ausgeübte Kontrolle und das damit zusammenhängende analytische Denken in den Hintergrund und machen Platz für einen Zustand der unbegrenzten kreativen Möglichkeiten. Durch den Einsatz von Musik wird der tranceähnliche Zustand noch erleichtert. Die meisten Menschen kennen Trancezustände aus ihrem Alltag, z. B. wenn sie ganz in eine Tätigkeit versunken sind und dabei Zeit und Raum um sich herum vergessen. In diesem Sinne ist Trance ein Zustand konzentrierter Aufmerksamkeit. Menschen sind in diesem Zustand besser zugänglich, neue Lösungen für alte Probleme zu finden.

Auch wenn die Auswahl der einzelnen Familienmitglieder sehr unterschiedlich sein kann (wie auch deren Anzahl), wird fast immer ein Repräsentant für den Star ausgesucht. Nur in sehr ausgesuchten Fällen (meist zum Schutz des Stars) wird dies nicht vorgenommen. Der Therapeut trifft die Auswahl der Repräsentanten aufgrund der Frage des „Stars", der gesammelten Informationen und der daraus abgeleiteten Hypothese. Wenn der Therapeut andere Familienrepräsentanten wählt, verändert sich auch der Schwerpunkt, und es entsteht eine andere Geschichte.

Die Tanztherapeutin bittet nun den Star, für die entsprechenden Familienmitglieder jeweils ein Gruppenmitglied zu fragen, ob es die Repräsentanz für dieses Familienmitglied übernehmen möchte. Es ist wichtig, dass dies in Frageform geschieht. Denn jedes Gruppenmitglied hat die Möglichkeit abzulehnen. Es passiert aber viel häufiger, dass ein Gruppenmitglied gefragt wird und dann nur schmunzelnd meint: „Das habe ich gewusst, dass du mich fragst." Je länger ein Familienrekonstruktionsseminar dauert, desto schneller spüren die Teilnehmer, welche Repräsentanz sie übernehmen sollen. So kann die Tanztherapeutin auch im Falle einer völligen Verwirrung des Stars die Gruppenmitglieder fragen, wer die Repräsentanz für das ausgewählte Familienmitglied übernehmen möchte. Meist stimmt der Star dieser Auswahl zu.

Um ein Familienmitglied aus einem anderen System zu repräsentieren, braucht die Person keine Kenntnis vom System zu haben. Die Repräsentanz ist auch nicht abhängig vom Bildungsstand. Das kann jeder. Kollegen berichteten mir, dass sogar Kinder dazu in der Lage sind. Personen sind durchaus auch in der Lage, das andere Geschlecht zu repräsentieren.

„*Eine Reihe von experimentellen Aufstellungen, die wir zur Klärung der Frage, was mindestens nötig ist, damit eine Repräsentation stattfindet, durchführten, scheint uns deutliche Hinweise darauf zu geben, dass möglicherweise nicht einmal der Name der Rolle genannt werden muss, damit die ‚RollenspielerInnen', sobald sie aufgestellt sind, die passenden Körperempfindungen zu ihrer Rolle bekommen und sinnvoll reagieren*" (Sparrer, 2001, 104).

Wer ist nicht für die Repräsentanz geeignet? Bei der Auswahl spielt es überhaupt keine Rolle, ob die Person eine Ähnlichkeit mit dem zu repräsentierenden Familienmitglied hat. Während es also völlig unerheblich ist, wer die Person ist, so sind doch einige Personen weniger geeignet, als Repräsentanten tätig zu werden. Zum einen ist eine solche Arbeit nicht für Menschen geeignet, deren Ich-Grenzen instabil sind (Psychotiker, Frühgestörte o. ä.), da sie sich entweder nicht auf die Repräsentanz einlassen können oder es nicht schaffen, aus der Repräsentanz wieder herauszukommen. Auch Personen mit einem starken narzisstischen Anteil sind nicht geeignet, da sie weniger in der Lage sind, auf ihre eigentlichen Körperempfindungen zu reagieren, sondern lediglich die „Bühne" nutzen, um ihre eigene Geschichte zu erzählen. Die Personen, die für eine Repräsentanz ihren Körper zur Verfügung stellen, brauchen ein Vertrauen in ihre Körperreaktionen, auch wenn sie diese momentan nicht einordnen können.

Selbstverständlich ergeben sich aber Überlappungen zwischen der Geschichte des Stars und den Geschichten der Repräsentanten. Dies ist nicht weiter schlimm, solange den Beteiligten klar ist, dass aufgrund von Ähnlichkeiten die Gefühle besonders stark sind. So kann man durchaus auch inmitten einer Rekonstruktion eine Person austauschen, sollte es für einen Repräsentanten zu intensiv werden.

Sobald eine Person zugestimmt hat, die Repräsentanz für das Familienmitglied zu übernehmen, schreibt sie auf ein Etikett den Namen des Familienmitglieds. In dieser Phase kann auch noch geklärt werden, ob die Person den Namen aus dem Genogramm aufschreiben soll oder eher den Namen, mit dem die Person in der Familie geläufig genannt wurde. Dies entscheidet der Star. Auf jeden Fall muss der Name korrekt geschrieben werden. Für den Tanztherapeuten ist es interessant zu beobachten, ob die Person sofort weiß, wie sie heißen soll, oder ob sie mehrmals zum Genogramm läuft, den Namen suchen muss, sich verschreibt etc. Jedes noch so kleine Detail kann von Bedeutung sein. Denn die Personen beginnen bereits, in den Gesetzen des Familiensystems zu agieren. Sollten sich die Repräsentanten verschreiben, so muss der Tanztherapeut darauf bestehen, dass sie das Schild neu schreiben. Sollte ein Repräsentant erhebliche Schwierigkeiten haben, den Namen richtig zu schreiben, so gibt dies dem Tanztherapeuten bereits einen Hinweis, sich die Identität dieser repräsentierten Person näher anzuschauen (z. B.: Sollte die Person so heißen, wie sie heißt?). Wenn es für eine Person keinen Namen gibt, so schreibt sie entweder genau das auf, was auf dem Genogramm steht (z. B. russischer Soldat), oder ein Fragezeichen.

Nachdem ich das Aufschreiben der Namen auf Etiketten zunächst nur eingeführt hatte, damit ich als Therapeutin nicht durcheinander komme, wenn viele Repräsentanten im Geschehen in Bewegung sind, hat sich im Laufe der Zeit gezeigt, dass das Aufschreiben des Namens bereits der erste Schritt in die Repräsentanz ist. Die repräsentierende Wahrnehmung setzt sofort ein, sobald die Person gewählt wurde und sich das Namensschild anklebt. Meist verändert sich unmittelbar das Körperempfinden. Nicht selten lässt sich beobachten, dass sich die Person sofort anders bewegt und ihren Tonfall ändert. Von diesem Zeitpunkt an bis zum Ende der Rekonstruktion wird die Person nur noch mit dem Namen der Repräsentanz angesprochen. Die Körpersensationen verschwinden, sobald die Person das Namensschild wieder abzieht, sich eventuell ausschüttelt und an den Rand setzt.

In der Rekonstruktion nehmen wir eine Reduktion von Komplexität vor. Die realen Beziehungen sind komplizierter. In ihnen sind Abwehrformen wirksam, die zum Teil auch in der Repräsentanz wirken können, aber nicht müssen. In der realen Beziehung sind diese natürlich sehr lebendig. Deswegen würden die Rekonstruktionen mit den tatsächlichen Familienmitgliedern nicht funktionieren, weil die Beziehungen komplizierter sind. Repräsentanten spüren Impulse, die sich das Familienmitglied nicht nachzugehen traute. Eine Verunsicherung über die Richtigkeit des Ausfüllens der Repräsentanz hat häufig etwas mit der repräsentierten Person zu tun. Diese Verunsicherung lässt mit zunehmender Rekonstruktionserfahrung nach. Wenn Personen bereits mehrmals Repräsentanten für die unterschiedlichsten Familienmitglieder waren, wissen sie, dass diese Empfindungen zu der repräsentierten Person gehören und nach der Rekonstruktion wieder verschwinden. In der Rekonstruktion reduzieren wir die Komplexität des Familiensystems auf die Frage des Stars, um eine Essenz herauszuziehen, die für den Star in diesem Augenblick seines Lebens wichtig ist – und für niemand anderen.

Sind alle Repräsentanzen vergeben, setzen sich die anderen Gruppenmitglieder an den Rand, und die Tanztherapeutin gibt bekannt, welche Personen sie zunächst im Anfangsbild haben möchte. Die Therapeutin bestimmt lediglich das Anfangsbild, danach überlässt sie die Repräsentanten „ihrem Schicksal“. Die Entscheidung für das Anfangsbild ist eine Mischung aus den Informationen (bzw. fehlenden Informationen) aus dem Genogramm, der Frage des Stars und der Energie in der Gruppe. Die Therapeutin versucht immer, in den „Nebel“ zu gehen, d. h. an die Stellen des Familiensystems, wo wenige Informationen vorliegen oder die Fakten mit den Geschichten nicht übereinstimmen.

5.4.2 Mögliche Anfänge

An dieser Stelle sollen exemplarisch einige typische Anfänge einer Bewegten Familienrekonstruktion vorstellt werden. Letztendlich ist aber jedes System so einmalig, dass es eigentlich keinen „typischen“ Anfang und Verlauf gibt.

Eine Möglichkeit ist, dass der Star die Repräsentanten so aufstellt, wie er die Konstellation in der Familie sieht. Eine andere Möglichkeit ist, die Vorlage eines Familienfotos zu nehmen und die Repräsentanten aufzufordern, genau die Haltungen und auch die Mimik auf dem Foto nachzustellen und nachzuspüren, was im Körper passiert. Wieder eine andere Möglichkeit ist das Aufstellen entsprechend der Aufzeichnung auf dem Genogramm.

Die Therapeutin greift in allen Fällen aktiv ein, um ein genaues Aufstellen zu gewährleisten. Während der Star die Familienmitglieder stellt, fragt sie nach, wo der Blick der einzelnen Personen hingeht. Beim Foto versichert sie sich immer wieder, dass die Haltungen der Repräsentanten genau dem Bild entsprechen. Bei der Aufstellung nach dem Genogramm achtet sie darauf, dass die Proportionen der Stellungen der einzelnen Familienmitglieder zueinander genau dem des Genogramms entsprechen. Die Repräsentanten müssen anschließend so lange in dieser Position verharren, bis sie einen eindeutigen Bewegungsimpuls verspüren. Dieser muss über ein anfängliches Unbequemlichkeitsgefühl hinausgehen. Erst dann zeigen sich die wirklichen Impulse des Systems. Aber nicht selten „passieren“ den Repräsentanten auch die Bewegungen und Impulse. Sie sind selbst ganz erstaunt, dass sie plötzlich zu Boden sinken, oder dass alle gleichzeitig auseinanderbrechen oder zu einem Familienmitglied hin kippen. In diesem Fall geht das System aus dem Stillstand in die Bewegung.

Diffusion: Wenn der Tanztherapeut beobachtet, dass entweder das Genogramm sehr verwirrend gemalt ist, die Teilnehmer immer wieder verwirrt nach den Verwandtschaftsverhältnissen fragen müssen oder die Repräsentanten große Schwierigkeiten haben, ihre Verwandtschaftsverhältnisse untereinander zu klären, entscheidet er sich häufig, die Familie zunächst „ordentlich“ aufzustellen. Die Ordnung der Generationen wird allerdings etwas anders dargestellt, als das aus anderen Familienaufstellungen bekannt ist. Zunächst stellen sich die Familienmitglieder genau so auf, wie es der Star auf dem Genogramm gemalt hat. Der Tanztherapeut greift korrigierend ein, wenn die Relationen zueinander nicht dem Genogramm entsprechen. Die gleiche Generation steht immer auf einer Höhe. Die Personen blicken in die Zukunft, d.h. die Eltern und Großeltern stehen hinter den Kindern. In unserem Kulturkreis assoziieren wir die Vergangenheit immer mit etwas, was hinter uns liegt, also in unserem Rücken ist, während die Zukunft vor uns liegt. So haben die Eltern die Kinder im Blick, um die sie sich zu kümmern haben. Bei einer solchen Aufstellung wird auch sofort spürbar, ob die Repräsentanten ein gutes Gefühl zu ihrer Vergangenheit haben. Wir haben viele Redewendungen, die den Rücken betreffen. Ist jemand misstrauisch, so hat er das Gefühl, ihm „fällt jemand ins Kreuz". Hat er Vertrauen erfahren, so spürt er, dass die anderen ihm „den Rücken stärken". Solange Eltern durch Blicke kontrolliert werden müssen, hat die Person noch Altlasten in der Vergangenheit, die sie am Blick in ihre Zukunft hindern. Wenn der Star bei einer solchen „ordentlichen" Aufstellung das Gefühl hat, die Eltern haben ihm den Rücken gestärkt, so haben sie ihm genug mitgegeben, und er kann gut auf seine Zukunft, sprich: auf seine Kinder oder seine Pläne schauen. Wenn er aber ständig das Gefühl hat, sie fallen ihm in den Rücken, muss er sich immer wieder umschauen und sie „beschatten". Das lenkt seine Energie von seinen eigenen Plänen ab. Der freie, konzentrierte Blick auf die Zukunft ist behindert.

Sind die Personen „ordentlich" aufgestellt, muss jede Person erst einmal sich selbst und alle anderen anwesenden Familienmitglieder mit dem entsprechenden Verwandtschaftsverhältnis vorstellen („Ich heiße Lisa, und ich bin die Tochter von Fritz und Katharina. Ich habe einen jüngeren Bruder, der heißt Sebastian, und einen älteren Bruder, der heißt Simon. Hinter meinen Eltern stehen meine Großeltern, die Eltern meines Vaters, Katharina und Josef, und die Eltern meiner Mutter, Ludwig und Frederike."). Beim Vorstellen zeigt sich immer wieder, dass es Familienmitglieder gibt, die ohne Zögern die Namen und die Verwandtschaftsverhältnisse sagen können, während andere Familienmitglieder nicht einmal den Namen des Ehegatten oder der Kinder wissen. Dies hat nichts mit guter oder schlechter Gedächtnisleistung der Repräsentanten zu tun, sondern gibt Auskunft über die Wissensträger der Ordnung in der Familie bzw. über die Quellen der Verwirrung.

Passiert es in einem System beim Wiederholen der Verwandtschaftsverhältnisse immer wieder, dass die Generationen verbal vermischt werden, obwohl diese nebeneinanderstehen („Neben mir steht mein Vater Karl."), erhält die Tanztherapeutin schon einen Hinweis auf eine Generationendiffusion, in der die Generationsgrenzen nicht gewahrt werden.

Im Anschluss daran bittet die Therapeutin die Repräsentanten, so lange in dieser Position zu verharren, bis sie einen eindeutigen Bewegungsimpuls verspüren. Dazu wählt sie meist eine passende Musik (mehr zur Musikauswahl siehe Kap. 5.7).

Eine solche „ordentliche" Aufstellung kann man auch sehr gut in der Einzeltherapie machen. Für die entsprechenden Personen werden Kissen, Tücher oder Teppichflicken benutzt. Die Therapeutin bietet eine Anzahl von Kissen (oder Tüchern) an und fordert die Klientin auf, für die entsprechenden Familienmitglieder jeweils ein Kissen auszusuchen. Es ist hilfreich, wenn die Kissen unterschiedliche Größen, Farben und Konsistenzen haben, sodass die Charaktere der Familienmitglieder deutlich werden. Diese Kissen werden in einem bestimmten Abstand zueinander gelegt und die Therapeutin nimmt die Stelle der einzelnen Personen ein, während die Klientin auf ihrem Platz steht. Oder aber die Therapeutin nimmt die Stelle der Klientin ein, und die Klientin repräsentiert Familienmitglieder, um selbst zu spüren, wie sich diese Stelle im System anfühlt. Es ist also gar nicht unbedingt notwendig, für alle Personen eine leibhaftige Repräsentanz zu haben.

Unklarheit: Bei Unklarheiten von Verwandtschaftsverhältnissen kann es sinnvoll sein, wiederum die Repräsentanten in völliger Unklarheit zu lassen. Nur die Tanztherapeutin orientiert sich am Genogramm und lässt den Star Repräsentanten auswählen und benennen, ohne jedoch deren Position im Familiensystem offenzulegen. Nach dem Beschriften und Aufkleben der Namensschilder überlässt die Tanztherapeutin die Repräsentanten „ihrem Schicksal" und gibt ihnen die Aufgabe zu klären, wer sie sind und wie sie im Verhältnis zu den anderen stehen. So kann es passieren, dass zwei Repräsentanten aufeinander zugehen und überzeugt sind, als Paar oder in einem Eltern-Kind-Verhältnis zueinander zu stehen. Es kann auch vorkommen, dass sich jemand gar nicht zur Familie dazugehörig fühlt („Ich bin eine Freundin der Familie."), außerhalb der Repräsentanz wohl wissend, dass auf dem Genogramm nur Familienangehörige aufgezeichnet sind. Erst im weiteren Verlauf informiert die Tanztherapeutin über die Verwandtschaftsverhältnisse, um dann zu sehen, wie die Repräsentanten darauf reagieren.

Liebesstau: Wenn der Star eine „Beziehungsfrage" gestellt hat (Warum gehen meine Beziehungen immer wieder auseinander? Soll ich mich von meinem Mann trennen? Warum will ich keinen Sex mehr mit meiner Frau?), erscheint es sinnvoll, sich die Paarbeziehungen im System anzuschauen, sodass Repräsentanten aus dem Mutter- und Vatersystem ausgewählt werden. Wenn eine Person wiederholt Beziehungsprobleme hat, hängt dies meist mit dem Spannungsfeld der beiden Familiensysteme in der Person zusammen. Selbst wenn die Familie des Vaters näher beleuchtet werden soll, wird eine Repräsentanz aus dem Muttersystem hinzugenommen, die in irgendeiner Form energetisch aus dem Genogramm heraussticht. Z.B. nimmt auf dem Genogramm eine Person sehr viel Platz ein. Dies kann auch aus Erzählungen gefolgert werden. Es muss nicht unbedingt eine Person sein, die einen „positiven Eindruck" gemacht hat, sondern kann auch jemand mit einem „negativen Image" sein. Dieses Vorgehen wird gerne eingesetzt, wenn es um das Thema Spannung geht. Aber da es in der Rekonstruktionsarbeit kein „prinzipiell" gibt und jede Familie einmalig ist, wird das Vorhaben immer wieder neu entschieden. Nur auf diese Weise bleibt die Tanztherapeutin auch mit der Intuition in Kontakt. Sie weiß um die Gesetze und Ordnung, aber es gibt kein Prinzip.

Der Tanztherapeut beginnt mit dem Kennenlernen der Eltern. Anhand der Informationen aus dem Genogramm weiß er, wann die Eltern sich kennengelernt haben. Er schickt die beiden Repräsentanten nun auf die Suche nach ihrem Liebesmythos (Retzer, 2007). Das Paar geht in die Bewegung, indem eine Musik aus der Zeit des Kennenlernens auflegt und den beiden nur gesagt wird, dass sie sich kennenlernen. Falls der Tanztherapeut mehr zum Kennenlernen weiß, gibt er auch dies bekannt („Es ist das Jahr 1962, und es ist Schützenfest in eurem Dorf."). Sobald die dazu sowohl zeitlich als auch kontextuell passende Musik einsetzt, beginnt eine Interaktion zwischen den beiden Repräsentanten. Der „Balztanz" der Eltern beginnt. Der Star kann nun das Kennenlernen der Eltern beobachten, was er im realen Leben nie gesehen hat. Es wird deutlich, ob es sich hier um eine romantische, erotische, nüchterne oder eher berechnende Situation handelt.

Schicksal: Im Leben können wir viele Dinge beeinflussen, aber auch das Schicksal ist am Drehbuch des Lebens beteiligt. Das Wort „Schicksal" leitet sich aus dem älteren niederländischen Wort „schicksel" ab, was so viel bedeutet wie „Anordnung, Fatum" (aus dem sich „fatal" ableitet) (Duden, 2001). Es betrifft also die Ereignisse im Leben, die sich unserer Beeinflussung entziehen, aber dennoch die Anordnung des Lebens ändern. Vielen Menschen gelingt es nicht, den schicksalhaften Teil des Lebens anzunehmen, weil dies immer eine gehörige Portion Hilflosigkeit mobilisiert. Stattdessen quälen sie sich mit nicht zu beantwortenden Warum-Fragen. Es gelingt dem Menschen nicht mehr, zwischen Ereignissen, die er mitgestaltet und demnach auch verantwortet hat, und solchen zu unterscheiden, bei denen keine Mitgestaltung und demnach auch keine Verantwortung vorgelegen haben. Je nachdem, welche Antworten er auf diese Frage konstruiert, verläuft sein weiteres Leben. Wenn diese Konstruktion hilfreich für ein zufriedenstellendes Leben ist, dann gibt es keinen Grund, daran zu zweifeln.

> Eine Frau wird mitten in der Großstadt an einer Straßenbahnhaltestelle von einem Fremden angefallen. Sie setzt sich zur Wehr, und es gelingt ihr wegzurennen. Sie drückt eine Tür in einem öffentlichen Gebäude auf, die zufällig nicht verschlossen ist, und kann sich so in Sicherheit bringen. Nach dem anfänglichen Schock deutet die Frau diese Situation für sich positiv, weil sie sich in der Lage sieht, aus einer Gefahrensituation zu entfliehen und nicht kopflos zu werden.

Führen die Konstruktionen zu einem leidvollen Lebensgefühl, kann es hilfreich sein, das Schicksal als solches zu sehen und die Hilflosigkeit annehmen zu lernen, um sich nicht weiter davon bestimmen zu lassen. Viele Menschen brauchen auch das Gefühl der Gerechtigkeit bei Schicksalsfügungen. Wenn sie glauben, dass sich das Schicksal sehr ungerecht ihnen gegenüber verhält, klagen sie entweder im Diesseits Gerechtigkeit ein oder aber glauben an einen Ausgleich in einem anderen Leben.

Wenn die Tanztherapeutin die Hypothese aufgestellt hat, dass die Frage des Stars etwas mit unzureichend erforschten Aspekten der Familiengeschichte zu tun hat, so kann sie sich dazu entscheiden, „Schicksal zu spielen". Alle wichtig erscheinenden Familienmitglieder werden ausgewählt. Sie sitzen mit ihrem Namensschild am Rand. Die Tanztherapeutin beginnt bei einer prägnanten Situation in einer frühen Zeit der Familiengeschichte, holt nur die Personen herein, die zu dieser Zeit schon lebten, und erläutert die Situation. Das sensorische Erfassen der historischen Zeit wird durch eine passende Musikauswahl aus dieser Zeit unterstützt. Nach und nach schickt sie die einzelnen Familienmitglieder in der Reihenfolge ihrer Geburten in das System. Sie versucht, sich dabei möglichst eng an die Tatsachen zu halten. Sind z. B. die Kinder recht schnell hintereinander geboren, schickt sie die Repräsentanten auch sehr schnell in das System.

Der Star erhält so die Möglichkeit, die Familienvergangenheit, die er selbst nicht miterlebt hat, zu bezeugen.

5.4.3 Der weitere Verlauf

Da die Repräsentanten ihren körperlichen Impulsen nachgehen können, entstehen schnell komplexe Aktion-Reaktion-Abläufe. Jedes System hat Regeln, die durch die Rekonstruktion deutlich werden sollen. Diese fallen jedem außerhalb des Familiensystems leichter auf, weil er nicht so verfangen ist. Um sich nicht in dieser Komplexität zu verlieren und das Körperwissen der Repräsentanten zu nutzen, stoppt der Tanztherapeut an für ihn notwendigen Stellen die Bewegungen der Repräsentanten und befragt sie nach der Situation, in der sie sich gerade befinden. Alle Repräsentanten müssen in der Position, in der sie sind, verharren, und der Tanztherapeut befragt die Repräsentanten nacheinander. Es können Fragen nach der Befindlichkeit („Wie fühlen Sie sich im Moment?"), nach Ansichten („Wie finden Sie Fritz?") oder zirkuläre Fragen („Was glauben Sie, was Fritz tun müsste, damit Emma nicht mehr so wütend auf ihn ist?") (siehe dazu auch Schlippe/Schweitzer, 2002) sein. Wenn der Tanztherapeut die Repräsentanten befragt, spricht er sie immer mit dem repräsentierten Namen an. Dies trifft auch auf ungenaue Bezeichnungen zu („Fragezeichen, was glauben Sie, wie Elisabeth zu ihrem Vater steht?" „Russischer Soldat, haben Sie mit dem Ganzen etwas zu tun?"). Dabei versucht er, sich in der Art und Weise ganz auf die Kommunikationsform des Systems einzustellen. Kinder werden in kindgerechter Sprache angesprochen; sprechen alle im System einen Dialekt, den der Tanztherapeut auch beherrscht, so steigt er in den Dialekt ein.

Diese direkten oder zirkulären Fragen müssen sich zu einer Hypothese verdichten („Kann es sein, dass die Männer in Ihrer Familie nicht sagen dürfen, wie es in ihnen aussieht?"). Wenn er mit der Hypothesenbildung richtig liegt, bestätigen die Repräsentanten diese. Oder sie formulieren sie noch genauer um. Es geht für den Star nicht darum, die Regeln unbedingt abzulegen, aber durch das bewusste Aussprechen erhält die Person manchmal zum ersten Mal die Chance, für sich zu entscheiden, ob die Regeln des Systems für sie hilfreich sind oder ob sie sie so einengen, dass sie mehr lebensbehindernd als -förderlich sind. Die Tanztherapeutin muss aber dem Druck und der Versuchung widerstehen, vorschnelle Hypothesen zu bilden, die mehr mit ihren eigenen Konstruktionen zu tun haben und weniger mit dem, was die Repräsentanten sagen und tun.

Die Tanztherapeutin gibt den Repräsentanten in der Regel keine Sätze vor, die sie sprechen sollen. Die Repräsentanten sind viel klüger als die Therapeutin. Sie sind die eigentlichen Informationsquellen dieser Arbeit. Und durch die Bewegung kommen die Dinge wesentlich deutlicher zum Vorschein. Es ist viel wichtiger zu sehen, was sich spontan entwickelt.

Diffusion: Sollten sich im Laufe der Rekonstruktion die Gefühle und Empfindungen der Repräsentanten zu den Verwandtschaftsverhältnissen nicht mit dem Genogramm decken, so bestehen zwei Möglichkeiten. Die erste Möglichkeit ist das Suchen nach den „richtigen" Verwandtschaftsverhältnissen durch die Repräsentanten, d.h. sie müssen sagen, was sie glauben, wie die Verhältnisse sind, und die Familienmitglieder entsprechend zueinander aufstellen. Die anderen Repräsentanten bekommen dadurch die Möglichkeit, diese Konstellation nachzuempfinden, können zustimmen, sie ablehnen und ein eigenes Angebot machen. Wenn alle Repräsentanten dieser Konstellation zustimmen, kann es entweder sein, dass die Verwandtschaftsverhältnisse, wie sie auf dem Genogramm aufgemalt und dem Star erzählt wurden, nicht stimmen, oder aber eine Person sich etwas anderes gewünscht hätte, was aber nicht eingetreten ist.

> Die Mutter war lange in ihren Cousin verliebt, der sich aber für eine andere Frau entschied und von der Verliebtheit auch nichts mitbekam. Die Mutter wählt einen anderen Mann, mit dem sie den Star bekommt. Den Repräsentanten des Stars zieht es aber immer wieder zu dem Cousin und er behauptet, dass dies sein Vater sei.

In diesem Fall kann die Anziehung des Stars zum Cousin der Mutter den Wunsch der Mutter ausdrücken, dass sie lieber von ihm ein Kind bekommen hätte und der Vater zweite Wahl war.

> Eine psychisch kranke Frau, die seit Jahren sozialpsychiatrisch betreut wird, bringt ein wunderschön gemaltes, sehr ordentliches Genogramm zur Bewegten Familienrekonstruktion. Sie kommt mit der Frage, ob ihr Halbbruder wirklich ihr Halbbruder ist. Mit dieser Frage bietet sich die „ordentliche Aufstellung" an. Die Repräsentanten stehen noch nicht ganz, als bereits Proteste aufkommen. Die „Mutter" sagt zum „Vater": „Du bist nicht mein Mann.", woraufhin der Vater erwidert: „Aber du bist meine Frau." Dies setzt sich bei anderen Verwandtschaftsverhältnissen fort mit der häufigen Regel, dass jemand ein Verwandtschaftsverhältnis zu einer Person aufstellt, was diese verleugnet. Jeder Versuch, etwas mithilfe des Genogramms und der Repräsentanten zu klären, scheint aussichtslos, und die Frage der Klientin unlösbar. Die Tanztherapeutin entscheidet sich dann, das Genogramm beiseitezulegen und die Hypothese aufzustellen, dass nichts auf dem Genogramm stimmt. Sie überlässt es den Repräsentanten, sich in den für sich passenden Verwandtschaftsverhältnissen zu finden. Die Repräsentanten rückten aufeinander zu und voneinander weg, bis endlich ein Bild entsteht, bei dem sich alle Repräsentanten einig sind, was aber nichts mit dem hübschen ordentlichen Genogramm zu tun hat. Das Ergebnis der Aufstellung der Repräsentanten ist, dass der vermeintliche Halbbruder der Bruder des Stars ist. Sie zeigt sich daraufhin sehr erleichtert, weil dies ihrem Gefühl entspricht, dem sie aber nie getraut hat. Ohne diese neue Verwandtschaftstheorie beweisen zu können, belassen wir es dabei. Einige Monate später trifft die Tanztherapeutin diese Frau durch Zufall in der Straßenbahn, und sie erzählt freudig, dass sie seit der Bewegten Familienrekonstruktion keine Albträume mehr habe, die sie zuvor seit Jahren geplagt hatten.

Unklarheiten: Die Tanztherapeutin entscheidet nach einer Weile der Zugehörigkeitssuche der Repräsentanten, die unklaren Beziehungen aufzuklären, indem sie den Beteiligten mitteilt, wer zu wem gehört. Die Reaktionen der Repräsentanten auf die „Korrektur" geben der Tanztherapeutin wiederum Rückschlüsse darauf, wie sie weiter vorgehen wird. So fühlen sich manche Repräsentanten in ihrem inneren Gefühl bestätigt, wenn z. B. der Ehepartner zu ihnen gestellt wird, der vorher meinte, nicht zu dieser Person zu gehören. Dies gibt der Therapeutin aber einen Hinweis, dass die Verbundenheit der Ehepartner von beiden unterschiedlich empfunden wird. Besonders wenn eine Verbindung zwischen Vater und Kind nicht hergestellt werden kann, muss die Therapeutin die Verwandtschaftsverhältnisse hinterfragen. In einem solchen Fall kann es sinnvoll sein, dass der Star eine Person aussucht, die ein Fragezeichen repräsentiert, zu den anderen Repräsentanten schickt und abwartet, wie die Mutter, der Vater und das Kind auf dieses neue Systemelement reagieren. Fühlt sich das Fragezeichen männlich, und sowohl die Mutter als auch das Kind werden vom Fragezeichen angezogen, kann es sinnvoll sein, die Verwandtschaftsverhältnisse in Frage zu stellen.

Liebesstau: Liegt durch die Frage des Stars der Fokus auf den Liebesbeziehungen im Familiensystem, tanzen die Paare miteinander. Zeigt sich in dem „Kennenlerntanz" der Eltern des Stars wenig Verliebtheit und Erotik, so sucht die Tanztherapeutin weiter nach der Liebe in der nächsten Generation. Die Großeltern werden mit entsprechender Musik aus ihrer Zeit in ihr Kennenlernen geschickt, um zu sehen, ob bei ihnen eine andere Energie ist. Mit erstaunlich großer Sicherheit können die Repräsentanten sagen, ob sie den zukünftigen Partner attraktiv finden. Manche geraten richtig ins Schwärmen, andere haben nur einen Vernunftkommentar für den Zukünftigen übrig. Ist Letzteres der Fall, muss so lange in beiden Familiensystemen gesucht werden, bis ein Paar liebevoll voneinander spricht.

> Eine Frau bringt die Frage in die Bewegte Familienrekonstruktion, warum es ihr so schwer fällt, sich als Frau zu fühlen und auf Männer zuzugehen. Die Tanztherapeutin schickt die „Eltern" in den Kennenlerntanz. Beim Tanzen ist die Geschlechtlichkeit nicht zu erkennen. Von Erotik keine Spur. Als die Tanztherapeutin die Mutter fragt, ob sie eine Frau sei, kann sie dies nicht mit Sicherheit beantworten. Als sie den Vater fragt, ob er ein Mann sei, ist auch er sich nicht sicher. Die Therapeutin nimmt die Großeltern mit hinein und lässt beide Paare ihren Kennenlerntanz tanzen. Auch hier zeigen sich das gleiche unerotische Bild und die Unsicherheit der Repräsentanten, ob sie nun ein Mann oder eine Frau sind. Die Tanztherapeutin geht in die nächste Generation und lässt die Urgroßeltern aussuchen. Als die beiden ihr Namensschild aufgeklebt haben und in die Kreismitte gehen, verbeugt sich der Urgroßvater vor der Urgroßmutter, und die Urgroßmutter macht daraufhin einen Knicks. Obwohl es sehr offensichtlich ist, stellt die Tanztherapeutin dem Urgroßvater ebenfalls die Frage, ob er ein Mann sei, woraufhin er entrüstet reagiert: „Selbstverständlich bin ich ein Mann, und das ist meine Frau." Auch die Urgroßmutter fühlt sich ganz als Frau.

In diesem Beispiel ist zwischen der Urgroßeltern- und Großelterngeneration das erotische Spiel der Paare verloren gegangen. Erst das Herstellen der Verbindung zu den Urgroßeltern löst den „Liebesstau" in diesem System auf, sodass der Star frei wird, sich als Frau zu fühlen, um die Erotik in ihr Leben zu lassen.

Nicht selten muss zur Auflösung des „Liebesstaus" die „heimliche Liebe" mit in die Rekonstruktion geholt werden, auch wenn sie nicht zur Familie gehört. Einige Menschen glauben an die eine große Liebe und sind davon überzeugt, dass es nur einen Menschen auf der Welt gibt, der für sie bestimmt ist. Haben sie diesen Menschen gefunden, bleiben sie ein Leben lang innerlich an diesen Menschen gebunden, egal was passiert. Dieses Gefühl hat auch nichts mit den Tatsachen zu tun. Ein Paar kann ein Leben lang zusammenbleiben, und trotzdem hat einer oder haben beide das Gefühl, dass dies nicht die große Liebe war. Eine Person kann ständig die Partner wechseln und dennoch glauben, dass es irgendwo die eine große Liebe gibt, sie sie aber noch nicht gefunden hat. Nicht alle Menschen erhalten die Möglichkeit, die große Liebe zu heiraten und mit ihr Kinder zu zeugen. Aus den verschiedensten Schicksalsgründen wird dies manchmal verhindert.

> Eine Frau treibt die Frage in die Bewegte Familienrekonstruktion, warum sie ihren Partner nicht wirklich annehmen kann, obwohl er ihr so gut tut und sich liebevoll um das gemeinsame Kind kümmert. Das Kennenlernen der Eltern in der Rekonstruktion ist wie im vorherigen Beispiel äußerst unspektakulär und unerotisch. Auf die Frage, wie er denn diese Frau findet, die er gerade kennengelernt hat, antwortet der Vater: „Na ja, ist halt meine Frau." Die Mutter antwortet ebenso „enthusiastisch" und ergänzt flüsternd, dass sie ihn ja nur genommen hat, weil sie einen anderen nicht haben konnte. Dies veranlasst die Tanztherapeutin, diese „heimliche große Liebe" hereinzuholen. Die Mutter beginnt zu strahlen, und beim Tanz mit der heimlichen großen Liebe verwandelt sie sich in eine erotische, lustvolle Frau. Nun erinnert sich auch der Star, dass die Mutter manchmal mit strahlenden Augen jemanden erwähnt hat. Sie hat aber nie weiter nachgefragt, was mit dieser Person passiert ist. Manchmal können die Repräsentanten darüber Auskunft geben und eine Spur legen, wenn die Tanztherapeutin danach fragt: „Warum seid ihr nicht zusammengeblieben?" Mutter: „Meine Eltern hätten ihn nie akzeptiert." Große Liebe: „Ich musste gehen, weil ich es nicht ausgehalten hätte, vom Vater immer wieder abgelehnt zu werden, weil ich nicht studiert habe."

Die Gewalt von Kriegen spielt häufig eine große Rolle, warum die Große Liebe nicht geheiratet werden konnte: Auf der Flucht haben sich die Wege verloren, der Mann war im Krieg gefallen, es entstanden unüberwindbare Grenzen. Der Mann oder die Frau haben sich nach diesem Schicksalsschlag ganz vernünftig einen guten Menschen als Partner gewählt, mit dem sie auch glücklich waren. Aber diese vernünftige Entscheidung sicherte gleichzeitig der Großen Liebe den einzigartigen Platz im Herzen der Person.

Schicksal: Wenn sich der Tanztherapeut dazu entschieden hat, das Schicksal der Familie zu rekonstruieren, und am Anfang hintereinander die Familienmitglieder in ihr Leben geführt hat, setzt sich dies auch im weiteren Verlauf der Familiengeschichte fort. Er bleibt in der Rolle des Schicksals, das manchmal keine Rücksicht auf die Gefühle und Zustände von Menschen nimmt. So kann es sein, dass er der Mutter, die gerade ihr neugeborenes Kind in den Armen hält und kennenlernt, das Kind entreißt, weil es nach vier Tagen gestorben ist. Es kann sein, dass er plötzlich Grenzen zieht, wo vorher keine waren, weil Länder geteilt wurden. Er kann Menschen aus ihrem Platz vertreiben und ihnen nicht erlauben, etwas Vertrautes mitzunehmen, wie es bei der Flucht im Krieg häufig der Fall war. All dies erfordert großen körperlichen Einsatz vom Tanztherapeuten, da sich die meisten Menschen nicht bedingungslos in ihr Schicksal fügen. Dieser Kampf und diese Auseinandersetzung zeigen sowohl dem Star als auch den Zeugen, mit welcher Wucht das Schicksal in dieser Familie zugeschlagen hat und wie hilflos die Beteiligten waren. Diese Wucht lässt die Beteiligten oft erstarren und verhindert damit die neue Anordnung des Lebens. Wenn z. B. jemand aus dem Leben gerissen wurde (was meist dadurch erlebbar gemacht wird, dass der Tanztherapeut diese Person ganz aus dem Raum schickt, sodass sie für die anderen nicht mehr sichtbar ist), kann die Annahme dieses Todes sehr gut bei den „Toten“ überprüft werden. Der Tanztherapeut geht beim nächsten Stopp zu dem Toten und fragt ihn, ob er tot sei. Mit erstaunlicher Sicherheit können dies die Repräsentanten beantworten. Falls der „Tote“ dies verneint, fragt der Tanztherapeut ihn, was denn passieren müsse, damit er in Ruhe tot sein könne. Auch hier kann der Tote meist sehr genau sagen, was fehlt, damit er in das Reich der Toten treten kann und seinen Frieden findet. Gleichzeitig schützt sich der Tanztherapeut so vor den eigenen Ideen, was für die Vollständigkeit der Familiengeschichte notwendig sein könnte. Die Antwort des Toten gibt ihm Hinweise auf Fehlendes im Familiensystem. Erst das Anerkenntnis des Schicksals lässt die Optionen für weiteres Handeln deutlich werden.

5.4.4 Die Lösung

Die Rekonstruktion ist immer dann beendet, wenn zumindest die Tanztherapeutin glaubt, aus dem, was sie in den Szenen gesehen hat, die Antwort auf die Frage des Stars gefunden zu haben. Meist sehen auch die Repräsentanten und die Zeugen die Antwort, während der Star im Erkennen oft etwas hinterherhinkt und noch weitere Erklärungen von der Therapeutin oder auf der Metaebene von den Repräsentanten braucht. Eine gelungene Rekonstruktion löst die alten Konzepte auf, die sich der Star zurechtgelegt hat und nun nicht mehr brauchbar sind. Da ihm diese Konstruktionen so logisch und richtig erschienen, braucht es in der Regel eine Weile, bis sich die neuen Erkenntnisse durchsetzen. Daher ist Verwirrung beim Star am Ende einer Rekonstruktion keine Seltenheit.

Sehr häufig endet eine Rekonstruktion damit, fehlende Teile der Familiengeschichte nachzuholen. Hier besteht die Möglichkeit, sich energetisch mit Menschen zu verbinden, die der Star gar nicht gekannt hat, aber für die Lösung der Frage wichtig erscheinen. Passend sind z.B. Ereignisse, die von den Repräsentanten betrauert werden, dass sie nicht stattgefunden haben. So werden nicht selten fehlende Rituale nachgeholt. Dies ist auch der Moment, wo der Repräsentant des Stars durch den Star ersetzt wird, in die Rekonstruktion einsteigt und sich körperlich mit den anderen Repräsentanten verbindet. Dies ermöglicht nicht nur das intellektuelle Begreifen einer neuen Konstruktion, sondern auch das Erspüren und Erleben, um dem Körpergedächtnis einen neuen Input zu geben.

Diffusion: Wenn es eine starke Generationskonfusion und Verwandtschaftskonfusion gegeben hat, kann es sinnvoll sein, dass sich die Repräsentanten zum Schluss noch einmal „ordentlich" aufstellen, wie es schon zu Beginn der Rekonstruktion geschehen war. Entweder stellen sich die Repräsentanten in ihrer neuen Ordnung auf, oder in der alten Ordnung haben sich Emotionen geklärt, die diese Position nun verbessert. So war es für eine Frau, die von ihrer Tante aufgezogen worden war, sehr erleichternd, nun in ihrer Familienposition zu stehen und die Tante neben der Mutter zu sehen.

Wenn wirklich eine Lösung erreicht ist, können alle ohne Zögern die Verwandtschaftsverhältnisse sagen. Meist haben sie das Bedürfnis, dies noch mit einem Kommentar zu ergänzen („Ich bin die Großmutter von der Sara, und ich finde sie ganz toll." „Ich bin die Mutter von Sara und die Frau vom Hans, und es tut mir leid, dass ich Sara so wenig Vorbild sein konnte." „Ich bin der Mann von Elisabeth, der Vater von Sara, und sie soll endlich aufhören, mich zu bemitleiden."). Auch der Star muss nun die Verwandtschaftsverhältnisse der Personen beschreiben, die um ihn herumstehen. Er wird genau spüren, ob das Aufsagen der Verwandtschaftsverhältnisse reicht, um die Kraft der Verbindungen positiv zu spüren, oder ob er ebenfalls noch etwas hinzufügen möchte.

Nicht selten ist es notwendig, die Geschwisterreihenfolge zu erspüren, weil der Star Halbgeschwister nicht zu den Geschwistern gezählt hat. So verändert sich das Körpergefühl, wenn eine Person plötzlich in der Mitte einer Geschwisterreihe steht, weil die Halbgeschwister aus der ersten Ehe des Vaters links neben ihr stehen. Sie ist plötzlich nicht mehr die Älteste, sondern hat noch ältere Halbgeschwister neben sich. Auch hier ist es wichtig, dass diese Reihenfolge genau aufgesagt wird.

Letztendlich entscheiden die Körperreaktionen der Repräsentanten darüber, ob eine Lösung gefunden wurde. Sie müssen eine innere Ruhe empfinden und das Gefühl haben, am richtigen Platz zu stehen. Diese Ruhe kann mit vielfältigen anderen Gefühlen gekoppelt sein: mit Erleichterung, Trauer, Freude, Stolz, Liebe und all die anderen vielfältigen Gefühle, zu denen Menschen in der Lage sind.

Unklarheiten: Der Tanztherapeut muss das Familiensystem so lange weiter agieren lassen, bis sich eine Lösung abzeichnet, die oft nicht der Idealvorstellung des Stars entspricht, sich aber häufig mit lang gehegten inneren Zweifeln deckt. So kann es zur traurigen Gewissheit für den Star werden, dass die Mutter den Vater eigentlich nicht heiraten wollte und ihn somit in der offenen Anfangssituation auch nicht als Ehemann erkannt hat. Häufig sind weitere Nachforschungen notwendig, um Gewissheit zu erlangen.

Ein Star ist sich nicht sicher, wer der Vater ihres ersten Kindes ist, weil sie zum Zeitpunkt der Empfängnis mit zwei Männern Geschlechtsverkehr hatte. Auf dem Genogramm hat sie eine Kernfamilie mit zwei Kindern und einem Vater gezeichnet. In der Familienrekonstruktion bleibt das erste Kind aber unsicher. Die Tanztherapeutin fordert den Star auf, ein anderes Genogramm zu malen, in dem ihre Kinder zwei Väter haben. Erst da wird ihr klar, dass dies ein großer Unterschied ist, den sie nicht länger verleugnen will. Nach der Familienrekonstruktion beschließt sie, sich durch einen Vaterschaftstest Gewissheit zu verschaffen.

Liebesstau: Wenn in einem System der Fluss der Liebe unterbrochen ist, verbindet sich der Star im Lösungsritual mit einer Person aus der Zeit, wo die Liebe noch fließen konnte. In dem oben beschriebenen Beispiel, wo sich erst Urgroßvater und -mutter als Mann und Frau fühlten, bekommt der Star zum Abschluss die Möglichkeit, mit der Urgroßmutter zu tanzen. Da diese genau weiß, wie sich eine Frau fühlt, kleidet sie zunächst den Star entsprechend mit Tüchern und sonstigen Utensilien als Frau ein. Anschließend bekommen die beiden eine Musik, auf der nur sie tanzen, und die anderen bezeugen das Auflösen der Liebesunterbrechung. Häufig gibt die Tanztherapeutin in der Gesprächsrunde den Rat, nach einem Erbstück dieser Urgroßmutter zu suchen und es in Ehren zu halten.

Wenn die Große Liebe keine entsprechende Würdigung erhalten hat, kann es notwendig sein, dass die Person noch einmal mit der Großen Liebe tanzt, bevor sie sich von ihr verabschiedet.

Schicksal: Sollte sich im Laufe der Rekonstruktion herausstellen, dass die Personen mit dem Schicksal hadern, so gilt es, zur Lösung die fehlenden Rituale nachzuholen, die eine Befriedung erst ermöglichen. Häufig wird dabei eine Beerdigung nachgeholt. Dies ist bei Abtreibungen und Todgeburten der Fall, wo die Kinder nicht beerdigt werden konnten oder wurden. Die Repräsentanten – wenn es den Star selbst betrifft, wird der Repräsentant nun durch den Star eingetauscht – müssen die Beerdigung gestalten. Mit den zur Verfügung stehenden Materialien wird eine Ruhestätte gebaut, die Person wird hineingelegt, und der Akt des Zudeckens (auch des Kopfes) als Form der Beerdigung wird vollzogen. Besonders das Zudecken des Kopfes hat in unserem Kulturkreis das Gewahrwerden des Todes zur Folge und wird mit der entsprechenden Trauer begleitet. Wie bei einer richtigen Beerdigung wird auch diese durch eine Musikauswahl unterstützt, aber auch zeitlich begrenzt. Wenn bei allen der Eindruck entstanden ist, dass nun das Fehlende ausgeführt wurde, vergewissert sich die Tanztherapeutin, indem sie erneut zu der nun zugedeckten toten Person geht und fragt: „Bist du tot?“ Wenn sie ein Ja hört, dann weiß sie, dass die Rekonstruktion beendet ist. Die Ordnung, dass die Toten tot sein müssen, damit die Lebenden leben können, ist wieder hergestellt.

Die Familienrekonstruktion bietet aber auch die Möglichkeit, schöne Ereignisse nachzuholen, die aus Schicksalsgründen nicht stattfinden konnten.

> Der Großvater des Stars ist sehr betrübt darüber, dass er die Hochzeit der Tochter nicht mehr miterleben konnte, weil er im Krieg gefallen ist. Die Mutter des Stars trauert nicht nur sehr um ihren Vater, sondern ist auch verzweifelt, weil ihr Vater sie nicht zum Altar geführt hat. Sie hat dadurch nicht erleben können, dass ihr Vater sie ihrem zukünftigen Mann „zuführt“, auf diese Weise die Verbindung gutheißt und die emotionale Trennung von ihm befürwortet. Als Abschluss dieser Rekonstruktion soll die Hochzeit, die so nie stattgefunden hat, konstruiert werden. Die Braut und der Bräutigam und der Vater der Braut werden von den anderen Gruppenmitgliedern eingekleidet. Anschließend müssen sich auch die Gruppenmitglieder festlich kleiden als Repräsentanz der Hochzeitsgäste. Es wird ein Priester ausgesucht und ein Altar im Raum aufgebaut. Als alle Vorbereitungen abgeschlossen sind, stellt sich der Priester vor den Altar, der Mann vor ihn, und der Vater und die Tochter stehen vor der geschlossenen Tür. Mit Beginn des Hochzeitsmarsches öffnet sich die Tür, und Vater und Tochter schreiten zum zukünftigen Ehemann. Am Altar angekommen, legt der Vater die Hand der Tochter in die Hand des Mannes.

5.5 Die Rolle der Tanztherapeutin in der Rekonstruktion

Aktives Handeln und Neugier bestimmen die Haltung der Tanztherapeutin bei der Exploration der Familienrekonstruktion. Ziel ist dabei immer, das selbstbestimmte Handeln des Stars und der Repräsentanten zu unterstützen. Die Tanztherapeutin ist in der Bewegten Familienrekonstruktion in ihrer Ganzheitlichkeit sehr gefordert. Ihre therapeutische Haltung muss eine allparteiliche, offene, fragende, nicht wissende und nicht bewertende Haltung sein. Sie sollte zum einen mit einem wachen Verstand und dem Wissen um Systemtheorien die Geschichten des Stars verfolgen und diese aber zum anderen gleichzeitig mit der Intuition verbinden, um auch Dingen nachzuspüren, die sie zunächst nicht erklären kann. Sie vergleicht die Familiengeschichten mit den Fakten, die auf dem Genogramm zu finden sind. Sie rechnet, sie ordnet Geschichten in geschichtliche Zusammenhänge ein. Ein reges Interesse an Geschichte und gegebenenfalls auch an anderen Kulturen ist demnach unabdingbar. Nur ihr wacher Intellekt und scharfer Verstand bewahren sie vor dem Versuch des Systems, sie zu verwirren. Zu dieser Wachheit braucht sie auch eine gehörige Portion Frechheit gegenüber den Konstruktionen der Menschheit. Das System hat ein großes Interesse daran, das Gleichgewicht, die Homöostase, durch das Aufrechterhalten der alten Konstruktionen beizubehalten. Wenn es das Gleichgewicht nur halten kann, indem es Verwirrung stiftet oder unklare Daten liefert, wird das System dies versuchen. Daher muss die Therapeutin sehr klar sein, Daten müssen nachgerechnet werden, unlogische Schlussfolgerungen, die innerhalb des Systems niemandem auffallen, aufgespürt werden. Durch diese sehr analytische Klarheit im Kopf einerseits und die intuitive Arbeit andererseits ist die ganze Person gefordert (was diese Arbeit nicht zuletzt so anstrengend macht).

Wenn sich die Tanztherapeutin nur auf ihr Gefühl verlässt, wird sie mit ins System „hineinschwimmen“, sie wird die Unterscheidung zwischen Fakten und Geschichten verlieren und damit dem System nicht dienlich sein. Das, was jemand erzählt, muss immer wieder mit den Daten überprüft werden. Dafür ist das Genogramm hilfreich.

Ein Jugendlicher erzählt der Tanztherapeutin, sein Vater sei Soldat im 2. Weltkrieg gewesen. Gleichzeitig erweist es sich als äußerst schwierig, irgendwelche konkreten Informationen, wie das Alter seiner Familienmitglieder, von ihm zu erhalten, um diese der Therapeutin unwahrscheinlich erscheinende Geschichte zu überprüfen. Der Jugendliche weiß keine Daten. Ihm ist nicht einmal das Alter seiner Eltern, geschweige denn das seiner Großeltern bekannt, und selbst bei den Geschwistern muss er lange überlegen, wie alt diese sind. Es stellt sich schließlich heraus, dass die Mutter noch sehr jung ist, d.h. weit nach Ende des Krieges geboren, und die Großeltern während des Krieges kleine Kinder waren. Der Vater kann also unmöglich Soldat gewesen sein. Es existieren demnach Familienmythen, die keine reale Grundlage haben. Schließlich erinnert der Junge sich an ein Foto von seinem Vater mit Uniform. Wie sich herausstellt, handelt es sich um eine Bundeswehruniform.

Ist die Familie erst einmal aufgestellt, und die Bewegung beginnt, setzt sich die Tanztherapeutin neben den Star, um einerseits körperlich nah zu sein und andererseits die Möglichkeit zu haben, Fragen zum Geschehen zu stellen, die hilfreich für die Hypothesenbildung sein können.

Der Onkel des Stars zeigt auf einmal erhebliche Koordinationsschwierigkeiten. Als die Tanztherapeutin ihn fragt, was mit ihm sei, kann er dies nicht beantworten, sondern meint nur, dass er alles gar nicht so richtig wahrnehme. Als sie den Star dazu befragt, sagt er ihr, dass der Onkel Alkoholiker sei. Dies war vorher nicht zur Sprache gekommen.
Die Repräsentantin der Mutter hat sich gerade erst das Namensschild aufgeklebt, und die Anfangssituation ist noch gar nicht klar, da geht sie zu ihrer Tasche, holt sich ein Haargummi heraus und zwirbelt ihre Haare so zusammen, wie sie sie sonst nie trägt. Der Star kommentiert ganz erstaunt: „So hat meine Mutter die Haare immer getragen."
Ein Teil der Familie steht zusammen und beginnt langsam hin- und herzuwiegen. Es läuft keine Musik. Leise fängt eine Person an zu summen, die anderen stimmen ein. Dies entwickelt sich schließlich zu einem Lied, das alle mit Inbrunst gemeinsam singen. Währenddessen beginnt der Star zu weinen. Als ich nachfrage, was die Tränen sind, meint er, dass sie in der Familie dieses Lied immer gesungen haben.

Die emotionalen Reaktionen des Stars auf ein bestimmtes Ereignis der Rekonstruktion legen die Spur, dass es sich hierbei um etwas handelt, das für den Star von Bedeutung ist.

Immer wieder geht der Tanztherapeut in die Szene hinein, fragt die Repräsentanten nach ihrer Meinung und stellt ihnen Fragen. Er braucht eine Rückmeldung von den Repräsentanten, um seine Hypothesen zu überprüfen. Er führt durch das Szenario. Er ist eine Art Regisseur, der selbst den Verlauf des Stückes nicht kennt, aber nach einem guten Ende sucht (dass er ebenfalls nicht kennt). Durch die Interventionen (Hineinschicken eines weiteren Repräsentanten, Nachfragen bei den Repräsentanten, Musikauswahl etc.) versucht er, die Hypothesenbildung bestätigt zu bekommen. Ist dies nicht der Fall, muss er sie verwerfen und eine neue suchen.

So ist es auch wichtig, dass die Tanztherapeutin die Geschichte, die der

Star erzählt, mit einer gewissen Respektlosigkeit dieser Konstruktion gegenüber hinterfragt. Der Star liefert eine fertige Konstruktion, die offensichtlich nicht hilfreich war, sonst hätte er keine Fragen an das System. Dieses Hinterfragen ist besonders wichtig, wenn es um die emotionalen Einfärbungen der Beziehungen geht, die meist als unumstößliche Wahrheiten erzählt werden. So hinterfragt die Tanztherapeutin z. B. die Erzählungen, dass die Mutter immer lieblos war, der Vater keine Gefühle hat und der Großvater der Supermensch war. Nur so ist sie in der Lage, eine Distanz zu den Konstruktionen des Stars zu behalten. Die fertige Geschichte des Stars von seiner Familie muss hinterfragt werden, um Interventionen zu finden, die zu einer Rekonstruktion führen. Das erste Hinterfragen findet statt, indem die Tanztherapeutin überprüft, ob die Geschichten mit den Tatsachen übereinstimmen können. Sie schaut ständig auf das Genogramm, rechnet nach, benennt Verwandtschaftsverhältnisse, wiederholt Namen und Verwandtschaftsbeziehungen. Das zweite Überprüfen findet dann in der Rekonstruktion durch die Repräsentanten statt. Nur so wird eine Atmosphäre geschaffen, die zulässt, dass alles auch ganz anders sein könnte.

> Eine Frau hat ihre Eltern immer nur streitend erlebt. Sie sind auch seit Jahren getrennt, aber nicht geschieden. Als die Eltern den Kennenlerntanz tanzen, geht es heiß her. Die beiden tanzen einen sehr erotischen Tanz. Die Frau ist völlig verwirrt, weil sie ihre Eltern so nie erlebt hat und es nicht in ihr Weltbild passt, dass die Eltern auch mal ein wildes Liebespaar waren.

Bagatellisiert der Star ein Ereignis von großer Schwere, zeigt der Tanztherapeut sein Entsetzen. Dramatisiert der Star, so sorgt eine Umdeutung oder Humor für eine andere Perspektive. Der Tanztherapeut spricht das aus, was er glaubt, was das System oder der Einzelne im System denkt. Dies können durchaus schockierende Empfindungen und Gedanken des Stars oder der Repräsentanten sein und folgen dem Stil der Provokativen Therapie (Farelly / Brandsma, 1986). Die Beziehung zwischen Star und Tanztherapeut muss so gefestigt sein, dass der Star weiß, dass der Therapeut in Zuneigung versucht, eine neue Konstruktion zu entwickeln.

Durch das Bewegen der Repräsentanten wirkt die Familienrekonstruktion wesentlich intensiver, und zwar sowohl auf die Repräsentanten als auch auf die Zeugen und die Tanztherapeutin. Während sich die Repräsentanten und die Zeugen ihren Gefühlen hingeben können, muss die Tanztherapeutin in jedem Augenblick die nötige professionelle Distanz wahren. Dies kann durchaus bedeuten, dass sie emotional mitschwingt, die Emotionen müssen sich aber nach der Familienrekonstruktion wieder neutralisieren. Gelingt dies der Tanztherapeutin nicht, so kann es notwendig sein, in ihrem eigenen Familiensystem zu forschen, was sie an der Geschichte so angerührt hat. Die professionelle Distanz schließt auch mit ein, dass Lösungen, die für die Tanztherapeutin hilfreich wären, nicht unbedingt für den Star hilfreich sein müssen. Dies wird durch die Hinzunahme der Aussagen der Repräsentanten gewährt. Sie weisen den Weg zu einer Lösung. Dies ist gleichzeitig entlastend für die Tanztherapeutin. Sie muss die Lösung nicht selbst finden. Nur die Lösungen, die vom System getragen werden, werden auch umgesetzt.

5.6 Das Teilen der Gefühle – Die Rolle der Zeugen

Es gibt in der Bewegten Familienrekonstruktion (wie auch in anderen Aufstellungsarbeiten) vier Perspektivensysteme: 1. das der Repräsentanten, 2. das des Stars, 3. das des Tanztherapeuten und 4. das der Zeugen. Die ZeugInnen sind die Personen, die nicht als Repräsentanten ausgesucht werden und während der Rekonstruktion am Rand sitzen. Diese Personen sind nicht außen vor, sondern bilden ebenfalls einen wichtigen Resonanzboden für die systemische Arbeit. Der Tanztherapeut achtet sehr genau darauf, ob die Gefühle, die in der aktuellen Rekonstruktion entstehen, sowohl bei ihm selbst als auch bei den ZeugInnen resonieren. Dies ist ein ganz wichtiger Bestandteil dieser Arbeit. Endlich hat der Star Zeugen für das, was ihm widerfahren ist. Somit besteht auch die Möglichkeit, die Last der Gefühle auf alle zu verteilen. Wenn alle ergriffen sind, dann teilen alle es, und es wird für den Betroffenen ein Stück leichter. Der Star sieht an der Reaktion aller Anwesenden, dass es wirklich ein trauriges, ein verrücktes, ein Wut machendes Thema ist. Und es entlastet zu sehen, dass es anderen genauso geht. Denn nicht selten haben die Betroffenen im System erfahren, dass ihre Gefühle lästig waren, dass ihnen vielleicht sogar erzählt wurde, diese Gefühle seien falsch. Es tut dem Betroffenen gut, dass die anderen auch sehen, wie unordentlich, wie starr, wie unbeweglich oder verrückt das System ist.

> Im Vorstellen des Genogramms kommt der Star auffallend wenig vor, sondern die Besonderheiten der Familienmitglieder nehmen sehr viel Raum ein. Dies veranlasst die Tanztherapeutin, den 10. Geburtstag des Stars nachzuspielen, zu der die Familienangehörigen zu Besuch kommen. Es entsteht ein unglaubliches Durcheinander. Alle reden gleichzeitig, keiner beachtet das Geburtstagskind. Letztendlich beachtet niemand einander. Der Star sitzt weinend am Rand und sagt nur die ganze Zeit: „Genauso war es." Im Anschluss will er sowohl von der Tanztherapeutin als auch von den Zeugen hören, dass dies wirklich eine verrückte Situation war. Als er dies bestätigt bekommt und die Zeugen ihr Entsetzen

zeigen, dass er so wenig Raum hatte und wie verrückt das alles war, fühlt sich der Star sehr entlastet. Jahrelang hat er geglaubt, er sei verrückt und habe eine verzerrte Wahrnehmung.

Es kann allerdings auch der umgekehrte Fall eintreten. Das Familiensystem ist in einem Gefühl, und die ZeugInnen empfinden es gar nicht oder ganz anders. Diese Diskrepanz stellt für die Tanztherapeutin einen wichtigen Hinweis dar, die Emotionalität der Situation noch einmal genau zu überprüfen. So kann es passieren, dass im Familiensystem alle anfangen zu lachen, während die ZeugInnen stocken vor Entsetzen. Oder viele im Familiensystem sind traurig und einige weinen auch, dies findet aber keine emotionale Resonanz bei den ZeugInnen. In einer solchen Situation kann es sein, dass ein Gefühl ein anderes zudecken soll. Solange das eigentliche Gefühl aber nicht gelebt werden kann, bleibt die Familie in einer unbefriedigenden Lösung stecken.

5.7 Musik

Durch den gezielten Einsatz von Musik unterscheidet sich die Bewegte Familienrekonstruktion von allen anderen Aufstellungsformen. Ein wichtiges Potenzial der Tanztherapie liegt im richtigen Einsatz von Musik. In der Bewegten Familienrekonstruktion unterstützt sie den tranceähnlichen Zustand der Repräsentanten. Dabei sucht der Therapeut eine Musik aus, die zu der Zeit gehört, die rekonstruiert wird. Dies hilft den Repräsentanten, ein Gefühl für die Zeit zu bekommen. Musik repräsentiert immer einen Zeitgeist und die politische und gesellschaftliche Stimmung. Je nach Ort des Geschehens kann z. B. für die Stimmung der 1960er Jahre ein Rock'n'Roll oder ein Schlager passend sein. Je nach Teilnehmern gehört auch internationale Musik ins Repertoire.

Ist die Zeitepoche nicht so wichtig, wird die Musik entsprechend des Themas ausgewählt. Hierbei kann die Qualität der Musik oder der Inhalt der Texte eine Rolle spielen. Spielen z. B. Kinder miteinander, wird die Tanztherapeutin Kinderlieder aussuchen. Bei einem Star aus einem nichtdeutschen Sprachraum kann es auch wichtig sein, muttersprachliche Musik zu wählen, auch wenn die Repräsentanten die Sprache nicht verstehen.

Bei dem obigen Beispiel, wo die Hochzeit der Mutter in einer nie stattgefundenen Konstellation, nämlich mit ihrem Vater, nachgestellt wurde, war das Einsetzen des Hochzeitsmarsches der entscheidende Impuls für das Erleben der Repräsentanten und der Zeugen für diesen wichtigen Moment.

Bei den abschließenden Ritualen wird Musik ausgewählt, die sowohl in der Art als auch vom Text her für das Ritual passend sind. Da es sich häufig um Abschiede handelt, ist eine große Auswahl an Abschiedsmusik notwendig, um den unterschiedlichen Szenen gerecht zu werden. Diese Musikvielfalt reicht von einem klassischen Adagio bis hin zu zeitgenössischen, aber großen Abschiedsliedern (z.B. Time to say goodbye). Wenn die Tanztherapeutin gut im Kontakt mit ihrer Intuition ist, wird es ihr am ehesten gelingen, genau die Musik zu wählen, die für die Situation passend ist. Es ist aber auf jeden Fall notwendig, eine große Auswahl an Musik aus verschiedenen Jahrzehnten und Stilrichtungen zu haben. Der Musikgeschmack der Therapeutin spielt dabei eine untergeordnete Rolle.

> Bei einem polnischen Star will die Tanztherapeutin unbedingt ein polnisches Lied nehmen. Als sie auf die Titel der polnischen CD schaut, sagen ihr die Worte gar nichts. Ohne viel nachzudenken, wählt sie ein Lied aus. Wie der Star später sagt, passte der Text genau zum Thema.

5.8 Nachwirkungen

Es kann hilfreich sein, wenn der Star nach einer Aufstellung erst einmal verwirrt ist. Denn das heißt, dass die alten Konstruktionen nichts mehr taugen, die neuen sich aber noch nicht gefestigt haben. Kann die Verwirrung nicht ausgehalten werden, besteht die Gefahr, schnell neue Konstruktionen herzustellen, die meist aber den alten doch sehr ähnlich sind und daher nur wieder zurück in alte Muster führen. Wenn die Konstruktion zwanghaft vorschnell herbeigeführt wird, ohne die Rekonstruktion auf sich wirken zu lassen, ist die Gefahr einer erneuten Konstruktion, die das Leben nicht nachhaltig erleichtert, sehr groß. So hatte ein Star direkt schon in der Rekonstruktion starke Kopfschmerzen, weil er das Gefühl hatte, er müsste alles sofort verstehen und in eine neue Konstruktion einbauen. Es ist aber besser, es erst einmal Ruhe walten zu lassen.

Es gibt kein Chaos. Es gibt lediglich neue Ordnungen, deren Ordnung wir noch nicht erkennen können. In Übergangsphasen erleben wir Chaos, weil sich die alte, bekannte Ordnung verabschiedet hat, die neue aber noch nicht erkennbar ist. Denn für das Erkennen einer Ordnung bedarf es Wiederholungen. Sind diese noch nicht aufgetreten, kann die Person die neuen Gesetzmäßigkeiten nicht erkennen. Wenn die Therapeutin dies der Person erklärt, hält sie das Gefühl des Chaos besser aus. So ist es nicht selten, dass alle außer dem Star die anstehenden Notwendigkeiten erkennen. Die betroffene Person braucht einfach mehr Zeit, sie kann die neue Ordnung noch nicht erkennen.

Manchmal scheint es auch so, als hätten die realen Familienmitglieder die Familienrekonstruktion bezeugt, und sie verhalten sich plötzlich anders. Wie von Zauberhand hat sich das Familiensystem in Bewegung gesetzt, und der Star erhält nun ein neues Repertoire an Reaktionsmöglichkeiten.

> Eine Frau hat ihr Leben lang sehr mit ihrem Vater gehadert, weil dieser sehr intellektuell ist, sie sich aber eher als einen gefühlsbetonten Menschen sieht. Sie hat sich nie von ihm angenommen gefühlt, aber immer um seine Anerkennung gebuhlt. Im Abschlussritual der Bewegten Familienrekonstruktion sitzt sie Rücken-an-Rücken mit ihrem „Vater" zusammen und sagt ihm alles, was sie ihm noch nie gesagt hat. Und auch er hat die Möglichkeit, ihr seine Liebe zu gestehen. Als die Frau nach dem Seminar nach Hause kommt, findet sie einen Brief von ihrem Vater in der Post. Er hat mehrere Zeitungsartikel über ihr Interessensgebiet ausgeschnitten und ihr zugesandt. Zunächst will sie in ihr altes Interpretationsmuster verfallen („Er interessiert sich wieder nur für Theorien und nicht für mich."). Erst im zweiten Anlauf kann sie erkennen, dass der Vater mit diesen sorgfältig ausgesuchten und ausgeschnittenen Zeitungsartikeln seine Liebe und Bewunderung für seine Tochter zum Ausdruck brachte.

Manchmal passieren auch fast unheimliche Dinge.

> Das Ergebnis einer Rekonstruktionsarbeit ist für eine Frau, dass sie die Großmutter als Ressource mehr würdigen muss. Sie weiß, dass sie eine Uhr von ihr geerbt hat, die sie aber seit Jahren nicht tragen konnte, weil sie nicht mehr funktioniert. Als sie zu Hause die Uhr aus dem Schmuckkasten nimmt und versucht, sie aufzuziehen, geht sie plötzlich wieder.

Im Anschluss an die Familienrekonstruktion erleben sich viele Teilnehmer friedlicher und versöhnlicher mit Familienmitgliedern, die sie zuvor bekämpft hatten. Diese andere Einstellung den wichtigen Menschen gegenüber erlaubt es ihnen, ebenfalls aus ihren alten Mustern auszubrechen.

> Eine Frau hat durch die Familienrekonstruktion realisiert, dass sie ihre Fehlgeburt noch beerdigen muss, und will sie auf dem Familiengrab beerdigen. Sie weiß von einer Tante, die ebenfalls vor Jahrzehnten ein Kind verloren hatte. Als sie sie darauf anspricht, fängt diese an zu weinen, als sei es gestern gewesen. Gemeinsam beerdigen sie dann ihre Kinder symbolisch auf dem Familiengrab. Dies schweißt die beiden Frauen eng zusammen, die sonst eher weniger miteinander zu tun hatten.

Viele nehmen sich noch einmal das Genogramm vor. Entweder forschen sie an bestimmten Stellen der Familiengeschichte weiter nach, oder sie verändern ihr Genogramm, um vergessenen Personen einen Platz zu geben.

Der Star kann durch eine Bewegte Familienrekonstruktion nichts für die Geschwister oder Eltern klären. Sie müssen ihre eigenen Geschichten bearbeiten, und es sind andere Geschichten als die eigenen. Wenn die Person im Anschluss an die Familienrekonstruktion mit Familienmitgliedern sprechen will, muss sie sich bewusst sein, ob sie für sich selbst noch etwas klären möchte oder aber die anderen bekehren will. Von Letzterem ist dringend abzuraten. Denn für jedes andere Familienmitglied sieht die Wirklichkeit dieser Familie anders aus. Deshalb ist es wichtig, dem anderen nur dann etwas zu erzählen, wenn man ihm mitteilen möchte, dass es geholfen hat. Jedes Familienmitglied hat das Recht, die eigene Geschichte zu schreiben. Denn nur so bleiben sie auch in ihrer eigenen Verantwortung. Je mehr ein Familienmitglied für andere prüft und analysiert, desto weniger brauchen diese selbst zu forschen. Dadurch entsteht lediglich ein homöostatisches Gleichgewicht von Verleugnung und Analyse.

Wenn wir gut in ein System eingebunden sind, sei es nun die Herkunftsfamilie, die eigene Familie, die Arbeitskollegen, der Freundeskreis, die Gemeinde oder der Berufsstand, ist es dem Menschen möglich zu wachsen, zu reifen und ein Gleichgewicht zwischen den eigenen Bedürfnissen und den Systembedürfnissen herzustellen.

Im Folgenden wird ein Wachstumsmodell vorgestellt, das den Anspruch hat, sowohl für den Einzelnen als auch für Systeme Relevanz zu haben. Dabei wird davon ausgegangen, dass Wachstum nur dann gelingen kann, wenn ein Mensch seine Zugehörigkeit kennt und spüren kann, wann er in die Verantwortung geht und Menschen findet, denen er sich öffnen kann. Zudem ist allen Systemen und Systemelementen gemein, dass sie sich Veränderungen stellen müssen, die es zu gestalten gilt.

6 Das Wachstumsmodell

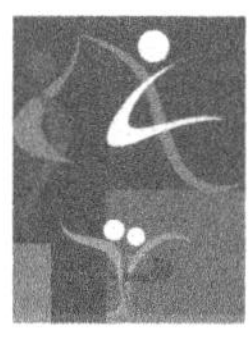

In den zurückliegenden Jahren der tanztherapeutischen Arbeit sowohl in der Therapie als auch in der Ausbildung hat sich für mich das nachfolgend vorgestellte Wachstumsmodell herauskristallisiert. Besonders meine AusbildungskandidatInnen auf ihrem mühsamen Weg, die Komplexität der tanztherapeutischen Arbeit zu erfassen, haben mich gelehrt, dass dieser Ansatz für sie hilfreich und für alle Arbeitsfelder relevant ist.

Das anfängliche Theoriegerüst beruhte auf dem Modell von Will Schutz (Schutz 1958, 1979, 1984). Das Modell von Schutz ist ein personenzentriertes Modell, das sich aus der Psychoanalyse ableitet. Es überzeugte mich vor allem durch seine Einfachheit, aber ich hielt es für notwendig, es auch auf Systeme zu erweitern und vor allem eine Phase der Trennung hinzuzufügen, die in vielen Theoriemodellen vergessen wird. Dieses erweiterte Phasenmodell wurde in ein systemisches Denken eingebettet, was weit über das psychoanalytische Dyadendenken hinausgeht. Dieses Phasenmodell war zunächst als Gruppenmodell gedacht, das die Gesetze der Gruppendynamik, die auf jede Gruppe zutreffen, berücksichtigt (Bender, 2001). Wenn also jemand für eine Gruppe oder ein Team verantwortlich ist, sollte er oder sie diese Entwicklungsaspekte kennen (Bender, 2009).

In der weiteren Auseinandersetzung mit der Thematik zeigte sich, dass es sich bei dem Modell um ein Wachstumsmodell handelt, das Lebensthemen beinhaltet, die für jeden Menschen in verschiedenen Phasen seiner Entwicklung relevant sind.

Wenn Menschen therapeutische Hilfe suchen, befinden sie sich in einem Lebensumstand oder -zustand, der es ihnen schwer macht, das Leben zu ertragen und kreativ, kraft- und lustvoll zu gestalten. Sie suchen nach einer Veränderung. Bereits bei der Frage, was eine „positive" Veränderung ist, können sich Therapeut und Klient in ihren Vorstellungen sehr schnell voneinander entfernen. Wird nun ein System beraten, so besteht eine hohe Wahrscheinlichkeit, dass die Systemmitglieder jeweils etwas anderes unter einer „positiven" Veränderung verstehen und der Therapeut wiederum noch einmal eine andere Entwicklung für notwendig erachtet. Jeder Therapeut aber, der den Veränderungswunsch der Personen, die er therapiert, nicht erkennen kann, wird mit seinen Ansichten über eine „vernünftige" Veränderung kläglich scheitern.

Um Veränderung erkennen zu können, brauchen wir Parameter für Wachstum. Woran erkennen wir Wachstum? Eine systemische Arbeit kann nur gelingen, wenn wir uns ein Theoriegerüst zulegen, das nicht in Komplexität erstickt und doch vielfältigen Situationen des Lebens standhält. Des Weiteren sollte es nicht defizit- und krankheitsorientiert sein, sondern die momentanen Herausforderungen des Lebens erkennen, ohne ungelöste Themen aus der Vergangenheit zu ignorieren.

Im Folgenden wird ein Wachstumsmodell vorgestellt, das sowohl dem Kriterium der Komplexitätsreduktion genügt als auch der Anwendung auf viele Lebensbereiche. In der therapeutischen Anwendung fragt es nicht nach der Pathologie des Patienten, sondern nach den Herausforderungen des Lebens, die sich für den Menschen als schwierig herausstellen und sein Wachstum erschweren. Dies erleichtert gewissermaßen den Wiedererkennungseffekt systemischer Problembeschreibungen bei Praktikern. Für die systemische Modellbildung gilt weder hohe noch niedrige Komplexität der Modelle als erstrebenswert. Günstig ist vielmehr eine Metastrategie, die es erlaubt, die Komplexität von Modellen je nach Zwecksetzung und kognitiver Komplexität des Konstrukteurs zu variieren. Genau dies leistet das nachfolgende Wachstumsmodell. Es kann für den „Anfänger" komplexitätsreduzierend genutzt werden. Mit fortschreitendem Verständnis des Wachstumsmodells wird die Erweiterung der Komplexität möglich, ohne den Überblick zu verlieren.

Das Wachstumsmodell umfasst vier Phasen, die sich auf viele Bereiche des Lebens anwenden lassen. Es handelt sich um vier große Phasen im Leben eines Menschen, die wir immer wieder in neuen Lebenszyklen durchlaufen. In der Therapie können wir diese Phasen erkennen, unabhängig davon, ob es sich dabei um eine Gruppen- oder Einzeltherapie handelt. Jede Phase reflektiert spezielle Herausforderungen an die Klientin und die Therapeutin, deckt aber auch grundlegende menschliche Bedürfnisse ab. Niemand durchläuft ein „aalglattes" Leben, wo alles optimal verlaufen ist: Die Eltern haben sich auf das Kind gefreut, es ermutigend gefördert, von ganzem Herzen geliebt und schließlich in die Autonomie entlassen. Die Lehrer haben das Kind im Unterricht wahrgenommen, es für Leistungen gelobt, Versagen relativiert, sich innig mit ihnen verbunden gefühlt und sie schließlich ins Leben verabschiedet. Für den Partner ist die Person das Wichtigste auf der Welt, die Arbeitsteilung klappt reibungslos, die Liebe ist jeden Moment spürbar, und im Tod lässt sich das Paar zufrieden los. Die Person übt den Beruf aus, den sie immer schon machen wollte, und bekommt dafür uneingeschränkte Anerkennung von ihrem Vorgesetzten.

All dies passiert nicht im wirklichen Leben. Dort haben wir Eltern, für die der Zeitpunkt der Schwangerschaft nicht so günstig war, die unsere Leistungen gar nicht so toll finden, zu denen wir kein Vertrauen aufbauen konnten, die uns nicht in ein selbstständiges Leben entlassen wollen. Wir haben LehrerInnen erlebt, die uns einfach übersehen haben, die unsere Leistung nicht erkannten, sondern nur auf unser Versagen achteten, um uns schließlich zu entlassen mit dem Gefühl, dass wir es im Leben zu nichts bringen werden. Wir haben Partner, für die oftmals etwas anderes mindestens noch genauso wichtig ist wie wir, mit denen die Arbeitsteilung und die Verantwortlichkeiten ganz und gar nicht klappen, bei denen uns die Liebe verloren geht und von denen wir uns nur im Groll trennen können. Wir haben einen Beruf gewählt, den die Eltern für vernünftig hielten, uns aber nicht erfüllt. Der Chef hat die Sprache der Anerkennung nie gelernt, sondern macht nur ständig Druck zu noch mehr Leistung.

Wir können all die Ungereimtheiten und Ungerechtigkeiten des Lebens mit einem Blick des Versagens von uns und anderen betrachten, oder wir können sie mit dem Blick der Herausforderung für Wachstum betrachten. Der Blick ändert die Gegebenheiten nicht, aber er ändert unsere Einstellung dazu. Und unsere Einstellung und nicht die Ereignisse, die uns widerfahren sind, entscheiden letztendlich darüber, ob wir unser Leben am Ende als gelungen oder als missraten betrachten. So ist unser Leben ein großer Kreislauf, in dem wir uns verschiedenen Herausforderungen stellen können.

6.1 Erste Phase: Zugehörigkeit

„*Wo kämen wir hin, wenn alle sagten, wo kämen wir hin, und niemand ginge, um zu schauen, wohin man käme, wenn man ginge*“ Kurt Marti (1921–2017), Schweizer Pfarrer und Schriftsteller.

Wenn ein Kind auf die Welt kommt, wird durch die Verwandtschaftsverhältnisse die Zugehörigkeit zur Familie festgelegt. Dies sichert ihm einen faktischen Platz in dieser Familie, der jedoch noch emotional gefüllt werden muss. Damit das Kind sich der Familie zugehörig fühlen kann, muss es das Gefühl bekommen, hier einen sicheren Platz zu haben, der einzigartig ist und um den es nicht kämpfen muss. Diese Sicherheit wird gestärkt durch das Gefühl, für die Eltern, die Geschwister und die Großeltern wichtig zu sein. Die Natur hat es gut angelegt, dass ein Säugling alle Aufmerksamkeit auf sich zieht. Das Kindchenschema garantiert die Anziehungskraft und den Beschützerinstinkt der Erwachsenen. Menschen, die selbst liebevoll in dieser Welt empfangen worden sind, können gar nicht anders, als mit dem Säugling zu kommunizieren. Dies beschränkt sich nicht nur auf die wichtigsten Bezugspersonen wie Mutter und Vater, sondern auch andere Erwachsene können sich dem Lächeln eines kleinen Kindes nicht entziehen und gehen sofort interaktiv auf das Kind ein. Das Kind kann noch nichts leisten, es liegt in seiner ganzen Schutzbedürftigkeit und Kleinheit einfach so da, und alle wollen es sehen, es berühren und herumtragen. Dieses Verhalten vermittelt dem neuen Erdenbürger das wichtigste und grundlegendste Gefühl: dazuzugehören. Dieses Gefühl der Zugehörigkeit hat eine existenzielle Funktion. Es sichert das Überleben, sowohl in physischer als auch in psychischer Hinsicht. Den Menschen, denen wir uns zugehörig fühlen, bieten wir Schutz an und suchen Schutz bei ihnen. Der Spruch „Blut ist dicker als Wasser“ beschreibt zwar die tiefere Verbundenheit zu Familienangehörigen als zu Freunden, aber nur deshalb, weil wir in der Regel in einer Familie die erste Zugehörigkeit erfahren haben. Beim Einstieg in ein neues System ist dies immer wieder unser erstes Bestreben: Wir möchten einen Platz finden und uns zum System dazugehörig fühlen. Die existenzielle Notwendigkeit der Zugehörigkeit bewirkt auch, dass das Fehlen eines Zugehörigkeitsgefühls Menschen in emotional existenzielle Bedrängnis bringt.

Die Frage der Zugehörigkeit beginnt meist weit bevor das Kind geboren wird. Wenn die Schwangerschaft geplant wird, stellt sich bereits die Frage: Kind ja oder nein? Die Eltern setzen sich also schon vor der eigentlichen Zeugung damit auseinander, ob sie dem Kind einen Platz in ihrem Leben einräumen wollen. Mit Beginn einer Schwangerschaft diskutiert die Familie die Veränderungen, die dieses neue Familienmitglied mit sich bringen wird. Diese Diskussionen geben dem noch nicht anwesenden Kind bereits Raum in der inneren und äußeren Welt der Familienmitglieder. Erfolgte die Schwangerschaft ungewollt, so setzt erst recht die Frage ein, ob dieser Mensch, der so scheinbar unverhofft in das eigene Leben tritt, einen Platz in diesem haben kann. Entscheidet sich eine Frau gegen das Kind und treibt es ab, so bedeutet dies immer, dass sie sich nicht in der Lage sieht, diesem Kind einen Platz in ihrem Leben zu geben. Dies kann auf fehlende Unterstützung zurückzuführen sein, auf ein tiefes Gefühl, selbst keinen Platz in dieser Welt gefunden zu haben oder andere Aspekte ihres Lebens, wie dass die eigene Lebensplanung, die Beziehung zum Mann, die Belastungsfähigkeit etc. wichtiger erscheinen.

Entscheidet sich die Frau nach einer Phase des Zweifelns für das Kind, so sollte sie die Frage des Platzes, die dieser Mensch in ihrem Leben einnehmen wird, für sich beantwortet haben. Denn nur wenn die Mutter dem Neugeborenen den wichtigsten Platz in ihrem Leben einräumt, wird es ein sicheres Zugehörigkeitsgefühl entwickeln. Sollte die Frau aus irgendwelchen Gründen emotional nicht dazu in der Lage sein, so ist es sehr wahrscheinlich, dass ihr Kind ein Leben lang das Gefühl behält, für andere Menschen nicht wirklich wichtig zu sein. Dieses Grundgefühl ist unabhängig davon, was andere Menschen beteuern. Viele Suizidgedanken gehen auf diesen Ursprung zurück. Der Mensch glaubt, für niemanden wichtig zu sein, sodass es ihm egal erscheint, ob er auf dieser Welt ist oder nicht.

Jede angehende Mutter und jeder angehende Vater muss sich entscheiden, wie viel Zeit und Energie sie von anderen Aktivitäten abziehen und für das Baby aufbringen will. Das Gefühl für den Platz des Kindes beginnt bereits in der Schwangerschaft mit der Bereitschaft der Frau, die Ausdehnung ihres Körpers für das Wachstum des Kindes zur Verfügung zu stellen. Die Eltern müssen sich entscheiden, wo der reale Platz für das Baby sein wird. Wo soll die Wickelkommode hin? Wo soll das Baby schlafen? Welches Auto ist sinnvoll?

Ist das Kind einmal geboren, braucht es das Gefühl, mit seiner Individualität angenommen zu sein. Auch wenn die Natur durch die Produktion des „Bindungshormons“ Oxytoxin und die Aktivierung der Spiegelneuronen, mit denen Eltern und Kind sofort in eine lebhafte Interaktion treten können, gut dafür sorgt, dass eine sichere Bindung entsteht, ist dies lediglich die Grundlage für die Entwicklung einer Beziehung. Die Ausgestaltung liegt in der Bereitschaft der Eltern, dieses Kind kennenlernen zu wollen, um seine Einzigartigkeit zu entdecken und sich darauf einzustellen. Ist es ein Baby, das eher einen regelmäßigen Tagesablauf braucht? Ist es ein Kind, das gerne viele Menschen um sich hat? Wie schläft das Kind am besten? Wie beruhigt sich das Kind am besten? All dies sind Fragen, die Eltern nur durch die Interaktion mit ihrem Kind entdecken und nicht in Ratgeberbüchern herausfinden können. Dieses individuelle Eingehen auf das Kind gibt ihm das Gefühl, sich eindeutig von den anderen Familienmitgliedern zu unterscheiden und gesehen zu werden.

Das Bestreben der Familienmitglieder, diesem neuen Mitglied einen Platz und damit die Zugehörigkeit zu sichern, ist getragen von einem Gefühl der Wichtigkeit. Diese kleine Person erscheint den Eltern so wichtig, dass sie es richtig finden, ihr Leben zu verändern, um ihr einen Platz in dieser Gemeinschaft zu sichern.

Nicht alle Lebenssituationen der Eltern ermöglichen dem Kind ein sattes Gefühl der Zugehörigkeit. Besonders wenn die Eltern von Existenzsorgen geplagt sind und dadurch ihrerseits kein sicheres Zugehörigkeitsgefühl zu ihrer Familie oder Gesellschaft haben, wird es ihnen schwerfallen, genügend Aufmerksamkeit auf ihr Kind zu lenken. Sie müssen einen großen Teil ihrer Aufmerksamkeit auf die Existenzsicherung richten, die ihnen für das Kind dann fehlt. Ist die Beziehung der Eltern sehr belastet, so wird viel Energie auf den Erhalt oder die Auflösung der Beziehung gerichtet sein, die dem Kind nicht mehr zugutekommen kann.

Aber bereits in diesen frühen Jahren entscheidet das Kind, wie es mit diesen äußeren Umständen umgeht. Die Eltern mögen vielleicht belastet sein, haben aber in der Wahrnehmung des Kindes immer noch genügend Lächeln und Halten für es übrig, sodass es trotzdem ein Gefühl der Zugehörigkeit entwickeln kann. Oder es gab andere Personen im Umfeld, die den Mangel der Eltern kompensiert haben, wodurch das Kind das Gefühl hatte, für diese Menschen wichtig zu sein. Selbst bei optimalen Bedingungen kann das Kind ein Gefühl des Unwichtigseins abspeichern, wenn die Mutter sich dem älteren Geschwister zuwendet. Dann wird es trotz aller positiven Bemühungen und Gefühlen der Aufmerksamkeit und der Wichtigkeit vonseiten der Mutter mit einem Gefühl von fehlender Zugehörigkeit aufwachsen und sich in jeder neuen Gruppe sofort wieder durch andere Gruppenteilnehmer in seinem Platz bedroht fühlen (davon können ErzieherInnen und LehrerInnen einiges berichten). Das Kind beginnt also bereits früh im Leben, die inneren und äußeren Gegebenheiten der Eltern zu interpretieren und in ein Lebensskript einzuordnen.

Die jungen Lebensjahre sind gekennzeichnet durch immer wiederkehrende Herausforderungen der Zugehörigkeit. Kaum hat das Kind seinen Platz in der Familie erkannt und kann die Verwandtschaftsverhältnisse einigermaßen zuordnen, muss es seine Fähigkeiten, sich in eine Gruppe einzufinden, im Kindergarten erproben. Es macht erste Erfahrungen in der Einordnung in eine Peergruppe. Die Gleichaltrigen reagieren anders als die Familienmitglieder. Daher muss das Kind auch andere Techniken entwickeln, um einen Platz in dieser Gruppe zu bekommen. Die Vorerfahrungen in der Familie fließen ein und werden auf die Brauchbarkeit für die Peergruppe überprüft. Lächeln alle genauso zurück wie in der Familie? Klatschen alle Beifall, wenn das Kind besonders witzig ist? Die Erfahrungen mit den Reaktionen der Gleichaltrigen mobilisieren neue Techniken, um Aufmerksamkeit zu bekommen. Hat das Kind ein sicheres Gefühl der Zugehörigkeit, wird es sich diesen neuen Herausforderungen stellen und seinen Handlungsspielraum erweitern. Kommt es mit einem unsicheren Zugehörigkeitsgefühl in den Kindergarten, wird es eher auf bekannte Verhaltensmuster aus dem Familienumkreis zurückgreifen, um sich einen Platz zu sichern. Hier können erste Verhaltensweisen auftreten, die die Zugehörigkeit erschweren.

> Kai hat in der Familie die Erfahrung gemacht, dass die Eltern herzlich lachten, wenn er sehr albern war, der Vater mit ihm tobte und ihn in den Arm nahm. Wenn er einfach ruhig da saß, konnte es passieren, dass die Eltern ihn vergaßen und er in seinem Zugehörigkeitsgefühl verunsichert wurde. Als er in den Kindergarten kommt, spielt er bereits in der ersten Begrüßungsrunde den Clown und ist sichtlich irritiert, dass die Erzieherinnen nicht in derselben Weise wie die Eltern darauf reagieren, sondern wollen, dass er sich wie alle anderen Kinder in den Kreis setzt. Auch die anderen Kinder freuen sich nicht über seine Albernheiten, woraufhin er glaubt, diese noch steigern zu müssen, sodass er immer wieder sowohl die Erzieherinnen als auch die anderen Kinder stört.

Kaum hat das Kind einen sicheren Platz im Kindergarten, muss es wieder einen neuen in der Grundschule finden. Auch dieser Platz hält nur so lange, bis auf der weiterführenden Schule wieder eine neue Herausforderung auf das Kind wartet, bis diese Zugehörigkeitszyklen meist mit Beginn des Studiums oder der Berufsausbildung und schließlich im ersten Job etwas zur Ruhe kommen.

Nur wenn das Kind aus den ersten Erfahrungen in der Familie ein sicheres Gefühl der Zugehörigkeit und des Wichtigseins erlangt hat, wird es auch in anderen Systemen einen sicheren Platz finden. Entwickelt es ein unsicheres Gefühl über den Platz in der Familie, werden auch die weiteren Gruppenzugehörigkeiten mit viel Anspannung verbunden sein, und die Person wird nach einer individuellen Problemlösung zur Spannungsabfuhr suchen.

Menschen, die in ihrer Kindheit sehr viel umgezogen sind, haben auf jeden Fall eine starke Zugehörigkeitsthematik. Sie mussten immer wieder einen neuen Platz finden, was kein einfacher Prozess ist. Gerade wenn sie Freunde gefunden hatten, mussten sie diese wieder verlassen. Diese Menschen sind vielleicht sehr kontaktfreudig (oder sogar kontaktsüchtig), wissen aber letztlich nicht, wo ihr Platz, ihre Heimat ist. Die Suche nach einem Platz wiederholt sich im Erwachsenenleben nicht selten in häufigen Jobwechseln.

Es kann allerdings auch sein, dass die Lebensumstände im Kindesalter so stabil waren, dass das Kind nie neue Kontakte knüpfen musste und somit gar nicht weiß, wie es das anstellen muss. Auch als Erwachsener bleibt es lieber in wohlbekannten Gefilden, in denen die Zugehörigkeit geklärt ist. Dies ist bei Personen zu beobachten, die trotz eines lukrativen beruflichen Angebots ihren Heimatort nicht verlassen würden, weil sie Angst haben, woanders in dieser Welt keinen Platz zu finden.

Personen, die in der Kindheit oder im Erwachsenenalter zu einer Minorität gehörten (Übersiedler, Ausländer, Homosexuelle, ungewöhnlicher Beruf des Vaters, der Mutter etc.), tragen ebenfalls häufig eine lebenslange Zugehörigkeitsthematik mit sich herum. Sie möchten so sein wie die anderen, weil sie glauben, dann dazuzugehören. Sie haben eine tiefe Sehnsucht, endlich irgendwo ein Zuhause zu haben, d. h. einzigartig, aber nicht fremd zu sein.

Bei manchen Menschen zeigt sich eine diffuse Zugehörigkeitsthematik, die für viele nur schwer zu verstehen ist, weil alle oben genannten Kriterien nicht zutreffen, sie aber trotzdem das Gefühl haben, keinen Platz zu haben bzw. um den Platz kämpfen zu müssen. Dies sind oft Menschen, die nicht erwünscht waren, und bei denen sich die Mutter gegen eine Abtreibung entschieden hat. Aufgrund der massiven Schuldgefühle und des veränderten Empfindens, als das Kind auf der Welt war, verschweigen viele Mütter ihrem Kind diesen frühen Konflikt. Das verhindert aber in den meisten Fällen nicht das Gefühl des Kindes, nicht erwünscht zu sein. Sollte sich die Einstellung der Mutter im Laufe der Schwangerschaft völlig geändert haben und sie nach der Geburt und im Laufe der Erziehung auch liebevoll mit dem Kind umgehen, ist es für diese Menschen kaum nachvollziehbar, warum sie das Gefühl haben, nicht wichtig zu sein und ständig nach ihrem Platz suchen zu müssen.

Birgit tut sich in jeder neuen Gruppe schwer. Sie ist eine fröhliche, zugewandte und sympathische Frau und wird schnell von den anderen gemocht. Aber immer ist in ihr ein Gefühl, dass die anderen sie nicht dabei haben wollen, was sie innerlich sehr quält. Jedes neue Gruppenerleben vitalisiert in ihr zudem das Empfinden, dass ihre Mutter sie nicht wollte, obwohl sie dafür keinerlei Hinweise findet. Dies trifft sie noch mehr, sodass sie dieses Gefühl als gestört ansieht. In einem Gespräch mit der Mutter kann diese auf einmal zugeben, dass sie damals mit der der Mitteilung, dass sie schwanger sei, völlig überfordert war, aber auch keinen Ausweg gewusst hätte. Sie ist sogar so mutig, von einigen selbst induzierten Versuchen des Schwangerschaftsabbruches zu erzählen. So schmerzhaft dies für die beiden Frauen ist, so erleichtert ist Birgit anschließend, dass sie sich in ihrem Gefühl nicht getäuscht hat. Zum ersten Mal fühlt sie sich dazu befähigt, situativ und gegenwartsbezogen zu schauen, wer mit ihr Kontakt will und wer nicht.

6.1.1 Die Achtsamkeit des Wichtigseins

Um ein sicheres Zugehörigkeitsgefühl zu entwickeln, spielt die Achtsamkeit eine wesentliche Rolle. Aber was ist Achtsamkeit überhaupt? Die einen verstehen darunter Höflichkeit, die anderen Aufmerksamkeit. Aber es ist noch mehr.

Achtsamkeit ist eine bewusste, aufnahmebereite Hinwendung zum anderen und zu sich selbst, die die Achtung gegenüber jeglicher Lebensform mit einschließt.

Achtsamkeit bedeutet in der Zugehörigkeit, den anderen in seiner Andersartigkeit zu sehen, zu achten und es auszuhalten, dass man noch nicht jedes Verhalten von ihm versteht. Dies gilt auch für die junge Mutter, die mit Achtsamkeit und Sensibilität ihr Kind kennenlernen muss. Sie darf nicht dem Muttermythos erliegen, dass sie das Kind kennen muss. Setzt sie sich damit unter Druck, entwickelt sie eine intensivere Beziehung zu ihrem eigenen Leistungsanspruch, dem zwangsläufigen Versagen und dem Schuldgefühl als zu ihrem Kind. Daher schließt die Achtsamkeit des Wichtigseins eine gute Portion Nicht-Wissen mit ein. Es erfordert die innere

Haltung, dass der andere Mensch so wichtig ist, dass man sich die Mühe macht, ihn kennenzulernen. Die Mutter weiß noch nicht, wie sie das Kind am besten beruhigen kann, sie weiß noch nicht, was die bevorzugte Schlafposition des Kindes ist, sie weiß noch nicht, wie viel Kontakt und wie viel Alleinzeit das Kind braucht. All dies und noch vieles mehr muss sie mit einem offenen Nicht-Wissen erforschen. Nur mit dieser inneren Achtsamkeit wird sie das Kind wirklich kennenlernen und ihm nicht vorgeformte Erwartungen überstülpen. Mit jeder neuen Lebensphase stellt sich diese Herausforderung aufs Neue. Die Eltern können nicht vor Eintritt in den Kindergarten wissen, wie sich das Kind dort fühlen wird, wie lange es im Kindergarten bleiben möchte, was es braucht, um die neue Herausforderung zu meistern. Kommt das Kind in die Schule, können die Eltern nicht im Vorhinein wissen, ob dieses Kind am besten direkt nach der Schule Hausaufgaben machen sollte oder ob es erst einmal eine Spielzeit braucht, um sich wieder konzentrieren zu können. Die Eltern sind also immer wieder gefordert, die Achtsamkeit des Wichtigseins anzuwenden und mit offenem Nicht-Wissen mit dem Kind gemeinsam die neue Situation zu erforschen. Alle Eltern, die mehrere Kinder haben, wissen zu berichten, dass die Erfahrungen mit dem ersten Kind nicht auf das zweite zu übertragen sind, weil es ein anderes Temperament hat und daher auch andere Vorlieben und Abneigungen.

ErzieherInnen in Kindergärten haben meist ein gutes Gespür für die Andersartigkeit jedes Kindes entwickelt und stellen sich sensibel auf die passende Form für die Zugehörigkeitsbedürfnisse des Kindes ein. In der Regel haben Kindergärten auch schöne Rituale, die es den neuen Kindern erleichtern, einen Platz in der Gruppe zu finden.

Hat ein Mensch die Achtsamkeit des Wichtigseins aus Desinteresse oder Besserwisserei der Eltern nicht erfahren, bleibt meist ein tiefes Gefühl zurück, dass sich niemand für die wirklichen Gefühle und Gedanken interessiert. Er zieht sich entweder zurück, bevor er überhaupt einen Versuch unternommen hat, sich verständlich zu machen. Er erlaubt sich nicht die reparierende Erfahrung, dass es doch Menschen geben könnte, die sich die Mühe machen, ihn mit viel Achtsamkeit und Aufmerksamkeit verstehen zu wollen. Oder aber er verspürt einen ständigen Drang, sich zu erklären, verfängt sich in vielen Wiederholungen, die es dem Gegenüber schwer machen, achtsam und aufmerksam zu bleiben, selbst wenn es gute Absichten hat.

6.1.2 Selbstachtung

Um nicht ständig von anderen Menschen für das Gefühl des Wichtigseins abhängig zu sein, entwickelt der Mensch bei genügend Sicherheit hierfür einen entsprechenden Selbstbezug. Er spürt eine innere Sicherheit, dass er genauso wichtig ist wie alle anderen Menschen im System. Nur so kann er Beziehungen gleichwertig und gleichberechtigt gestalten, ohne sich oder andere zu vergessen. Es ist also Selbstachtung notwendig, um in Beziehungen einzutreten. Die Person muss ihre Wünsche, Bedürfnisse und Meinungen so wichtig nehmen, dass sie diese auch äußern und in die Diskussion um die Rahmenbedingungen der Beziehung einfließen lassen kann. Dies ist ihr möglich, wenn sie ein Gefühl für ihren eigenen Wert hat. Sie findet sich selbst genauso wertvoll wie die anderen Menschen. Deswegen fällt es ihr auch leicht, sich und andere zu achten. Dies macht deutlich, dass eine gelungene Zugehörigkeitsphase die Grundlage für ein achtsames und friedliches Zusammenleben bedeutet.

Ist die Phase der Zugehörigkeit zum Familiensystem nicht geglückt, sodass der Mensch nicht weiß, wo sein Platz im Leben ist und für wen er wichtig ist, kann er dazu neigen, sich selbst nicht wichtig zu nehmen und zu glauben, dass die Probleme und Meinungen der anderen bedeutender sind als die eigenen. So kann ein ausgeprägter Altruismus eine fehlende Selbstachtung überdecken. Dies mag als Kompensation sogar teilweise gelingen, weil einige Menschen ihn schätzen für seinen unermüdlichen Einsatz für andere. Das innere Drama wird dabei aber nicht sichtbar. Denn durch dieses Verhalten verstärkt die Person die frühe innere Festschreibung, dass sich niemand für sie wirklich interessiert hat. Der Altruismus hat meist zur Folge, dass die Person wieder in ihren Bedürfnissen übersehen wird. Sie sendet an andere die Botschaft aus, dass ihre Bedürfnisse nicht so wichtig sind, und so wird der Heilungsversuch letztlich zu einer erneuten Kränkung.

Eine fehlende Selbstachtung kann aber auch zu einer Erhöhung der eigenen Person führen. Der Mangel an Achtsamkeit von den wichtigen Bezugspersonen verursacht dann, dass die Person sich dazu entscheidet, durch eine überhöhte Wichtigkeit den Mangel zu kompensieren. Sie stellt ihre Bedürfnisse über diejenigen anderer Menschen, zeigt sich wenig kompromissbereit, hat das Gesamtgeschehen eines Systems wenig im Blick. Auch hier wird der Heilungsversuch letztlich zu einer erneuten Kränkung, weil die Person den anderen so unangenehm und egoistisch erscheint, dass sie gar nicht auf die Idee kommen, dass sich dahinter eine tiefe Sehnsucht nach Gesehen-Werden verbirgt. Sie meiden und ignorieren sie eher und verstärken somit den alten Schmerz.

Asoziales und kriminelles Verhalten lassen sich häufig ebenfalls auf eine fehlende Zugehörigkeit zurückführen. Die mangelnde Selbstachtung führt zu einer Missachtung anderer Menschen. Aus diesem Grund lässt sich solch ein Verhalten nicht alleine mit Bestrafungen und engen Grenzen beheben, sondern nur durch das Angebot der unumstößlichen Zugehörigkeit zu einem System. Kinder, die von ihren Eltern aus unterschiedlichen Gründen abgelehnt wurden, sei es, weil die emotionale Bindung fehlte, sei es, weil sie zur Adoption freigegeben wurden, leiden häufig ein Leben lang an dem Gefühl, nicht wichtig genug gewesen zu sein, als dass sich die Eltern für sie entschieden hätten. Die daraus resultierende fehlende Selbstachtung führt häufig zu destruktivem Verhalten gegen sich selbst oder andere.

6.1.3 Die Kontaktscheuen und Kontaktsüchtigen

Die frühen Erfahrungen im Elternhaus und in der Schule zählen zu den einschneidendsten und prägendsten Ereignissen. Aber auch starke positive oder negative Erfahrungen im Berufsleben verändern die Einstellung zu den einzelnen Wachstumsherausforderungen und beeinflussen das Verhalten. Erschweren negative oder überfordernde Lebensereignisse eine Bewältigung der einzelnen Phasen, so wird die Person zu einer Über- oder Unterkompensation neigen, d. h. die Wahrnehmung einer fehlenden guten Erfahrung wird durch zu viel oder zu wenig Handlung ausgeglichen. Wenn die Person überkompensiert, macht sie zu viel des Ausgleichs. Dies wäre dann der Fall, wenn sie eigentlich schüchtern ist, aber durch erhöhte Kontaktaufnahme versucht, diese Angst zu bewältigen. Die Unterkompensation beschreibt genau das Gegenteil. Die Person vermeidet die Situation, vor der sie Angst hat. Dies wäre der Fall, wenn eine Person ständig alleine ist und Gruppen meidet, weil sie Angst vor Gruppen hat, dies aber damit begründet, dass Gruppenarbeit ja doch nichts bringe und sie alleine besser zurechtkomme. Beide Kompensationen sind der Versuch, die missglückten Erfahrungen von früher, denen man meist hilflos ausgeliefert war, durch ein aktives Handeln auszugleichen.

Manche Menschen sind neugierig, fangen gerne etwas Neues an, machen gerne etwas mit anderen, initiieren gerne eine Unterhaltung. Was haben diese Leute erfahren, dass sie so leicht auf andere zugehen können? Es fällt einem Menschen immer dann leicht auf andere zuzugehen, wenn er im Elternhaus und in der Schule eine positive Erfahrung mit Zugehörigkeit gemacht hat. Wenn er sicher sein konnte, einen Platz in seiner Familie und in der Schule gehabt zu haben und nicht ignoriert wurde, wird ihm die Kontaktaufnahme zu Menschen leichtfallen. Er ist fähig zu Kontakten, und sie lösen keine größeren Ängste bei ihm aus. Hat ein Mensch in seinem Leben positive Erfahrungen mit der Zugehörigkeit gemacht, kann er Kontakt zu fremden Menschen aufnehmen, kann sich aber auch bei Bedarf zurückhalten und muss nicht unbedingt jeden kennenlernen. Es kann Zeiten geben, wo eine Person mehr am Kontakt interessiert ist als zu anderen Zeiten. Normalerweise ist aber eine Tendenz in einer Person zu erkennen, selbst Kontakt zu initiieren oder aber darauf zu warten, dass andere auf sie zukommen.

Haben sich die Themen der Zugehörigkeit negativ im Körper verankert, so wird die Person entweder unter- oder überkompensieren. Bei einer

Überkompensation wird sie *kontaktsüchtig*. Aus einer tiefen Angst heraus, dass niemand mit ihr Kontakt haben will, bemüht sie sich angestrengt, diesen selbst herzustellen. Sie muss ständig neue Leute kennenlernen, ist ungern allein, muss eine Unterhaltung anfangen und geht gerne auf Partys. Diese Menschen sind häufig sehr sympathisch und charmant, weil sie dies als Technik bereits früh kultiviert haben. Sie finden mit jedem sofort ein Gesprächsthema. Small Talk fällt ihnen leicht. Es gelingt jedoch nicht, sie näher kennenzulernen. Der Kontakt ist auch schnell wieder abgebrochen oder ganz unverbindlich spontan. Sie befürchten, dass andere Menschen sie nicht wahrnehmen, und sorgen deshalb selbst dafür, dass andere sie auf jeden Fall bemerken. Dies kann durch Aussehen, Auftreten oder sonstige Aktivitäten gelingen. Sie haben keine innere Sicherheit, dass ihr Sein reicht, um wahr- und angenommen zu werden.

Die Angst, nicht gesehen zu werden, ist auch bei den Menschen vorhanden, die unangenehm auffallen, indem sie besonders laut sind, sich sofort in den Mittelpunkt drängen, arrogant wirken oder sofort undifferenzierte kritische oder ironische Bemerkungen machen. Vielen Kindern wird der Drang nach Aufmerksamkeit unterstellt, wenn sie sich so verhalten. Ihre innere Not, keinen Platz in dieser Welt zu haben, wird nicht gesehen. Die anderen meiden diese Menschen, sodass sich die Angst, nicht beachtet zu werden, noch verstärkt. In der Folge wird das Auftreten immer unangenehmer – ein Teufelskreis. Hier ist es häufig sinnvoller, solchen Menschen Aufmerksamkeit zu schenken, bevor sie sie einfordern. Dies kann manchmal schwer zu realisieren sein, weil sie sehr schnell agieren mit ihrer Selbstdarstellung. Diese Menschen haben innerlich kein gefestigtes Zugehörigkeitsgefühl. Sie glauben nicht daran, dass sie „einfach so“ dazugehören. Eine Zugehörigkeit kann sich niemand erarbeiten. Man bekommt sie von dem System, in das man eintritt.

Bei einer Unterkompensation der Zugehörigkeitsthematik wird ein Mensch *kontaktscheu*. Er vermeidet es, neue Leute kennenzulernen. Er erwartet, dass die anderen auf ihn zukommen, aber auch dann ist er wortkarg und für den anderen nicht sehr unterhaltsam. Er mag keinen Small Talk, und es entsteht schnell eine unangenehme Stille, weil keiner weiß, was er mit dem anderen reden soll. Diese Menschen bevorzugen es, alleine zu bleiben. Sie sind lieber für sich, wirken reserviert, sind still und fangen selten eine Unterhaltung an. Sie haben vielleicht die Erfahrung gemacht, dass sie keinen Platz in einem System bekommen, da sie in ihrem Leben häufig ausgeschlossen wurden, weil sie z. B. einer Randgruppe angehören. Sie versuchen gar nicht erst, Kontakt aufzubauen. Durch die Unterkompensation werden diese Menschen schnell übersehen und vergessen, was die alte Erfahrung wiederholt. Ich nenne sie die „Verschwinder“. Es sind solche Menschen, bei denen man nicht einmal mit Sicherheit sagen kann, ob sie anwesend waren oder nicht. Sie verstehen, sich selbst „zu Luft zu machen“.

Es passiert ihnen immer wieder, dass sie bei einer Einladung vergessen werden oder dass sie auf einer Informationsliste fehlen. Wenn es einem Therapeuten passiert, dass er eine Person in einer Gruppe mehrmals vergisst, ist dies ein untrüglicher Hinweis auf eine schwere Zugehörigkeitsthematik dieser Person (sofern eine Verkalkung des Therapeuten ausgeschlossen werden kann).

Es ist wichtig zu verstehen, dass sowohl die kontaktsüchtige als auch die kontaktscheue Person Schwierigkeiten mit der Zugehörigkeit hat, auch wenn dies bei der kontaktsüchtigen Person erst einmal nicht so scheint. Jeder Mensch braucht das Gefühl der Bedeutsamkeit. Dies gilt besonders für die kontaktsüchtigen und -scheuen Menschen, denn sie sind in ihrem Gefühl der Bedeutsamkeit und Wichtigkeit stark verunsichert.

6.2 Zweite Phase: Verantwortung

Wer die Verantwortung für sein Leben übernimmt, widmet sich seiner wirklichen Bestimmung: er selbst zu sein.

Eltern, ErzieherInnen und TherapeutInnen haben alle die gleiche Aufgabe: sich überflüssig zu machen. Die wichtigste Erziehungsaufgabe der Eltern ist die sukzessive Überantwortung von Aufgaben an das Kind, sodass es schließlich ein lebenstüchtiger und autonomer Mensch wird. Da dies ein langwieriger Prozess ist, beginnen Kinder bereits ab dem 2. Lebensjahr mit dem Einfordern von Verantwortung. Sie wollen die Flasche selbst tragen, sich selbst anziehen, selbst essen, sie wollen den Tisch mit decken. Sie wollen auch die Stereoanlage installieren, den Videorekorder programmieren, am Computer arbeiten und telefonieren. Sie wollen den Buggy selbst schieben. Sie wollen, sie wollen, sie wollen... Dieser Wunsch nach Übernahme von Verantwortung korrespondiert mit zunehmender motorischer Kontrolle. Das Kind ist zur Fortbewegung nun nicht mehr passiv auf die Erwachsenen angewiesen, sondern erprobt vehement seinen Einfluss auf diese Welt. Mit einer unbändigen Neugierde, einem Lerneifer und Wissensdurst entdeckt es die Welt, braucht dazu aber Orientierung und Unterstützung durch die Eltern. Die Eltern reagieren auf die Errungenschaften des Kindes und geben ihm so eine Rückmeldung, wie sie seine Entwicklung bewerten. Da der Mensch vor allem ein Sozialwesen ist, das sich in Gemeinschaft bewegen will, wird das Kind diese Rückmeldungen sorgfältig auswerten und in sein weiteres Vorgehen einbeziehen. Diese intensive und fein abgestimmte Rückkopplung von Leistung und Anerkennung beginnt bereits mit dem Laufenlernen. Die Eltern sind begeistert, wenn das Kind laufen lernt. Sie unterstützen es, indem sie es an die Hände nehmen, sie klatschen Beifall, sie lassen es zwischen sich hin- und herlaufen. Wenn das

Kind motorisch bereit und fähig ist, laufen zu lernen, wird es die Aktionen der Eltern als unterstützend erleben und die Welterkundung fortsetzen. Ist das Kind motorisch noch nicht bereit, möchte die Eltern aber gerne erfreuen, wird es sich anstrengen, und die Welterkundung wird sowohl von einer psychischen als auch einer muskulären Anstrengung begleitet sein. Leistung zu erbringen wird nicht als lustvoll, sondern als mühsam erlebt. Mit der zunehmenden Fähigkeit, die Welt erkundend zu beeinflussen, stößt das Kind auch auf die Normen der Eltern und der Gesellschaft. Die Auseinandersetzung mit der Welt verursacht notwendigerweise Konflikte mit den Eltern.

> Ein Vater eines 2-Jährigen kommt zu mir und sagt: „Mein Sohn entwickelt kriminelle Energie." Auf mein verwundertes Gesicht und die Frage hin, wie er dies bewerkstelligt, berichtet er mir davon, dass er seine sehr teure Stereoanlage aufgebaut hat und der Sohn ihm aufmerksam zuschaute. Als er kurz aus dem Raum ging, kippte sein Sohn Milch in die liegenden Lautsprecherboxen und beobachtete aufmerksam, was mit der Milch passiert.

Dem Kind müssen nun also Regeln und Normen vermittelt werden, die seinen Entdeckergeist entgegen seinem eigenen Bestreben einschränken. Je nach Temperament des Kindes wird es sich mehr oder weniger massiv gegen diese Einschränkungen zur Wehr setzen. Die Eltern versuchen sich nun in der feinen Balance von Grenzsetzung und Überlassung, um dem Kind ein Gefühl für seine ständig wachsende Kompetenz in der Interaktion mit der Umwelt zu vermitteln. Werden die Grenzen zu eng gesetzt, kann das Kind keine Verantwortung übernehmen und wird in seiner Autonomieentwicklung eingeschränkt. Wird dem Kind zu viel überlassen, ist es oft überfordert, kann die Situation nicht richtig einordnen und hat zwei Möglichkeiten, darauf zu reagieren. Entweder entwickelt es eine Pseudoautonomie, die immer mit viel Anstrengung gekoppelt ist und sich körperlich in einem gehaltenen oder hohen Muskeltonus äußert, oder es geht in die Verweigerung und übernimmt keine Verantwortung für sein Leben, um der Überanstrengung zu entgehen. Wer nicht „Nein" sagen kann, kann auch nicht „Ja" sagen. Wenn Protest in einer Beziehung nicht möglich ist, dann wird es keine wirkliche Weiterentwicklung der Beziehung geben. Stattdessen entsteht eine Pseudonähe, die die Loslösung des Kindes von den Eltern auch in späteren Stadien des Lebens extrem erschwert. Es braucht jedoch das Vertrauen, dass die Enttäuschungswut die Beziehung nicht zerstört.

Die Sicherheit der Bindung ermöglicht die Autonomie. Eltern und Kinder geraten also in Konflikte und die Verunsicherung ihrer eigenen Kompetenz. Haben die Eltern ein sicheres Grundgefühl für ihre eigene Elternkompetenz, können sie die Momente der Unsicherheit des Kindes und in ihren eigenen Entscheidungen gut aushalten und dem Kind ein Gegenüber sein, an dem das Kind seine eigenen Kompetenzen erproben kann und von dem es bei Frustrationen über noch fehlende Kompetenzen gehalten und gestützt wird.

Das Kind muss mithilfe der Eltern lernen, Entscheidungen zu treffen. Die Eltern müssen erkennen, welche Entscheidungen sie dem Kind überlassen können und welche eine Überforderung sind. In der Beziehung wird nun verhandelt. Es geht um das Teilen von Verantwortung (das Kind rollt stolz ebenfalls einen Einkaufswagen durch den Laden), die Verteilung von Macht (das Kind erfährt, dass es trotz Übernahme von Verantwortung nicht alles bestimmen kann), Kontrolle und Kompetenz. Die Eltern müssen also bereit sein, sich mit dem Kind auseinanderzusetzen, zu verhandeln und einen klaren Standpunkt einzunehmen, an dem sich das Kind reiben und orientieren kann. Das Kind braucht diese Reibung und die Anerkennung, um ein grundlegendes Gefühl von Kompetenz zu entwickeln. Dieses grundlegende Gefühl wird im Leben immer dann benötigt, wenn andere Personen Anforderungen an den Menschen stellen. Dies ist in der Schule, aber auch im gesamten Berufsleben der Fall. Hat er in dieser frühen Phase ein sicheres Gefühl für Kompetenz entwickelt, kann er einschätzen, für welche Aufgaben er sich zur Verfügung stellen kann, und sie ohne große Selbstzweifel bewältigen. Er kann ebenfalls erkennen, wo er noch nicht genug Wissen oder Fähigkeiten entwickelt hat, und sich entscheiden, ob er sich dieses Wissen oder die Fähigkeiten aneignen möchte.

Die primäre Angst in der Verantwortungsphase entsteht um das Gefühl, zu viel oder zu wenig Verantwortung oder Einfluss zu haben. Hat das 2-jährige Kind das Gefühl, dass dieses Verhältnis nicht ausgewogen ist, kann es zu einem völligen Zusammenbruch seiner noch recht fragilen Persönlichkeit und Ich-Entwicklung kommen. Aufgrund der noch rudimentären sprachlichen Ausdrucksmöglichkeiten zeigt sich dies in einer körperlichen Reaktion, die umgangssprachlich als „Trotzreaktion“ bezeichnet wird. Das Kind schmeißt sich auf den Boden, schreit, macht den Körper steif oder schwer und ist kaum ansprechbar.

> Die Mutter gibt ihrem Sohn im Drogeriemarkt einen kleinen Einkaufswagen und lässt ihn auch mitentscheiden, welche Produkte in seinen Wagen kommen. Da dies bei jedem Artikel diskutiert wird, dauert es länger als die Mutter gedacht hat, und ihr wird die Zeit knapp. An der Kasse legt sie zuerst die Waren aus ihrem Wagen auf das Band und fordert dann ihren Sohn auf, seine Artikel aufs Band zu legen. Dieser steht vor den Kaugummis und will noch diskutieren, ob er davon auch noch eins in

> den Wagen legen darf. Von der Mutter kommt eine erneute, inzwischen ungeduldige Aufforderung, die Artikel auf das Band zu legen. Um den Vorgang zu beschleunigen, nimmt sie den ersten Artikel und legt ihn aufs Band mit der Aufforderung an den Sohn, die anderen Waren ebenfalls aufs Band zu legen. Dies ist für den Sohn aber bereits zu viel Eingriff in seine Autonomiefantasie, quasi alleine einkaufen zu gehen, sodass er sich ohne weitere Vorwarnung auf den Boden schmeißt. Schreiend gibt er zu verstehen, dass er gar nicht damit einverstanden ist, dass die Mutter den Artikel auf das Band gelegt hat. Er kann sich erst wieder beruhigen, nachdem die Mutter den Artikel zurück in seinen Wagen legt und er ihn selbst auf das Band befördert. Dies macht er nun sehr schnell, damit die Mutter nicht wieder eingreift.

Die Verantwortungsphase zeichnet sich also durch Themen wie Einfluss, Leistung, Macht, Zwang, Autorität, Durchführung, intellektuelle, physische, motorische Über- oder Unterlegenheit, Unabhängigkeit, Abhängigkeit, Rebellion, Widerstand und Unterwerfung aus. Diese Themen erleben wir alle in unserem Leben und müssen sie in unseren Lebensentwurf integrieren.

In dem Ausleben von Verantwortungsgefühlen entsteht häufig eine massive Konfrontation mit der Realität. Das Kind lernt und lehnt sich gleichzeitig dagegen auf, dass die Realität nicht beliebig manipuliert werden kann. Begrenzungen von Raum, Zeit und den eigenen körperlichen Fähigkeiten werden häufig nicht akzeptiert, und das Kind nutzt die Eltern als Hilfs-Ich, um diese Grenzen zu überwinden. Sind diesen auch Grenzen gesetzt oder setzen sie Grenzen, so erfolgt der gleiche psychische Zusammenbruch wie bei der Erfahrung der eigenen Grenzen.

> Meine 14 Monate alte Tochter hatte eine Stoffpuppe, bei der die Socken angenäht waren. Sie machte sich daran, die Puppe ausziehen, und war verwirrt, warum die Socken nicht auszuziehen waren, wie sie es ja von sich selbst kannte. Sie kam zu mir und machte mir deutlich, dass ich die Socken ausziehen sollte. Aber auch ich war natürlich nicht in der Lage, die Socken auszuziehen, und versuchte ihr erfolglos zu erklären, dass die Socken nicht auszuziehen sind. Auch ein solches Ereignis reicht für einen psychischen Zusammenbruch. Sie fing an zu weinen, zerrte an den Socken und schrie immer „Ab, ab!"

Ein ängstliches Kind und ängstliche Eltern werden die Grenzen der Realität enger interpretieren als ein mutiges System. Jede Form der Auseinandersetzung mit Realität, mit ihren tatsächlichen und imaginierten Begrenzungen und Möglichkeiten sind auch im weiteren Leben Themen, die in der Verantwortungsphase anzutreffen sind. In der Pubertät wird dieses Thema wieder sehr aktuell und bildet den Hauptteil der Kommunikation zwischen Eltern und Kindern. Die Entwicklung verlangt neue Grenzen und Verantwortlichkeiten, die meist aber von den Jugendlichen als zu eng erlebt und entsprechend zur Diskussion gestellt werden.

Während in der frühen Zugehörigkeitsphase des Lebens die Beziehung und die Bindung zu den Bezugspersonen etabliert wird, werden in der Verantwortungsphase die Autoritäten hinterfragt und herausgefordert. Die Eltern müssen sich auf einige Konfrontationen einstellen und selbst in der Lage sein zu konfrontieren, wenn es nötig ist. Eine Aufgabe überzuerfüllen oder gegen etablierte Strukturen zu rebellieren, sind Anzeichen für die Auseinandersetzung mit (oder in späteren Jahren Manifestierung von) Verantwortungsgefühlen. Der Ausdruck von Unabhängigkeit und Rebellion illustriert den Widerstand, durch andere nicht kontrolliert werden zu wollen. Unterwürfigkeit und Gehorsam zeigen die Akzeptanz der Verantwortung und Kontrolle durch andere. Ein Leben lang wird der Mensch sich in Situationen wiederfinden, in denen er sich gegen oder für die Kontrolle durch andere entscheiden muss. Es muss ihm gelingen, die Situationen unterscheiden zu können, wann er sich gegen oder für das eine oder andere entscheidet.

6.2.1 Selbstwirksamkeit

Ein Mensch wird nur dann Verantwortung für sein Leben entwickeln, wenn er in frühen Jahren die Erfahrung der Selbstwirksamkeit und der Selbstregulation erlebt hat.

„*Ein Gefühl der Selbstwirksamkeit setzt ein, wenn ein Mensch glaubt, Kontrolle über einen bestimmten Zustands-, Prozess- oder Zielbereich zu haben, um so zu agieren, dass bestimmte Effekte entstehen oder verhindert werden*“ (Flammer, 1995, 127).

Wenn ein Mensch zur Welt kommt, hat er nur wenige Möglichkeiten, ein Unwohlsein selbst zu regulieren. Er ist mit den Warnsystemen des Schreiens und des Formflusses (Bender, 2014) ausgestattet, sodass andere die Ursachen des Unwohlseins hoffentlich beseitigen können. Die Feinfühligkeit der Achtsamkeit aus der Zugehörigkeitsphase ermöglicht genügend gute Erfahrungen der Fremdregulation, die es dem Kind ermöglichen, zunächst einmal ein Vertrauen zu den Bezugspersonen aufzubauen. Die Anforderung an die elterliche Regulationshilfe setzt bereits in der frühen Phase des Lebens ein und steht in einem dynamischen Wechselspiel mit temperamentsbedingten Aspekten wie Reaktivität und Selbstberuhigungskompetenz (Ziegenhain, 2010). Bereits der Säugling ist in der Lage, Zusammenhänge zwischen seinem Verhalten und bestimmten Ereignissen herzustellen und somit frühe Formen der Selbstwirksamkeit zu erleben. „Treibende Kraft sind die innere Motivation des Kindes, seine Neugier und Erkundungsbedürfnisse ebenso wie seine Selbstwirksamkeits-, Erfolgs- und Kompetenzbedürfnisse“ (Papoušek, 2010, 75). Mit zunehmendem Alter braucht das Kind Möglichkeiten, Eigenregulation zu erfahren. Dies beginnt damit, dass die Eltern das Kind nicht sofort hochnehmen, wenn es anfängt zu schreien, sondern einen Moment abwarten, ob es selbst einen Weg findet, sich zu beruhigen. Erst wenn sie erkennen, dass das Kind dazu nicht in der Lage ist, nehmen sie es auf und versuchen, sein Unwohlsein zu beseitigen. Findet das Kind aber einen Weg der Selbstberuhigung, speichert es erste Erfahrungen der Selbstregulation ab, die es für eine Autonomieentwicklung benötigt.

Diese Kontrolle lernen die Kinder mithilfe der Eltern, indem sie zunächst erfahren, wie sie emotionale sowie physiologische Erregungszustände regulieren können. Flammer (1995) misst den Leistungserfahrungen der Grundschulzeit eine entscheidende Bedeutung für die Entwicklung der Selbstwirksamkeitsüberzeugung bei. Zum ersten Mal erhalten die Kinder vergleichende Rückmeldungen zu ihren Leistungen. Sie müssen also bis zu diesem Zeitpunkt emotionale Techniken entwickelt haben, diese Leistungsmessung auszuhalten. Wenn das Kind die Achtsamkeit der Eltern aus der Zugehörigkeitsphase internalisiert hat, wird es sich selbst achtsam beobachten können, was es braucht, um gut lernen zu können. Mit zunehmendem Alter braucht das Kind komplexere Erfahrungen der Selbstwirksamkeit, um sich kompetent den Herausforderungen der Welt zu stellen. Verweigern die Eltern dem Kind diese Erfahrung, weil sie entweder das Kind als nicht dazu fähig einschätzen oder aber alles Unangenehme vom Kind fernhalten wollen, so kann das Kind keine Selbstwirksamkeitstechniken entwickeln.

Die Entwicklung einer Selbstwirksamkeitsüberzeugung ist für ein gelingendes Leben bzw. für die Entwicklung von Identität von besonderer Bedeutung. Dabei ist die Selbstreflexionsfähigkeit eine besonders bedeutsame Einflussgröße, die die Fähigkeit der Reflexion von „dem anderen“ und von „der Beziehung zum jeweils anderen“ mit einschließt. Die Selbstwirksamkeitsüberzeugung muss auf einer realistischen Basis beruhen bzw. von der Fähigkeit zur Selbstreflexion getragen sein. Eine realistische Selbstwirksamkeitsüberzeugung ist verbunden mit der Fähigkeit, sich selbst im Vergleich mit dem anderen wahrzunehmen, zu verstehen und zum Ausdruck zu bringen. Nur durch die Erfahrung der Selbstwirksamkeit und dem sich ständig erweiternden Lernen entwickelt sich ein Gefühl der Kompetenz.

6.2.2 Kompetenz

Wir können nur für Aspekte des Lebens Verantwortung übernehmen, für die wir auch befähigt sind. Die Aufgabe der Eltern ist es, die Verantwortungsbereiche des Kindes entsprechend seinen steigenden Fähigkeiten und Kompetenzen anzupassen. Für das Selbstbewusstsein des Kindes ist es also entscheidend, ob es den Eltern – und zunehmend auch anderen Erziehungspersonen wie ErzieherInnen und LehrerInnen – gelingt, den Verantwortungsbereich in guter Abstimmung mit den Fähigkeiten des Kindes zu erweitern. Daraus leitet sich ein Gefühl von Kompetenz ab.

> Kompetenz (lateinisch „competere" = zusammentreffen, ausreichen, zu etwas fähig sein, zustehen) ist die Fähigkeit, bezogen auf bestimmte Anforderungen die eigenen Kenntnisse und Fertigkeiten einschätzen zu können, effizient zu sein, Entscheidungen zu treffen und Probleme zu lösen. Die Person weiß, was sie kann und was sie nicht kann.

Ist es den Eltern und Lehrern nicht geglückt, das Gleichgewicht zwischen Kompetenzsteigerung und Verantwortungsübertragung zu finden, kann es passieren, dass sie das Kind überfordern.

> In einem Eltern-Kind-Skikurs haben die Kinder morgens Skikurs, und am Mittag kommen Eltern und Kinder wieder zusammen, um zu entscheiden, wie sie den Nachmittag gestalten wollen. Die Kinder haben immer ein gutes Gespür für ihre körperliche Ermüdung, sodass manche ab Mittag lieber im Haus spielen wollen und andere sich noch in der Lage sehen, weiter Ski zu fahren. Ein ehrgeiziger Vater kann sich dagegen nicht auf die Energie und das Können seiner erst 3-jährigen Tochter einstellen, sondern verlangt von ihr jeden Nachmittag, dass sie unter Tränen weiter einen Stemmbogen übt.

Die Abstimmung kann aber auch in die andere Richtung scheitern, wenn den Kindern keine Kompetenz zugesprochen wird und ihnen alle Verantwortlichkeiten abgenommen werden. Dies wirkt auf den ersten Blick oft sehr fürsorglich, aber bedeutet immer eine Art von unerfülltem Erziehungsauftrag.

> Durch eigene Reflexion stellt ein Vater immer mehr die Bemutterung seiner Söhne durch seine Frau infrage. Als er sie fragt, warum sie denn dem 12-Jährigen immer noch die Butterbrote schmiere, meint sie: „Es krümelt

sonst so." Beide Söhne haben ein paar Jahre später große Schwierigkeiten, beruflich Fuß zu fassen.

Das Kind verwendet verschiedene Techniken, mit einer Über- oder Unterforderung umzugehen. Es wird entweder einen übertriebenen Ehrgeiz entwickeln (Denen zeig ich's schon!), der es ihm aber nicht ermöglicht einzugestehen, dass es etwas nicht kann. Es treibt sich selbst zu immer höheren Leistungen an und sieht darin den Sinn seines Lebens. Dies sind Menschen, die nicht zugeben können, dass sie etwas nicht wissen oder können. Ein solches Verhalten kann sich so weit steigern, dass sie einfach Sachverhalte behaupten in der Hoffnung, dass niemand sie genau weiß, nur um nicht als Nichtwisser dazustehen. Sie messen sich innerlich ständig mit anderen Menschen, wobei die Kriterien der Messung sehr unterschiedlich sein können. Es können intellektuelle oder handwerkliche Leistungen sein, aber auch Aspekte, die nur begrenzt zu beeinflussen sind, wie Aussehen und Herkunft. Sie sind häufig sehr angespannt, besonders im Kontakt mit anderen Menschen, sodass sie von anderen gemieden werden.

Das Kind kann auch die Entscheidung treffen, der Unter- oder Überforderung der Eltern zuzustimmen und sich resigniert zurückzuziehen. Trotz vieler Bemühungen von allen Seiten (wie Eltern, Familie, Lehrer u. a.) findet es einen Weg, keine Leistung zu erbringen. Dies kann sich in fehlender Anstrengung, Schul- und Ausbildungsabbrüchen, Krankheiten oder im Drogenkonsum zeigen. Es schützt sich auf diese Weise vor der Nichterfüllung elterlicher Erwartungen, denen es glaubt, nicht entsprechen zu können. Mit der Verweigerung, in seine eigenen Kompetenzen hineinzuwachsen, bewahrt es sich davor, die Eltern trotz Anstrengung zu enttäuschen. Zum Erhalt seiner Würde wertet es meist Menschen, die Leistung erbringen, ab und sagt sich innerlich, dass es ja etwas leisten könne, wenn es nur wolle. Folglich nimmt die Person den Auftrag eines jeden Erwachsenen, einen verantwortlichen Bereich in dieser Gesellschaft zu übernehmen, nicht an (wie z. B. Dauerstudenten).

Auch eine Überängstlichkeit der Eltern überträgt sich häufig auf die Kinder, woraufhin diese sich selbst zu wenig Kompetenz zutrauen, ohne vorher ausprobiert zu haben, ob sie eine Tätigkeit oder Fähigkeit überhaupt können. Wenn ein Kind seine Fähigkeiten nicht erproben kann, wird es nicht lernen, für welche Bereiche es Verantwortung übernehmen möchte, und in welchen Bereichen es sich nicht hinreichend kompetent fühlt. Ein häufiger Spruch von Eltern ist allerdings: „Wenn sie das (Klavierspielen, Turnen, Judo, Fußball, Tischtennis, Theater etc.) jetzt angefangen hat, soll sie es auch zu Ende führen." Ich habe bis heute nicht verstanden, wann ein Kind „fertig" damit ist. Eine Ann-Sophie Mutter wird sicherlich nicht von sich behaupten, mit der Geigenvirtuosität „am Ende" zu sein. Wir alle bewundern sie aber für ihre Ausdrucksstärke.

Allgemein betrachtet bedeutet Kompetenz im Erwachsenenalter die Fähigkeit, einen Beruf oder eine Berufung auszuüben, um seine eigenen Ziele zu erreichen. Dies ist in erster Linie die materielle, existenzielle Absicherung des Lebens. Es kann aber auch die Verfolgung immaterieller Ziele sein, sofern die existenziellen Grundlagen gesichert sind. Kompetenz zeigt sich darin, dass man Entscheidungen treffen und Probleme lösen kann. Menschen, die erhebliche Probleme mit der Entscheidungsfindung haben, führen immer ein Verantwortungsthema mit sich. Kinder bekommen ein Gefühl von Kompetenz, wenn sie adäquate Verantwortung übertragen bekommen und schwierige (aber nicht überfordernde) Aufgaben alleine lösen dürfen. Wenn die Eltern alle Dinge des täglichen Lebens (Essen, Kleidung, Geld, Freunde, Schule) für das Kind erledigen, vermitteln sie dem Kind, dass es nicht kompetent ist. Hier zeigt sich im Erwachsenenalter nicht selten eine Umkehrung des Autonomiestrebens des Kindes. Wenn Eltern selbst im Erwachsenenalter des Kindes noch alle Probleme erledigen (z. B. das Kind will studieren, braucht eine Bleibe, und die Eltern kaufen oder mieten ohne Zutun des Kindes eine Wohnung), entwickeln Menschen eine Forderungshaltung, um ihr Gefühl von Inkompetenz zu verdecken.

6.2.3 Entscheidung

Um seine Kompetenzen in ein selbstbestimmtes Leben zu integrieren, trifft der Mensch Entscheidungen, d. h. er erkennt, dass er in jeder Lebenssituation die Wahl zwischen einer oder mehreren Alternativen hat, und nimmt sich dieser eigenverantwortlich an. Eltern müssen dem Kind also die Möglichkeit zur Entscheidung einräumen, damit es die Wahrnehmung von Alternativen verinnerlichen und zu einer Entscheidung kommen kann. Jede Entscheidung impliziert die Antizipation einer Zukunftssituation. Die Person wird für die Entscheidungsfindung die antizipierten erwünschten und unerwünschten Folgen der Entscheidung berücksichtigen. Es ist also zum Zeitpunkt der Entscheidung nicht möglich zu wissen, ob diese richtig war. Lediglich in der Retrospektive entscheidet der Mensch darüber, ob die Entscheidung „richtig“ oder „falsch“ war. Hieran wird deutlich, dass Entscheidungen auf Werten basieren. Ein Entschluss wird erst dann zu einem selbstbestimmten Aspekt des Lebens, wenn den inneren Simulationen (was ist, wenn …) eine äußere Handlung folgt. Folgt keine Handlung, so handelt es sich auch nicht um eine Entscheidung, sondern nur um ein Gedankenspiel. Die Simulation geht dem Handeln voraus. Gedankensimulation und Handeln ergeben die Entscheidung.

Ist das Kind ab etwa dem 2. Lebensjahr in der Lage, Dinge und Menschen zu unterscheiden, wird es Entscheidungen treffen, braucht dazu aber noch die Unterstützung der Eltern. Sind die Wahlmöglichkeiten zu groß, wird sich das Kind überfordert fühlen und entweder Möglichkeiten ausblenden oder sich nicht festlegen können. Sind keine oder nur geringe Wahlmöglichkeiten vorhanden, lernt das Kind seine inneren Entscheidungsfindungsprozesse nicht kennen. In beiden Fällen wird es ihm im weiteren Leben schwerfallen, individuelle Techniken der Entscheidungsfindung zu entwickeln und zu nutzen. Bereits in frühen Lebensjahren lässt sich erkennen, ob ein Mensch viele Alternativen braucht und Freude an der Entscheidungsfindung hat, oder ob er es bevorzugt, bereits Bekanntes zu nutzen und nicht unbedingt alle Optionen auszuloten.

Für die systemische Arbeit ist wichtig zu erkennen, dass der Mensch sich nicht nicht entscheiden kann. Auch die Option, sich nicht festzulegen, sich nicht zu verändern kann eine zulässige Alternative darstellen und hat Auswirkungen auf das gesamte System. Wird eine Entscheidung auf einen späteren Zeitpunkt verschoben, so setzt die Person voraus, dass die wählbaren Alternativen erhalten bleiben. Sie drückt damit den Wunsch nach der Unveränderbarkeit des Umfeldes aus, um sich Optionen offenzuhalten. Da aber niemand von der Unveränderbarkeit der Umgebung ausgehen kann, muss bei der Verschiebung einer Entscheidung auch immer eine Veränderung der Optionen berücksichtigt werden („Wenn ich jetzt nicht anfange zu studieren, sondern erst nächstes Jahr, können sich die Studienbedingungen verändert haben.“). Aus der retrospektiven Bewertung der Entscheidung werden Lehren gezogen für künftige Entscheidungen. Diese ermöglichen einen kontinuierlichen Prozess der Selbst- und Umwelterkenntnis, sollen aber nicht in linearen Konsequenzen verharren. Erfahrungen verbessern das Entscheidungsverhalten nur dann, wenn die Ähnlichkeit oder Verschiedenheit der aktuellen Situation mit den vergangenen Situationen erkannt wird.

Viele Entscheidungen des täglichen Lebens erfolgen in Sekundenbruchteilen, sind meist nicht einmal bewusst und verursachen keinen inneren Konflikt. Immer wieder aber gibt es Situationen, in denen die Person die Tragweite der Entscheidung höher einschätzt und daher stärker abwägt.

> Ein kleiner Junge sitzt im Sandkasten und spielt mit seinem neuen Bagger. Plötzlich steht vor ihm ein Mädchen und schaut ihm interessiert zu. Sie kniet sich zu ihm und deutet an, dass sie mit ihm spielen will. Der Junge muss sich nun entscheiden, ob er Interesse an einem gemeinsamen Spiel hat und dafür seinen Bagger auch mal aus der Hand gibt, oder ob er lieber weiter alleine mit seinem Bagger spielen möchte und dafür das Mädchen wegschicken muss.

Der Mensch kann Entscheidungen bewusst oder unbewusst, sofort oder in einem längeren Abwägungsprozess fällen, sie können Aktivität oder Passivität zur Folge haben und können als „richtig“ oder „falsch“ bewertet werden. Als Alternativen kann das Gehirn nur Informationen verwerten, die gelernt und in den neuronalen Netzen abgelegt wurden. Hinzu kommt der Einfluss von zahlreichen unbewussten Faktoren (Stimmungen, Körperbefindlichkeit, Erfahrungen). Der Mensch ordnet jedem Begriff und jeder Erinnerung eine Art „somatischen Marker" zu (Damasio, 1995). Durch diese legt er z. B. fest, welches Essen, welche Umgebung oder welchen Mitmenschen er mag oder nicht mag und welche Erinnerung er als angenehm oder unangenehm abspeichert. Durch diese „Marker" ergibt sich eine subjektive Gewichtung der Alternativen, die in den Gedächtnisspeichern abgelegt sind. Dies kann so weit gehen, dass einige Alternativen überhaupt nicht mehr wahrgenommen werden, während andere als einzige Option gesehen werden.

Den meisten Entscheidungen geht eine verkörperlichte Simulation voraus. Das Kind hat den Geruch vom Kuscheltier schon in der Nase, wenn es beginnt, nach ihm zu suchen. Der Mann spürt den Sitz des neuen Autos und den Fuß auf dem Gaspedal, lange bevor er im Auto sitzt. Das junge Mädchen stellt sich den Blickkontakt vor, bevor sie sich traut, den Jungen anzusprechen. Der Firmeninhaber geht durch seine Firma und stellt sich vor, wie er dies nicht mehr machen kann, wenn er die Firma verkauft.

Diese verkörperlichte Simulation ist notwendig, um in einem ersten Schritt die Alternativen zu erkennen. Die künstliche Unterscheidung von rational und emotional begründeten Entscheidungen kann nicht aufrechterhalten werden, wenn man bedenkt, dass auch bei scheinbar rationalen Überlegungen ein somatischer Marker gesetzt wird. Wenn der Junge sich z. B. gegen das gemeinsame Spiel mit dem Mädchen entscheidet, weil er seinen neuen Bagger alleine genießen möchte, entscheidet er sich für das Gefühl der inneren Unabhängigkeit von Beziehungen, die ihm offensichtlich wichtiger ist als das gute Gefühl eines gemeinsamen Spiels. Steht also die Entscheidung für das gemeinsame Spiel an, so finden sich in den neuronalen Netzen seines Gehirns wahrscheinlich sofort zustimmende Argumente wie Erinnerungen an frühere Erfahrungen mit Spielkameraden. Dagegen mag die Bedeutung der Wichtigkeit des Baggers stehen, weil er sich diesen schon so lange gewünscht hat. Die Gedächtnisspeicher des Gehirns enthalten also eine Unmenge positiver und negativer Argumente. Die eindrucksvollsten Argumente in seiner verkörperlichten Simulation sind dem Jungen bewusst, viele bleiben aber auch unbewusst und fügen einen emotionalen Akzent hinzu. Ferner können ungezählte zeitlich zurückliegende Informationen wie das Bild des Baggers im Schaufenster in unkalkulierbarer Intensität Einfluss gewinnen. Das Resultat aller Abwägungen ist die Entscheidung. Viele Ursachen haben Einfluss genommen und die Entscheidung letztlich determiniert.

Im nächsten Schritt wird nun über die Art der Durchführung entschieden. Im vorherigen Beispiel hat sich der Junge für das alleinige Spiel mit dem Bagger entschieden. Nun folgen dieser Entscheidung weitere Durchführungsentscheidungen: Wie wird er dies dem Mädchen mitteilen, was macht er, wenn sie nicht weggeht, wenn die Mutter verlangt, dass er mit dem Mädchen spielt? Um in dieser zweiten Phase nicht wieder ins Zweifeln zu kommen, muss bereits eine Willensstärke wirken, die die Intention gegen Zweifel, Bedenken, Versuchungen o. ä. abschirmt (Rudolph, 2003). Dieser Wille wird zum Durchsetzungsvermögen, wenn nach der zweiten Entscheidung (über die Art der Durchführung) der Entschluss feststeht.

In der therapeutischen Arbeit ist es also wichtig zu erkennen, an welcher Stelle die Person ihren Entscheidungsprozess torpediert. Der Essgestörten gelingt es vielleicht noch, die Süßigkeiten wegzuschmeißen, um sie aber zwei Stunden später wieder aus dem Abfall zu ziehen. Die Ehefrau traut sich schon nicht, in die verkörperlichte Simulation des Alleinlebens zu gehen, obwohl sie dauernd von Trennung spricht. Es können verschiedene Kategorien von Entscheidungsoptionen unterschieden werden:

- **Handlungsentscheidung:** Wahl aus zwei oder mehreren Handlungsalternativen
- **Zielentscheidung:** Festlegung von einem oder mehreren Zielen, welche für die weiteren Handlungsentscheidungen maßgeblich sind
- **Beziehungsentscheidung:** Kontaktaufnahme oder -abbruch, Eingehen, Gestalten und Pflegen von sozialen Beziehungen und Bindungen
- **Gestaltungsentscheidung:** Auswahl an Rahmenbedingungen, Normen und Regeln, welche für die Beziehungsgestaltung verbindlich sein sollen

Immer dann, wenn der Entscheider vermutet, dass die Entscheidung negative Folgen haben könnte, entsteht ein Risiko für den Entscheider. Auch hier spielt die Bewertung von früheren Entscheidungen eine große Rolle. Bewertet die Person, dass frühere Entscheidungen hauptsächlich negative Konsequenzen hatten, wird er sich mit weiteren Entscheidungen schwertun. Bewertet er hingegen, dass frühere Entscheidungen zwar manch negative, aber vor allem positive Konsequenzen hatten, wird er zuversichtlich an neue Entscheidungsprozesse herangehen.

Das Modelllernen an den Eltern darf nicht unterschätzt werden. Das Kind beobachtet die Eltern sehr genau, wie sie Entscheidungen treffen, und wird dieses Verhalten erst einmal nachahmen, um daraus seinen eigenen Entscheidungsstil zu entwickeln.

6.2.4 Verantwortung und Geschlechtlichkeit

Der Umgang mit Gefühlen aus dem Verantwortungsbereich unterscheidet sich bei den Geschlechtern nach wie vor sehr stark. So haben Forschungen gezeigt, dass Männer Positionen annehmen, für die sie sich nicht kompetent halten. Sie glauben allerdings, mit der neuen Aufgabe in die Kompetenz hineinzuwachsen. Frauen hingegen haben an sich den Anspruch, dass sie erst die Kompetenz erlangen müssen, die für eine Position erforderlich ist, bevor sie diese annehmen. Während im Jahr 2018 bereits 45 % aller Doktortitel von Frauen erworben wurden, lag die Frauenquote bei den Habilitationen bei 32 % (Blaeschke / Freitag, 2021). Daraus erklärt sich auch, dass 2019 nur knapp jede dritte Führungskraft (29,4 %) weiblich war (Statistisches Bundesamt, 2021).

Auch verstehen es die Geschlechter nach wie vor sehr geschickt, sich aus Verantwortlichkeiten herauszuhalten, die sie eher dem anderen Geschlecht zuordnen. Sobald eine Frau in einer Gruppe ist, macht kaum noch ein Mann Anstalten, sich für die Ordnung und Sauberkeit von Räumen zuständig zu fühlen. Die Männer übernehmen häufig wie selbstverständlich die Sprecherfunktion in Gruppen. Meist werden sie darin auch noch von den Frauen unterstützt. So habe ich Ausbildungseinrichtungen beobachtet, bei denen zu 90 % Frauen vertreten waren, die aber trotzdem einen Mann als Schulsprecher wählten.

Gleichzeitig machen sich Frauen mehr Gedanken um die Verantwortlichkeiten als Männer. Frauen gelingt es besser, eine allumfassende Verantwortlichkeit zu bewältigen, die viele Aspekte mit berücksichtigt, weshalb sie auch Beruf und Familie besser vereinen können (was allerdings nicht von der Anstrengung ablenken sollte). Männer können eher Verantwortung für einen Bereich übernehmen, auf den sie sich voll konzentrieren, dabei geraten aber andere Bereiche in Vergessenheit.

6.2.5 Die Achtsamkeit der Anerkennung

Da es in der Verantwortungsphase viel um Leistung geht, ist es wichtig, für eine Leistung auch Anerkennung zu erhalten.

> Anerkennung ist die lobende Würdigung für eine Anstrengung und / oder Leistung, die verbal oder nonverbal, bedingt oder unbedingt erfolgen kann.

Etwas anzuerkennen bedeutet, authentisch auszudrücken, was man am anderen schätzt. Anerkennung auszusprechen heißt somit, die Situation voll zu erfassen, sich auf sein Gegenüber einzustellen und das auch zu formulieren, was man denkt. Ohne dieses Echo des anderen bekommt der Mensch keine Einschätzung seiner Fähigkeiten und kann kein Selbstbewusstsein entwickeln. Während in der Zugehörigkeitsphase dem Kind das

Da-Sein vom Gegenüber gespiegelt werden muss („Schön, dass du da bist, dass es dich gibt."), wird in der Verantwortungsphase das So-Sein gespiegelt („Ich sehe, was du kannst."). Kinder spüren sehr deutlich, ob die Anerkennung angemessen erscheint. Es ist besonders schmerzlich, wenn die Anerkennung für die persönlichen Anstrengungen von den Eltern nicht gewürdigt und anerkannt werden.

> Ein junger Mann hat nie den Wunschvorstellungen seines Vaters als Geschäftsmann entsprochen. Er möchte lieber einen sozialen Beruf ergreifen, hat dies aber nie umgesetzt, sondern schlägt sich mit Gelegenheitsjobs herum. Er erlebt in der nahen Verwandtschaft, wie ein anderer Vater zu einem Basketballspiel seines Sohnes geht, und sagt resigniert: „Ich hätte mir gewünscht, dass mein Vater einmal zu einem Spiel von mir mitgekommen wäre."

Ist ein Kind nicht zu den Leistungen oder Talenten in der Lage, die sich die Eltern gewünscht haben, weil es körperlich oder intellektuell eingeschränkt ist oder andere Begabungen hat, so empfinden dies viele Eltern als so kränkend, dass sie die tatsächlichen Leistungen des Kindes nicht erkennen können. Um die Potenziale des Kindes erkennen zu können, müssten die Eltern sich die eigene Kränkung vergegenwärtigen. Diese ist nicht durch das So-Sein des Kindes entstanden, sondern durch bestimmte Vorstellungen, die sich die Eltern von diesem Kind gemacht haben. Erst der emotionale Abschied von diesen Vorstellungen öffnet den Blick für das Kind mit all seinen Möglichkeiten.

Kinder spüren aber auch sehr deutlich, wenn die Anerkennung übertrieben und für die Leistungen unangemessen ist. Dies gibt ihnen einerseits ein Gefühl der Manipulierbarkeit der Eltern, was beängstigend ist, und verschließt ihnen andererseits die Freude an der Anstrengung. Auch hier soll den Eltern das Kind als Vergrößerungsspiegel des eigenen, als klein empfundenen So-Seins dienen. Die narzisstische Kränkung, die sie selbst erfahren haben, übertragen sie auf das Kind durch eine narzisstische Erhöhung. Da die erweiterte Umwelt wie z. B. Lehrer diese Erhöhung nicht fortsetzt, sondern dem Kind eine ehrliche Rückmeldung gibt, muss sich das Kind ständig gegen diese unterschiedlichen Rückmeldungen zur Wehr setzen, weil es keine Selbsteinschätzung gelernt hat. Anerkennung wird unter diesen Umständen nicht zu einem Pfeiler der Selbsteinschätzung, sondern zu einer Droge, die umso mehr konsumiert werden muss, je geringer die Leistung ist.

Erst eine ausgewogene Anerkennung erlaubt die Entwicklung in die Autonomie, die es der Person erlaubt, die eigenen Leistungen auch einmal ohne die Rückmeldung anderer einzuschätzen. Dies gelingt in der Regel am besten mit Leistungen, die einem zunehmend vertraut sind. So kann eine gute Köchin sehr wohl sagen, wann sie ein Gericht für sehr gelungen hält und sich daran freuen, oder der Schriftsteller kann eine Passage seines Werkes verwerfen, wenn er selbst mit den Worten unzufrieden ist. Wenn sich ein Mensch aber in eine neue Herausforderung begibt, so braucht er stets die Rückmeldung anderer Menschen, um seine Leistung einschätzen zu können. Demzufolge bleibt der Mensch ein Leben lang auf Anerkennung angewiesen. Sie sollte nicht auf die Lebensphase der Kindheit beschränkt bleiben.

Während sich die Achtsamkeit in der Zugehörigkeit auf das Sehen des anderen bezieht, richtet sich die Achtsamkeit der Verantwortungsphase auf das Anerkennen der Leistung des anderen. Etwas anzuerkennen bedeutet auszusprechen, was man am anderen schätzt und was man wahrgenommen hat, was er geleistet hat. Ein Bewusstsein für Anerkennung versuchen die meisten Eltern durch das Anerziehen vom Danke-Sagen zu vermitteln. Die Leistung des anderen wird also nicht als Selbstverständlichkeit angesehen, sondern verdient die Achtsamkeit der Anerkennung.

Der Umgang in der Familie und in der Gesellschaft mit Anerkennung prägt auch das erwachsene Verhalten. Vielen fällt es schwer, ihre inneren Gedanken auszuformulieren, weil in der Familie kein authentischer Umgang mit Anerkennung geübt wurde. Anerkennende Worte können sehr schnell eine manipulative Qualität erhalten. So loben Eltern selbstverständlich nur das Verhalten, was sie am Kind sehen wollen, um erwünschtes Verhalten zu verstärken. Das Kind kann aber andere Kriterien für Anstrengungen zugrunde legen als die Eltern. Werden diese nicht gesehen, so kann es zu einer Leistungsverweigerung kommen. Wenn seine Eltern sehr zurückhaltend mit Anerkennung waren, fällt es dem Menschen später ebenfalls schwer, einen anderen Menschen zu loben. Er hat dafür weder eine Sprache noch einen Umgang gelernt. Es kann auch sein, dass er ein Gefühl von Geiz verspürt, weil er selbst so wenig anerkannt worden ist.

Erst über die Anerkennung der anderen lernen wir, unsere eigene Leistung einzuschätzen und damit auch wertzuschätzen. Die Fähigkeit, selbst anderen Menschen Anerkennung zu zeigen, wird dann erschwert, wenn das Kind nur kritisiert wird, keine Reaktionen auf Leistungen erfolgen, die Leistung als selbstverständlich angesehen oder jede Handlung als eine großartige Leistung gewertet und somit zwischen Anstrengung und Routine nicht unterschieden wird. All dies führt zu einer tiefen narzisstischen Kränkung, die es dem Menschen schwer macht, im Erwachsenenalter seine eigene Leistung richtig einzuschätzen und die der anderen ebenfalls wertzuschätzen.

Es gibt vier Arten der Anerkennung. Anerkennung kann verbal oder nonverbal, bedingt oder unbedingt erfolgen. Eine nonverbale Anerkennung erfolgt z. B., wenn die Mutter das Einschlafritual ausdehnt, wenn sich das Kind besonders bei den Hausaufgaben angestrengt hat. Eine bedingte Anerkennung beschreibt sehr genau eine bestimmte Tat.

> Der 3-jährige Paul hilft der Mutter beim Ausräumen der Spülmaschine. Als sie fertig sind, sagt die Mutter zu Paul: „Das finde ich ganz toll, wie vorsichtig du das Geschirr in den Schrank gestellt hast."

Die stärkste Form der Anerkennung ist jedoch die unbedingte Anerkennung, die sich aus einem Gefühl des inneren Glaubens an die Potenziale des Kindes speist. Dazu ist es notwendig, dass die Eltern die Potenziale des Kindes wahrnehmen und es hierin in seinen Möglichkeiten unterstützen. Aus der unbedingten Anerkennung erwächst für das Kind ein sicheres Gefühl für seine Kompetenz. Es wird später die Aufgaben übernehmen, in denen es sich entweder auskennt oder an denen es wachsen kann. Aber es wird weder in die Leistungsverweigerung noch in die Überforderung gehen, denn ein solches Verhalten ist meist in einer unsicheren Einschätzung der eigenen Potenziale begründet. Die einen entscheiden sich bei Unsicherheit, es erst gar nicht mit Leistung zu versuchen, um keinen Misserfolg zu erleben. Die anderen entscheiden sich, es besonders angestrengt zu versuchen in der Hoffnung, endlich die Anerkennung zu bekommen, nach der sie sich schon so lange sehnen. Leider neigen viele Erwachsene dazu, sich in der Arbeitswelt, wo das Thema Anerkennung sehr dominant ist, dieselben Bedingungen zu suchen, wie sie sie schon von zu Hause kennen. Die Menschen, die selbst die Wertschätzung im Elternhaus erlebt haben, suchen sich ein wertschätzendes Arbeitsfeld. Die Menschen, die voll des Hungers nach Anerkennung sind und eine tiefe Sehnsucht nach Echo und Annahme haben, suchen sich meist ein Arbeitsfeld, in dem von den Vorgesetzten wenig Reaktionen und Rückmeldungen kommen.

6.2.6 Selbstbestimmung

Das Gefühl des Selbstbezugs, das sich aus der Verantwortungsphase entwickelt, ist die Selbstbestimmung. Wer ein selbstbestimmtes Leben führt, entscheidet, wie er lebt. Er weiß, dass er seine Gedanken, Gefühle, Bewegungen und Spontaneität selbst bestimmt. Er kann entscheiden, was als Nächstes ansteht. Sind die Lebensereignisse außerhalb individueller Kontrolle, führt der Mensch kein selbstbestimmtes Leben. Sie werden dem Glück, Unglück, Zufall, Schicksal zugeschrieben. Damit hat die Person keine Kontrolle über das, was geschieht. Ein traumatisches Ereignis ist eine massive Verletzung der Selbstbestimmung. Entscheidend für die Verarbeitung eines solchen Ereignisses ist die Fähigkeit, die Selbstbestimmung wiederzuerlangen.

Selbstbestimmung bedeutet, erwachsen und eigenverantwortlich zu handeln.

Es kann Momente geben, wo sich jemand wünscht, dass auch andere Menschen sein Leben mitbestimmen und verantworten. In einer solchen Situation (in der sich häufig Alleinerziehende und Singles befinden) kann die Person nicht nur, sondern muss auch alles selbst entscheiden. Das Leben fühlt sich wie eine Bürde an, und sie wünscht sich, wieder ein Kind ohne Verantwortung zu sein, für das andere entscheiden. Ein solches Gefühl tritt meist als Burn-out-Reaktion auf eine andauernde Überforderungssituation ein. In starken emotionalen Stresssituationen wie bei Trauer, Unfall oder schwerer Krankheit sind die Menschen in der Akutphase meist nicht zu einem selbstbestimmten Handeln in der Lage. Es braucht Menschen, die dann Entscheidungen im Sinne der Person treffen können, bis diese wieder selbstbestimmt Verantwortung übernehmen kann.

In anderen Zeiten möchte der Mensch mehr Kontrolle über sein Leben. Er erlaubt anderen Menschen, der Organisation, der Firma, den Eltern, den Kindern oder anderen Kräften, zu sehr über sein Leben zu entscheiden, und er sieht keine Möglichkeit, das Leben selbstbestimmter zu gestalten. Auch dies ist ein nicht unerheblicher Stressfaktor und sollte, wenn überhaupt, nur phasenweise vorkommen. Dieses Phänomen erleben junge Eltern, die das Gefühl haben, dass nur noch das Kind ihr Leben bestimmt. Es sollte allerdings kein Dauerzustand sein, denn dies führt unweigerlich zu Burn-out-Symptomen.

Für viele Menschen ist es ein langer Weg, die Selbstbestimmung im Leben zu erkennen. Die meisten akzeptieren Grenzen, die sie gedanklich ziehen, als Notwendigkeiten des Lebens, denen man nicht entrinnen kann. Häufig reflektiert dies aber lediglich die Angst vor den Konsequenzen der Selbstbestimmung. Vielen scheint das Klagen über die fehlende Selbstbestimmung weniger bedrohlich als die Herausforderung der eigenen Gestaltung des Lebens.

6.2.7 Die Überverantwortlichen und Verantwortungsscheuen

Einige Leute fühlen sich wohl, wenn sie Verantwortung übernehmen. Sie sind gerne der Chef, geben Anweisungen und treffen leicht für sich und andere Entscheidungen. Andere Leute ziehen es vor, keine Verantwortung zu übernehmen. Sie sind damit zufrieden, den Entscheidungen anderer Menschen zu folgen. Sie suchen sich Situationen, wo sie keine Verantwortung übernehmen müssen. Die meisten Menschen haben sowohl den Wunsch, für andere Menschen oder eine Sache verantwortlich als auch frei von jeder Kontrolle und Verantwortung zu sein. Wenn eine Person im Elternhaus zu ihren eigenen Talenten ermutigt worden ist und entsprechend gefördert wurde, wird sie gerne Verantwortung übernehmen. Waren die Eltern zusätzlich noch in der Lage, die Leistungen realistisch und nicht überzogen einzuschätzen, wird sie auch anerkennen können, in welchen Bereichen sie nicht so begabt, wissend oder kompetent ist. Dies wird keine Unsicherheiten in ihr auslösen.

Das ganze Verantwortungs- und damit Leistungsthema ist sehr geprägt von unseren Schulerfahrungen und wie das Elternhaus damit umgegangen ist. Es ist der Schule bis heute nicht gelungen, die hohe Motivation von Erstklässlern am Leben zu halten und Lernen und Leistung als ein lustvolles Ereignis zu gestalten. Die erfahrenen Demütigungen, Einschränkungen und Kränkungen der Schulzeit prägen diese Phase sehr stark.

Wenn eine Person in ihrem Leben ein gutes Gefühl für ihre Kompetenzen entwickelt hat, weiß sie, was sie kann. Sie weiß aber auch, was sie nicht kann und damit besser anderen Menschen überantworten sollte oder erst lernen muss, bevor sie Verantwortung dafür übernehmen kann. Hat der Mensch jedoch das Gefühl, keine ausgewogenen Rückmeldungen zu seiner eigenen Leistungsbereitschaft bekommen zu haben, wird er dem Thema Leistung mit Über- oder Unterkompensation begegnen. Die Entscheidung, ob er auf die Ereignisse in seinem Leben mit einer Über- oder Unterkompensation reagiert, trifft er selbst. Bei einer Überkompensation der Verantwortung glaubt jemand, für alles die Verantwortung übernehmen zu müssen, weil er davon überzeugt ist, dass nur er allein weiß, wie es richtig geht. Der Mensch wird *überverantwortlich*. Die Fehler der anderen sind ihm dafür immer wieder eine Bestätigung. Er kann nicht zugeben, etwas nicht zu können oder zu wissen. Dies führt häufig zu einer Verzerrung des eigenen Kompetenzbildes. Unterläuft ihm ein Fehler, so kann er dies nicht zugeben, sondern macht andere dafür verantwortlich oder versucht es zu vertuschen. Er kann auch schlecht zugeben, dass er überfordert ist und Hilfe braucht. Es ist sehr leicht, diesem Menschen weitere Verantwortung zuzuschieben. Da er in früheren Situationen meist die Anerkennung vermisst hat, braucht man ihn nur ein bisschen zu loben, und schon übernimmt er die nächste Aufgabe auch noch. Diese Menschen liefern perfekte Arbeit ab, entschuldigen sich aber gleichzeitig dafür, dass diese in ihren Augen nicht perfekt ist. Nicht selten kommen sie wegen ihres Perfektionsanspruches in Zeitverzug, sodass sich schulisch und beruflich durchaus negative Konsequenzen ergeben, und sie gar nicht so erfolgreich sind, wie man es von diesen Menschen erwarten würde. Da sie glauben, es selbst am besten machen zu können, sind sie auch nie mit der Leistung anderer zufrieden. So fällt es ihnen sehr schwer, ein Lob auszusprechen, weil sie an jeder Leistung etwas auszusetzen haben.

Bei einer Unterkompensation der Verantwortung traut sich eine Person nichts zu. Sie ist *verantwortungsscheu*, versucht, alle Verantwortung von sich zu schieben und glaubt, dass andere es besser können. Sie wird sich schulen und qualifizieren und dennoch das Gefühl haben, dass es nicht reicht und sie deswegen noch nicht bereit ist, Verantwortung im Leben zu übernehmen. Sie versucht erst gar nicht, sich der Konkurrenz zu stellen. Die Vorstellung des Misslingens lähmt sie so sehr, dass sie äußerlich passiv in ihren Fantasien verweilt. Trifft sie auf einen Überverantwortlichen, so ist es leicht, die Verantwortlichkeiten auf ihn abzuwälzen. Er wird für sie die Entscheidungen treffen, die sie sich nicht zutraut. Genau wie die Verantwortungssucht hat auch die Verantwortungsscheue nichts mit der tatsächlichen Kompetenz zu tun. So kann ein Verantwortungsscheuer durchaus kompetent sein, dies bei sich selbst aber aufgrund seines hohen Leistungsanspruchs nicht sehen und somit jede Verantwortung ablehnen. Auch der „Drückeberger" gehört zu den Verantwortungsscheuen. Das Dilemma ist nur, dass kaum ein Mensch zugibt, verantwortungsscheu zu sein, sondern sich alle möglichen Entschuldigungen und Theorien aufbaut, damit die eigene Verantwortungsscheue nicht ins Bewusstsein vordringt. Eine passende Technik dabei ist, die anderen dafür verantwortlich zu machen, dass man keine Verantwortung übernehmen kann. Hier geben andere Menschen oft besser Auskunft über die Art des Umgangs mit Verantwortung als man selbst. Das Eigenbild wird sehr geschönt. Besonders trickreiche Drückeberger geben sich immer ganz beschäftigt, um keine Verantwortung zu übernehmen. Sie lassen ihren Schreibtisch extra chaotisch aussehen, sodass niemand auf die Idee kommen kann, ihnen noch mehr Arbeit aufzubürden. Wenn ein Klient über zu viel Arbeit stöhnt, sollte man immer berücksichtigen, dass es sich auch um einen Drückeberger handeln kann, der es perfektioniert hat, die Arbeit von sich fernzuhalten.

6.3 Dritte Phase: Offenheit

„Offenheit ist ein Schlüsselwort fürs Haus der Liebe" Ernst Ferstl (*1955), österreichischer Lehrer, Dichter und Aphoristiker.

Hat das Kind ein Gefühl für seine eigene Kompetenz erlangt, erste Strategien der Entscheidungsfindung entwickelt und gleichzeitig einen großen Schub im Spracherwerb durchlaufen, geht es in die Phase der Offenheit über. Es bekommt immer mehr Kontakt zu Menschen außerhalb des Familiensystems, es geht in den Kindergarten, trifft auf dem Spielplatz andere Kinder, mit denen es spielen möchte, und besucht die ersten Kindergeburtstage. Die Erfahrung der Grenzziehung zwischen sich und den Bezugspersonen wird nun erweitert auf die Grenzen von vertrauten und nicht-vertrauten Menschen. Die zunehmende Entwicklung der eigenen Fantasie erlaubt auch eine Innenwelt, die von der Außenwelt abgegrenzt ist. Das Kind muss nun entscheiden, was es für sich behalten und was es mit wem teilen möchte.

Im dritten Lebensjahr wird das Kind wieder weicher, ist weniger konfrontativ und sucht die Interaktion mit anderen Menschen, um nicht nur die dingliche Welt zu begreifen, sondern auch die komplizierte Welt von Beziehungen zu verstehen. Es will Gefühle begreifen, und zwar sowohl bei sich selbst als auch bei anderen Menschen. Es benötigt dazu die Sprache. Die Eltern müssen dem Kind die verschiedenen Vokabeln für die unterschiedlichen Gefühle anbieten. Das Kind schaut die Eltern, andere Personen und Bilderbücher genau an und will die Einschätzung seiner eigenen Wahrnehmung bestätigt sehen. In Höhlen versteckt es Dinge, die ihm wichtig sind, und festigt so zunehmend sein Gefühl für ein Innen- und Außenleben.

Genauso möchte es aber offen sein und seine Gefühle und innersten Gedanken teilen. Die Eltern sind gefordert, Gedanken und Gefühle des Kindes nicht abzuwerten, sondern dem Kind dabei zu helfen, sie in die Persönlichkeitsentwicklung und das Beziehungsverständnis einzuordnen. Das Kind braucht das Gefühl, in seinen Nöten und Ängsten ernst genommen zu werden. Viele lieb gemeinte Sprüche von Bezugspersonen lösen beim Kind eher eine Verschlossenheit aus, als dass sie zur Offenheit animieren („Du brauchst doch keine Angst zu haben." „Ist doch nicht so schlimm." etc.). Das Kind benötigt die Sicherheit, dass es sich verbalen und körperlichen Trost holen kann, wenn es emotional mit einer Situation überfordert ist. Die meisten Eltern glauben, dass sie dem Kind eher eine Lösung anstatt Trost anbieten müssen. Aber nach erfolgtem Trost weiß das Kind meist sehr gut, was für eine Lösung am besten ist.

> Jonas will in der Kindergruppe mit Patrick spielen, der ihn schroff abweist. Jonas ist gekränkt, geht zu seinem Vater und sagt: „Patrick will nicht mit mir spielen." Er kuschelt sich an den Vater an. Der Vater nimmt ihn auf den Schoß, und beide schauen sich das Verhalten von Patrick an. Unter dem Schutz des Vaters meint Jonas: „Patrick sieht gar nicht so böse aus." Er bleibt aber beim Vater sitzen. Der Vater bestätigt lediglich Jonas Wahrnehmung. Eine kleine Weile später springt Jonas von Vaters Schoß, nimmt seinen Laster und meint: „Vielleicht will Patrick ja mit meinem Laster spielen?" Er wagt eine neue Kontaktaufnahme, die dieses Mal aufgrund des interessanten Lasters gelingt.

Bei diesem Beispiel war der Vater sensibel genug, nicht mit Vorschlägen einzugreifen, sondern seinen Sohn zu schützen, bis dieser selbst eine Lösungsidee hatte. Zu anderen Zeiten zieht sich das Kind auch von den Eltern zurück, geht in sein Zimmer oder in seine Höhle und möchte dort mit seinen Gedanken, Gefühlen und Fantasien alleine sein. Viele Eltern halten diesen Rückzug des Kindes schlecht aus und stören es, indem sie interessiert fragen: „Was machst du denn gerade?“, „Möchtest du ein Spiel spielen?“ oder sonstige Beziehungsaufforderungen. Jeder Mensch braucht aber diesen Rückzug, um sein Innenleben zu sortieren. Nur der Wechsel von offener Kontaktsuche und Rückzug ermöglicht die Entwicklung von Offenheit. Ausschließlich auf einem Grundgefühl von Vertrauen kann sich Offenheit entwickeln. Da das Kind nicht alles preisgibt, sich mit den Anfängen des Lügens übt (Fu et al., 2008) und bei den Eltern merkt, dass diese auch nicht immer die Wahrheit sagen, entwickeln sich erste Ansätze von Menschenkenntnis. Im Laufe seiner Entwicklung muss das Kind zu seinem eigenen Schutz zwischen Menschen, denen es vertrauen kann, und Menschen, die nicht vertrauenswürdig erscheinen, unterscheiden lernen. Welch katastrophalen Auswirkungen ein Vertrauensbruch bei einem Kind auf seine weiteren Offenheitsphasen im Leben haben kann, lässt sich damit erahnen.

Offenheit hat mit *offen* und *verschlossen* zu tun. Sich anderen Menschen zu öffnen heißt, ihnen die verwundbarsten Stellen des Ichs zu zeigen. Man macht sich „liebenswürdig“ dadurch. Man ist würdig, eine Liebe zu empfangen. Offenherzig lässt man Ereignisse und Menschen ganz nah an sich heran. Man ist bereit, alle Liebe dieser Welt aufzunehmen. Liebenswürdigkeit ist die Fähigkeit, eine Atmosphäre herzustellen, wo sich andere gemocht fühlen. Aus diesem Grund geben die Kinder in dieser ersten Lebensphase der Offenheit häufig spontane Liebesäußerungen kund, die alle Bezugspersonen tief anrühren.

Ein Vater erzählt von den Strapazen des Elternseins. Auf die Frage, ob es ihm das alles wert sei, erzählt er davon, wie der kleine Sohn am Tag zuvor plötzlich auf seinen Schoß kletterte, ihn umarmte und sagte: „Papa, ich hab dich sooo lieb.“ Als der Vater dies berichtet, stehen ihm die Tränen in den Augen.

Sucht eine Person Offenheit, so möchte sie ihre Gefühle und innersten Gedanken mitteilen. Es freut sie, eine oder einige Personen zu wissen, denen sie vertraut. Die Einstellung zur Offenheit wird entscheidend vom Elternhaus geprägt. Wenn die Kinder erleben, dass die Eltern sowohl mit ihren eigenen Gefühlen als auch mit denen des Kindes offen und verständnisvoll umgehen, so wird es dem Kind leichtfallen, eigene Gefühle mitzuteilen. In einer Atmosphäre, in der über Gefühle nicht gesprochen wird (und davon gibt es viele Familien), wird das Kind keine Ausdrucksmöglichkeiten für sein Innerstes lernen. Es kann darunter leiden oder es für selbstverständlich halten, dass man sich nicht mitteilt. Wird mit Gefühlen respektlos umgegangen, lernt das Kind ebenfalls, dass es besser ist, sein Innerstes zu verschließen und nicht der Kritik anderer auszusetzen. Menschen unterscheiden sich also darin, wie sehr sie es mögen, offen oder eher verschlossen zu sein.

Sieht das Kind bei den Eltern, dass sie offen über Angelegenheiten sprechen und Gefühle zeigen können, erfährt es, dass es mit seinen Belangen zu ihnen gehen kann. Sieht es allerdings Misstrauen und Heimlichtuerei, lernt es schnell, dass es besser ist, nichts zu sagen und ebenfalls misstrauisch zu sein. Im weiteren Lebensverlauf wird es diesem Menschen schwerfallen, sich in Offenheit zu üben, weil er dazu als Kind keine Unterstützung erhalten hat.

Es gibt im Grunde keine nicht-offenen Kleinkinder. Die Offenheit muss uns nicht beigebracht werden, sondern gehört zunächst einmal zur Grundausstattung des menschlichen Seins. Sie zeigen ihre Empfindungen und Gedanken und selektieren diese erst durch Sozialisation. Kinder lernen schnell, wann es besser ist zu lügen, obwohl die Eltern gleichzeitig sagen, dass man nicht lügen soll. Sie lernen, wann Offenheit kränken kann, und müssen Entscheidungen treffen, was sie zeigen und was sie für den Erhalt der Beziehung verstecken. Sie spüren, über welche Themen die Eltern schockiert sind, sodass sie sie damit das nächste Mal nicht belästigen. Dies kann so weit gehen, dass die Wahrnehmung des Kindes derart eingeschränkt ist, dass es gar keine Fragen mehr stellt, weil es sie gar nicht erst denkt.

> In einer Familie ist die Mutter seit Jahren mit immer wiederkehrenden Rezidiven an Krebs erkrankt. Die Tochter kennt ihre Mutter nur in einem mehr oder weniger kranken Zustand, sodass dies für sie nichts Besonderes ist. In der Familie wird aber nicht über die Krebserkrankung der Mutter gesprochen. Als die Mutter schließlich im Sterben liegt, immer schwächer wird, nur noch im Bett liegen kann und immer mehr abnimmt, ist die 14-jährige Tochter so von dem Tabu der Familie erfasst, dass sie das Sterben der Mutter nicht sehen kann. Auch nach dem Tod spricht der Vater nie mit ihr darüber.

Das Kind weiß, ob den Eltern Gefühle zu viel sind, und es wird sie im entsprechenden Fall zukünftig verstecken. Ist dieses Versteckspiel erst einmal jahrelang eingeübt, ist es schwer und braucht Zeit, sich wieder zu öffnen. Für viele beginnt erst einmal ein mühsamer Prozess, überhaupt zu erkunden, was alles in dem Versteck der Psyche zu finden ist.

Eine schwerwiegende oder andauernde Kränkung kann außerdem dazu führen, dass ein Mensch sich in sich selbst zurückzieht und beschließt, keinem Menschen mehr zu vertrauen. Dies kann sogar so weit gehen, dass er sich nicht nur von der Angst vor Kränkung, sondern von all seinen Gefühlen abschneidet und sie nicht nur versteckt, sondern gar nicht mehr wahrnimmt. Diese Verschlossenheit wird langfristig meist mit schweren psychophysischen Konsequenzen bezahlt.

Wenn ein Kind eine Atmosphäre der Offenheit erlebt hat und sein Vertrauen, dass es in Menschen gelegt hat, nicht grundlegend enttäuscht wurde, ist es in der Lage, sich angemessen zu öffnen. D. h. eine Person fällt nicht sofort „mit der Tür ins Haus“, sondern kann abwarten bis die Beziehung sich gefestigt hat, bevor sie persönliche Informationen von sich preisgibt. Sie findet aber auch den Mut, zur angemessenen Zeit die Dinge zu äußern, die sie bewegen, und die daraus entstehende Nähe auszuhalten.

6.3.1 Körperlichkeit

Die Suche nach dem angemessenen Zeigen und Verstecken bezieht sich auch auf den Körper und seine Funktionen. Die Kinder beginnen nun damit, sich im Badezimmer einzuschließen, weil sie sich alleine waschen und anziehen wollen. Dies tun sie weniger, um ihre Autonomie zu zeigen, sondern um die eigenen Körpergrenzen zu festigen. Die zunehmende motorische Entwicklung ermöglicht es, dass Pflegeleistungen vom Kind selbst übernommen werden können. Sie beschäftigen sich eingehend mit dem Körper, indem sie ihn untersuchen oder sich mit ihm beschäftigen (kämmen, eincremen, anmalen etc.). Themen der Sexualität interessieren die Kinder, und sie suchen nach Antworten. Die Eltern werden in dieser Zeit mit ihrer eigenen Einstellung zur Körperlichkeit konfrontiert, und Kinder lernen von den Reaktionen und vom Verhalten der Eltern. Da sich das soziale Lernfeld auch auf andere Lebensbereiche ausdehnt, wird das Zeigen und Verstecken von Körperlichkeit ebenfalls durch gesellschaftliche Normen bestimmt. Das Kind muss sich im körperlichen Zeigen und Verstecken üben, um zwischen vertrauensvollen und unsicheren Beziehungen unterscheiden zu können.

> Beim Spielen im Garten fällt Arne vom Baum und schlägt sich das Knie auf. Die Erzieherin verarztet das Knie, und Arne kommt mit einem großen Pflaster und humpelnd aus dem Büro. Sein Freunde Kai und Robert wollen unbedingt die Wunde sehen und ermutigen Arne, das Pflaster vorsichtig abzureißen, damit sie die Wunde sehen können. Arne lehnt dies eindeutig ab, weil er unsicher ist, was die beiden mit seinem Bein machen würden. Als die Mutter am Nachmittag Arne abholen kommt, fordert er die Mutter sofort auf, das Pflaster vorsichtig zu entfernen, damit sie die Wunde sehen kann.

Kinder entwickeln Körperscham (und auch andere Formen des Schämens), weil sie nicht wollen, dass bestimmte Körperregionen, körperliche Ausscheidungen oder körperbezogene Handlungen von anderen wahrgenommen, gesehen, gehört, gerochen oder gefühlt werden. Bei ca. 82 % der Kinder zeigt sich bereits vor dem siebten Lebensjahr ein solches Schamgefühl (Schuhrke, 2005).

Kinder erleben zunehmend Scham, weil sie die kognitiven Voraussetzungen für dieses Empfinden entwickelt haben. Sie erleben sich als eigenständige Person, als ein Objekt der Bewertung anderer und verstehen soziale Regeln. Die Scham hilft ihnen dabei, sich ihres eigenen Körpers in einem sozialen Kontext rückzuversichern.

In der Pubertät wird dieses Thema sehr aktuell und füllt einen großen Teil des Emotionshaushaltes des Jugendlichen aus. In den ersten Entdeckungen der partnerschaftlichen Sexualität muss der Jugendliche sich auf eine gut entwickelte Körperlichkeit mit der Fähigkeit zur Abgrenzung verlassen können, um sich in diesem neuen Bereich seines Lebens nicht zu verlieren und zu überfordern.

6.3.2 Verletzlichkeit

Sich in den Bereich der Offenheit vorzuwagen und damit die Tiefe von Beziehungen zu spüren, setzt den Menschen seiner Verletzlichkeit aus. Er muss den Mut finden, Seiten zu zeigen, die er vorher vor anderen versteckt hielt. Diese emotionale Verletzlichkeit, die mit der Scham einhergeht, beginnt sich in der Mitte des zweiten Lebensjahres zu entwickeln. Das betrifft zum einen erste Normen und Werte, die das Kind verinnerlicht hat, und zum anderen die Fähigkeit zur Selbsterkenntnis. Es ist plötzlich fähig, auf sich selbst zu schauen und zu erkennen: Dieser Mensch bin ich. Das Gefühl der Verletzlichkeit sorgt dafür, dass wir unser Gefühlsleben schützen. Die Differenzierung von Beziehungen befähigt das Kind nun zunehmend dazu, je nach Situation zu überlegen, was es von sich zeigen möchte: welche Erfahrungen, welche Gefühle, welche Fantasien – und welche es lieber verbergen möchte. Scham meldet sich immer dann, wenn ein Mensch etwas zeigt, was er eigentlich im Verborgenen lassen möchte. Die Verletzlichkeit und Scham bietet die emotionale Grundlage, um innere Grenzen zu spüren. Schamgefühle entstehen, wenn wir unsere persönliche Grenze nicht beachtet haben, den Mut hatten, sie in einem geschützten Rahmen wie einer Therapiesituation zu überwinden, oder wenn diese Grenze von anderen verletzt wurde.

> In einer Tanztherapiesituation mit koreanischen Frauen weint eine Frau sehr heftig und ist offensichtlich sehr verzweifelt. Die Tanztherapeutin

hilft ihr, den Schmerz auszudrücken. Am Ende der Übung sitzt sie am Rand, und niemand wendet sich ihr zu oder schaut sie an. Für einen westlichen Beobachter ist dies sehr befremdlich, weil es das Gefühl auslöst, die Frau alleine zu lassen mit ihrem Schmerz. Die koreanische Tanztherapeutin aber erklärt, dass die Frau sich sowieso schon sehr gezeigt hat, und wenn man sich ihr jetzt noch zuwenden würde, wäre dies zu beschämend für die Frau.

Das Spüren unserer Verletzlichkeit bewirkt, dass wir darauf achten, wie viel wir von uns preisgeben. Und es wird durch die Angst gespeist, nach der Offenbarung nicht mehr mit Menschen verbunden zu sein und von ihnen gemocht zu werden. Aus diesem Grund wird ein Kind erst dann mit seiner Verletzlichkeit und Scham konfrontiert, wenn es Normen und Werte der jeweiligen Familie und Kultur internalisiert und für sich ein Konzept entwickelt hat, wie es damit umgehen möchte.

Um sich mit Menschen verbunden zu fühlen, müssen wir uns öffnen. Die meisten Menschen befürchten aber, dass sie ausgeschlossen werden, wenn sie ihr Inneres, ihre Ängste, ihre Scham, ihre Zweifel, ihr Nichtwissen zeigen. Ein Kind verliert also die Verbindung zu anderen Menschen, wenn es versucht zu verstecken, was ihn innerlich beschäftigt. Sich verletzlich zeigen heißt also immer, berührbar zu sein. Und dies im doppelten Sinne: Wenn sich jemand verletzlich zeigt, braucht er Körperkontakt, ist selbst emotional berührt und berührt andere.

Sind die inneren Grenzen des Kindes nicht respektiert worden, sind sie vielleicht sogar missbraucht worden (und jede Form von verbalem und körperlichem Missbrauch verletzt die innere Integrität), wird es sich hinter eine Sicherheitsmauer verstecken und den Anspruch entwickeln, „stark zu sein", bis die Schutzhülle zu einem Gefängnis wird. Der Mensch ist nun überzeugt, dass ihn niemand lieben kann und er ausgeschlossen würde, wenn die anderen wüssten, wie ihm manchmal zumute ist. Er glaubt, dass nur das Starke ihn liebenswert macht. Auf diese Weise schneidet er sich jedoch erst von den Menschen ab, die er am meisten liebt – die ihm deswegen aber auch allzu gefährlich erscheinen. Denn nur ein Mensch, der einem emotional wichtig ist, kann verletzen.

Was muss also passieren, damit sich ein Mensch traut, sich dieser Verletzlichkeit zu stellen? Er braucht ein Gefühl von Wert. Menschen, die ein Gefühl für ihren eigenen Wert (ein Selbstwertgefühl) haben, glauben nicht nur an ihren Wert, sondern fühlen sich mit anderen Menschen verbunden und von ihnen geliebt. Sie haben Mut, sich verletzlich zu zeigen. Einen Mut, den das Wort „Courage" treffend beschreibt. Es enthält den Wortstamm „coeur" (Herz). Wer sich wertvoll fühlt, ist beherzt genug, sich unvollkommen zu zeigen. Diese Menschen zeigen Mitgefühl mit sich selbst. Nur wer mit sich selbst liebevoll umgeht, kann dies auch mit anderen. Sie fühlen sich aufgrund ihrer Authentizität mit anderen Menschen verbunden. Sie hatten den Mut, von dem Bild loszulassen, wie sie zu sein glaubten. Sie zeigen sich verletzlich. Sie sagen nicht, dass Verletzlichkeit schön ist, sondern notwendig, um mit anderen verbunden zu sein, auch wenn es keine Garantie auf Erfüllung gibt. Sie haben Mut, in eine Beziehung zu investieren, auch wenn sie nicht wissen können, ob sie funktionieren wird. Menschen mit einem guten Selbstwertgefühl, das ihnen erlaubt, ihre Verletzlichkeit zuzulassen, hören auf zu kontrollieren und vorherzusagen (Brown, 2012).

Die meisten Eltern sehen aber ihre Aufgabe darin, aus dem perfekten Baby einen perfekten und erfolgreichen Menschen zu machen. Es ist aber nicht die Aufgabe der Eltern, dem Kind zu sagen, dass es perfekt ist, sondern es ist ihre Aufgabe, dem Kind zu sagen, dass es unvollkommen ist und sich zukünftig mit Schwierigkeiten auseinandersetzen muss. Es ist die Aufgabe von Eltern, dem Kind zu sagen und zeigen, dass es dazugehört und es wert ist, geliebt zu werden. Dann wird das Kind die Kraft aufbringen zuzuhören, was andere zu sagen haben, sich davon aber nicht abhängig zu machen oder gar jede Kritik wie eine tiefe Vernichtung zu erleben, die es zukünftig zu vermeiden gilt.

Fehlt dem Kind diese Liebe und dieses Angenommensein, wird es viel psychische Energie darauf verwenden, die Verletzlichkeit und damit die Chance auf Verbindung zu unterdrücken. Damit tötet das Kind aber alle Gefühle ab. Es spürt dann nicht nur keinen Schmerz, Trauer, Wut und Scham, sondern auch die Freude, Liebe und Verbundenheit gehen verloren.

„Es ist nicht der Kritiker, der zählt: nicht die Person, die darauf zeigt, wie der starke Mann fällt, oder wo die Macher es hätten besser machen können. Die Anerkennung geht an den Menschen, der tatsächlich in der Arena ist, dessen Gesicht vom Staub, Schweiß und Blut ruiniert ist, der sich tapfer anstrengt, der sich irrt und immer wieder Schwächen zeigt, weil es keine Anstrengung ohne Fehler und Schwächen gibt, der aber die große Begeisterung kennt, die große Hingabe, der sich für eine wichtige Sache hingibt, der bestenfalls am Ende den Triumph des Erfolges kennt und wenn er schlimmstenfalls versagt, er aber höchst wagemutig versagt hat, sodass sein Platz niemals bei den kalten und furchtsamen Seelen sein wird, die weder Sieg noch Niederlage gekannt haben“ (Roosevelt 1910, Übersetzung durch die Autorin).

6.3.3 Die Achtsamkeit des Respekts

Um dem Kind ein Gefühl von Sicherheit und Vertrauen zu vermitteln, muss eine Atmosphäre des Respekts für die Einzigartigkeit jeder Person hergestellt werden. Nur in dieser Umgebung wird sich das Kind sicher fühlen, seine inneren Gedanken anzubringen, ohne Angst vor Ablehnung zu haben. Gleichzeitig lernt das Kind, auch die Gefühle der Eltern einzuschätzen und diese zu respektieren. Es entsteht eine Reziprozität des Respekts. Es muss allen im System klar sein, dass die Gefühle einer Person nicht mehr wiegen als die Gefühle einer anderen. Auf dieser Grundlage lassen sich Konflikte respektvoll und meist sehr schnell lösen.

> Die Mutter kommt von der Arbeit heim und freut sich darauf, sich einen Moment auf die Couch zu legen, bevor die Kinder vom Sport zurückkommen. Als die Kinder jedoch früher als erwartet vom Sport heimkehren, stürzen sie sich auf sie und wollen mit ihr spielen. Die Mutter schafft es, nicht genervt zu sein, sondern den Kindern zu sagen, dass sie sie so früh noch nicht erwartet habe und deswegen noch ein bisschen Ruhe brauche. Sie verspricht ihnen, in ihr Zimmer zu kommen, sobald es die Zeit ist, an der sie normalerweise zu Hause wären. Die Kinder ziehen ein bisschen enttäuscht und ausgebremst ab, aber erleben eine Mutter, die pünktlich zum vereinbarten Termin im Zimmer steht und für ihre Interessen und Neuigkeiten offen ist.

In einer respektlosen Familienatmosphäre müssen die Familienmitglieder ihre Energie darauf verwenden, ihre Gedanken und Gefühlen zu verstecken. Daher gehören zu dieser Phase nicht nur Gefühle von Liebe, Sympathie, emotionaler Nähe, Anziehung und Freundschaft, sondern bei fehlendem Respekt entstehen auch Hass, Ablehnung, emotionale Distanz und Eifersucht. Um sich emotional anzunähern, muss zusätzlich zur Zuneigung das Anvertrauen von Wünschen und Gefühlen kommen.

Es geht um die Grenzen jedes Einzelnen mit seinen Möglichkeiten, Gefühlen und Bedürfnissen. In der Zugehörigkeitsphase müssen die Grenzen des Systems abgesteckt werden, in der Verantwortungsphase wird gekämpft, und schließlich grenzt sich in der Offenheitsphase das Individuum differenziert und situativ von Situationen und Personen ab. Der Mensch muss sich entscheiden, wie weit er andere an sich heranlässt.

Die Achtsamkeit der Offenheitsphase besteht also darin, dass sich Menschen bemühen, die Gefühle der anderen respektvoll zu behandeln. Dazu gehört vor allen Dingen, dass die Empfindungen des anderen ernst genommen werden, auch wenn sie emotional nicht nachvollziehbar sind. Dies ist für viele Menschen eine große Herausforderung, weil sie die Anspannung des Unverständnisses häufig nicht aushalten und entweder schnell nach Erklärungen suchen oder aber das Verhalten oder die Worte der anderen Person abwerten.

Respekt kann nur gelingen, wenn mit Offenheit immer ein hohes Maß an Selbstbestimmung verbunden ist. Diese Selbstbestimmung übt das Kind unter anderem mit den kleinen Geheimnissen, die es hütet. Diese kleinen Geheimnisse müssen sorgfältig von solchen unterschieden werden, die das Kind belasten und dadurch in seiner Selbstbestimmung einschränken. Hierzu zählt jede Form von Missbrauch, über den nicht geredet werden soll, Geheimnisse von anderen, die das Kind belasten, und das Bezeugen von Worten und Ereignissen, die das Kind noch nicht einordnen kann. Da das Kind in dem Alter ständig damit beschäftigt ist, sich die Welt zu erklären, baut es bereits sehr aktiv an seiner eigenen Wirklichkeitskonstruktion.

Die 4-jährige Sabrina hat bei ihrer Freundin mitbekommen, dass der Vater ausgezogen ist. Sie kann sich das nicht erklären, findet es nur beunruhigend, dass der Vater nicht mehr da ist, und spürt auch die Traurigkeit ihrer Freundin, die sie zu trösten versucht, indem sie ihr großzügig ihre Puppe zum Spielen anbietet. Eines Abends streiten sich ihre Eltern, beide kommen aber nicht weiter, sodass sie die Diskussion vorerst unterbrechen wollen. Der Vater nimmt deswegen seine Sporttasche, sagt: „Ich gehe jetzt zum Sport." und verlässt die Wohnung. Die Mutter wendet sich wieder ihrer Arbeit zu, während sich Sabrina verstört in ihr Zimmer verkriecht und an dem Abend kein Wort mehr herausbekommt. Sie ist voller Angst, dass nun auch ihr Vater weg ist, traut sich aber nicht, ihre Mutter zu fragen. Erst als sie den Vater am Morgen am Frühstückstisch sieht, ist sie erleichtert und fängt wieder an zu erzählen, allerdings nicht von ihrer Angst.

Im symbolischen Spiel versuchen die Kinder, die Geheimnisse, die sie belasten „auszuplaudern". Es bedarf dazu aber sensibler Eltern oder geschulter TherapeutInnen und ErzieherInnen, dies im Spiel zu erkennen.

In einer therapeutischen Einrichtung wird ein autistisches Kind behandelt, das nicht spricht. Immer wieder greift es zu den Legosteinen, um damit geschickt ein Haus zu bauen. Sobald das Haus fertig ist, verschließt es alle Fenster und Türen und reagiert völlig aufgebracht, wenn die Therapeutin im Spiel zur Tür hereinkommen möchte. Es drückt die Tür zu und stellt auch noch etwas vor die Fenster. Dieses Spiel wiederholt sich über Wochen, und die Therapeutin ist schon frustriert, weil sie meint, es seien auch andere Aktivitäten notwendig. Die Supervisorin macht sie schließlich darauf aufmerksam, dass in diesem Spiel eine Botschaft steckt, die sie bisher noch nicht verstanden hat, weshalb das Kind es ständig wiederholen muss. Die Therapeutin erzählt der Mutter von diesem Spiel und fragt sie, ob sie dafür eine Erklärung hat. Daraufhin berichtet die Mutter, dass sie in ihrem eigenen Haus überfallen wurden, während sie und die

Kinder im Haus waren. Sie fürchteten um ihr Leben, weil die Einbrecher alles verwüsteten. Nach dieser Information ändert die Therapeutin in der nächsten Stunde ihr Verhalten und hilft dem Kind, alle Fenster und Türen zu sichern. Nun endlich hat sie verstanden, und das Kind kann in der nächsten Stunde ein anderes Spiel initiieren.

6.3.4 Selbsterkenntnis

Das Gefühl zu mir selbst, das ich in der Offenheit spüre, ist die Selbsterkenntnis. Selbsterkenntnis bedeutet, dass ich mich in allen Situationen bemühe, die größtmögliche Offenheit mir selbst gegenüber zu spüren, um mir meiner Motive, Gefühle und (Hinter-)Gedanken bewusst zu sein. Bei geringer Selbsterkenntnis weiß die Person nicht, warum sie bestimmte Dinge tut oder lässt, warum sie wie fühlt bzw. was sie überhaupt fühlt. Sie ist sich selbst ein Rätsel. Auch körperlich nimmt sie wenig wahr. Die Selbsterkenntnis ist die wichtigste Säule der sozialen Kompetenz.

Es kann Zeiten geben, wo ein Mensch mehr Selbsterkenntnis erlangt als er es sich wünscht. Gefühle und Erkenntnisse überfluten ihn, und er kann sie nicht zurückhalten, oder es gibt unangenehme Gefühle, die er lieber nicht fühlen würde (er ist z. B. neidisch). Gefühle oder Gedanken fragen nicht immer nach der situativen Angemessenheit. Jeder Mensch erlebt Situationen, wo sie einfach an die Oberfläche kommen, auch wenn der Moment nicht gerade passend erscheint. Sind dies Gefühle, die der Mensch bisher nicht an sich wahrgenommen hat, so kann es zu einer tiefen Identitätskrise kommen, weil diese Anteile zunächst in sein Selbstbild integriert werden müssen. Ein aus enger Verbindung mit anderen (insbesondere den Eltern) erwachsenes Bewusstsein von Kontinuität und Gleichheit des Ichs wird zutiefst verstört und muss neu aufgebaut werden.

Es gibt aber auch Zeiten, da fehlt es einer Person an Selbsterkenntnis. Ihr fehlt die Einsicht, wie ihr Verhalten auf andere wirkt, sodass sie die Gefühle anderer Menschen ebenfalls nicht wahrnimmt. Deshalb kann sie auch nicht erkennen, was sie ändern könnte. Bei fortlaufenden Verletzungen im Leben kann sich ein Mensch unbewusst dazu entscheiden, seine Wahrnehmung als Schutz vor weiteren Verletzungen zu betäuben. Dieser Schutzpanzer hat zur Folge, dass eigene Gefühle und damit Motive für Handlungen nicht mehr wahrgenommen und somit auch nicht reflektiert werden können. In diesem Fall bekommt eine Person vielleicht ständig Rückmeldungen, dass sie andere Menschen kränkt. Das ist ihr aber nicht bewusst, weil sie selbst Kränkungen nicht mehr spüren möchte. Sie merkt nicht einmal, dass sie dies macht, und wertet schlimmstenfalls den anderen Menschen ab, der sich durch ihr Verhalten gekränkt fühlt. Es ist ihr ein Rätsel, warum sie so handelt, und kann das Verhalten daher auch nicht verändern.

6.3.5 Die Vertrauensseligen und die Verschlossenen

Menschen, die in ihrer Offenheit tief enttäuscht worden sind, neigen entweder zur Über- oder Unterkompensation von Offenheit. Bei einer Überkompensation wird der Mensch vertrauensselig. Er reflektiert nicht erst die Beziehung zu einem bestimmten Menschen und überprüft, ob er diesem Menschen vertrauen kann, sondern erzählt sofort die intimsten Dinge, von denen das Gegenüber oft peinlich berührt ist oder mit denen es nichts anzufangen weiß. Der überoffene Mensch kann Beziehungen nicht differenzieren und achtet nicht darauf, ob sein Vertrauen gerechtfertigt ist. Auf diese Weise läuft er immer wieder aufs Neue Gefahr, enttäuscht zu werden. Eine moderne Form der Überkompensation von Offenheit sind die Talkshows auf allen Fernsehkanälen und die sozialen Netzwerke im Internet. Die Menschen sind nicht in der Lage, in der Beziehung offen zu sein, und hoffen, über die Offenbarung im Fernsehen oder Internet Unterstützung für ihren Standpunkt zu bekommen. Bei den *Vertrauensseligen* ist es oft nicht leicht zu erkennen, dass sie im Grunde gar nicht offen sind und keinen Unterschied dabei machen, wem sie was erzählen. Die vermeintliche Offenheit basiert also nicht auf der Einzigartigkeit und Intimität einer Beziehung, sondern wird jedem zuteil, unabhängig davon, in welcher Beziehung er zu der Person steht. Da die Informationen nicht auf der Basis einer gewachsenen Beziehung mitgeteilt werden, sind sie auch nicht wirklich offen.

Bei einer Unterkompensation wird der Mensch verschlossen. Aus der Enttäuschung heraus hat er sich bewusst oder unbewusst vorgenommen, sich nie wieder in einer Beziehung zu öffnen. Denn dies bedeutet immer auch Auslieferung. Dieser Mensch wird nichts von sich persönlich erzählen, er wird nicht sagen, wie er sich wirklich in der Therapie oder in Beziehungen fühlt. Andere Menschen haben das Gefühl, dass sie „nicht an ihn herankommen“. Viele Traumatisierte haben sich für Verschlossenheit entschieden und sind deswegen tief in ihrem Inneren sehr einsam, und zwar unabhängig davon, wie sie sich äußerlich zeigen. Bei den *Verschlossenen* gibt es zwei Arten von Menschen: Die einen sagen tatsächlich wenig, und hier fällt jedem sofort auf, dass dieser Mensch verschlossen ist, weil er wenig redet und wenig oder gar keine Gefühlsäußerungen zeigt. Es gibt aber auch die Verschlossenen im Verborgenen. Sie sind nach außen hin freundlich und den Menschen scheinbar zugewandt, reden viel – nur nie über persönliche Dinge. Bei diesen Menschen fällt es nicht sofort auf, dass sie verschlossen sind und niemanden an sich heranlassen. Es kann daher immer wieder hilfreich sein, sich zu fragen, ob man weiß, wie es dem Menschen im Moment geht und nicht nur, was er gerade macht.

6.4 Vierte Phase: Trennung

„*Gehen zu müssen ist hart, gehen zu dürfen wunderbar*“ Erwin Koch (*1955), österreichischer Lehrer und Schriftsteller.

Da das Leben ein fortlaufender Prozess ist, kann kein Mensch Themen der Trennung vermeiden. Es wäre für Eltern fatal, wollten sie vom Kind alle Trennungserfahrungen fernhalten wollen. Es gibt keine Entwicklung ohne Verlust. Gute ErzieherInnen und gute TherapeutInnen zeichnen sich dadurch aus, dass sie sich überflüssig machen. Da wir Menschen uns alle mit Veränderungen auseinandersetzen müssen und nur eine begrenzte Zeit auf dieser Erde bleiben können, ist Trennung ein elementares menschliches Thema, deren Bewältigung zu einem gelungenen Leben dazugehört. Die Unabrückbarkeit dieses Lebensgesetzes scheint im Menschen viel Abwehr und Aberglaube zu mobilisieren in der Hoffnung, so der Endlichkeit ein Schnippchen zu schlagen. Viele Paare weigern sich trotz besseren Wissens, einen Ehevertrag abzuschließen, weil sie glauben, damit nicht die vertragliche Grundlage der Beziehung zu klären, sondern das Ende der Ehe einzuleiten. Viele Firmeninhaber weigern sich, die Nachfolgeregelung zu klären, weil sie befürchten, dass sie nach einer Klärung sterben müssten.

Für Eltern stellt sich die nicht immer leichte Aufgabe, dem Kind das richtige Maß an Trennungen zu ermöglichen, sodass es wachsen und sich weiterentwickeln kann. Da wir als kommunikative Wesen geboren werden, verfügt bereits der Säugling über die Fähigkeit, Kontakt zu beenden. Wenn er genug von der Interaktion mit einer Person hat, schaut er sie nicht länger an, sondern dreht den Kopf zur Seite. Schon in diesen sehr frühen Phasen des Lebens erfährt das Kind, wie die Eltern mit seinem Wunsch nach Trennung umgehen. Lässt die Mutter das Kind in Ruhe, wenn es den Kontakt beendet hat? Fühlt sie sich gekränkt, weil das Kind „nichts mehr von ihr wissen will“? Beendet sie den Kontakt, obwohl das Kind noch aktiv mit ihr interagiert (Blickkontakt, Lachen)? Positive frühe Erfahrungen geben dem Kind ein Grundgefühl der Selbstwirksamkeit in der Beendigung von Interaktionen.

> Eine Mutter sitzt mit einem ca. sechs Monate alten Kind am Strand. Sie hat das Kind in den Kinderwagen gesetzt, weil sie es füttern möchte. Löffel für Löffel findet das Essen den Weg in den Mund des Kindes. Plötzlich fängt das Kind an zu träumen und interagiert nicht mehr mit der Mutter. Die Mutter stellt ganz entspannt das Füttern ein, schaut selbst in der Gegend umher. Als das Kind die Mutter wieder anschaut, fängt sie wie selbstverständlich wieder mit dem Füttern an.

In den westlichen Kulturen ergibt sich die erste Trennung von den Bezugspersonen meist durch den Besuch einer Kinderkrippe oder eines Kindergartens. In den meisten Kindergärten gibt es Eingewöhnungszeiten, was neben der Eingewöhnung in den Rhythmus des Kindergartens der Ablösung von der Bezugsperson dient. Dem Kind wird in dieser Form emotional deutlich, dass das Wachstumsmodell zirkulär ist: Etwas ist zu Ende (der ständige Kontakt mit der Bezugsperson), und etwas Neues beginnt (der Kindergarten).

Kinder leiten die Notwendigkeit des Getrenntseins meist selbst ein, indem sie in der Offenheitsphase bereits eigene „Alleinzeit" einfordern. Mit zunehmendem Alter erweitern sich die Orientierung in der Welt und das Interesse an dieser. Großeltern, andere Verwandte und Freunde werden wichtig. Je nach Persönlichkeit des Kindes und der Eltern will das Kind bei den Großeltern oder einem Freund übernachten und übt sich damit in Trennung.

> Im Kindergarten vereinbaren viele Kinder, wer bei wem übernachten möchte, und überraschen die Eltern mit diesem Wunsch. Nachdem nun schon einige Kinder bei den anderen übernachtet haben, will nun auch die eher schüchterne und ängstliche Katja endlich bei jemandem übernachten. Sie sucht sich dazu eine ihr vertraute Familie aus. Es ist ein schöner Abend, und sie kann gut schlafen. Am anderen Morgen kommt sie mit stolz geschwellter Brust und ihrem kleinen Köfferchen in den Kindergarten und erzählt jedem: „Ich habe bei Alicia übernachtet!"

Der Schuleintritt markiert eine noch größere Trennung vom Elternhaus, weil die Kinder nun ihren ersten Schritt in die Gesellschaft machen. Sowohl den Eltern als auch dem Kind ist es nun nicht mehr möglich, selbst zu entscheiden, ob sie diese Trennung wollen. Der Staat fordert diese Trennung ein, damit sich das Kind dem neuen Feld des Lernens gesellschaftlich notwendiger Fähigkeiten und Fertigkeiten widmen kann. Sie werden in der Grundschule mit Werten und Normen konfrontiert, die sie zuvor vielleicht noch nicht kannten oder die sogar gegensätzlich zu denen der Familie sind. Unabhängig von ihrer Befindlichkeit müssen sie morgens in die Schule gehen. Sie sind auf dem Pausenhof häufig unbeobachtet, und soziale Beziehungen entwickeln sich zunehmend unabhängig von der Kontrolle und Beobachtung der Eltern, Lehrer oder Erzieher.

Dies zeigt deutlich, dass mit einer wichtigen Trennung immer wieder die Zugehörigkeit eines neuen Lebenszyklus eingeleitet wird. Hat das Kind vor Schuleintritt keine zeitweise Trennung von der Bezugsperson geübt, so ist der Schuleintritt meist ein sehr einschneidendes Erlebnis, und die Freude auf die Schule wird überdeckt von Trennungsängsten und den fehlenden Bewältigungsstrategien bei Trennungen. Andererseits muss das Kind zuvor genügend Erfahrungen mit dem Weggehen und Wiederkommen gesammelt haben, damit Trennung zum Wachstum genutzt werden kann und nicht zu einer traumatischen Erstarrung führt. Eltern helfen ihrem Kind nicht, wenn sie Trennungen vermeiden, aber sie helfen ebenso wenig, wenn sie das Kind mit zu frühen oder zu langen Trennungen überfordern. Verursacht das Schicksal eine zu frühe Trennung, und wird auf die Reaktion des Kindes nicht einfühlsam eingegangen, sind lebenslange Trennungsthemen vorprogrammiert.

> Ein Mädchen hat mit fünf Jahren sehr plötzlich ihren Vater durch Krebs verloren. Fast zwei Jahre später wirkt sie ausgeglichen und offen für Neues. Als sie sich im Spiel mit einem Papierball beschäftigt, bläst sie ihn auf, um ihn dann plötzlich zusammenzudrücken. Diesen Vorgang wiederholt sie immer wieder, selbst wenn sie sich zwischendurch mit etwas anderem beschäftigt hat.

Auch wenn das Kind ansonsten keine Auffälligkeiten zeigt, wird in diesem Spiel deutlich, dass es immer noch damit beschäftigt ist, dass etwas plötzlich anders ist.

Der Mensch muss sich immer dann mit dem Thema Trennung auseinandersetzen, wenn es um Veränderung geht. Jedes Kind versucht, in dem schnellen Ablauf seiner Entwicklung das richtige Maß an Veränderung in seinem Leben zu finden. Einige Kinder brauchen viel Veränderung, sie fangen gerne neue Sachen an, räumen das Zimmer gerne um, setzen sich gerne mal an einen anderen Platz am Tisch, und es fällt ihnen leicht, Altes loszulassen. Sie mögen Veränderung und Trennung. Andere Kinder ziehen es vor, in derselben Situation zu verweilen. Sie legen Wert darauf, dass die Tagesabläufe gleich bleiben, beschäftigen sich gerne und lange mit denselben Spielsachen, wollen in vertrauter Umgebung bleiben und sind streng in der Einhaltung des allabendlichen Einschlafrituals. Sie versuchen, Veränderungen und Trennungen zu vermeiden.

6.4.1 Rituale

Damit Trennung als Teil des Lebens in die Psyche integriert werden kann, braucht sie eine Form und ein Ritual, um die Trennung zu gestalten – sei es das Abschiedsküsschen, ein Geschenk oder ein Kuscheltier, das mitgenommen werden muss. Kinder verstehen es sehr gut, besonders bei der allabendlichen Trennung vom Tag, auf ein festgelegtes Ritual zu beharren. Dies hilft ihnen, in die Ungewissheit des Schlafes zu gehen. Hat das Kind mehr Trennungen und Veränderungen erlebt als es psychisch verarbeiten kann, fordert es meist sehr deutlich und fast starr die Einhaltung von Ritualen ein.

Ältere Menschen halten oft ebenfalls beharrlich an Ritualen fest. Sie brauchen feste Essenszeiten, Einkaufszeiten, Zeiten mit Freunden und Familie. Was zunächst wie eine sich immer weiter reduzierende Flexibilität zeigt, ist meist ein Ausdruck der innerlich deutlich wahrzunehmenden Abnahme der noch verbleibenden Lebenszeit. Nicht zu wissen, wann das Leben vorbei ist, und Freunde und Familie sterben zu sehen, sind beängstigende Tatsachen, denen meist mit klaren Ritualen begegnet wird (z. B. auf den Friedhof gehen), um angesichts der Unabänderlichkeit der finalen Trennung im Leben noch ein wenig Struktur zu erhalten. Dies kann psychisch sehr stabilisieren. Meist sind alte Leute auch starrköpfig genug, um sich nicht von Verwandten zu einem anderen Verhalten überreden zu lassen.

6.4.2 Gefühle der Trennung

Je wichtiger etwas oder jemand ist, das oder den ein Mensch loslassen muss, desto intensiver und facettenreicher sind die Gefühle in diesem Trennungsprozess. Verschiedensten Gefühlen ist auch der Mensch ausgesetzt, der die Trennung initiiert und herbeiführt. Häufig verbinden wir nur das Gefühl der Trauer mit Trennung, aber auch Wut, Erleichterung und Stolz können in Trennungsphasen in Erscheinung treten:

„Ich bin traurig, weil ich jemanden (etwas) verliere."

> Sascha hat auf der Kirmes einen mit Helium gefüllten Luftballon bekommen und trägt ihn stolz mit sich herum. Er zieht an der Strippe und ist fasziniert davon, dass der Ballon immer wieder nach oben springt. Bei einem dieser „physikalischen Experimente" rutscht ihm die Schnur aus der Hand, und der Ballon steigt in den Himmel hinauf. Er fängt untröstlich an zu weinen, weil ihm klar ist, dass er diesen Ballon nie wieder bekommen wird. In den darauffolgenden Tagen stellt er den Eltern immer wieder sorgenvolle Fragen, wo der Ballon denn nun sein könnte. Als die Mutter ihm abends sein Lieblingsbuch „Oh, wie schön ist Panama" von Janosch vorliest, sagt er plötzlich bestimmt: „Der Ballon ist nach Panama geflogen", holt einen Stift und malt den Ballon in ein Bild hinein. Von da an wird Janoschs Geschichte mit Saschas Ballongeschichte ergänzt.

Der Junge hat für sich eine gute Lösung gefunden. Ihm ist klar, dass Panama so weit weg ist, dass er dort nie hinkommen, also den Ballon nie wiedersehen wird. Gleichzeitig hat er nun einen Ort für den Ballon, sodass er ohne Sorge an ihn denken kann.

„Ich bin wütend, weil ich die Trennungssituation (die Person) nicht kontrollieren kann."
Neben der Trauer gibt es auch die Wut über eine Trennung, wenn die Person das Gefühl hat, keine Kontrolle darüber zu haben. Hier schwingt meist Enttäuschung mit. Auch diese Gefühle brauchen einen Ausdruck und eine Bewältigung der Situation.

Anna hat erst mit vier Jahren einen Kindergartenplatz bekommen. Sie braucht lange, bis sie sich an die Gruppensituation und an die Erzieherinnen gewöhnt hat. Schließlich hat sie eine Erzieherin sehr ins Herz geschlossen, fühlt sich von ihr unterstützt und von da an im Kindergarten sehr wohl. Nun steht der Abschied an, da Anna im Sommer eingeschult wird. Die Eltern haben ein Treffen mit den zukünftigen Schulkindern organisiert, bei dem die Kinder ein Abschiedsgeschenk für die Erzieherinnen basteln sollen. Auf dem Weg zu dem Treffen trödelt Anna immer mehr und wird missmutig: „Warum müssen wir denn da hingehen? Ich wollte mich doch noch mit Lena treffen." Bei dem Treffen selbst haben die Kinder viele Ideen und setzen diese mithilfe der Eltern schnell in die Tat um. Anna lässt sich nur schwer motivieren, wird immer schlechter gelaunt und fängt an, mit der Mutter zu streiten. Die Mutter kann nicht verstehen, warum Anna nicht ein Geschenk für die Erzieherin basteln möchte, wo sie sie doch so gerne hat. Als die Mutter ihr dies sagt, rennt Anna wütend aus dem Zimmer und brüllt: „Du hast mir versprochen, dass ich mich heute mit Lena treffen kann, und jetzt muss ich hier sein. Ich will nicht hier sein!"

Anna spürt, dass der Schuleintritt für sie wieder eine große Hürde sein wird, die sie noch nicht bereit ist zu gehen. Ihr Alter zwingt sie aber zu einer Trennung vom Kindergarten und der geliebten Erzieherin. Ihrer Hilflosigkeit gibt sie in Form von Wut gegen die Mutter Ausdruck, die den Abschied vom Kindergarten gestalten möchte. Einen Abschied gestalten heißt aber, die Trennung spürbar und damit wahr werden zu lassen. Dies will Anna unter allen Umständen vermeiden.

„Ich bin froh, dass die anstrengende (unangenehme) Situation vorbei ist."
Ein weiteres, meist sehr tabuisiertes Gefühl bei Trennungen ist die Erleichterung. Die Person fühlt sich erleichtert, weil eine unangenehme oder anstrengende Situation abgeschlossen ist. Dieses Gefühl macht den Übergang in eine neue Zugehörigkeitssituation leichter, steht aber häufig einer angemessenen Verabschiedung im Wege. Es fällt manchen Menschen auch

schwer, die Erleichterung zuzugeben, wenn sie einen Menschen verloren haben. Personen, die ihre Eltern oder Schwiegereltern gepflegt haben, sind neben der Trauer fast immer auch erleichtert, dass diese schwere Aufgabe ein Ende hat. Hierbei ist entscheidend, ob die Person alleine eine Erleichterung empfindet oder ob sie diese mit anderen teilen kann.

> Der 5-jährige Benjamin leidet im Kindergarten sehr unter dem ein Jahr älteren Alexander, weil beide einen Führungsanspruch erheben, den Benjamin aber häufig aufgrund des Altersunterschieds verliert. Bei der Planung des Abschieds für die zukünftigen Schulkinder ist Benjamin eifrig bei der Sache und liefert einen Vorschlag nach dem anderen. Die Erzieherin freut sich, denkt sie doch, dass die alte Fehde nun beendet ist und Benjamin vielleicht doch ein wenig traurig ist, Alexander zu verlieren. Erst als Benjamin bei einer Termindiskussion vorschlägt, die Abschiedsfeier vorzuverlegen, und meint, dass die Schulkinder danach auch nicht mehr zu kommen brauchen, wird ihr klar, dass er froh ist, wenn ihm Alexander das Revier nicht mehr streitig macht und er dann der Älteste ist.

„Ich bin stolz auf das, was ich erreicht habe.“
Bei aller Trauer über das zu Ende Gehende und Angst vor dem Neuen wird häufig der Stolz auf das Erreichte vergessen. Ein Gefühl des Stolzes impliziert immer Entwicklung. Die Person ist jetzt an einem Entwicklungsschritt, an dem sie vor einiger Zeit noch nicht war, und kann sich deshalb neuen Situationen stellen. Stolz ist das Gefühl einer Zufriedenheit mit sich selbst und einer Achtung als Person mit seiner Leistung.

Besonders am Lebensende ist der Stolz ein wichtiges Gefühl, um gut vom Leben Abschied nehmen zu können. Für dieses Gefühl muss ein Mensch ein Großteil seiner Ziele erreicht haben, gütig mit denen umgehen, die er nicht erreicht hat, und er muss mit seinen eigenen Handlungen im Reinen sein. Das Leben ist gelebt, es lässt sich nicht mehr ändern, und der Mensch kann besser gehen, wenn er sein Lebensresümee mit einem stolzen Gefühl ziehen kann.

„Ich bin zufrieden, wie es gelaufen ist.“
Wenn eine Person mit den Dingen, die sie in den Phasen vorher geleistet hat, zufrieden sein kann, die Begrenzungen akzeptiert und nicht das Gefühl hat, Wichtiges versäumt zu haben, kann sie gut loslassen und sich einer neuen Sache zuwenden. In dieser Zufriedenheit bemüht sich der Mensch, die Dinge so zu sehen, wie sie tatsächlich gelaufen sind. Er kann akzeptieren, wo etwas nicht optimal gelaufen ist, und bemüht sich um eine Erklärung der Ursachen. Er sieht aber auch, dass er zum Zeitpunkt der Trennung daran nichts mehr ändern kann. Er kann die Ereignisse zufrieden anschauen,

die gut verlaufen sind, und sie mit Befriedigung und Stolz annehmen. Wie notwendig neben dem Stolz die Zufriedenheit für die Trennung ist, wird besonders an der ultimativen Trennung des Lebens deutlich – dem Tod. Menschen, die mit sich und ihrem Leben zufrieden sind und nicht Überreste, Ungeklärtheiten und Lügen mit sich herumschleppen, finden einen leichten Tod. Menschen jedoch, die mit dem Verlauf ihres Lebens unzufrieden sind, haben eine schwere Zeit loszulassen, und das Sterben ist sehr langwierig und schmerzvoll.

Es kann Zeiten geben, wo es einer Person leichter fällt, zufrieden zu sein. Sie ist zufrieden mit dem, was sie sich vorgenommen hat. Sie hat sich so verhalten, wie sie es sich vorgestellt hat. Sie hat eigene Ziele erreicht und kann sich von daher jetzt gut neuen Aufgaben zuwenden.

Es gibt aber auch Zeiten, wo es einem Menschen schwerfällt, zufrieden zu sein. Dies ist immer dann der Fall, wenn er mit den Ergebnissen und dem Verlauf dessen, was er sich vorgenommen hat, nicht zufrieden ist. Er hatte eine andere Vorstellung von dem, was passieren sollte, von dem, wie er sich verhalten wollte und was er erreichen wollte. Somit ist er unzufrieden mit sich und dem Ergebnis. Er kann nur schwer loslassen, grübelt ständig über die Vergangenheit nach und macht sich und anderen Vorwürfe („Hätte ich doch ...!“, „Was wäre gewesen, wenn ...?“).

6.4.3 Die Achtsamkeit der Terminierung

Eltern sind in der Entwicklung des Kindes immer wieder gefordert, den Abschied von einem Entwicklungsschritt zu erkennen und das Kind darin zu begleiten. Die junge Mutter ist unsicher, wann ein guter Zeitpunkt zum Abstillen ist. Sie wird dabei auch von eigenen Bedürfnissen geleitet (entweder besonders kurz oder besonders lang zu stillen), und es ist für sie nicht leicht, zwischen ihren und den Bedürfnissen des Kindes zu unterscheiden. Das Kind und die Eltern müssen den richtigen Zeitpunkt für die Trennung vom Schnuller finden und diesen Abschied mit Ritualen begleiten.

> Hanna betont mit ihren drei Jahren als Jüngste in der Familie immer wieder, wie groß sie schon sei, und fordert z. B. beim Essen ebenfalls Messer und Gabel ein. Sie imitiert die anderen sehr geschickt. So beschließt sie, dass es an der Zeit ist, sich vom Schnuller zu verabschieden, den sie zum Einschlafen braucht. Sie bespricht dies eingehend mit ihren Eltern, und diese raten ihr, den Schnuller zunächst einmal in den Papierkorb des Kinderzimmers zu werfen und nicht direkt in den Hausmüll. Eines Abends wirft sie den Schnuller in den Papierkorb und meint, sie könne ohne ihn einschlafen. Der Vater findet den Schnuller am nächsten Tag wieder im

Bett. Hanna unternimmt am nächsten Abend einen erneuten Versuch, ist lange wach und kämpft innerlich mit sich, lässt den Schnuller aber im Papierkorb. Die Eltern leeren bewusst den Papierkorb nicht für einige Tage, aber Hanna hat sich von ihm verabschiedet und schläft immer besser ohne ihn ein.

Auch die Sauberkeitserziehung ist letztendlich eine Trennung von der Windel. Den Eltern bieten sich also vielfältige Möglichkeiten, dem Kind einen achtsamen Umgang mit Terminierungen zu zeigen. Erfährt das Kind wenig Unterstützung in der eigenen Gestaltung eines Abschieds, so wird es für sich keine Techniken entwickeln, wie es mit Trennungen umgehen kann. Es wird wahrscheinlich den unachtsamen Stil der Eltern imitieren und damit nicht nur der eigenen Psyche schaden, sondern im Laufe des Lebens viele Menschen mit dieser Unsensibilität verletzen.

6.4.4 Selbstbegrenzung

Das Leben fordert den Menschen nicht nur heraus, seine Potenziale zu entdecken, zu entwickeln und zu leben, sondern er muss auch lernen, wo es für seine psychische und körperliche Gesundheit notwendig ist, sich zu begrenzen. Die „Entgrenzung" der Gesellschaft durch neue Medien und Techniken verlangt heute vom Individuum viel mehr Selbstbegrenzung als dies noch vor einigen Jahrzehnten der Fall war. Dort hat die Gesellschaft Grenzen gesetzt, die den Einzelnen eingeengt, ihn aber auch gleichzeitig geschützt haben.

Jedes kleine Kind hat ein gutes Gespür für die eigenen Grenzen. Es hört auf zu essen, wenn es satt ist, es schläft ein, wenn es müde ist, es beendet den Kontakt, wenn es genug hat. Wenn die Eltern das Kind sorgfältig beobachten, können sie ihm Hilfestellung bei der Einhaltung der Selbstbegrenzung geben. Aber das Kind muss auch Grenzen austesten, um die eigenen zu finden.

Der 5-jährige Till möchte unbedingt noch einen dritten Teller Nudeln, weil diese seine Lieblingsspeise sind. Die Mutter bezweifelt, dass Till noch Hunger hat, und befürchtet, dass ihm die Nudeln mehr schaden als Freude bereiten. Nach einiger Diskussion beschließen beide, es erst einmal mit zwei kleinen Löffeln zu probieren. Als Till den Teller geleert hat und sofort eine weitere Portion möchte, fordert die Mutter ihn auf, seine Aufmerksamkeit auf seinen Bauch zu lenken. Daraus leitet sich ein lustiges Spiel ab, bei dem Till seinen Bauch herausstreckt und sich beide vorstellen, wie viele Nudeln bereits in diesem Bauch sind. Er beschließt, dass es für dieses Mal genug Nudeln sind.

Erfährt das Kind zu wenig Unterstützung, und werden die Grenzen zu häufig missachtet (z. B. wenn die Mutter das Kind überredet, weiter zu essen, obwohl es längst den Mund nicht mehr aufmacht und den Kopf wegdreht, es unnötig aus dem Schlaf reißt, zum Schlaf (erfolglos) zu zwingen versucht oder gekränkt oder verärgert auf den Kontaktabbruch des Kindes reagiert), verliert das Kind immer mehr das Gefühl für eigene Grenzen, sucht diese im Außen (wo es sie nicht finden kann) oder entgrenzt sich durch selbstschädigendes Verhalten.

Mit zunehmendem Alter muss ein Mensch sich die Begrenzungen im Leben selbst setzen. Je weniger Grenzen eine Gesellschaft vorgibt, desto mehr in das Individuum gefordert, eigene Grenzen zu finden und zu ziehen. Die zunehmende Individualisierung der Arbeits- und Pausenzeiten fordert von jedem Einzelnen, sich eine eigene Rhythmisierung zuzulegen. Dies benötigt aber ein gutes Gespür für die psychophysischen Grenzen. Er muss wahrnehmen, zu welcher Tageszeit er am besten arbeiten kann. Er muss spüren, wenn seine Aufmerksamkeit nachlässt, in welchem Rhythmus er wie viel essen muss, wie viel Schlaf er braucht und in welcher Rhythmisierung er mit anderen Menschen zusammen sein möchte.

Jede Erschöpfungssymptomatik weist auf eine fehlende Selbstbegrenzung hin. Meist verbirgt sich dahinter auch Trennungsangst, weil die Abgrenzung zu Konflikten und gegebenenfalls zu Trennungen von Menschen führen kann. Aus dieser Angst heraus geht der Mensch über seine eigenen Grenzen hinweg, missachtet zunächst emotionale und körperliche Warnsignale, bis der Körper so deutlich Signale aussenden muss, dass eine Begrenzung eingehalten werden muss. Da dies aber in der Regel wenig selbstbestimmt erlebt wird, ist es für viele häufig ein langer Weg, um zu erkennen, dass es an Selbstbegrenzung gefehlt hat und nicht an mangelnder Energie.

In einer psychosomatischen Klinik arbeitet die Tanztherapeutin mit zwei Patienten mit Burn-out-Symptomatik. Die Frau ist völlig aufgelöst, weil sie entlassen werden soll, sich aber nicht vorstellen kann, wieder als Krankenschwester an den OP-Tisch zurückzukehren. Der Mann möchte so schnell wie möglich wieder arbeitsfähig werden, weil es ihm unangenehm ist, dass er nicht arbeiten geht. Die Tanztherapeutin lädt beide ein, sich auf den Boden zu legen und in der eigenen Zeit in den Stand zu kommen (der Stand als Symbol für Standhaftigkeit und Kraft). Die Frau setzt sich zunächst schnell auf, legt sich dann aber wieder hin. Beide sind am Ende der Stunde nur in der mittleren Ebene, die Frau sitzt, und der Mann ist in der Hocke. Die Frau berichtet, dass ihr ganz schwindelig geworden war, als sie sich aufgesetzt hatte, sodass sie sich wieder hinlegen musste. Erst das langsamere Aufsetzen ermöglichte ihr, schwindelfrei zu bleiben.

Schafft es hingegen ein Mensch, die eigene Selbstbegrenzung zu achten, wird er in jeder Situation achtsam und präsent sein. Er wird von anderen als klar beschrieben. Wenn die Selbstbegrenzung gut integriert ist, kann ein Mensch diese höflich, aber deutlich anderen Menschen vermitteln.

6.4.5 Die Abschneider und Hinauszögerer

Ein und dieselbe Person kann zu einer Zeit mehr Interesse an Veränderungen haben als zu anderen Zeiten. Es gibt jedoch eine Grundtendenz in einer Person, Trennung zu initiieren oder zu vermeiden. Einige Menschen brauchen viel Veränderung, sie fangen gerne neue Sachen an, und es fällt ihnen leicht, Altes loszulassen. Sie mögen Veränderung und Trennung. Andere Menschen ziehen es vor, in derselben Situation zu verweilen. Sie sind gerne in derselben Stadt, am selben Arbeitsplatz, mit ein und demselben Partner und mit immer gleichen Freunden zusammen. Sie versuchen, Veränderungen und Trennungen zu vermeiden.

Im Umgang mit Trennungen und Veränderungen sind beim Menschen sicherlich Charaktereigenschaften zu beobachten, die schon bei kleinen Kindern beobachtet werden können. Es gibt Säuglinge, die auf jede Veränderung im Tagesablauf gereizt reagieren, während andere diese mit Neugierde zur Kenntnis nehmen. Aber entscheidender für den Umgang mit Veränderung und Trennung sind die Erfahrungen, die ein Mensch damit gemacht hat. Hat er viele Trennungen erleben müssen, bei denen er nicht genügend Zeit hatte, diese zu verarbeiten (wie z. B. in Kriegssituationen, häufiger Umzug, Scheidung, Tod etc.), so wird jede neue Trennungssituation diese Erinnerungen hervorrufen, und er wird versuchen, diese zu verdrängen, indem er den ganzen Trennungsprozess verleugnet. Die erneute Erfahrung der Hilflosigkeit bei einem nicht von ihm zu beeinflussenden Ende kann die alten Gefühle wiederbeleben. In diesem Fall wird er versuchen, die Hilflosigkeit der Trennung nicht wieder zu erleben, indem er z. B. eine Gruppe vor dem geplanten Ende verlässt. So kann er sich der Illusion hingeben, die Trennung unter Kontrolle zu haben.

Diese Vermeidung kann so weit gehen, dass er gar keine neue Beziehung mehr eingeht. Wer keine Beziehung eingeht, braucht sich auch von keinem Menschen mehr zu trennen. Hat eine Person Angst vor Trennungen, wird sie in Trennungssituationen zu einem ich-zentrierten Verhalten neigen: Sie zieht sich zurück, flieht, macht Witze oder verhält sich wie gewöhnlich. Die Person muss sich also mit der Frage konfrontieren, was sie festhalten und was sie loslassen möchte und muss.

Die Überkompensation dieser traumatischen Erfahrung ist das *Abschneiden* jeder Beziehung. Sobald das Ende zu kommen scheint, beendet die Person schnell die Beziehung. Häufig verlässt sie vor Ende eines Ereignisses die anderen, um sich dem Ritual des Abschiedes zu entziehen. Einen langen Abschluss hält sie für überflüssig. Sie will sich mit nichts beschäftigen, was mit Trennung zu tun hat. Sie wird auch nichts von Abschiedsritualen halten, sondern nach dem Motto weiterleben: „Was gewesen ist, ist vorbei. Jetzt kommt etwas Neues." In einem solchen Verhalten birgt sich die große Gefahr, „Leichen im Keller" anzusammeln, weil das Ende der Beziehung keine Form gefunden hat. Beziehungen finden innerlich ein Ende, indem sich der Mensch mit ihnen auseinandersetzt. Ich habe schon etliche Gruppen und Familien erlebt, die erst funktionsfähig wurden, nachdem symbolisch die ehemaligen Gruppen- oder Familienmitglieder wieder in die Runde geholt wurden, damit die Personen, für die sie wichtig waren, sich angemessen verabschieden konnten. Nur so konnten sie frei werden und verstehen, warum sie keinen Platz in der Gruppe oder Familie fanden.

Die Unterkompensation der Trennung ist das *Hinauszögern*. Schlechte Erfahrungen mit Trennungen lassen die Person zu dem Schluss kommen, dass es besser ist, an Bestehendem festzuhalten. Das Kind hat Angst, in den Kindergarten zu gehen, möchte lieber bei der Mutter bleiben und trödelt mit dem Anziehen. Das Kind hat das Wochenende bei dem getrennt lebenden Vater verbracht, möchte nicht, dass es vorbei ist, und deckt ganz bedächtig den Tisch. Eine Person ist zwar längst unzufrieden in ihrem Job, aber schafft es nicht, sich aktiv um eine neue Stelle zu kümmern. Die Therapieziele sind erreicht, aber es ist so angenehm und vertraut, dass der Klient nicht aufhören möchte. Die Hinauszögerer sind manchmal schon daran zu erkennen, dass es ihnen selbst beim Telefonieren schwerfällt, einen Schlussstrich zu ziehen. In extremen Fällen werden solche Menschen nie mit ihrer Ausbildung fertig, weil sie sich damit von der Jugend und der damit verbundenen Verantwortungslosigkeit verabschieden müssten. Diese Menschen bevorzugen auch Therapieformen, die vom Ansatz her eine lange Therapiedauer implizieren. Kurzzeittherapien kämen für solche Menschen nicht infrage.

6.5 Diskussion

Wir durchlaufen diese Phasen des persönlichen Wachstums in unserem Leben immer wieder. Die Kindheit und Jugend sind gekennzeichnet durch eine relativ schnelle Abfolge dieser Phasen. Hat das Kind in der Familie die Phasen durchlaufen und kommt in den Kindergarten, muss es dort wieder seinen Platz finden, herausfinden, ob es gesehen wird und wichtig ist, sich behaupten und Freunde ins Herz schließen, um zum Schuleintritt sich von all dem zu trennen. In der Schule geht der Zyklus wieder von vorne los. Hier treten die Leistungsaspekte der Verantwortung mehr in den Vordergrund, aber auch die Zugehörigkeit zur Gruppe und das Schließen von

Freundschaften sind wichtige Themen. Bereits nach vier bis sechs Jahren muss auch das alles wieder aufgegeben werden, und das Kind beginnt in der weiterführenden Schule erneut, seinen Platz zu suchen, sich in den neuen Machtverhältnissen zu orientieren und erste Erfahrungen mit der Liebe zu machen. Mit dem erneuten Eintritt in eine Ausbildung oder ein Studium rückt die Frage des Platzes und der Verantwortung in dieser Gesellschaft zunehmend in den Vordergrund. Das Risiko der Offenheit muss nun auf Menschen angewandt werden, die sich, anders als die Eltern, von einem abwenden können, wenn sie sich damit überfordert fühlen oder enttäuscht werden.

Das Leben kann auch in diesen Phasen als ein einziger großer Zyklus betrachtet werden. Die Kindheit und Jugend dient dazu, den Platz und die Zugehörigkeit in der Gesellschaft zu finden. Das junge Erwachsenenalter dient der Entwicklung der Verantwortung in dieser Gesellschaft durch die Entscheidung für Beruf und Karriere. Die jungen Menschen müssen sich entscheiden, welche Verantwortung sie wie übernehmen wollen. Solange diese Frage nicht beantwortet werden kann, ist ein Mensch nicht vollständig erwachsen. Im Laufe des Lebens kann es da zu mehr oder weniger unfreiwilligen Neujustierungen kommen. Aber die grundlegende Richtung wird meist beibehalten, sofern man seinen eigenen Weg gefunden hat. Dabei spielt es keine Rolle, wie dieser gesellschaftliche Beitrag aussieht, denn ein gesellschaftliches Zusammenspiel setzt sich aus vielen Elementen zusammen. Er muss lediglich gewinnbringend für die Gesellschaft sein. Dies kann für den Pflastermaler in der Fußgängerzone gelten, der uns mit seinen vergänglichen Bildern erfreut und zum Nachdenken anregt, warum sich jemand so eine Arbeit macht, wenn dies weder monetär noch zeitlich von großer Dauer ist. Dies kann für eine Mutter gelten, die bereit ist, in die finanzielle Abhängigkeit zu gehen, um sich ganz der Erziehung der Kinder zu widmen. In der Leistungsgesellschaft gibt es auch eine Gruppe von Menschen, die es zu ihrer Aufgabe gemacht haben, den anderen vor Augen zu führen, dass Leistung nicht alles ist.

Die Frage der Offenheit stellt sich in den meisten Beziehungen. Das Scheitern von Beziehungen ist häufig auf zu viel oder zu wenig Offenheit zurückzuführen. In vielen Fällen ist es ein Zuwenig an Offenheit, was die Intimität in Liebesbeziehungen schwinden und die Partner nur noch nebeneinander, aber nicht mehr miteinander leben lässt. Da Frauen in den westlichen Kulturen wenig Angst vor Offenheit zu haben scheinen, ist es auch nicht verwunderlich, dass sie diejenigen sind, die häufiger die Trennung einleiten, weil sie den Verlust der Offenheit und Intimität schlechter aushalten können als Männer (Guven et al., 2010).

Mit zunehmendem Alter treten Themen der Trennung in den Vordergrund. Die Lesebrille markiert das Ende des Lesens ohne eine solche. Die Menopause der Frau beendet die Option auf ein Kind. Die Rente markiert das Ende der Verantwortung im Berufsleben. Der Tod trifft immer mehr Menschen aus dem direkten Umfeld, die im gleichen Alter sind. Das Ende des Lebens ist die finale Trennung durch den eigenen Tod. Wir können uns dann gut vom Leben verabschieden, wenn wir einen Platz in diesem gefunden, uns zugehörig gefühlt haben, wenn wir das Gefühl haben, etwas geleistet zu haben und der Gesellschaft etwas zu hinterlassen, und wenn wir geliebt haben und uns geliebt gefühlt haben. Jedes Leben hält in den einzelnen Phasen mehr oder weniger große Herausforderungen bereit. Die persönliche Deutung dieser Herausforderungen wird darüber entscheiden, in welcher Phase wir unsere Lebensthemen ansiedeln.

Das Leben kann also als ein Wachstumsprozess in diesen vier Phasen beschrieben werden, in dem sich immer wieder kleinere Zyklen mit den gleichen Phasen befinden.

Wie alle theoretischen Modelle sind diese Wachstumsphasen in jedem Leben von unterschiedlicher Dauer, sie überlappen sich und treten erneut auf. In der therapeutischen Arbeit passiert es immer wieder, dass ein offensichtliches Verhalten, das einer bestimmten Phase zugeordnet werden kann, häufig nur das eigentliche Thema zudeckt. Eine Gruppe kritisiert z. B. den Therapeuten über Form und Ablauf der Therapiesitzung. Erst im Laufe der Auseinandersetzung wird deutlich, dass jedes einzelne Mitglied das Gefühl vermisst, wichtig zu sein, d. h. eine Zugehörigkeitsthematik wurde durch ein Verantwortungsthema angegangen.

Im Freudschen Modell (Freud, 1977) lassen sich die Zugehörigkeitsphase der oralen Phase, die Verantwortungsphase der analen und die Offenheitsphase der phallischen Phase zuordnen. In der Theorie von Erik Erikson (1973) wird in der Zugehörigkeitsphase die Frage des Vertrauens oder Misstrauens geklärt, in der Verantwortungsphase Autonomie oder Scham und Zweifel entwickelt und in der Offenheitsphase Initiative oder Schuld ermöglicht.

Im Unterschied zu diesen Modellen ist das Wachstumsmodell ein zyklisches und kein lineares Modell. Jede erneute Phase der Zugehörigkeit, Verantwortung, Offenheit und Trennung ermöglicht eine Konsolidierung vorangegangener Themen, die nicht genügend integriert worden sind.

Die Integration des Wachstumsmodells in das systemische Arbeiten ergibt sich aus der Entpathologisierung von Verhalten. Die Grundbedürfnisse des Menschen nach Wichtigkeit, Anerkennung, Liebe und Wachstum sind hier zu finden, sodass die therapeutische Arbeit auf dem Anerkenntnis dieser Grundbedürfnisse basiert, dafür einen entsprechenden Rahmen herstellt und die KlientInnen in ihrem individuellen Wachstum begleitet. Dieses Wachstum entzieht sich dem linearen Einfluss des Therapeuten, sondern wird von der Person in der Zeit und in der Art geleistet, wie es ihr möglich ist.

Tabelle 3: Themenübersicht der vier Wachstumsphasen

Thema	Zugehörigkeit	Verantwortung	Offenheit	Trennung
Achtsamkeit	Wichtigsein	Anerkennung	Respekt	Terminierung
Selbst-	Achtung	Wirksamkeit Bestimmung	Erkenntnis	Begrenzung
Überkompensation	kontaktsüchtig	überverantwortlich	vertrauensselig	abschneidend
Unterkompensation	kontaktscheu	verantwortungsscheu	verschlossen	hinauszögernd

6.6 Von der Familie zur Gruppe

Die Erfahrungen mit den einzelnen Wachstumsphasen machen wir zunächst in der Familie und übertragen sie auf andere Systeme. Unabhängig davon, wie groß die Familie ist, wie die wirtschaftliche Situation oder das Wohnumfeld aussehen, werden wir in ein bereits bestehendes System hineingeboren. Entweder sind nur die Eltern schon da, die ein Paarsystem bilden, oder es gibt Geschwister, sodass sich bereits ein Familiensystem entwickelt hat. Demzufolge sind wir davon abhängig, dass die Bezugspersonen uns Platz machen – in emotionaler wie in tatsächlicher Hinsicht. Das System wird aber eine Veränderung erfahren. Mit zunehmender körperlicher und geistiger Entwicklung lernt das Kind, sich in diesem Familiensystem durchzusetzen und Verantwortung zu übernehmen. Durch die Gefühle der Zugehörigkeit und des Einflusses auf dieses Familiensystem entstehen starke emotionale Bindungen. In der Familie lernt der Mensch die Tricks und Kniffe, mit denen er sich in diesem System, bei diesen Menschen durchsetzt. Kinder bekommen ganz schnell heraus, ob sich die Eltern in Erziehungsfragen einig sind, wen sie als Jugendliche am besten um Geld anpumpen können und wie man am besten kleine und große Geschwister ärgert oder sich je nach Bedarf mit ihnen verbündet. Das Verhalten der Eltern, Geschwister und weiterer Bezugspersonen in der Familie bietet dem heranwachsenden Kind ein Modell für sich selbst. Mit allem, was die Eltern tun oder lassen, senden sie zugleich auch Botschaften an das Kind. Sie bilden die Grundlage für seine Entscheidung, wie man in dieser Welt mit anderen umgeht und am besten emotional überlebt.

Mit dem Eintritt in eine neue Gruppe wiederholen sich unbewusst die in der Familie erlernten Muster für soziale Beziehungen. Es ist immer wieder erstaunlich, wie wir bei jedem Eintritt in eine neue Gruppe auf die alten Erfolgsstrategien zurückgreifen. Wir sind wieder genauso witzig, intelligent, schweigsam, charmant oder beobachtend, wie wir es in der Familie waren. Ob das für die aktuelle Situation passend und angebracht ist, können wir häufig gar nicht erkennen. Und wenn wir es erkennen, fällt uns trotzdem nichts Besseres ein. Da nimmt sich die Stille noch so sehr vor, diesmal als Erste das Wort zu ergreifen, und dann kommen ihr die anderen doch wieder zuvor. Der Clown nimmt sich ganz fest vor, sich dieses Mal nicht mit einem schlechten Witz zu blamieren, und kann es doch nicht lassen, einen witzigen Kommentar zum Besten zu geben.

Auch wenn die Therapeutin nicht immer die familiären Hintergründe der KlientInnen kennt, sollte sie sich dieser Vorgeschichte bewusst sein, besonders wenn das Verhalten einer Person aus der aktuellen Situation heraus unerklärlich erscheint. So sollte jede Tanztherapeutin berücksichtigen, dass sie die Elternbilder wiederbelebt. Ungeklärte Aspekte der Eltern-Kind-Beziehung versucht der Klient, in der Therapeut-Klient-Beziehung zu klären. So kann es passieren, dass ein Klient nie genügend Anerkennung von seinem Vater bekommen hat und deswegen bei jeder Übung zur Tanztherapeutin schaut, um an ihrem Gesichtsausdruck erkennen zu können, ob sie mit dem, was er tut, einverstanden ist, ob sie seine Bewegungen „schön“ findet oder sie missbilligt.

Besonders zu Beginn einer Gruppe wiederholen sich unbewusst die Modelle der frühen Beziehungen. Dies dauert so lange, bis eine befriedigende und angstfreie Kommunikationsstruktur gefunden wurde. Viele Verhaltensaspekte der KlientInnen lassen sich mit diesen frühen Erfahrungen erklären. Gleichsam als Erbe wird dieses Verhalten in die Gruppen- bzw. Einzeltherapie eingebracht.

Häufig geschieht in Gruppen schnell eine Festlegung auf eine bestimmte Rolle, was allerdings dazu führt, dass nur bestimmte Verhaltensweisen von einzelnen Rolleninhabern praktiziert werden. Potenzielle weitere Ressourcen kommen nicht zur Entfaltung. Die Gruppenmitglieder delegieren bestimmte Fähigkeiten und Verhaltensweisen auf andere Mitglieder, die diese Delegation annehmen. So zeigt sich häufig, dass in einer Gesprächsrunde immer dieselbe Person zuerst redet, während immer eine andere das „Schlusslicht“ bildet. Ein anderes Gruppenmitglied stellt die eigene Befindlichkeit sofort in den Hintergrund, wenn es glaubt zu erkennen, dass es jemand anderem noch schlechter geht. Wieder jemand anderes glaubt, die Therapeutin unterstützen zu müssen, und übernimmt eine Co-Therapeutenrolle. Wenn diese Rollen nicht deutlich gemacht werden, führt dies zu einer Verfestigung der Rollen, die allen zwar viel Sicherheit, aber keine Veränderungschance geben. Solche Delegationen passieren sehr schnell, und jedes Gruppenmitglied muss für sich selbst aufpassen, ob es diese Delegation annehmen möchte oder nicht. Da genau diese Delegationen häufig bereits in der Familie vorkamen, fällt es diesem Gruppenmitglied häufig gar nicht auf. Es fühlt sich wohl in seiner vertrauten Rolle. Das nimmt die

Ängste der ersten Therapiesitzungen. Erst später merkt es die Überlastung und versucht eventuell einen Rollenwechsel. Aus diesem Grund kann es für jedes Gruppenmitglied hilfreich sein, die Delegationen aus der Familie zu kennen, um bewusst entscheiden zu können, ob es diesen Auftrag annehmen will oder nicht. Hierzu ist die Bewegte Familienrekonstruktion hilfreich. Dort bringt jeder Erwachsene aus seiner Familie das mit, was er in seiner persönlichen Geschichte noch nicht erledigt, gelernt und integriert hat.

Genauso wie die Gruppenmitglieder untereinander die Geschwisterthemen aufleben lassen, werden die Erfahrungen mit den Eltern zunächst auf den Therapeuten übertragen. Die Therapeutenposition teilt sich in die zwei Elternrollen, die in etwa den Erfahrungen mit Vater und Mutter entsprechen. Diese Rollen sind nicht an das entsprechende Geschlecht gebunden, sondern sie ergeben sich aus den Eigenschaften des Therapeuten und den Bedürfnissen der Gruppenmitglieder.

Natürlich kann eine Therapeutin nicht alle unerfüllten Bedürfnisse, die an die Adresse der Eltern gehen, erfüllen. Wenn sie sich dennoch bewusst ist, dass sie durch alles, was sie tut oder lässt, Erwartungen erfüllt oder Enttäuschungen auslöst, die nicht unbedingt mit ihr ursächlich zu tun haben, wird sie entspannter auf scheinbar unerklärliche Reaktionen der KlientInnen reagieren können. Ein wichtiger therapeutischer Auftrag besteht darin, diese Regeln zu entdecken, bewusst zu machen und die Freiheit für eine Neudefinition zur Verfügung zu stellen, um dadurch wiederum neue Erfahrungen zu machen, die diesen starren alten Formen allmählich entgegengestellt werden können.

7 Gruppentherapiephasen des Wachstumsmodells

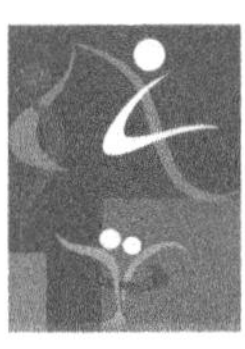

Genauso wie das Individuum gehen auch Gruppen durch die vier Phasen des Wachstums. Welche Phasen welches Gewicht in der Geschichte einer Gruppe bekommen, hängt vom Auftrag der Gruppe, den Geschehnissen in der Gruppe, den Gruppenmitgliedern und von der Gruppenleitung ab. Die wachsame Beobachtung der Gruppeninteraktion gibt Aufschluss über die jeweilige Phase, in der sich die Gruppe befindet.

7.1 Zugehörigkeit

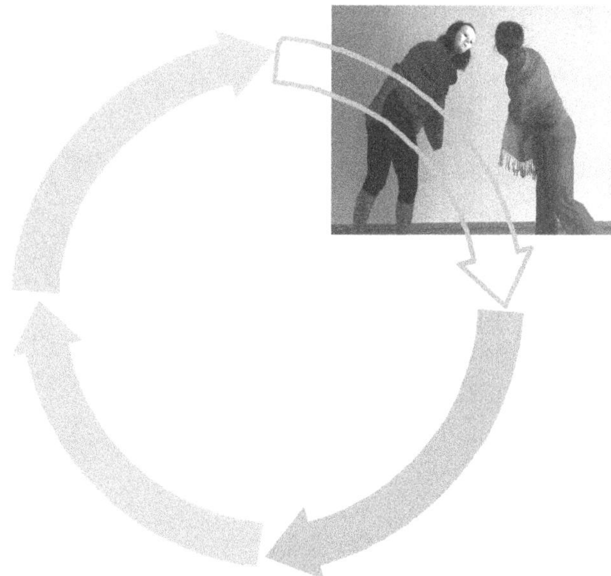

Abbildung 9: Zugehörigkeit in der Gruppe

An einem runden Tisch ist jeder Platz der erste. Deutsches Sprichwort

Immer dann, wenn eine Gruppe neu zusammengesetzt oder eine Veränderung in der Gruppe vorgenommen wird (jemand wird in die Gruppe aufgenommen), muss sich die Gruppe mit dem Thema „Zugehörigkeit“ auseinandersetzen.

Die Gruppenmitglieder werden versuchen, das richtige Maß an Kontakt zueinander zu finden. Ein Gruppenmitglied ist neugierig, macht gerne etwas mit der Gruppe, fängt gerne eine Unterhaltung an und begrüßt neue Mitglieder. Ein anderes Gruppenmitglied bevorzugt es, alleine zu bleiben. Es ist lieber für sich, wirkt reservierter, fängt selten eine Unterhaltung an. Es kann Zeiten geben, wo eine Person mehr an Kontakt interessiert ist als zu anderen Zeiten. Normalerweise ist aber eine Tendenz in einer Person zu erkennen, Kontakt zu initiieren oder nicht.

Unabhängig davon, ob ein neues Gruppenmitglied an anderen interessiert ist oder nicht, es möchte zunächst herausfinden, wie es in die Gruppe passt. Es beschäftigt sich damit, ob es Aufmerksamkeit erhält oder ignoriert wird.

7.1.1 Vorphase

Die Zugehörigkeitsphase beginnt für den Einzelnen bereits mit der Überlegung, an einer Gruppe teilzunehmen. Für eine therapeutische Gruppe gehören dazu der erste Kontakt mit dem Therapeuten, das Erstgespräch und alle weiteren Formen der Einführung. Diese Vorbereitung auf die eigentliche Zugehörigkeitsphase innerhalb der Gruppe kann als eine Art Vorphase bezeichnet werden. Die Person macht sich Gedanken darüber, ob die Gruppe das Richtige für sie ist, ob sie emotionale und zeitliche Kapazitäten für die Gruppe frei hat, und sie informiert sich über die Gruppe. In vielen Fällen führen diese Überlegungen dazu, nicht an einer Gruppe teilzunehmen, weil es zu wenige passende Kriterien für eine Teilnahme gibt.

Zu Beginn einer jeden Gruppe stehen die Fragen der Verbindlichkeit und der Entscheidung sich einzulassen. Jedes neue Mitglied muss sich entscheiden, wie viel Zeit und Energie es von anderen Aktivitäten abziehen und in die Gruppe einbringen will. Das Gruppenmitglied muss alleine oder mit der Gruppe und der Leitung folgende Fragen beantworten:

- Wie viel von mir will ich in die Gruppe einbringen?
- Wie wichtig bin ich in dieser Gruppe?
- Werden die anderen ein Interesse daran haben, wer ich bin und was ich kann?
- Werde ich mich von den anderen unterscheiden können?

7.1.2 Kennenlernen

Um sich für eine Gruppe entscheiden zu können, braucht der Mensch eine Orientierung, was er mit diesen Menschen gemeinsam hat. Diese Orientierung findet er nur, wenn er die anderen in ihrer Vielschichtigkeit kennenlernen kann. Dies fängt beim Namen an und geht über gemeinsame Interessen, ähnliche Leiden, bis hin zur Lebensgeschichte etc. Es braucht ein Maß an Übereinstimmung, damit sich eine Person der Gruppe zugehörig fühlen kann. Die wahrgenommenen Ähnlichkeiten dienen lediglich als Anker in der Beziehungsgestaltung. Die meisten Menschen leiten ab, dass jemand mit lebensgeschichtlichen Ähnlichkeiten ihn besser versteht als jemand, dessen Biografie oder jetzige Lebenssituation gänzlich anders ist. Das Kennenlernen dient also dazu, diese Anker zu finden. Wenn die Therapeutin keinen Raum für das Kennenlernen bereitstellt, müssen es entweder die Gruppenmitglieder in informeller Zeit nachholen (sofern sie diese gemeinsam verbringen), oder die Zugehörigkeit wird nicht konsolidiert.

> Ich hatte mich für eine Gruppe angemeldet, die einmal im Jahr stattfand, bereits seit einigen Jahren stabil war, wo aber immer wieder, so wie ich, neue Gruppenmitglieder hinzukamen. In der Einführungsrunde meinte die Therapeutin nur, dass ich die Namen der Gruppenmitglieder schon noch erfahren werde. Da es sich bei dieser Gruppe um eine große und internationale Gruppe handelte, war ich das ganze Seminar über damit beschäftigt, die einzelnen Akzente den Namen auf der Namensliste zuzuordnen und mich an mir vertrauten Gesichtern zu orientieren. Ich konnte mich nicht entschließen, zu einem festen Mitglied dieser Gruppe zu werden.

7.1.3 Meinen Platz finden

Entscheidet sich ein Mensch für eine Gruppe, so ist er zunächst damit beschäftigt, ob er einen Platz in der Gruppe finden wird. Der Platz ist ein wichtiger Aspekt in der Zugehörigkeitsphase. Wenn ein neues Gruppenmitglied aufgenommen wird und sieht, dass ein Platz (Kissen, Stuhl) vorbereitet wurde oder dass die Gruppe sich Gedanken darüber gemacht hat, wie die Gruppensituation geändert werden muss, um die neue Person aufzunehmen, wird sie sich berücksichtigt und wichtig fühlen. Das neue Gruppenmitglied muss vorgestellt und die anderen müssen dem neuen Gruppenmitglied bekannt gemacht werden.

Eine zufriedenstellende Lösung der Zugehörigkeitsthematik ist immer zweigleisig. Das neue Gruppenmitglied muss sich einfügen, und die alten Gruppenmitglieder müssen der neuen Person Platz machen. Die Leitung muss den sicheren Rahmen bereitstellen, und die TeilnehmerInnen müssen die Verpflichtung zur Teilnahme eingehen. Häufige Fehlzeiten erschweren die Konsolidierung des Platzes und damit der Zugehörigkeit.

7.1.4 Äußere Grenzen ziehen

Ein neues Gruppenmitglied tritt in die Grenzen einer Gruppe ein, und die Gruppe muss das neue Mitglied in diesen Gruppenraum (tatsächlich und im übertragenen Sinne) hineinlassen, damit es sich zugehörig fühlen kann. Daraus leitet sich ab, dass ein Hauptthema der Formation einer Gruppe das „Grenzthema" ist. Ebenso die formalen Grenzen einer Gruppe (Verpflichtungen, Häufigkeit, Zahlungsmodus etc.) werden als äußere Grenze zum Eintritt in eine Gruppe abgeklärt und helfen der Person, sich zu entscheiden, ob sie die Modalitäten der Gruppe akzeptieren kann. Werden die formalen Grenzen nicht eindeutig geklärt und verständlich dargelegt, hat die Gruppe keine Chance, sich weiterzuentwickeln. Das Ende der Zugehörigkeitsphase kann nur erreicht werden, wenn die äußeren Grenzen klar gezogen werden können, d. h. die Anzahl der Gruppenteilnehmer feststeht, die Dauer der Gruppe, die Häufigkeit der Sitzungen, die Räumlichkeiten etc. Gleichzeitig müssen neue Gruppenmitglieder entscheiden, inwieweit sie sich zu der neuen Gruppe und den neuen Beziehungen verpflichten wollen. Wie viel Energie will jede Person von anderen Aktivitäten abziehen, um diese in die Gruppe zu investieren? Zeigt ein neues Gruppenmitglied hier wenig Bereitschaft, wird sich das Thema der Zugehörigkeit kaum abschließen lassen. In vielen Supervisionsstunden konnte ich immer wieder feststellen, dass Stagnationen in einer Gruppe auf die nicht geklärten äußeren Faktoren zurückzuführen waren.

7.1.5 Wichtigsein

Neben dem Platz, den jedes Gruppenmitglied im System braucht, und den klaren Grenzen des Systems braucht der Mensch ein Gefühl des Wichtigseins, damit er sich einem System zugehörig fühlen kann. Die neuen Gruppenmitglieder werden sich wichtig fühlen, wenn sie berücksichtigt und bemerkt worden sind. In jeder neuen Beziehung wird dieses grundlegende Gefühl unserer ersten Lebensjahre wieder mobilisiert. Wenn eine Person ein grundlegendes Vertrauen dazu hat, dass sie für Menschen wichtig ist, weil sie dieses Grundgefühl von den Eltern erfahren hat, wird die Zugehörigkeit mit wenig Ängsten besetzt sein. Steht sie aber im Leben mit einem Gefühl, dass sie nie für jemanden wichtig war, so ist der Eintritt in eine neue Gruppe sehr besorgniserregend. Sie befürchtet, auch in dieser

Gruppe für die anderen nicht wichtig zu sein. Ängstlich wird sie jede Verhaltensweise der anderen Teilnehmer daraufhin analysieren. Das Dramatische an einem solchen Verhalten ist, dass die Anspannung der Person von den anderen auf einer körperlichen Ebene wahrgenommen wird. Es kann passieren, dass sie die Person meiden, um sich nicht dieser Anspannung auszusetzen, was die Person wiederum in ihrem alten Muster interpretiert.

7.1.6 Gruppe und Individualität

Dem Wunsch nach Zugehörigkeit und Anpassung an die Gruppe steht der Wunsch nach Individualität gegenüber. Die Person möchte dazugehören, befürchtet aber gleichzeitig, zu viel von ihrer Individualität aufgeben zu müssen. Sobald jemand ein System betritt, ist er Mitglied dieses Systems, selbst wenn er ein Verhalten äußert, das der Zugehörigkeit zu widersprechen scheint. Der Einzelne ist ein Gruppengeschöpf, das sowohl mit dem Gruppen- als auch mit dem Individuationswunsch kämpft. In diesem inneren Kampf pendelt er innerlich (und manchmal äußerlich) ständig an der Gruppengrenze hin und her. Um einen eindeutigen Schritt in die Gruppe zu machen, braucht die Person das Gefühl, mit ihrer Individualität angenommen zu sein, sodass sie sich eindeutig von den anderen unterscheidet und gesehen wird. In dieser Phase braucht das Gruppenmitglied zunächst einmal nur das Gefühl, dass jemand genügend Interesse an ihm hat, um seine spezifischen Eigenschaften herauszufinden. Dieses Interesse heißt noch nicht, dass die anderen die Person mögen. Es ist kein Ausdruck von tiefen Gefühlen. Es dient lediglich der Kontaktaufnahme. Erst wenn die Person das Gefühl bekommt, dass das Zugehörigkeitsgefühl und die Individualität kein Widerspruch sind, kann es sich für die Gruppe entscheiden.

7.1.7 Achtsamkeit

Achtsamkeit bedeutet in der Zugehörigkeit, den anderen in seiner Andersartigkeit zu sehen, zu achten und es auszuhalten, dass man noch nicht jedes Verhalten von ihm versteht. Da man den anderen noch gar nicht kennt, muss man seine Vorurteile und vorschnellen Urteile zügeln und sich den Menschen erst einmal richtig anschauen, ihm zuhören und zeigen, dass man ein Interesse an ihm hat. Dies gilt auch für die Leitung. Sie sollte mit Neugierde den Menschen begegnen und nicht durch vorschnelles (diagnostisches) Einordnen die Individualität dieses Menschen übersehen. Indem sie auch an „Kleinigkeiten“ denkt, vermittelt sie demjenigen, dass es ihr wichtig ist, was er von sich mitteilen möchte.

7.1.8 Akzeptanz

„Die wertschätzende Akzeptanz als Haltung des Menschen bezieht sich auf das Seiende, Bestehende, Werdende und auch auf das, was nicht ist“ (Pechtl, 1989, 197).

Bevor der Mensch bereit ist, sich Veränderungen gegenüber zu öffnen, braucht er das Gefühl, dass seine bisherigen Bemühungen der Lebensgestaltung gewürdigt werden. Viele Menschen, die in eine Therapie kommen, haben die eigene Wertschätzung dafür verloren und brauchen die Therapeutin und vor allem die anderen Gruppenmitglieder, um den Wert des Seienden und Bestehenden zu erkennen und zu achten, um sich dem Werdenden zuzuwenden und das, was nicht ist, annehmen zu können. Interessanterweise gelingt dies den Menschen eher bei anderen als bei sich selbst.

So wird in der Zugehörigkeitsphase auch noch nicht das Augenmerk auf Veränderung gelegt, sondern der Blick darauf gerichtet, was ist und als Grundlage benötigt wird, um sich einer Veränderung öffnen zu können.

7.1.9 Harmonie

Ein weiterer wichtiger Aspekt in dieser Phase ist die Harmonie. Gruppenmitglieder müssen erst einmal einen gemeinsamen Rhythmus finden. Sie wollen das Gefühl haben, dass die Gruppe „nett“ ist, und suchen ein harmonisches Miteinander. Diese Harmonie darf aber nicht mit Intimität verwechselt werden. Es ist äußerst schwierig, sich für eine Gruppe zu entscheiden, wenn es am Anfang bereits konfrontierend und „ungemütlich“ ist. Wenn Menschen schon in den ersten Sitzungen Spannungen produzieren, weist dies meist auf eine Zugehörigkeitsthematik hin.

> Eine Mutter ruft die Tanztherapeutin an, ob ihr 5-jähriger Junge spontan noch an der Tanztherapiegruppe teilnehmen kann. Er sei gerne mit Kindern zusammen. Die Tanztherapeutin sagt zu. Der Junge weigert sich aber, an den Bewegungsspielen teilzunehmen, will den Ablauf bestimmen, stört die Interaktionen der anderen Kinder und läuft schließlich unvermittelt aus dem Raum, sodass die Tanztherapeutin ihm bis auf die Straße folgen muss. Im Nachgespräch mit der Mutter stellt sich heraus, dass der Junge bereits aus allen örtlichen Kindergärten ausgeschlossen wurde. Er ist adoptiert und von anderer Hautfarbe als die Mutter. Da auch sie ihn schwierig findet, überlegt sie, ihn „zurückzugeben“.

Die Zugehörigkeitsphase beschäftigt sich mit Themen wie Aufmerksamkeit, der Positionierung im Vorder- oder Hintergrund, Identität, Individualität, Interesse, Verbindlichkeit und Teilnahme. In dieser Phase haben die Mitglieder keine starke emotionale Bindung zueinander. Es stellt sich für jeden offen oder verdeckt, bewusst oder unbewusst die Frage, ob er oder sie rein oder raus will. Nur wenn diese Frage für jeden eindeutig geklärt ist, ist die Zugehörigkeitsphase beendet.

7.1.10 Commitment

Ein großes Thema der Zugehörigkeit ist die feste und regelmäßige Zusage zur Teilnahme. Das eingedeutschte englische Wort „commitment", das von dem lateinischen Verb „committere" (anvertrauen, überlassen) stammt, hat eine vielschichtige Bedeutung, die etwas mit Bindung, Verbindlichkeit und Selbstverpflichtung zu tun hat. Es ist das tiefere, emotionale Gefühl, zu einem System Ja sagen zu können. Denn nur wenn die Person dieses innere Ja spürt, kann sie den letztendlichen Schritt in die Gruppe wagen. Damit dieser Entscheidungsprozess zu einem Abschluss kommt, muss der Therapeut Raum für Zweifel lassen, denn in den seltensten Fällen kommen Menschen eindeutig entschieden in eine Gruppe. Zu viele Unsicherheitsfaktoren sind sowohl innerlich als auch äußerlich vorhanden, als dass ein eindeutiges Ja gegeben werden könnte. Der therapeutische Prozess der Zugehörigkeit muss Raum geben für das innere Schwanken, ob rein oder raus. Erst wenn die Gefühle der Wichtigkeit, des Platzes, des Kennenlernens und der Gemeinsamkeiten geklärt sind, kann eine eindeutige Antwort gegeben werden. Gleichzeitig kann kein Zugehörigkeitsgefühl erzeugt werden, wenn Menschen kein Commitment abgeben. Damit eine Person sich für eine Gruppe entscheiden kann, muss

1. das äußere Setting und damit die äußeren Grenzen klar abgesteckt und damit berechenbar sein,
2. der Person in der Gruppe Platz gemacht werden, damit sie sich wichtig fühlt,
3. die innere Ambivalenz (rein oder raus) zugelassen und enttabuisiert werden.

Ist jemand unsicher bezüglich der Zugehörigkeit (weil er z. B. zu oft im Leben übersehen und vergessen worden ist), wird er ein ich-zentriertes Verhalten an den Tag legen: Er wird übermäßig reden oder sich zurückziehen, sich zur Schau stellen oder der stille Beobachter werden.

Besonders wenn die Gruppe gut zusammengearbeitet hat, wird gerne bei einer scheinbar kleinen Veränderung der Gruppe die Zugehörigkeitsthematik übersehen. Fängt z. B. ein neues Gruppenmitglied an, weil ein altes aufhört, zeigt die Gruppe häufig einen großen Widerstand, sich der Zugehörigkeit erneut zuzuwenden. Werden aber die Fragen der Zugehörigkeit (Was ändert sich für die Gruppe und den Einzelnen? Was für eine Bedeutung hatte das alte Gruppenmitglied? Was wünscht sich die Gruppe von dem Neuen?) entweder von der Leitung oder den Gruppenmitgliedern ignoriert, so führt dies unweigerlich zu einem Verharren in dieser Phase, und die Gruppe kann sich nicht entwickeln. Die Gruppe kann in die nächste Phase der Verantwortung eintreten, wenn

- sich die Gruppenmitglieder wichtig und gesehen fühlen,
- sie ein inneres „Ja" für die Gruppe ausgesprochen haben,
- alle die Rahmenbedingungen akzeptieren
- und sie auch einhalten.

Die Stichworte zum Thema Zugehörigkeitsphase sind:

- kennenlernen
- Harmonie
- Platz suchen und finden
- äußere Grenzen abklären
- Commitment
- wichtig sein
- gesehen werden
- Achtsamkeit
- nett zueinander sein

7.2 Verantwortung

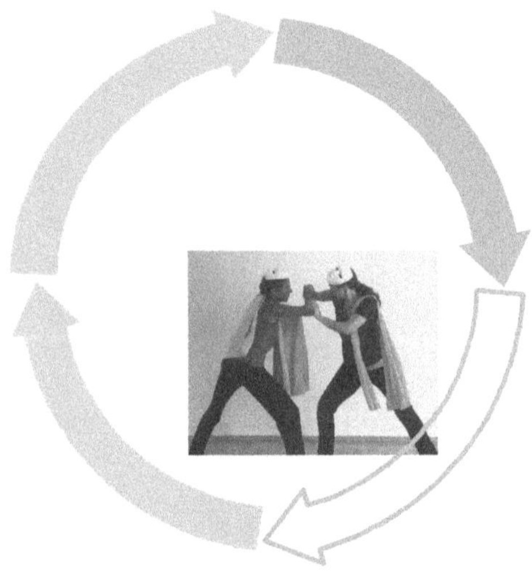

Abbildung 10: Verantwortung in der Gruppe

„Nicht jene, die streiten, sind zu fürchten, sondern jene, die ausweichen"
Marie von Ebner-Eschenbach (1830–1916), österreichische Schriftstellerin.

Der Beginn der Verantwortungsphase wird meist dadurch deutlich, dass der Umgang miteinander rauer wird. In Unkenntnis kann die Therapeutin glauben, sie mache jetzt etwas falsch, weil die Stimmung nicht mehr so harmonisch ist. Aber die Zeit der Nettigkeit ist vorbei. Die Teilnehmer fühlen sich nun sicher auf ihrem Platz in der Gruppe und können es daher wagen, erste Proteste laut werden zu lassen. Sie fangen an, sich gegenseitig vermehrt zu widersprechen, oder gehen Diskussionen mit der Leitung ein. Nachdem in der Zugehörigkeitsphase die Verantwortung hauptsächlich bei der Therapeutin lag, geht es nun darum, die Verantwortung für das eigene Handeln zu erlernen.

Es entstehen Themen des Entscheidungsprozesses, des Teilens von Verantwortung, der Verteilung von Macht, Kontrolle und Kompetenz. Typische Verhaltensweisen für eine Therapiegruppe in dieser Phase sind Auseinandersetzungen mit dem Therapeuten, Konkurrenz, das Hinterfragen der Regeln des Verlaufs innerhalb (und nicht wie vorher außerhalb) der Therapiesitzung und das Teilen von Verantwortung. Unter den Mitgliedern spielen sich Geschwisterrivalitäten ab.

7.2.1 Macht und Kontrolle

Verantwortungsthemen korrespondieren mit Kontrolle und Macht (denn „Macht" kommt von „machen"). Die TeilnehmerInnen kommen sowohl in der Gruppe als auch in ihren Lebensbezügen und ihrer Biografie mit Gefühlen der Macht und Ohnmacht in Kontakt. War ein Mensch als Kind vielen ohnmächtigen Situationen ausgesetzt, fällt es ihm oft schwer, in einer erwachsenen Situation die Möglichkeiten des Machens und damit der Einflussnahme zu erkennen. In einer Therapiegruppe können sehr subtile Formen der Kontrolle und Macht ablaufen. Sich emotional einzubringen kann durchaus den kontrollierenden Effekt haben, dass die anderen Mitglieder glauben, sich erst zu Wort melden zu dürfen, wenn sie genauso in der Lage sind, mit ihren Gefühlen in Kontakt zu sein. Die Teilnehmer werden damit konfrontiert, ob sie sich von dieser Wirklichkeitskonstruktion kontrollieren lassen wollen (denn sie werden von ihrer Konstruktion kontrolliert und nicht von den anderen Teilnehmern, auch wenn das Erleben ein anderes sein mag) oder ob sie eine neue Erfahrung wagen und entweder den Schutz der Gefühle als gleichwertig zum Ausdruck der Gefühle verteidigen oder sich anderweitig in die Diskussion einbringen.

Eine Aufgabe besonders gut zu erfüllen oder gegen die etablierten Strukturen zu rebellieren, ist ein ausgezeichnetes Ventil für Verantwortungsgefühle. Der Ausdruck von Unabhängigkeit und Rebellion illustriert den Widerstand, kontrolliert zu werden. Dies kann Ausdruck einer gut entwickelten Autonomie sein, wo sich die Person sicher genug fühlt, Gegebenheiten zu hinterfragen und Änderungen anzuregen. Es kann aber auch in einer Angst vor Kontrolle begründet sein. Die Person rebelliert dann häufig nur, ohne selbst Änderungsvorschläge einbringen zu können. Unterwürfigkeit und Gehorsam zeigen die Akzeptanz der Verantwortung und Kontrolle durch andere. Der Gewinn aus diesem Gehorsam ist das Abgeben der Verantwortung an die Person, der man sich unterwirft. Die Gruppe muss sich nun entscheiden, ob sie entweder mehr Autonomie erlangen möchte oder diesen notwendigen Entwicklungsschritt abblockt und die Verantwortung beim Therapeuten (den Eltern, den Chefs...) lässt.

In einer Auseinandersetzung kann man den Zugehörigkeitssucher vom Verantwortungssucher darin unterscheiden, dass derjenige, der die Zugehörigkeit sucht, auf jeden Fall Teilnehmer der Auseinandersetzung sein möchte. Es ist ihm nicht so wichtig, wie die Auseinandersetzung ausgeht. Wer bei einer Auseinandersetzung in die Verantwortung geht, möchte auf jeden Fall gewinnen oder zumindest auf der Seite der Gewinner sein, muss aber nicht unbedingt aktiv teilnehmen.

7.2.2 Normen

Die Verantwortungsphase ist auch die Zeit der unausgesprochenen Normen, die sich eingeschlichen haben und an die sich jeder hält. Bietet eine Therapiesitzung viel Freiraum, wie das in der Tanztherapie häufig der Fall ist, so passiert es in dieser Phase häufig, dass die Klientinnen unerwähnte Anweisungen verstanden haben, d.h. Normen herstellen, die nie gegeben wurden („Ich dachte, wir müssten alle...“). Es ist nun Aufgabe des Therapeuten zu verdeutlichen, welche Normen als Halt gebende Struktur gelten und nicht verhandelbar sind und welche Normen die innere Struktur der Gruppe betreffen und verändert werden können.

> Ein Gruppenmitglied regt an, dass es sich entgegen dem bisherigen Ablauf lieber zu Beginn der Einheit erst einmal bewegen und dann erst zu einer Gesprächsrunde zusammenkommen möchte. Die Therapeutin gibt diesen Wunsch in die Gruppe und lässt die Gruppe zu einer Entscheidung kommen.

7.2.3 Akzeptanz von Realität

Jede Form der Auseinandersetzung mit Realität, mit ihrer Begrenzung und ihren Möglichkeiten sind Themen, die in der Verantwortungsphase anzutreffen sind. In dem Erspüren von Verantwortungsthemen entsteht häufig eine massive Konfrontation mit der Realität. Die Gruppenmitglieder lehnen sich dagegen auf, dass die Realität nicht beliebig manipuliert werden kann. Begrenzungen von Raum, Zeit und Körper werden in Frage gestellt, und die Therapeutin wird herausgefordert, die Gruppe daran zu erinnern, dass es solche Grenzen gibt. Menschen mit schweren Erkrankungen erleben häufig eine solche Auflehnung, wenn sie erkennen müssen, dass sie nicht mehr zu ihrer „alten“ Gesundheit und Energie zurückkehren werden. Es beginnt ein Kampf des Nicht-wahrhaben-Wollens, bis die Realität schmerzhaft, aber verantwortungsvoll akzeptiert und mit dieser Situation ein Umgang gefunden wird.

Nicht selten passiert es aber auch, dass die Grenzen der Realität enger gezogen werden als sie tatsächlich sind. Hier muss die Therapeutin motivieren/provozieren, sich den realen Grenzen zu nähern und damit imaginierte Grenzen zu überwinden.

> Nach einer Bewegungseinheit, in der eine Klientin etwas unbeholfen versucht, ihre Kraft und Aggressivität in Bewegung umzusetzen, sich aber immer wieder stoppt, macht sie der Tanztherapeutin im anschließenden Gespräch Vorwürfe, man könne hier keine Aggression ausleben, und es wäre dazu auch nicht genügend Platz. Die Therapeutin lässt diese Übertragung nicht zu, sondern verweist die Klientin auf Situationen, wo andere Gruppenmitglieder durchaus in der Lage waren, in dieser Gruppe ihre Aggressionen zum Ausdruck zu bringen. Sie erklärt der Klientin außerdem, dass in der Bewegungseinheit um sie herum sehr viel Platz war, sodass sie, ohne andere zu gefährden, ihren Aggressionsimpulsen hätte folgen können. Erst diese Konfrontation mit der Realität ermöglicht der Klientin nun, sich ihre inneren Hemmungen anzuschauen, anstatt diese auf die äußeren Umstände zu projizieren.

7.2.4 Kompetenz

In der Verantwortungsphase werden die Teilnehmer mit ihren Themen der Kompetenz konfrontiert. Der Therapeut überlässt es der Gruppe, Entscheidungen zu treffen, Verantwortung zu übernehmen und die Macht aufzuteilen. Die Gruppenmitglieder haben Angst vor zu wenig oder zu viel Verantwortung oder vor zu viel oder zu wenig Einfluss. Wie weit sich jeder innerlich in der Lage fühlt, auf ein Geschehen Einfluss zu nehmen, hängt vom Kompetenzgefühl ab.

Wenn die Gruppenmitglieder ein gutes Selbstkonzept ihrer eigenen Kompetenz haben, werden sie in der Lage sein, sich auf konstruktive Weise zu konfrontieren. Wenn eine Gruppe in Machtkämpfen festhängt, ist es sehr wahrscheinlich, dass die Gruppenmitglieder ein geringes Selbstkonzept ihrer eigenen Kompetenz haben und dies dadurch zu verstecken suchen, indem sie gegeneinander oder gegen den Therapeuten kämpfen. Da jeder Therapeut ein internalisiertes Elternimago repräsentiert, ist es für die Gruppenmitglieder immer wieder einfach, Unzufriedenheit auf den Therapeuten zu schieben und ihn oder die Umstände dafür verantwortlich zu machen, dass es nicht in ihrem Sinne läuft. Gruppen oder Personen, die nur auf dieser Ebene argumentieren, haben die Themen der Verantwortungsphase nicht verstanden und bewältigt. In der Tanztherapie wird dann z. B. gerne die „falsche“ Auswahl der Musik angeführt: „Mit dieser Musik konnte ich gar nichts anfangen.“ Jede endlose Richtig-falsch-Diskussion weist auf ungelöste Verantwortungsthemen hin.

7.2.5 Innere Grenzen

Da zu diesem Zeitpunkt die äußeren Grenzen sehr klar abgesteckt sind, kann über die inneren Grenzen der Therapiesitzung (Themen, Aufteilung der Sitzung etc.) verhandelt werden. Die Sicherheit des äußeren Rahmens bleibt immer in der Verantwortung der Therapeutin, die Festlegung der inneren Grenzen wird gemeinsam ausgehandelt. Die Teilnehmerinnen beginnen, die Form der Sitzung zu kritisieren, und wollen die Struktur und die inhaltliche Arbeit selbst festlegen. Gelingt es der Therapeutin, den Teilnehmerinnen die eigene Verantwortlichkeit klarzumachen, entsteht meist eine Phase der Irritation, weil es ungewöhnlich ist, über einen Gruppenablauf selbst entscheiden zu können und die Entscheidungen für sich selbst fällen zu müssen. Dies kann durchaus zu Vorwürfen führen, die Therapeutin gebe keine Ausrichtung und Orientierung.

Es kann auch passieren, dass die KlientInnen sich an den äußeren Grenzen des Therapiesettings, die eingehalten werden müssen und für die die Therapeutin auch eintritt, reiben. Sie erkennen dabei nicht, dass sie einen Einfluss auf die inneren Grenzen haben.

7.2.6 Bewältigungsstrategien

Während in der Zugehörigkeitsphase die Gruppenmitglieder versuchen hineinzupassen, werden in der Verantwortungsphase die Autoritäten hinterfragt. Die Gruppe diskutiert offen oder hinter vorgehaltener Hand, ob der Therapeut die richtigen Entscheidungen getroffen hat, ob er zu viel oder zu wenig Führung gibt. Die Leitung muss sich auf einige Konfrontationen einstellen und muss selbst auch in der Lage sein, die Gruppe zu konfrontieren, wenn es nötig ist.

Wenn Situationen entstehen, mit denen Gruppenmitglieder nicht einverstanden sind, kommen sie sehr schnell in eine anklagende Position. Die unterschiedlichen Einstellungen, Wahrnehmungen und Wirklichkeitskonstruktionen werden zu beschuldigenden Äußerungen. Eine produktive Konfrontation hat nichts mit Anklagen zu tun, und die Energie, die darauf verwandt wird zu schauen, wen man anklagen kann, ist normalerweise sehr unproduktiv. Wenn eine Person alle Energie darauf verwendet, ihr eigenes Verhalten zu verteidigen und so viele Fehler wie möglich bei den anderen zu finden, um sicherzustellen, dass es an ihr selbst nichts zu kritisieren gibt, wird sie genau diese Energie nicht für kreative Gedanken und produktives Verhalten zur Verfügung haben. Ferner ist es zum einen sehr zeitaufwendig, den Fehler bei anderen zu suchen, und zum anderen nicht unterstützend für einen selbst. Der Grund für ein solches Verhalten ist meist, sich „oben“ und überlegen fühlen zu müssen. Dieser Kampf um die Position entsteht häufig aus einer Wirklichkeitskonstruktion von Gewinnern und Verlierern, von Über- und Unterlegenheit. In den Leistungsgesellschaften sind solche Wirklichkeitskonstruktionen Allgemeingut, sodass sie nur wenige Menschen hinterfragen. Der Kampf um den Platz auf der Gewinnerseite erscheint naturgegeben.

In einer solchen Situation ist das systemische Geschick der Therapeutin besonders gefordert. Wenn eine Auseinandersetzung darauf hinausläuft, herauszufinden, warum einzelne die Situation anders einschätzen, ohne das Bedürfnis der anderen zu unterdrücken, wird das Blickfeld für unterschiedliche Wirklichkeiten erweitert.

Wertvolle und effiziente Wege, Verantwortung anzugehen, sind folgende Einstellungen:

- Alle Personen, die in eine Situation eingebunden sind, sind auch dafür verantwortlich, was passiert (auch diejenigen, die sich vermeintlich passiv verhalten).
- Es gibt immer etwas, das jeder getan haben könnte, damit ein anderes Ergebnis entstanden wäre.
- In jeder Beziehung gibt es etwas zu ändern, das zu einem zufriedenstellenderen Resultat führt.

Eine Schwierigkeit ist ein Problem, das es zu lösen gilt, und nicht eine Situation, in der ein Angeklagter gesucht wird. Wenn jedes Gruppenmitglied verstanden hat, dass es etwas zu der schwierigen Situation beigetragen hat, bekommt es die Chance, sich altvertraute Strategien der Bewältigung von schwierigen Situationen anzuschauen. Mit dieser Erkenntnis kann es nun entscheiden, ob es bei dem alten Verhalten bleibt oder den Mut findet, etwas Neues auszuprobieren. Erst wenn alle sich der Gesamtchoreografie dieser Situation bewusst sind, finden sie Wege, an einem Strang zu ziehen. Jeder wird sich bemühen, die festgefahrenen Positionen zu verändern, um die Situation zu verbessern, anstatt die anderen zu attackieren und sich selbst zu verteidigen. Jeder ist verantwortlich, und niemand ist anzuklagen.

Wenn diese Veränderung erreicht ist, können die Ressourcen einer jeden Person integrativ zum Nutzen aller eingesetzt werden. Wenn sich Fraktionen bekämpfen, neutralisieren sich die Ressourcen, und die Wirkung zur Veränderung der Situation ist minimal. Schwierige Situationen sind daher eine besonders gute Chance, aus alten Strategien auszusteigen und neue Verhaltensmöglichkeiten auszuprobieren und zu verfestigen.

7.2.7 Anerkennung

Da in der Verantwortungsphase alle Gefühle rund um das Thema Leistung aktiviert werden, ist es wichtig, für eine Leistung auch Anerkennung zu erhalten.

Eine übertriebene Leistungsbereitschaft signalisiert eine tiefe Sehnsucht nach Anerkennung. Dieser wurde zuvor im Leben so unzureichend entsprochen, dass sich nicht genügend Selbstbewusstsein entwickeln konnte, eigene Leistungen auch ohne direkte Rückmeldung durch andere selbst einschätzen zu können. Diese Sicherheit der eigenen Leistungsfähigkeit entwickelt sich aber nur durch die Anerkennung durch andere. Es ist immer wieder erstaunlich, dass dieses Gefühl der Sicherheit nichts mit der tatsächlichen Leistung zu tun hat. So kann es passieren, dass Menschen, die eine gute Leistung erbringen, zutiefst verunsichert bleiben, ob diese auch ausreicht. Dies kann sogar so weit gehen, dass diese Personen die Anerkennung anderer Menschen abwerten, weil sie selbst den Wert ihrer Arbeit oder ihres Engagements nicht sehen können.

Die Fähigkeit, Anerkennung auszuteilen, hängt stark von den Erfahrungen mit der Anerkennung eigener Anstrengungen ab. Wenn jemand nur kritisiert wurde, fällt es ihm natürlich schwer, anderen Anerkennung zu geben. Viele denken, Anerkennung sei nur bei überdurchschnittlichen Leistungen angebracht. Diese Einstellung missachtet aber die vielen kleinen Anstrengungen, die wir im Alltag leisten.

> Ein Therapiezentrum in Griechenland hatte einen morgendlichen „Demos“ als altgriechische Form der Volksversammlung eingeführt. Hier konnten Belange vorgetragen werden, die Teilnehmer sollten sich aber auch in Anerkennung üben und Vorkommnisse finden, wo sie eine Anerkennung aussprechen wollten. Ich lieh am Vorabend einer Teilnehmerin meine Hautschere, weil sie sich am Fuß verletzt hatte und diesen behandeln musste. Für mich war es eine Selbstverständlichkeit, dies zu tun. Am nächsten Morgen beim morgendlichen Demos erwähnte sie mich und bedankte sich, dass ich ihr die Hautschere geliehen hatte. Ich fand dies erst sehr albern, aber erkannte, dass das Anerkennen auch von kleinen Unterstützungen im Alltag eine gute Übung ist.

Während die Achtsamkeit in der Zugehörigkeit sich auf das Sehen des anderen bezieht, geht es bei der Achtsamkeit der Verantwortungsphase um das Anerkennen der Leistung. Hier fördert die Liebe zu den kleinen Dingen des Lebens den Gruppengeist. Für manche kann es bereits eine große Anstrengung bedeuten, überhaupt an einer Therapiegruppe teilzunehmen.

Die Verantwortungsphase zeichnet sich demnach durch Themen wie Einfluss, Leitung, Macht, Zwang, Autorität, Durchführung, intellektuelle, physische, motorische Über- oder Unterlegenheit, Unabhängigkeit, Abhängigkeit, Rebellion, Widerstand und Unterwerfung aus. Diese Gefühle müssen nicht unbedingt sichtbar und öffentlich ausgelebt werden, sondern manifestieren sich auf vielfältige Weise.

In der Verantwortungsphase stellt sich für das Gruppenmitglied die Frage, ob es oben oder unten sein will, ob es sein Leben selbst gestalten oder es anderen überlassen möchte. Bei einem positiven Abschluss der Verantwortungsphase weiß das Gruppenmitglied, dass es verantwortlich ist und Einfluss nehmen kann.

Wenn das Eigenverantwortungsprinzip genügend eingeübt und praktiziert wird, kann eine Gruppe in das nächste Stadium der Entwicklung zu gehen: Offenheit.

Stichworte zum Thema Verantwortung:

- innere (Gruppen-)Grenzen abklären
- Kompetenz
- Leistung
- Neid
- Konfrontation
- Kontrolle
- Konkurrenz
- Normen und Werte
- Anerkennung

7.3 Offenheit

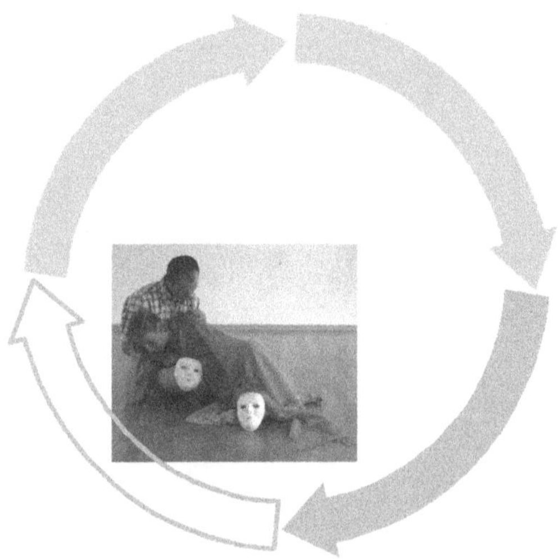

Abbildung 11: Offenheit in der Gruppe

„Zu viel Vertrauen ist häufig eine Dummheit, zu viel Misstrauen ist immer ein Unglück" Johann Nestroy (1801–1862), österreichischer Schauspieler und Schriftsteller.

Sind die Verantwortlichkeiten aufgeteilt und die Kompetenzen geklärt, kann die Gruppe in das Stadium der Offenheit eintreten. Wenn jemand offen ist, teilt er seine Gefühle und innersten Gedanken mit anderen Menschen. Etymologisch finden wir „offen" in dem althochdeutschen Adjektiv „offan". Die Ableitungen „offanbar" (deutlich, klar ersichtlich, eindeutig) und „offenbaeren" mit der Bedeutung „offen zeigen, enthüllen, kundtun" sowie das mittelhochdeutsche Substantiv „offenbarunge" (Kundgabe, Bekenntnis) führen schnell zu der Erkenntnis, dass sich hier jemand anvertraut (Duden, 2001).

Menschen haben gewöhnlich das Verlangen sowohl zu unverbindlichen Beziehungen als auch zu engen Freundschaften. Menschen unterscheiden sich darin, wie sehr sie es mögen, offen oder eher verschlossen zu sein. Es gibt Menschen, die in ihrem Leben gute Erfahrung mit Offenbarungen gemacht haben. Sie sind Menschen begegnet, die ihre Offenheit schätzten und behutsam mit diesen empfindlichen Aspekten der Person umgegangen sind. Auf einer solchen Grundlage wird es diesen Menschen leichtfallen, zu neuen Bekanntschaften Vertrauen zu fassen und sich zu öffnen.

Es gibt Menschen, die ihre Kontakte mit Vorsicht behandeln, weil sie bei ihren Beziehungen nicht die Kontrolle verlieren wollen. Sie haben sich vielleicht in früherer Zeit getraut, sich zu öffnen, die Offenheit wurde aber entweder missbraucht oder nicht behutsam genug gewürdigt. Sie neigen deswegen dazu, das, was in ihrem Inneren vorgeht, für sich zu behalten.

7.3.1 Mut

Die Offenheitsphase wird meist dadurch eingeleitet, dass eine Person den Mut fasst, sich zu öffnen, und somit als „emotionaler Anführer" fungiert. Die Person selbst erlebt häufig einen inneren Druck, der sie dazu veranlasst, das lang Verschlossene zu offenbaren. Der Wunsch, dies mit den anderen zu teilen, ist nun größer als die Angst vor der Ungewissheit, was die anderen damit anfangen werden. Die anderen Gruppenmitglieder erhalten dadurch die Möglichkeit, erst einmal aus einer gewissen Distanz heraus den Prozess der Offenbarung zu beobachten und für sich abzuschätzen, ob dies auch für sie eine Option wäre. Die Tanztherapeutin wird sehr genau beobachtet, wie sie mit dieser Person umgeht. Häufig entsteht der Schub zur Offenheit durch Vorkommnisse in der Verantwortungsphase. Die Gruppenteilnehmerinnen haben sich vielleicht in ihren Versuchen, Entscheidungen zu treffen und Verantwortlichkeiten zu klären, gegenseitig verletzt oder alte Themen getriggert. Diese Verletzung muss nun angesprochen werden, damit sie nicht wie eine eiternde Wunde die weitere Entwicklung der Gruppe behindert. Die meisten Verletzungen passieren nicht absichtlich, sondern jemand hat etwas zu einem anderen gesagt oder mit ihm getan, was diesen gekränkt hat, weil er eine empfindliche Stelle getroffen hat, von der der andere nichts wusste.

Es ist also gar nicht so sehr entscheidend, was eine Person sagt oder zeigt, damit es der Offenheit zugeordnet werden kann, sondern der dahinterstehende Mut ist ausschlaggebend. Es sind aber immer die Themen, die einem nicht so leicht über die Lippen gehen, die in der Offenheitsphase ihren Raum finden.

7.3.2 Liebenswürdigkeit durch Authentizität

Wir alle erleben immer wieder, dass es wenig mit dem Charakter einer Person zu tun hat, ob jemand gemocht wird. Es hängt damit zusammen, wie diese Person von anderen wahrgenommen wird. Wenn jemand wichtig (Zugehörigkeit) und kompetent (Verantwortung) ist, heißt das noch lange nicht, dass er liebenswert ist und andere Menschen seine Nähe suchen. Offenheit basiert auf und wird ausgelöst durch Liebenswürdigkeit, die nicht als gelernte Höflichkeit erlebt wird, sondern als authentisches Einfühlungsvermögen, Empathie, Innigkeit, Rücksicht, Miterleben, Wärme und Verständnis.

> Liebenswürdigkeit ist die Fähigkeit, eine Atmosphäre herzustellen, in der es möglich ist, geliebt zu werden, und in der sich andere gemocht fühlen.

Eine übliche Methode, um enge Bindungen mit Mitgliedern einer Gruppe zu vermeiden, ist die gleichmäßige Freundlichkeit zu allen Gruppenmitgliedern. Popularität muss also nicht unbedingt Zuneigung mit einschließen. Die primären Ängste der Offenheitsphase kreisen um das Gemocht-Werden, um Nähe und Distanz zu anderen Menschen oder um zu viel oder zu wenig Intimität. Es geht also nun um die Grenzen jedes Einzelnen. In der Zugehörigkeitsphase muss die Grenze der Gruppe abgesteckt werden, in der Verantwortungsphase werden die Grenzen der Personen untereinander durch die Auseinandersetzungen deutlich und schließlich grenzt sich in der Offenheitsphase das Individuum differenziert und situativ von Situationen und Personen ab, ohne diese jedoch notwendigerweise nicht zu mögen. Das Gruppenmitglied muss entscheiden, wie weit es die anderen Mitglieder an sich heranlässt. Um sich emotional nahezukommen, muss zusätzlich zur emotionalen Zuneigung das Anvertrauen von Wünschen und Gefühlen kommen. Bleibt eine Person in der Angst verhaftet, dass sie nicht gemocht wird, wenn sie ihr wahres Ich zeigt, distanzieren sich die anderen von ihr, und es entsteht der Teufelskreis aus Angst und Bestätigung dieser Angst. Dies veranlasst diese Person meist, noch weniger sie selbst zu sein. Entsprechend ist es immer wieder auf dramatische Weise zu beobachten, wie sich jemand in der Gruppe sehr bemüht, aber gerade dieses Bemühen dazu führt, dass andere die Person als anstrengend erleben und sie aus diesem Grund meiden. Anstatt die Empfindungen fließen zu lassen, zeigt sich die Person als besonders klug, witzig, erfahren oder hilfsbereit, nur um nicht Gefühle der Hilflosigkeit, Traurigkeit, Verlassenheit, Verzweiflung und Angst spüren zu müssen. Diese große Anstrengung führt dazu, dass die Person ihre Empathiefähigkeit einbüßt, sehr auf sich und ihre Wirkung konzentriert ist und sich daher auf andere in einer Art bezieht, die es an einfühlender Liebenswürdigkeit missen lässt.

Ist eine Person jedoch in ihrer eigenen Offenheit angekommen und lässt auch Gefühle zu, die ihr Angst machen, ihr Selbstbild verwirren oder gesellschaftlich wenig akzeptiert werden, durchströmt die anderen ein Gefühl der Liebenswürdigkeit für diese Person. Menschen werden geliebt für das, was sie sind, und nicht für das, was sie zu sein scheinen.

7.3.3 Respekt

Der Therapeut muss eine Atmosphäre des Respekts für die Einzigartigkeit jeder Person herstellen. Nur in dieser Atmosphäre des Respekts werden sich die Gruppenmitglieder sicher fühlen, ihre inneren Gedanken und Gefühle ohne Angst vor Ablehnung anzubringen. Ist diese Atmosphäre des Respekts entstanden, ist die Grundlage gelegt, kreative Ideen anzubringen, über unangenehme Gefühle zu sprechen und Bedürfnisse zu äußern, um Lösungen und Unterstützung zu finden. Die Gruppe hat genug Disziplin und Kompetenz in der Verantwortungsphase entwickelt, um behutsam nach neuen Möglichkeiten zu suchen.

Respekt (lat. „respectus“: Zurückschauen, Rücksicht, Berücksichtigung) bezeichnet eine Form der Achtung gegenüber einer anderen Person, die auf der Toleranz gegenüber den Gefühlen und Handlungen der anderen Person beruht und bedenkenloses egoistisches Verhalten ausschließt.

Mit Respekt ist eine innere Haltung gemeint. Dazu gehört vor allen Dingen, dass die Empfindungen anderer Menschen ernst genommen werden, auch wenn man sie nicht nachvollziehen kann. Hier gibt es viele Redewendungen, die zwar meist nett gemeint sind, aber genau diese Achtsamkeit missachten. So berichtet ein Gruppenmitglied, dass es nicht den Mut hat, den Therapeuten auf die letzte Stunde anzusprechen, weil es sich dort nicht entsprechend vertreten gefühlt hat. Es hilft diesem Gruppenmitglied wenig, wenn ein anderes mit dem Satz reagiert: „Ach, da brauchst du doch keine Angst zu haben. Mit dem kann man doch reden.“ Die Person will den anderen nur ermutigen. Tatsächlich hat sie ihm aber vermittelt, dass sein Gefühl falsch ist. Gefühle können aber nicht falsch sein. Sie sind entweder spürbar oder nicht. Wenn sich z. B. ein Gruppenmitglied benachteiligt fühlt, so wird sich sein Gefühl nicht dadurch ändern, dass man ihm sagt, dass es unnötig sei. Das Gefühl wird sich erst ändern, wenn erforscht wird, warum sich dieses Gruppenmitglied so benachteiligt fühlt. Die Therapeutin und die Gruppenmitglieder müssen zu sorgfältigem Zuhören und vorsichtigem Umgang miteinander bereit sein. Ironische Kommentare sind hier völlig unangebracht. Es kann aber durchaus passieren, dass der Ton bei fortgeschrittener Offenheit deutlicher wird. Die Beziehungen sind so gefestigt, dass ein offenes Wort als Unterstützung und nicht als Vernichtung verstanden wird.

In einer respektlosen Atmosphäre müssen die Gruppenmitglieder ihre Energie dazu verwenden, ihre Gedanken und Gefühlen zu verstecken. Hier ist das Modellverhalten der Therapeutin von entscheidender Bedeutung. Die Teilnehmer werden sie sehr genau beobachten, wie sie auf Offenbarungen einzelner Gruppenmitglieder reagiert. Wird sie die Frau, die eine außereheliche Beziehung eingeht, verurteilen und sie anhalten, ihre Ehe nicht weiter zu gefährden (und damit ihre Veränderungsneutralität verlieren)? Wird sie mit Unverständnis auf die Überschuldung des Teilnehmers reagieren? Die Neutralität der Therapeutin ist hier besonders gefordert, sodass sich zum einen die offenbarende Person gehalten und verstanden fühlt und zum anderen die anderen Teilnehmer ihre eigenen Normen, Werte und Gefühle beobachten und hinterfragen können.

Die Achtsamkeit der Offenheitsphase besteht darin, sich zu bemühen, die Gefühle der anderen respektvoll zu behandeln.

7.3.4 Differenzierung

Im Allgemeinen bezieht sich das Offenheitsverhalten auf eine enge emotionale Bindung zweier Menschen, wie sie hoffentlich zu Beginn des Lebens zwischen Kind und Bezugsperson entsteht. Offenheit und Zuneigung entstehen auch im weiteren Leben, und zwar zumeist in dyadischen Beziehungen. Je mehr vertrauenswürdige Personen ein Mensch in einer Therapiegruppe antrifft, umso leichter wird es ihm fallen, sich zu öffnen. Dies setzt voraus, dass eine Person die anderen Gruppenmitglieder differenziert wahrnehmen kann, d.h. sie kann benennen, warum sie ein Gruppenmitglied sympathisch findet, von welchen Eigenschaften sie sich angezogen fühlt, mit welchem Verhalten sie Schwierigkeiten hat und von welchem sie etwas lernen möchte. Sie kann differenziert einschätzen, von welchem Gruppenmitglied sie welche emotionale Unterstützung erwarten kann. Gleichzeitig hat sie eine Einschätzung des Therapeuten vorgenommen, sodass beide ihre Wirklichkeiten besser abgleichen können. In der Therapiegruppe ist Offenheitsverhalten gekennzeichnet durch ein Angebot von Freundschaft. Je mehr sich die Offenheitsphase ausdifferenziert, desto mehr sollte das Gruppenmitglied in der Lage sein, die Wirklichkeitskonstruktionen anderer Menschen anzuerkennen und diese mit den eigenen Wahrnehmungen abzugleichen.

In dieser Phase findet die intensivste Einzelarbeit zwischen Therapeut und Klient statt. Die Gruppenmitglieder sind mit zunehmendem Maße in der Lage, den Prozess zu unterstützen. Dies fängt damit an, dass sie einer Person den Raum geben können, den sie braucht, um sich ihrem Thema zu widmen, bis hin zur Teilnahme an den tanztherapeutischen Interventionen. Ist eine Gruppe vertrauensvoll zusammengewachsen, so entsteht eine Atmosphäre, in der die Gruppenmitglieder ihre tiefsten Ängste überwinden, das „Innerste nach außen kehren“ und „positiv provozieren“ können, d.h. die Gruppenmitglieder sind sich inzwischen so vertraut, dass sie ihre Themenschwerpunkte kennen.

Eine Teilnehmerin offenbart der Gruppe, dass sie sich deswegen nicht von ihrem Mann trennt, weil sie nicht glaubt, genügend Kraft zu haben, die Enge der Beziehung zu durchbrechen. Der Zweifel an ihrer Kraft war immer wieder Thema. Die Tanztherapeutin lädt die Klientin ein, sich dies in Bewegung anzuschauen. Dazu bittet sie die anderen Gruppenteilnehmer, einen engen Kreis zu bilden. Die Klientin soll sich in diesen Kreis stellen und versuchen, dort auszubrechen (als Symbol für die Enge, die sie geschildert hat). Die anderen TeilnehmerInnen sollen dies verhindern. Es entsteht eine intensive Auseinandersetzung, bis schließlich die Schnelligkeit und Geschicklichkeit der Klientin so zunimmt, dass sie aus dem Kreis schlüpft.

Mit einer solchen Übung kommt man nur dann zu neuen Erkenntnissen, wenn die Gruppenteilnehmer verstehen, warum sie es der Klientin nicht einfach machen dürfen. Sie haben die Symbolik der Bewegungsaufgabe verstanden und wenden alle Kraft auf, um das Ausbrechen der Klientin zu verhindern. Sie repräsentieren die Wirklichkeitskonstruktion der Klientin. Ausschließlich durch das Engagement der anderen Gruppenmitglieder konnte die Klientin zu der Erkenntnis gelangen, dass sie sehr wohl aus einer Enge ausbrechen kann, ihr dies aber eher mit Schnelligkeit und Geschicklichkeit als mit Kraft gelingt. Im Anschluss gibt die Therapeutin den anderen Gruppenmitgliedern die Gelegenheit über ihr Erleben zu sprechen. Nicht selten führt dies zu einem Thema bei einem weiteren Gruppenmitglied.

Da die Gruppenmitglieder erst in dieser Phase tiefe emotionale Veränderungsprozesse durchmachen, können heftige Ängste mobilisiert werden, sodass ein Gruppenmitglied daran denkt abzubrechen. Fast immer wird das Gruppenmitglied frühere Erfahrungen in Gruppen (Familie) reinszenieren und sich dadurch bestätigt fühlen, dass niemand es mag, dass es doch besser ist, die Dinge für sich zu behalten, oder niemand es wert ist, von ihm geliebt zu werden (Bewältigung durch Abwertung). Auch wenn es dabei häufig sehr emotional zugeht, ist eine solche Reinszenierung für die Person in der Regel nicht so bedrohlich, weil sie ihr bereits vertraut ist. Erlaubt das Gruppenmitglied der Gruppe und dem Therapeuten, diese Reinszenierung umzudeuten, werden Veränderungsängste mobilisiert, da die Chance zu einer neuen, heilenden Erfahrung besteht. Es ist häufig viel einfacher auszusteigen, als die Erfahrung zu machen, dass die Therapeutin eine fürsorgliche Mutter sein kann, ohne zu kleben, dass der Therapeut ein verantwortungsvoller Vater sein kann, ohne ständig zu überfordern, und dass man von den anderen Gruppenmitgliedern (Geschwistern) geliebt wird, auch wenn man sich nicht großartig anstrengt.

Ich halte es deshalb für notwendig, dass in dieser Phase ein hohes Maß von Offenheit an ein hohes Maß an Selbstbestimmung gekoppelt ist. Es ist völlig legitim, einen Prozess abzubrechen, wenn die Angst zu groß ist. Nur sollte die Angst auch benannt werden. Findet die Offenheitsphase eine Konsolidierung, so hat das Gruppenmitglied das Gefühl, liebenswert zu sein und einen Ort des Vertrauens gefunden zu haben.

7.3.5 Erotik

In der Offenheitsphase trauen sich die Gruppenmitglieder, ihre Erotik in die Kommunikation einfließen zu lassen. Körperliche Nähe wird spielerisch eingesetzt, es wird viel und gerne gelacht, und erotische Kommentare beflügeln dieses Spiel.

> Erotik (altgriech. „eros": Liebe) ist ursprünglich die sinnlich-geistige Zuneigung zu einem anderen Menschen.

Die Intimität der Offenheitsphase schützt den spielerischen Aspekt der Beziehungen. Die GruppenteilnehmerInnen können eine Körperlichkeit zeigen, die diesen geschützten Rahmen braucht. Z. B. kann sich jemand genussvoll mit sich selbst beschäftigt, ohne Angst zu haben, dass die anderen dies anrüchig finden. Es zeigen sich körperlich nahe Interaktionen, die einen spielerisch-lustvollen Anteil haben, der meist in Wogen verläuft. Jemand initiiert eine spielerische Bewegung, die die anderen aufgreifen und steigern. Auf dem Höhepunkt dieser Woge ebbt die Energie langsam wieder ab, und die TeilnehmerInnen kommen entweder in eine Ruhe oder trennen sich aus den Kontakten und konzentrieren sich wieder auf sich selbst.

Zeigen sich in einer Gruppe vermehrt erotische Energien, die auf einen Menschen ausgerichtet sind, ist dies ein Zeichen für die Offenheitsphase. Sowohl die TeilnehmerInnen als auch die Therapeutin werden mit ihren eigenen Werten konfrontiert, was mit anderen Menschen geteilt werden darf. Hat eine Therapeutin eine eher ablehnende Haltung gegenüber erotischen Energien, wird sie diese als „albern" beschreiben oder sieht darin eine Abwehr der „eigentlichen" Themen der Gruppe. Eine Gruppe reagiert sehr sensibel auf die Normen der Therapeutin. Kann sie mit erotischen Anteilen der GruppenteilnehmerInnen nicht umgehen, wird die Gruppe sehr wahrscheinlich auch nicht diese erotisch-spielerische Energie zeigen.

Offenheit ist mit vielen Chancen und Risiken behaftet, die viele nicht bereit sind einzugehen. Sie bleiben dadurch geschützt, aber auch abgetrennt von anderen Menschen. Offenheit macht das Risiko jeder Beziehung sehr deutlich. Nur wenn der Mensch sich in seiner ganzen Vielfältigkeit, Widersprüchlichkeit und Verletzlichkeit zeigt, gibt er sich vertrauensvoll in die Hände des anderen, der diese Offenbarung behutsam würdigen muss.

Tabelle 4: Vor- und Nachteile der Offenheit

Vorteile	Nachteile
Schwere Enttäuschungen werden vermieden.	Der Einzelne gibt viel von sich preis und wird dadurch angreifbarer.
Die Beziehungen in der Gruppe werden persönlicher und intimer.	Offen ausgesprochene Unsicherheiten können als Schwäche interpretiert werden.
Probleme kommen auf den Tisch und können angepackt werden.	Manche Mitglieder fühlen sich bedroht und reagieren aggressiv oder ziehen sich zurück.
Das Feedback ist stichhaltig und hilft den Mitgliedern, zu lernen und sich weiterzuentwickeln.	Möglicherweise kommen Probleme zur Sprache, denen die Gruppe oder der Einzelne (noch) nicht gewachsen sind.
Das Lösen der zentralen Probleme setzt neue Energien frei.	

Stichworte zur Offenheit:

- Mut
- Liebe
- Sympathie
- emotionale Nähe
- Anziehung
- Freundschaft
- Erotik
- Hass
- Ablehnung
- emotionale Distanz
- Eifersucht
- Empathie
- Respekt
- Vertrauen
- Differenzierung in den Beziehungen
- Emotionalität
- Schutz
- Katharsis

7.4 Trennung

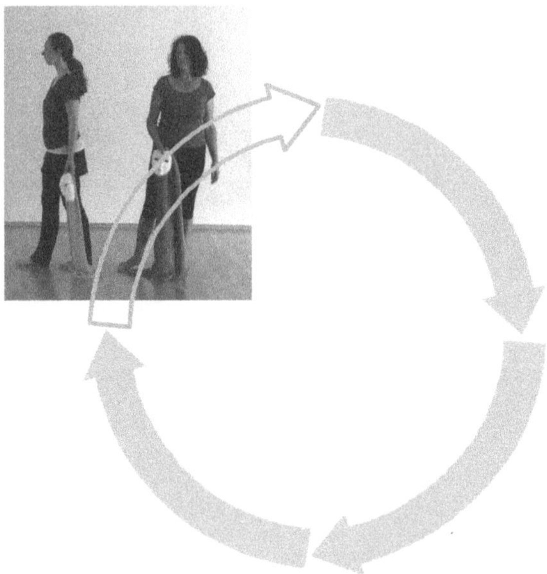

Abbildung 12: Trennung in der Gruppe

„Ich lebe mein Leben in wachsenden Ringen,
die sich über die Dinge ziehn;
ich werde den letzten vielleicht nicht vollbringen,
aber versuchen will ich ihn"
Rainer Maria Rilke (1875-1926), deutscher Schriftsteller.

Wenn jemand den Umgang mit Veränderungen und Trennungen gelernt hat, bekam er in frühen Jahren Anleitungen zur Gestaltung einer Trennung („Noch einmal schlafen, dann…"), aus denen er in späteren Jahren für sich selbst Gestaltungsmöglichkeiten der Trennung ableitet. Er wird den Zeitpunkt für den nächsten Entwicklungsschritt erkennen und eine Trennung einleiten können. Bei einer Trennung

- werden verbundene Teile eines Systems getrennt.
- werden Verbindungen aufgehoben.
- wird räumliche und emotionale Distanz zu den anderen Teilen des Systems hergestellt.
- wird an dieser Stelle der gemeinsame Weg nicht weiter fortgesetzt.
- muss etwas/jemand hergegeben werden, auch wenn es schwerfällt.

Immer dann, wenn eine Gruppe mit Veränderung umgehen muss, geht es um Trennung. Da das Leben ein fortlaufender Prozess ist, kann keine Gruppe Themen der Trennung vermeiden. Es gibt keine Entwicklung ohne Verlust.

In einer Gruppentherapie kann es drei Arten von Trennungen geben: 1. Ein Gruppenmitglied verlässt die Gruppe, 2. die ganze Gruppe wird oder ist terminiert, 3. der Therapeut verlässt die Gruppe. Diese verschiedenen Formen der Trennung lösen bei PatientInnen (und beim Therapeuten) unterschiedliche Gefühle aus.

1. Verlässt eine Person die Gruppe, so teilt sich die Gruppe in diejenige, die geht, und diejenigen, die bleiben. Wie die Trennung erlebt wird, hängt nicht nur davon ab, wie bedeutend die Person für die Gruppe oder wie stark die emotionale Verbundenheit war, sondern auch, wie sich die Person aus der Gruppe verabschiedet. Je wichtiger einem die Person war, desto mehr Gefühle werden in dem Trennungsprozess aufkommen. Für manche ist nur ein Gefühl vorherrschend, andere gehen durch ein Chaos von verschiedenen Gefühlen. Kündigt ein Mitglied die Trennung an, so wird in der Regel festgelegt, welche Sitzung die letzte für diesen Klienten ist. Auch wenn alle zurückbleibenden Gruppenmitglieder es gut finden, dass das Gruppenmitglied die Gruppe verlässt, sind sie meist wütend und traurig darüber. Bei Klinikpatienten stellt sich nicht selten ein Gefühl von Neid und Minderwertigkeit ein. Die eigenen Therapiefortschritte werden überprüft. Es wird deutlich, dass vielfältige Gefühle bei den Mitgliedern ausgelöst werden, wenn eine Person zu einem vereinbarten Termin ankündigt, die Gruppe zu verlassen. Für den Therapeuten gilt es zu überprüfen, ob der Klient die Gruppe zu einem Zeitpunkt verlassen will, wo seine Therapieziele im Ansatz lebbar geworden sind. Ist dies nicht der Fall, sollte genau herausgearbeitet werden, aus welchen Motiven heraus das Gruppenmitglied aus der Gruppe aussteigen möchte.

Aus vorherigen Abschieden kennt die Gruppe die Gestaltung der Abschiedssitzung. Es kann keine Trennung ohne Abschied stattfinden. Lässt die Person der Gruppe genügend Zeit, sich auf den Abschied vorzubereiten? Gibt sie der Gruppe die Chance zu einem gestalteten Abschied? Menschen mit ungelösten Trennungsthematiken neigen zu destruktiven Trennungsgestaltungen, die einen guten Abschied verhindern. Nimmt ein Mitglied nicht die Gelegenheit wahr, sich von der Gruppe zu verabschieden, findet auch keine wirkliche Trennung statt. Das Mitglied bricht die Therapie ab.

> Die Therapiestunde nähert sich allmählich dem Ende, und plötzlich eröffnet eine Klientin der Gruppe, dass sie heute zum letzten Mal da sei, sie wolle nicht weitermachen. Sowohl die anderen Gruppenmitglieder

als auch die Therapeutin haben kaum eine Möglichkeit, auf diese Art der Verabschiedung einzugehen. Die Gruppenteilnehmer sind entsetzt und verärgert. Der kurz gestaltete Abschied ist für alle unbefriedigend.

Bei Personen der gleichen „Generation“ (die in etwa gleich lang in der Gruppe sind wie der Verabschiedete) entsteht häufig ein Druck, dass sie nun auch langsam ohne Therapie auskommen müssten. Hier braucht es das Einfühlungsvermögen der Therapeutin, um zu vermitteln, dass jedes Mitglied seinen eigenen Veränderungsprozess anerkennt. Personen, die noch nicht so lange an der Gruppe teilnehmen, bekommen durch ausscheidende Mitglieder Hoffnung auf Besserung ihrer eigenen Situation, aber auch eine realistische Einstellung, dass Veränderungen ihrer Zeit bedürfen.

2. Bei der Terminierung der ganzen Gruppe müssen sich alle mit der Auflösung der festen Gruppenstrukturen auseinandersetzen. Es wird meist deutlich, dass jedes Gruppenmitglied die Terminierung anders erlebt. Während für die einen die Trennung ein katastrophisches Gefühl auslöst, weil ein sicherer Bestandteil der Vertrautheit ihres Lebens aufhört, sind andere erleichtert, sich nun neuen Aufgaben zuwenden zu können. Die meisten Gruppenmitglieder erleben eine Mischung aus Gefühlen, die sehr verwirrend sein kann und Platz für Gestaltung und Ausdruck braucht. Gruppen, denen eine Trennung bevorsteht, zeigen häufig charakteristische Verhaltensweisen: Abwesenheit und Verspätungen häufen sich, Mitglieder sind gedanklich und emotional nicht mehr so „bei der Sache“, sie lassen vermehrt eigene Sachen am Therapieort liegen, Diskussionen über Tod und Krankheit nehmen zu, die Gruppe erscheint nicht mehr so wichtig, und häufig beziehen sich die Mitglieder auf frühere gemeinsame Erfahrungen.

Der Therapeutin obliegt die Verantwortung, diese komplexen Aspekte der Trennung zu erkennen und sie in den Prozess der Verabschiedung zu integrieren. Die Intensität des Abschiedsprozesses hängt mit der Dauer der Gruppe zusammen. Eine Klinikgruppe, die drei bis vier Wochen zusammen war, wird lediglich die letzte Stunde als Abschiedsstunde gestalten, während eine Gruppe, die Jahre miteinander verbrachte, einen Abschiedsprozess von mehreren Sitzungen braucht.

3. Eine besondere Herausforderung für die therapeutische Arbeit ist die Trennung vom Therapeuten. Während die meisten PatientInnen zunächst unterstützend reagieren („Schön, dass Sie schwanger sind.“ „Ich freue mich, dass Sie eine Beförderung bekommen haben.“) regredieren sie immer stärker, je näher der tatsächliche Abschied rückt. Manche bleiben in rationalen Argumenten haften, um den Therapeuten nicht mit den eigenen Gefühlen zu belasten. Andere werten den Therapeuten und den Therapieverlauf ab, wie-

der andere glorifizieren den Therapeuten und glauben nicht, dass irgendjemand die Gruppe kompetent weiterleiten kann. Wird es institutionell verhindert, dass die Gruppe Abschied nehmen kann, so wird der Nachfolger keine Chance haben, denn die Gruppe muss ihm in der Zugehörigkeitsphase einen Platz geben. Dies kann sie nur, wenn sie innerlich und äußerlich die Gelegenheit hatte, den Vorgänger aus dem Platz zu entlassen. Dann kann es sogar so weit kommen, dass die Gruppe sich auflöst.

Eine schwere Krankheit stellt jede Therapeutin vor eine besondere Herausforderung im Umgang mit den KlientInnen und PatientInnen. Die Krankheit wird als eine persönliche und private Angelegenheit gesehen, die man meist nicht mit den KlientInnen teilen möchte. Ist die Arbeitsfähigkeit aber durch die Krankheit eingeschränkt, muss die Therapeutin einen Umgang mit dieser Veränderung finden. Dies erfordert in einer sowieso emotional belastenden Zeit eine schwierige Balance zwischen Offenheit und Wahrung der eigenen Grenzen. Supervisorische Unterstützung ist hier unbedingt angezeigt. Bei terminalen Krankheiten gelingt es vielen TherapeutInnen aufgrund der eigenen schwierigen Situation meist nicht, die KlientInnen auf eine endgültige Trennung vorzubereiten. Sie sagen zunächst Termine ab und lassen sich vertreten in der Hoffnung, wieder zurückkehren zu können. Die KlientInnen werden in diesen Hoffnungssog hineingezogen, obwohl sie meist sehr wohl bemerkt haben, dass es der Therapeutin nicht gut ging. Aber auch ihnen scheint es leichter, an eine Genesung der Therapeutin zu glauben, als die endgültige Trennung in Betracht zu ziehen. Umso schockierender ist es dann für sie, wenn sie erfahren müssen, dass die Therapeutin verstorben ist und sie keine Möglichkeit mehr hatten, sich von ihr zu verabschieden. Dies stürzt viele KlientInnen in eine so große Verzweiflung, dass sie es nicht mehr wagen, sich einen neuen Therapeuten zu suchen.

Die Leitung kann nicht davon ausgehen, dass die Gruppenmitglieder die Trennung thematisieren, sondern sie ist gefordert, dem Thema einen entsprechenden Rahmen zu geben. Sie ist für die Gestaltung des Trennungsprozesses verantwortlich, muss die TeilnehmerInnen darüber aufklären, was alles Anzeichen für Trennungsreaktionen sind, und die psychische Mobilisierung alter Trennungserfahrungen bearbeiten. Insofern stellt die Trennung eine komplette Therapiephase dar und meint nicht nur das Ende der Therapie.

7.4.1 Trennungsgefühle

Jede Trennung mobilisiert alte Erfahrungen und Gefühle mit Trennungen. Gruppenmitglieder neigen dazu, zunächst einmal in bekannte Trennungsreaktionsmuster zu verfallen. Ein Gruppenmitglied wird von einer Welle der Traurigkeit überrollt und kann die eigenen Entwicklungschancen in dieser Phase zunächst nicht sehen. Ein anderes Gruppenmitglied verfällt sofort in eine wütende Abwertung der ganzen Situation. Für das ausscheidende Gruppenmitglied ist es eine große Herausforderung, die Verärgerung über seine Trennung auszuhalten, ohne sich rechtfertigen zu müssen. Auf jeden Fall sollte die Therapeutin Unterstützung anbieten, sodass sich das Gruppenmitglied nicht schuldig und verlassen fühlt.

Jemand anderes ist stolz auf das, was er mit Hilfe der anderen geschafft hat. Dies kann bei den übrigen Gruppenmitgliedern vielfältige Gefühle auslösen. Sie spüren in sich eine Hoffnung, dass sie auch noch an diesen Punkt der Entwicklung kommen werden. Sie sind neidisch, weil sie glauben, diesen Entwicklungsschritt nicht erreichen zu können, oder sie können dankbar annehmen, dass sie für die Person eine so wichtige Stütze waren. Für Menschen, die an einer Therapie teilnehmen, bleiben am Ende der Therapie noch viele Themen, denen sie sich stellen wollen und müssen. Dies macht es ihnen oft schwer, das bereits Erreichte entsprechend zu würdigen. Das Resümee kann besonders hilfreich sein, dies zu erkennen und durch Tänze des Stolzes zu würdigen. Eine gelungene Psychotherapie macht die KlientInnen stolz darauf, dass sie jetzt mehr Mut haben, sie selbst zu sein, dass ihnen Auseinandersetzungen weniger Angst machen, dass sie ihren Platz im Leben gefunden haben und dass sie ihre Beziehungen zufriedener gestalten können. Eine gelungene Psychotherapie bedeutet aber nicht Glück und Zufriedenheit bis ans Ende des Lebens.

Ist jemand erleichtert, dass die Zeit der anstrengenden therapeutischen Arbeit vorbei ist, löst dies häufig ein Gefühl der Abwertung bei den anderen Gruppenmitgliedern und manchmal auch beim Therapeuten aus. Sie befürchten, dass die Person die Therapie als wenig wertvoll erlebt hat und deswegen erleichtert ist. Aus diesem Grund trauen sich viele KlientInnen nicht, diesem Gefühl Ausdruck zu verleihen. Der Therapeut sollte immer dann dieses Gefühl bedenken, wenn die Worte des Bedauerns und der Traurigkeit sich emotional nicht beim anderen verankern. Meist muss er die Erleichterung ansprechen und dem Patienten das Gefühl vermitteln, dass er dieses Gefühl aushalten kann und nicht als Abwertung der therapeutischen Arbeit empfindet.

7.4.2 Ambivalenz

Einen Trennungsprozess zu gestalten, ist stets eine große Herausforderung für die Leitung. Fast immer gibt es eine kollektive Verleugnung der Trennung. Die Gruppe verhält sich wie immer und hofft, dass die Trennung keine Auswirkungen haben wird. Die Teilnehmer nutzen alle Tricks der

Verleugnung: Sie vergessen die Abschiedssitzung, bringen ganz dringende persönliche Themen ein, die vom Abschied ablenken sollen, oder behaupten, dass die Person, die die Gruppe verlässt, sowieso nicht wichtig war. Jede Verleugnung bezüglich der Trennung wird jedoch die Energie für den nächsten Entwicklungsschritt blockieren.

Die meisten Gruppenteilnehmer haben ambivalente Gefühle, die sie zutiefst verwirren können. Sie sind traurig und erleichtert. Sie sind stolz und wütend. Sie sind gestärkt und unsicher. Die Therapeutin muss diesen Gefühlen und vor allem der Ambivalenz Raum geben und deutlich machen, dass scheinbar widersprüchliche Gefühle gleichzeitig erlebt werden können. So sind viele KlientInnen nach einer erfolgreichen Therapie zuversichtlich, die Herausforderungen des Lebens besser meistern zu können, gleichzeitig verspüren sie aber eine Unsicherheit, ob sie es ohne die Hilfe der Therapie bewältigen können. Ein Gruppenmitglied kann zutiefst traurig sein, dass eine vertraute Person die Gruppe verlässt, und gleichzeitig wütend sein, allein gelassen zu werden. Eine Patientin ist stolz, die Therapieziele erreicht zu haben, und gleichzeitig traurig, den vertrauten Rahmen der Therapie verlassen zu müssen.

Ambivalenzen zu alten Trennungen können in der Trennungsphase wiederbelebt werden und ermöglichen eine Integration.

Der Therapeut einer psychosomatischen Klinik hat sich aus persönlichen Gründen in einer anderen Klinik beworben und die Stelle auch bekommen. Herr F. hatte sich sehr am Therapeuten orientiert und ihn als väterliches Vorbild angesehen. Als er von der bevorstehenden Verabschiedung des Therapeuten erfährt, zieht er sich sofort zurück und verweigert weitere Therapiesitzungen mit ihm. Auf Nachfragen hin meint er, dass die Therapie eh nicht so viel gebracht hätte. Aus der Anamnese weiß der Therapeut, dass der Vater von Herrn F. in seiner Kindheit eine Arbeit in einer anderen Stadt angenommen hatte und sich schließlich von der Familie trennte. Aufgrund des guten Rapports mit dem Patienten gelingt es dem Therapeuten, Herrn F. an die Schmerzen und die Wut der damaligen Trennung heranzuführen und ihm aufzuzeigen, dass er die Trennung von ihm heute aktiv gestalten kann.

7.4.3 Das Resümee

Das Resümee ist ein wichtiger Bestandteil der Trennungsphase. Der Blick geht noch einmal zurück zur gemeinsamen Zeit, die nun vorbei ist. Geteilte Erlebnisse werden thematisiert und Entwicklungsschritte reflektiert. Die Gruppenmitglieder verspüren vielleicht den Wunsch, eine Situation abzuklären, in der sie sich vorher missverstanden fühlten. Sie spüren den Zeitdruck, jetzt noch Themen anzusprechen, die sie die ganze Zeit zurückgehalten haben. Je nachdem, wie viel Zeit für die Trennung bleibt, kann das Resümee auch einschließen, dass es für bestimmte Kontakte, Themen und Konflikte nun zu spät ist. Das kann zu der Erkenntnis und Trauer führen, dass man eine Chance der Begegnung oder Konfliktlösung verpasst hat.

Tanztherapeutinnen bieten einem scheidenden Klienten häufig an, sich noch einmal eine Übung oder ein Lied zu wünschen, das für ihn besonders wichtig war. Die Person kann entweder erzählen, was daran wichtig war, oder es wirkt einfach aus dem Bewegen heraus als Resümee.

Im Prozess der Ablösung zeigt sich eine besondere Abfolge, in der die Themen behandelt werden. Zuerst werden die persönlichen Gefühle angesprochen (Offenheit), dann konzentriert sich der Klient auf die Beziehung zur Leitung, was auch Beschwerden oder Rebellion mit einschließen kann (Verantwortung). Danach kommt die Diskussion über die Fortführung der Kontakte und wie verbindlich jeder diese sieht (Zugehörigkeit), um schließlich zu realisieren, dass jeder wieder einen anderen Weg geht bzw. der Fortbestand der Beziehungen durch das Wegfallen des formellen Zusammenkommens erst einmal in eine ungewisse Zukunft führt.

Die Trennungssequenzen verlaufen also in umgekehrter Reihenfolge zur Aufbausequenz, indem sich das Mitglied zuerst von den emotionalen Bindungen zurückzieht, dann die Verantwortung abgibt und zum Schluss die Zugehörigkeit beendet.

7.4.4 Rituale

Da Trennung sich immer dadurch auszeichnet, dass etwas oder jemand nicht mehr da ist, braucht der Mensch Hilfe bei der Erfassung des Nichtmehr-Seins. Dementsprechend sind Rituale hilfreich für die Trennung. Sie markieren ganz deutlich den Abschied und die Grenze zwischen dem Alten und dem Neuen. Wenn die Gruppenmitglieder ein Ritual finden, das sie alle mögen, werden sie bereit sein, sich der Trennung und dem Verlust zu widmen, aber auch in einer neuen Situation mit der Zugehörigkeitsphase zu beginnen. Kreistänze bieten eine gute Form des Abschlusses. Auch Geschenke an die Gruppe können die Bedeutung der Gruppe für den Einzelnen verdeutlichen.

> Zum Abschied einer Therapie lese ich mir immer die Notizen, die ich mir gemacht habe, noch einmal durch. Beim Abschied einer Klientin entschied ich mich, ihr Teile dieser Notizen als Abschiedsgeschenk zu geben. So konnten wir gemeinsam anschauen, dass der Therapieauftrag

voll erfüllt war, welche Themen wann thematisiert wurden, welche noch offen sind und wie der Werdegang war.

7.4.5 Akzeptanz von Begrenztheit

Wenn die Trennung eines Gruppenmitglieds für die anderen unverhofft kommt, kann dies einen Sturm des inneren Widerstandes gegen diese Trennung auslösen. Den verbleibenden Gruppenmitgliedern wird klar, welche Stellung diese Person in der Gruppe gehabt hat und dass sie fehlen wird. Nicht selten beginnen Überredungskünste, um die Person zum Bleiben zu bewegen. Es fällt den Gruppenmitgliedern schwer, die Begrenztheit zu akzeptieren. Erst über eine Phase der Trauer wird diese Akzeptanz entwickelt. Bei einem Todesfall, der die Akzeptanz der Endgültigkeit immer besonders herausfordert, kommt die Trauer über die verlorene Person bei jeder weiteren Trennung in der Gruppe meist noch einmal deutlich zu Tage.

Eine Gruppenteilnehmerin einer Ausbildungsgruppe ist verstorben. Als die Gruppe zum Ende der Ausbildung ein Gruppenbild, das aus Bildern der Teilnehmerinnen entstanden war, auflösen soll, indem jede ihr eigenes Bild an sich nimmt, bleibt das Bild der Verstorbenen zurück, und allen wird noch einmal schmerzlich klar, dass sie ihr eigenes Bild nicht mehr an sich nehmen kann.

Die KlientInnen müssen akzeptieren, dass nicht mehr alles möglich ist, wenn die Terminierung der Therapie ansteht. Oft wird erst in der Trennungsphase deutlich, dass einzelne Gruppenmitglieder wenig oder gar keinen Kontakt miteinander hatten. Nun ist es zu spät, um dies nachzuholen. Wird die Trennung lange genug eingeleitet, kann die Therapeutin immer wieder auf die Begrenztheit hinweisen, damit die KlientInnen erspüren können, was sie für sich noch erledigen müssen, um ein gutes Ende zu finden. Die Begrenztheit der Situation bietet die Chance für einen Entwicklungsschub.

In einer Tanztherapiegruppe, die von der Therapeutin wegen Umzug terminiert wurde, hatte eine Frau immer wieder gesagt, dass sie so gerne einmal Körperkontakt mit der Therapeutin hätte, sich dies aber niemals trauen würde. Als die letzte Therapiesitzung ansteht, bewegt sich die Klientin in einer Einheit Authentischer Bewegung (Kap. 8.3.6) langsam auf die Therapeutin zu. Kurz vor Ende der Einheit ist sie in ihrer Nähe und berührt sanft die Spitze ihres Fußes. In der anschließenden Gesprächsrunde sitzt die Klientin lächelnd im Kreis und meint, dass sie jetzt gut gehen könne.

7.4.6 Abschiednehmen

Während durch die Ankündigung des Therapieendes der Druck und die Chance entstehen, Probleme noch zu klären, ist in der Abschiedssitzung die Endgültigkeit der Trennung vorherrschend. Hier bleibt nur noch Raum für die Gestaltung des Abschieds. Im Abschied geht es ums endgültige Scheiden, um das bewusste Loslassen. Und es scheint Menschen wichtig zu sein, dem Abschied eine Form zu geben. Die Tanztherapie mit ihren vielen Formen des Verbindens und Loslassens bietet viele Möglichkeiten, dass die Endgültigkeit auch körperlich verankert werden kann. Ohne diese körperliche Verankerung, das sinnliche Erspüren der Endlichkeit, wird die Trennung nicht gelingen. Vielfältige Lieder des Abschieds unterstützen diesen Prozess und geben ihm gleichzeitig ein Containment, einen begrenzten Rahmen. Denn alle Lieder hören einmal auf und markieren damit das Ende des Abschieds.

Jeder Abschied mobilisiert die Bilder vorangegangener Abschiede. Wenn wir auf eine Beerdigung gehen müssen, fallen uns die Bilder anderer Beerdigungen ein, auf die wir gegangen sind. Wir wissen, wie das Wetter war, wie die Trauerfeier gestaltet wurde und wie es uns mit diesem Abschied gegangen ist. Der Abschied aus einer Gruppe mobilisiert nicht nur die Bilder, die mit dieser Gruppe assoziiert werden, sondern auch die Erfahrungen anderer Gruppenerlebnisse werden wieder wach. Es kommen aber auch Bilder des missglückten oder fehlenden Abschieds. Die Frau erinnert sich, dass sie aus falsch verstandener Schonung als Kind nicht zur Beerdigung ihrer Mutter mitgenommen wurde und bis heute eine Lücke spürt. Der Mann erinnert sich, dass er einfach aus der gemeinsamen Wohnung ausgezogen ist und der damaligen Freundin einen Abschied verweigert hat, der ihm nun selbst nachhängt.

Wenn es dem Therapeuten gelungen ist, die Trennungsphase gut zu gestalten, erhalten viele KlientInnen zum ersten Mal die Möglichkeit, eine gut gestaltete Trennung zu erfahren. Sie werden durch die aktive Gestaltung im therapeutischen Setting gehalten und können gleichzeitig selbst mitgestalten. Dadurch erleben sie in einer Trennungssituation eine Selbstwirksamkeit, die es ihnen ermöglicht, in weiteren Trennungen in ihrem Leben gestaltend mitzuwirken.

7.4.7 Nach der Trennung

Nachdem ein Gruppenmitglied die Gruppe verlassen hat, zeigen die Gruppenmitglieder unterschiedliche Reaktionen. KlinikpatientInnen reagieren häufig regressiv auf die Trennung, sodass sie kurzfristig auf frühere Verhaltensweisen zurückfallen. Es treten resignative Gefühle auf wie, es „nie zu schaffen". Es kann notwendig sein, dass die Therapeutin den Patienten hilft, ihren eigenen Weg mit den entsprechenden Wachstumspotenzialen aufzuzeigen. Da der Mensch als soziales Wesen sich aber an anderen orientiert, kann es trotzdem für einen Patienten schmerzlich sein zu sehen, dass er „noch nicht so weit ist", selbst die Gruppe zu beenden. Dies gibt der Therapeutin einen Hinweis, was sie in der Zugehörigkeit, die unweigerlich nach der Trennung einsetzt, anbieten kann.

Erst wenn eine Person wirklich nicht mehr da ist, können Menschen spüren, was sie wirklich für sie bedeutet hat. War es ein wichtiger Mensch für die anderen, wird der Verlust immer wieder thematisiert werden. Der Therapeut muss den Trauerprozess ansprechen und mit Übungen aus der Zugehörigkeitsphase (denn in dieser befindet sich die Gruppe nach der Trennung wieder) der Gruppe deutlich machen, dass der Verlust eines Gruppenmitglieds nicht die Auflösung der Gruppe bedeutet, sondern der Beginn eines neuen Gruppenzyklus.

Auch in der Einzeltherapie müssen alle Besonderheiten der Trennung im Abschied berücksichtigt werden. Findet die Therapie einen Abschluss, weil die Klientin ihr Therapieziel erreicht hat, findet auch in der Einzeltherapie ein gegenseitiges Feedback statt. Dies kann verbal, aber auch auf der Bewegungsebene gestaltet werden. Hier wird der Wunsch der Klientin berücksichtigt. Im gemeinsamen Tanz kann die Klientin die Beziehung noch einmal inkorporieren und zukünftig als Stütze einsetzen. Möchte die Klientin, dass die Therapeutin ihren Abschiedstanz bezeugt, findet die Übereinstimmung der erreichten Therapieziele eine angemessene Form.

Muss ein Klient aufgrund äußerer Umstände (Geld, Umzug, Beruf etc.) die Therapie beenden, ist der Abschied wesentlich schwieriger, weil er den Abschied als nicht selbstbestimmt erlebt. Vielleicht wird die Therapie abgebrochen, weil die Beziehung für die Klientin nicht stimmt. Oder die Therapie wird terminiert, weil Lebensveränderungen (Schwangerschaft, Krankheiten, Pension, Umzug etc.) der Therapeutin dies erfordern. Therapeut und Klient sollten sich aber dennoch bemühen, das bisher Erreichte zu würdigen, ohne den Abbruch zu leugnen.

Ein Klient im öffentlichen Dienst wird versetzt, was einen Ortswechsel beinhaltet. Sowohl Klient als auch Tanztherapeutin sind sich einig, dass das Therapieziel nicht erreicht ist. Die Therapeutin legt ein Band auf den Boden, das an einem Ende den Anfang der Therapie symbolisiert, am anderen Ende schreibt sie auf ein Blatt das Therapieziel. Beide legen gemeinsam fest, wo sich auf dem Band der Abbruch der Therapie befindet. Der Klient tanzt nun entlang des Bandes und erlebt so noch einmal die einzelnen Entwicklungsphasen in der Therapie. Gleichzeitig realisiert er den Therapieabbruch, weil er nicht am Ende des Bandes ankommt, sondern an der Stelle des Abbruchs aufhören muss.

7.4.8 Terminierung durch den Therapeuten

Besonders schwierig sind die Abschiede, die aufgrund der therapeutischen Beziehung entschieden werden. Sowohl Klientin als auch Therapeutin sind in einem solchen Fall geneigt, die Therapie ohne einen Abschied zu beenden. KlientInnen sagen meist die Termine erst mal ab mit der Behauptung, sich wieder zu melden, ohne dies jedoch zu tun. Dies hat immer zur Folge, dass beide mit einer Enttäuschung weiterleben müssen, ohne wirklich etwas aus dem Scheitern gelernt zu haben. Gelingt es beiden, den Mut aufzubringen, das Misslingen der Beziehung gemeinsam zu betrachten, ist dies zum einen die Chance, etwas daraus zu lernen, zum anderen versöhnlich auseinanderzugehen. Diese Analyse muss meist auf der verbalen Ebene geschehen. Kann die Therapeutin die Enttäuschung der Klientin anerkennen, ohne sie verteidigend reduzieren zu wollen, findet die Therapie einen distanzierten, aber dennoch respektvollen Abschied.

Terminiert der Therapeut die Therapie, weil seine Lebensveränderungen dies erfordern, so ist er vor besondere emotionale Herausforderungen gestellt. Kinder fühlen sich oft freier, ihre Gefühle bezüglich der Trennung zu thematisieren. Arbeitet er mit erwachsenen KlientInnen, so reagieren sie scheinbar verständnisvoll, zeigen aber anschließend diverse andere Reaktionen.

Ich leitete eine feste Gruppe, die sich einmal im Monat an einem Wochenende traf, weil die Mitglieder aus unterschiedlichen Städten kamen. Diese Form war zunächst für sechs Monate vorgesehen und wurde dann auf Wunsch der Gruppe um weitere sechs Monate verlängert. In dieser Zeit wurde ich schwanger, sodass klar war, dass eine weitere Verlängerung der Gruppe nicht zur Disposition stand, da ich mit Säugling keine Wochenendveranstaltungen machen konnte. Am letzten Wochenende begannen die Mitglieder, sich gegenseitig zu konfrontieren, und wollten in der kurzen Zeit noch alle möglichen Themen ansprechen. Zunächst wurde ich innerlich sehr angespannt, wie ich dies an einem Wochenende bewältigen sollte. In einer Pause wurde mir klar, dass dies Reaktionen auf die Trennung waren, die sie nicht selbst entschieden hatten, und es mir auf diese Weise schwer machen wollten. Danach ging ich auf die vielen „offenen" Themen nicht mehr ein, sondern gestaltete den Abschied, indem ich ihnen aber auch Raum für den Ärger über die Trennung ermöglichte.

Sind es selbst entschiedene Veränderungen im Leben der Therapeutin wie Umzug, Schwangerschaft etc., werden die KlientInnen meist mit dem Gefühl konfrontiert, nicht so wichtig zu sein, als dass die Therapeutin deswegen bei ihnen bleiben würde. Es wird also ein Gefühl aus der Zugehörigkeitsphase getriggert. Mit diesem Gefühl haben sie ja auch recht, gestehen es sich häufig aber selbst nicht ein, sondern rationalisieren die Entscheidung der Therapeutin bis hin zu guten Wünschen für den weiteren Lebensweg. Nicht selten werden in solchen Situationen Kindheitstrennungen erinnert, z.B. wo die Familie für eine neue Stelle des Vaters umzog, ohne die Einbindung des Kindes zu berücksichtigen. Die Person hatte gelernt, dass die eigene Befindlichkeit nicht so wichtig ist wie die Befindlichkeit des Vaters. Es liegt dann in der Verantwortung der Therapeutin, dieses Thema anzuschneiden, um einen guten Abschied gestalten zu können. Sie muss es aushalten, dass sie sich „gegen" die KlientInnen entschieden hat, dass sie etwas oder jemand anderem mehr Bedeutung in ihrem Leben einräumt und dies auch nicht zu leugnen ist. KlientInnen reagieren darauf mit Ärger, Apathie, übermäßiger Freundlichkeit oder Schmerz.

> Nach meiner einjährigen Tätigkeit in einem Heim für schwer erziehbare Jungen in den USA stand das Ende bevor. Ich teilte den Jungen mit, dass ich nun sehr weit reisen würde. Davon ließen sich einige nicht besonders beeindrucken, weil sie als notorische Ausreißer meinten, sie würden mir eh hinterherlaufen. Selbst die Ankündigung, dass dann ein großes Meer zwischen uns sein würde, löste bei ihnen noch die Fantasie aus, mir in einem Boot zu folgen. Als ich ihnen zum Abschied Würfel mit Fotos von uns schenkte und wir alle sehr traurig waren, beugte sich ein Junge ganz nah an mein Gesicht und wollte sehen, ob ich auch Tränen in den Augen hatte.

Anders stellt sich die Situation dar, wenn es Veränderungen im Leben des Therapeuten gibt, die er nicht selbst beeinflussen kann, wie z.B. eine schwere Erkrankung. Der Therapeut steht vor der schweren Aufgabe zu entscheiden, wann er wie die KlientInnen mit einbezieht. Häufig wartet der Therapeut viel zu lange damit. Der Klient spürt und sieht, dass es dem Therapeuten nicht gut geht, traut sich aber meist nicht nachzufragen, weil die asymmetrische Therapeut-Klient-Beziehung beinhaltet, dass der Therapeut sich um das Wohlergehen des Klienten kümmert, aber nicht umgekehrt. Wenn der Therapeut die Information so lange hinauszögert, dass kein Abschied mehr möglich ist, weil die Krankheit so weit fortgeschritten ist, dass an eine berufliche Tätigkeit nicht mehr zu denken ist, bleiben die KlientInnen ohne Abschied, was für sie sehr verstörende Auswirkungen hat. In einer solchen schwierigen Situation, die für den Therapeuten extrem belastend ist, sollte er supervisorische und kollegiale Unterstützung suchen, um den Abschied frühzeitig anzusprechen und mit den KlientInnen zu gestalten.

Stichworte zum Thema Trennung:

- Abschied nehmen
- Ritual
- loslassen
- Akzeptanz von Begrenztheit
- Perspektive
- Trauer
- Wut
- Erleichterung
- Stolz

7.5 Diskussion

Wie andere theoretische Modelle sind auch die Wachstumsphasen in jeder lebendigen Therapiegruppe von unterschiedlich langer Dauer, sie überlappen sich und treten wieder auf. Die Therapeutin kann die Länge der einzelnen Phasen nur insofern bestimmen, als dass sie die Anzeichen einer jeden Phase gut beobachtet und entsprechend darauf eingeht. Sie kann aber nicht das Tempo der Gruppe bestimmen. Das Entwicklungstempo der Gruppe hängt vielmehr mit den Individualthemen der Gruppenmitglieder zusammen. Finden sich z. B. in einer Gruppe Menschen zusammen, die sich bereits vor Beginn der Therapie innerlich committed haben und zu Konflikten in der Lage sind, kann diese Gruppe sehr schnell in die Offenheit gelangen. Setzt sich die Gruppe allerdings aus Menschen zusammen, denen es schwerfällt, sich auf den Prozess der Therapie einzulassen, und daher immer wieder innerlich hadern, ob sie der Gruppe angehören wollen oder nicht, verharrt die Gruppe so lange in der Zugehörigkeit, bis diese Zweifel in die ein oder andere Richtung (rein oder raus) geklärt sind. Erliegt der Therapeut dem Trugschluss, dass die Gruppe aufgrund der langen Bestandszeit bereits in den nächsten Phasen sein müsste, verharrt die Gruppe immer mehr in der Zugehörigkeit.

Die Themen aus einer Phase werden noch in die nächste Phase mitgenommen, oder Themen aus der nächsten Phase können sich bereits in der vorherigen Phase zeigen. Systeme befinden sich also in einer ständigen Pendelbewegung auf dem Phasenkreis mit einer hoffentlich steten Weiterentwicklung. Die Therapeutin sollte nicht nur ein Thema als Indiz für eine Phase werten, sondern die Themen entsprechend der Phasen innerlich sortieren, um dann zu erkennen, zu welcher Phase die meisten Themen gehören.

Es passiert immer wieder, dass ein offensichtliches Verhalten, das einer bestimmten Phase zugeordnet werden kann, häufig nur das eigentliche Thema einer anderen Phase zudeckt. Eine Gruppe kritisiert z. B. die Leitung über Form und Ablauf der Gruppensitzungen. Erst im Laufe der Auseinandersetzung wird deutlich, dass jedes einzelne Mitglied das Gefühl vermisste, wichtig zu sein, d. h. eine Zugehörigkeitsthematik wurde durch ein Verantwortungsthema überlagert.

In meiner chinesischen Ausbildungsgruppe begann eine Frau am zweiten Tag der Ausbildung, die Leitung heftig zu kritisieren. Sie wüsste nun noch immer nicht, was Tanztherapie ist, und forderte eine Therapiestunde als Modell für Tanztherapie. Sie betonte, dass viele aus der Gruppe aus dem psychotherapeutischen Bereich kämen und auch schon Tanztherapieseminare besucht hätten, sie aber aus der Wirtschaft komme und daher dieses Wissen nicht habe. Gleichzeitig fiel mir auf, dass die Frau die einzige etwas Übergewichtige in der Gruppe war. Auch damit war sie anders als die anderen, was ein Gefühl der Zugehörigkeit erschwert. Ich erkannte sofort ihre Zugehörigkeitsthematik und verweigerte eine Demo-Therapiesitzung. Meine chinesische Partnerin allerdings ließ sich völlig verunsichern, weil sie Angst hatte, die Frau könnte die anderen mit ihrer negativen Haltung „anstecken". Indem ich im Laufe des Seminars immer mal wieder auf ihr Bewegungsverhalten und ihre Äußerungen einging und beim Lernstoff auch auf die Anwendbarkeit in der Wirtschaft verwies, fühlte sie sich zunehmend gesehen und wurde freundlicher.

Wenn eine Gruppe die Phasen sehr schnell durchläuft, passiert es meistens, dass zu einem späteren Zeitpunkt nicht bearbeitete Themen vorheriger Phasen nachgeholt oder wiederholt werden. Jede Wiederholung eröffnet neue Möglichkeiten der Bearbeitung, sollten also nicht als missglückte Therapie gedeutet werden. Gerade Therapiegruppen mit Frauen neigen zu einem schnellen Durchlauf in die Offenheitsphase, weil das ihrer Vorstellung von Therapie am meisten entspricht. Erst im Laufe der Therapie erkennen sie, dass sie bei Konflikten in der Nettigkeit der Zugehörigkeit verharrt sind und sich nicht trauen zu konfrontieren. Bei anstehenden Konflikten entsteht erst im Nachhinein die Möglichkeit, die Konfliktfähigkeit der Verantwortungsphase zu erlernen.

Gruppen können an bestimmten Stellen festhängen, versuchen, einige Phasen zu überspringen (was nach meiner Erfahrung noch keiner Gruppe gelungen ist), müssen aus verschiedenen Gründen in einer Phase länger verharren oder können sich aufgrund organisatorischer Gegebenheiten nicht sehr weit entwickeln. Die meisten Kliniken haben z. B. eine

Struktur, in der jede Woche neue PatientInnen aufgenommen und entlassen werden. Die Therapeutin hat also wenig Möglichkeiten, aus der Zugehörigkeitsphase herauszukommen, weil die Gruppenzusammensetzung fast in jeder Sitzung eine neue ist. Sie sollte dies als Chance nehmen, sich den Themen der Zugehörigkeit intensiv zu widmen. Menschen, die in eine Klinik müssen, sind aus ihren Lebensbezügen herausgefallen und müssen sich oft neu orientieren. Sie bringen schon aus diesem Grund eine massive Zugehörigkeitsthematik mit („Kann ich an meinen alten Arbeitsplatz zurück?", „Sollte ich nicht besser umziehen?", „Tut mir die Beziehung gut?" etc.) und sind in ihrem Selbstwert tief verunsichert, wenn sie die gewohnte Leistung nicht mehr erbringen können. Im psychiatrischen Setting haben viele PatientInnen keinen Platz in der Gesellschaft gefunden und fühlen sich am Rande einer Gesellschaft platziert, da sie eine „normale" Leistung nicht erbringen können. Diesen PatientInnen sollte der Therapeut Hilfen anbieten, wie sie ihren Platz, ihre Wichtigkeit und Zugehörigkeit in dieser Gesellschaft finden können.

Es ist noch wichtig zu unterscheiden, dass die Gruppe durchaus eine andere Phase bewältigen kann als die einzelnen Gruppenmitglieder. Wenn einzelne Mitglieder psychodynamisch sehr in einer bestimmten Phase verhaftet sind, werden sie diese auch unabhängig von der Entwicklung der Gruppe in jeder gruppendynamischen Entwicklung anbringen.

> In einem längeren Seminar einer festen Gruppe, das in einem Seminarhaus stattfindet, erlebt die Gruppe viel Offenheit, und zwar sowohl in den Therapieeinheiten als auch in den informellen Zeiten. Die TeilnehmerInnen fühlen sich frei, in den zur Verfügung stehenden Stunden ihren Bedürfnissen nach Kontakt oder Alleinzeit nachzugehen. Daraus entstehen unterschiedliche Kleingruppen, die zusammen spazieren gehen, Wein trinken, singen oder sich unterhalten. Eine Teilnehmerin mit einer heftigen Zugehörigkeitsthematik wertet diese spontanen Zusammenkünfte für sich so, dass die anderen sie nicht dabei haben wollen, und verzieht sich oft weinend, obwohl sie von den anderen gemocht wird.

Letztlich gilt es zu beachten, dass auch jede Therapiestunde die Phasen durchläuft. Der Beginn der Sitzung durchläuft eine, wenn auch kurze, Zugehörigkeitsphase, und am Ende der Sitzung sollte eine Trennungsphase gestaltet werden. Es ist für den Therapieverlauf hilfreich, wenn diese beiden Phasen einer jeden Sitzung durch Rituale markiert werden. Dagegen ist es nicht förderlich, wenn der Anfang und das Ende der Sitzung immer wieder unterschiedlich verlaufen, wodurch der schützende Rahmen erst wieder neu erforscht werden muss.

In der Tanztherapie mit geistig behinderten, älteren Erwachsenen leitete ich aufgrund der schwindenden körperlichen Kraft immer im Sitzen das Aufwärmen und begann häufig mit einer Bewusstwerdung der verschiedenen Körperteile. Das Wegräumen der Stühle leitete den Hauptteil der Sitzung ein. Die Stunde wurde immer mit einem einfachen Kreistanz (Hin- und Herwiegen) zu einer Musik im ¾-Takt beendet.

8 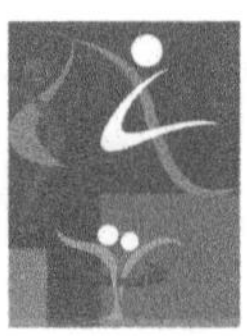 Das Wachstumsmodell in der Tanztherapie

Es wurde deutlich, dass das Wachstumsmodell sowohl auf die Entwicklung des Individuums als auch auf die Entwicklung von Systemen angewandt werden kann. So lassen sich die Wachstumsphasen in jedem Arbeitsteam (Bender, 2009), in jeder Ausbildungsgruppe, sei es in der Schule oder in der Berufsausbildung, und in jeder Therapiegruppe erkennen.

Für die Tanztherapie ergeben sich durch die Modalität der Bewegung einige Besonderheiten des Wachstumsmodells, die es zu berücksichtigen gilt. In eine Tanztherapie kommen Menschen, die in ihren aktuellen Lebensbezügen Zustände vorfinden, die für sie nicht länger zu ertragen sind und die sie ändern wollen. Diese setzen sich meist zusammen aus innerpsychischen (z. B. Ängste, Zwänge, psychische und psychosomatische Beschwerden) Symptomen und interaktiven (z. B. Mobbing) oder kommunikativen Problemen. Meistens wirken diese Faktoren wechselseitig, wobei das systemische Denken bei der Betrachtungsweise der individuellen Problemlage hilft. Die Tanztherapie wird gewählt, weil die Personen den Veränderungsweg nicht nur über eine kognitiv-verbale Auseinandersetzung finden, sondern diesen auch körperlich-sinnlich-motorisch erfahren und Handlungskompetenz erlangen wollen.

Damit in einer therapeutischen Gruppe eine Bearbeitung der Probleme möglich wird, ist es notwendig, dass

1. die Gruppe aus klar definierten Mitgliedern besteht, die alle aus irgendeinem Leidensdruck heraus an dem Zusammentreffen der Gruppe interessiert sind und
2. der äußere Rahmen (Ort, Uhrzeit, Dauer etc.) klar festgelegt ist.

Die individuellen Gründe zur Teilnahme sowie der Rahmen oder die tanztherapeutische Richtung können unterschiedlich sein. Jedes Gruppenmitglied übernimmt dabei sehr schnell eine bestimmte Position und Rolle, es gibt ausgesprochene und unausgesprochene Regeln, Normen und Grenzen. Das Beziehungsgefüge ist von den Charakteren der einzelnen Gruppenmitglieder und von dem Rahmen abhängig. Yalom (2001) spricht in diesem Zusammenhang von der Fassade und dem Kern einer Gruppe. Unter der Fassade versteht er z. B. die Form, Technik und die Spezialsprache, die sich im Laufe der Zeit in einer Gruppe entwickeln. Der Kern dagegen umfasst die reinen Mechanismen, die zu einer Veränderung führen.

In diesem Kapitel werden die verschiedenen Themen der einzelnen Phasen und ihre tanztherapeutische Umsetzung diskutiert. Konkrete Übungen helfen, die Themen der einzelnen Phasen tanztherapeutisch zu bearbeiten. Die meisten Übungen sind auf Gruppensettings bezogen, können aber häufig kreativ für die Einzeltherapie abgeändert werden. Sie dienen der Verdeutlichung, wie die Phasen tanztherapeutisch bearbeitet werden können. Sie entbinden aber nicht die Tanztherapeutin von der eigenständigen Entscheidung, ob eine Übung auch für das konkrete Setting sinnvoll ist. Sie muss ebenfalls entscheiden, ob die vorgeschlagene Musik zum Klientel passt.

8.1 Zugehörigkeit

Jede Klientin, die eine Tanztherapie neu beginnt, wird sich mit mannigfaltigen Ängsten und Gedanken konfrontiert sehen, die sie mehr oder weniger bewusst wahrnimmt. Da die Tanztherapie durch ihre Technik von alltäglichen Formen der Konfliktbewältigung abweicht, befindet sich die Klientin in einem völlig neuen Erlebnisfeld, wo die Erfahrungen aus bekannten Situationen nicht als Unterstützung mit eingebracht werden können. Diese fehlende Anschlussfähigkeit erhöht die Unsicherheit. Die Situation wird meist dadurch verstärkt, dass die Tanztherapeutin eine bewegungsbegeisterte Person sein wird, vielfältige Bewegungserfahrungen hat und eine jahrelange tanztherapeutische Ausbildung genoss, sodass sie die Unsicherheit der KlientInnen meist nicht auf einer Ebene der persönlichen Erfahrung nachvollziehen kann.

Allein durch die äußeren Faktoren (unbekannter, großer Bewegungsraum, fremde Personen, Ablegen der Alltagskleidung) werden in der Regel bei neuen Gruppenmitgliedern schon viele Ängste mobilisiert und damit auch in verstärktem Maße Fragen und Zweifel aufgeworfen, ob das denn nun wirklich die richtige Therapieform ist.

> Ein Patient einer psychosomatischen Klinik kam am Ende seiner ersten Tanztherapiesitzung zu mir und sagte erleichtert: „Ich bin froh, dass dies nicht so eine esoterische Stunde mit Tücherschwingen war."

Hinzu kommen natürlich noch die Ängste, die in allen anderen Gruppentherapieformen anzufinden sind: die Angst, konfrontiert zu werden, die Kommunikationsform nicht zu kennen, die Personen nicht zu kennen, nicht gesehen zu werden, keinen Platz zu bekommen etc. Dieser Anhäufung von Unwohlsein und Ängsten muss die Tanztherapeutin mit einem hohen Maß an Struktur begegnen, das es dem neuen Gruppenmitglied ermöglicht, ein Gefühl zu entwickeln, hier einen sicheren Ort zu haben.

Die ersten Übungen zu Beginn einer neuen Gruppe oder einer jeden Sitzung sollten einfach strukturiert sein, für die Anschlussfähigkeit der PatientInnen Bekanntes beinhalten und Orientierung geben, damit die Klientinnen nicht nur das Gefühl bekommen, sich an diesem Ort wohlzufühlen, sondern auch in sich hineinspüren können, ob sie sich auf diese Therapieform einlassen wollen. In der Gruppen- und Einzeltherapie ermöglichen Übungen zur Raumerkundung ein „Anfreunden" mit dem Setting. Die Wahrnehmung des Raumes aus verschiedenen Positionen heraus vermittelt ohne viele Worte, dass Veränderung immer einen Perspektivenwechsel beinhalten muss. Kennenlernübungen, bei denen auf verschiedenste Weise mit dem Namen gespielt wird, unterstützen das Ankommen und das Wichtigsein. Bewegungsübungen sollten mit einfachen Alltagsbewegungen beginnen, sodass sich niemand überfordert fühlt. Der Kreis als Gruppenformation unterstützt das Gefühl, die Gruppe als Ganzes zu erleben und als Einzelner in seiner einzigartigen Identität gesehen zu werden. Jeder kann darin jeden sehen, und er bildet eine Grenze nach außen. Eine geeignete Technik für die Zugehörigkeit ist deshalb auch jede Übung im Kreis als Symbol für Gemeinschaft. In dieser frühen Phase bewegt sich der Tanztherapeut meist mit, sodass die KlientInnen ihn als Orientierung und Modell nutzen können.

Ein strukturiertes Einführen der Medien (Tücher, Bälle, Bänder etc.), die im Laufe der Therapie verschiedene Funktionen übernehmen werden, kann ebenfalls Inhalt der Zugehörigkeitsphase sein, damit die KlientInnen darauf später selbstständig zurückgreifen können.

Das Gefühl des Ankommens und Aufgehobenseins wird durch einfache rhythmische Musik unterstützt, die dem Geschmack der KlientInnen, nicht dem des Therapeuten angepasst werden muss. Eingängig erlebt wird Musik im ¾-Takt (Walzermusik), da dieser an den Wiegerhythmus erinnert (Bender, 2014) und Gemeinschaft fördert. Die Einfachheit der Musik ermöglicht nicht nur den leichten Kontakt bei der rhythmischen Synchronisierung, sondern entlastet die KlientInnen, indem sie erleben, dass es in der Tanztherapie nicht um eine Tanzleistung geht. Denn in den meisten Kulturen wird Tanz als eine Leistung verstanden, die man sich mühsam erarbeiten muss, und nicht mehr als ursprüngliche Ausdruckskraft menschlichen Seins, woran die Tanztherapie anknüpfen möchte.

8.1.1 Der Raum als Schutz und Möglichkeit

Für die Tanztherapie stellt der Raum eine besondere Herausforderung dar, da er groß genug sein soll, dass sich alle expressiv ausdrücken können, und trotzdem Geborgenheit und Schutz vermitteln muss, damit innere Prozesse gehalten werden können. Es gibt einige Kliniken, denen es gelungen ist, dieser Doppelanforderung gerecht zu werden. Aber viele Kliniken erkennen diese Notwendigkeit nicht, und die Tanztherapeutin kämpft oft jahrelang darum, dass der Therapieraum uneinsehbar sein muss, dass niemand während der Sitzung hereinkommen kann, dass der Boden sauber und für Licht und Luft gesorgt ist. Wenn vieles davon nicht zutrifft, dann drückt dies nicht nur eine Missachtung der Tanztherapie durch die Klinikleitung aus, sondern missachtet auch die psychischen Prozesse der PatientInnen, die für nicht schützenswürdig erachtet werden. So wird bereits durch unpassende Räume eine Retraumatisierung alter Situationen hervorgerufen, die an einem solchen Ort eigentlich bearbeitet werden sollte.

In der Zugehörigkeitsphase findet eine starke Ausrichtung am Tanztherapeuten statt, der er mit unterstützender (und nicht konfrontierender) Haltung begegnen muss. Da der Raum als bedrohlicher, unbekannter Faktor mitberücksichtigt werden muss, ist es sinnvoll, dass die Gruppe zu Beginn einer Tanztherapie den Raum erforscht. Die Gruppenmitglieder bekommen so ein Gefühl dafür, wie viel Bewegungsraum sie in dem Raum haben, wie der Raum an verschiedenen Stellen wahrgenommen wird, wie viel Abstand sie beim Durchschreiten des Raumes zu den anderen Gruppenmitgliedern haben können. Die Gruppenmitglieder sind an diesem Punkt meist nicht in der Lage, Blickkontakt aufzunehmen, sondern sind hinreichend damit beschäftigt, die anderen zu „erspüren“. Wichtig dabei sind alltägliche Bewegungsformen des Laufens und Gehens, sodass neue Gruppenmitglieder durch die Einfachheit und Bekanntheit der Fortbewegungsart wenigstens einen Orientierungspunkt haben. Die Musik sollte so gewählt sein, dass sie den Gruppenmitgliedern bekannt vorkommt. Diese Einstimmung ist die Einladung, dass der Klient sich zukünftig in diesem Raum zu Hause fühlen darf.

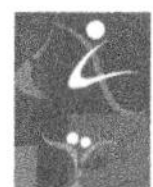

Mein Raum – dein Raum

Die KlientInnen werden aufgefordert, durch den Raum zu gehen und den Rhythmus der Musik aufzugreifen. Die Musik sollte so gewählt sein, dass ein normales Gehen möglich ist.

Musikbeispiel: Mayer Hawthorne: Henny & Gingerale

Die Tanztherapeutin lenkt die Aufmerksamkeit der Teilnehmer auf verschiedene Aspekte des Raumes sowie auf die anderen Teilnehmer:

a. Raumempfinden: Wie groß ist der Raum? Welche Temperatur hat der Raum? Wie fühlt sich der Boden an? Wie riecht es hier?
b. Raumorientierung: Wo fühle ich mich im Moment wohl? Wo ist die Tür? Was hilft mir, mich zu orientieren? Was befindet sich alles im Raum? Was ist mir aus anderen Zusammenhängen vertraut in diesem Raum?
c. Personen: Alle gehen durch die Raummitte. Alle müssen sich gleichmäßig im Raum verteilen. Alle müssen sich am Rand des Raumes bewegen. Alle müssen sich in der Raummitte bewegen.

Die Therapeutin macht selbst mit und hält indirekten Kontakt zu allen Gruppenmitgliedern.

Der therapeutische Fokus liegt zunächst im Außen. Dies ist notwendig, weil sich Menschen erst verorten müssen, bevor sie sich auf innere Prozesse einlassen können. Gleichzeitig nimmt es den Gruppenmitgliedern die Angst, bereits zu Beginn der Therapie in tiefe Prozesse einsteigen zu müssen. Die gewohnte Fortbewegungsart des Gehens gibt die Sicherheit, keine (Tanz-)Bewegungen machen zu müssen, zu denen sie sich nicht in der Lage sehen.

Dem Tanztherapeuten muss klar sein, dass jede Unklarheit mit dem Raum die Gruppe in der Zugehörigkeitsphase verharren lässt. Es verunsichert die KlientInnen, wenn der Raum nicht immer derselbe ist, wenn er nicht sicher ist gegen das Eindringen von anderen Personen (ein häufiges Thema in Kliniken), wenn er dreckig, schlecht belüftet oder ungenügend beleuchtet ist.

8.1.2 Der Kreis als Symbol der Ganzheit

Neben der Erforschung des Raumes (die in allen Phasen immer wieder beim Aufwärmen seine Berechtigung hat), muss die Gruppe sich zunächst als Ganzes erleben, damit ein Gruppengefühl der Zugehörigkeit entstehen kann. Der Kreis ist dabei die optimalste Form, um die Gruppe als geschlossene Einheit zu erkennen und sich zur Gruppe zugehörig zu fühlen. Er bildet eine Grenze nach außen, die „Außenwelt“ wird dadurch ausgeblendet, während sich die Aufmerksamkeit auf das Geschehen im Kreis richtet. Hinzu kommt noch, dass der Kreis die einzige Formation ist, wo jeder jeden sehen kann, sodass jeder Einzelne durch die Gruppenform schon ein Gefühl erhält, gesehen und bemerkt zu werden.

Marian Chace (Chaiklin, 1975) entwickelte eine tanztherapeutische Technik, die meist im Kreis stattfindet und die Thematiken der Zugehörigkeitsphase am besten abdeckt. Die Tanztherapeutin wählt eine strukturierte Musik aus, die in ihrer Art und Stimmung der Gruppe angepasst ist. Es sind dabei keine Einschränkungen bezüglich der Musikrichtung vorgesehen. Es ist lediglich zu berücksichtigen, dass die Musik eingängig ist. Dies kann aktuelle Popmusik im 4/4- und 3/4-Takt sein, aber auch jede andere Musik, die einfach strukturiert ist und einen einladenden Rhythmus aufweist, eignet sich gut als „Zugehörigkeitsmusik“.

In der Kreisaufstellung nimmt der Tanztherapeut mit den Gruppenmitgliedern Kontakt auf, indem er Bewegungsimpulse der TeilnehmerInnen aufgreift, sie in eine klare Form bringt und alle Gruppenmitglieder einlädt, die Bewegung in der für sie stimmigen Art zu übernehmen. Durch das Aufgreifen von Bewegungsimpulsen erfahren die Gruppenmitglieder (nicht unbedingt bewusst), dass sie gesehen werden, ohne dass direktiv oder konfrontativ auf sie eingegangen wird. Durch diese Technik entsteht ein Fluss von verschiedenen Bewegungsimpulsen, der Energiepegel steigt und flacht ab, die unterschiedlichsten Qualitäten von Bewegungen können auftreten, ohne dass ein abrupter Wechsel stattfindet. Die Gruppe wird getragen durch eine „rhythmische Synchronität“ (Schmais, 1985), in der das Gruppenmitglied erspüren kann, ob es in dieser Gruppe einen Platz finden möchte. Durch die starke Struktur (dem Tanztherapeuten kann jederzeit die Bewegung „abgeguckt“ werden) und dem beständigen Fluss der Bewegungen entsteht eine Atmosphäre von Zuverlässigkeit, Vertrauen und Kontinuität.

Besonders im psychiatrischen Bereich kann für viele der Kreis bereits zu beengend sein. Um die Bedeutung des Kreises als Symbol des Ganzen zu verdeutlichen, lassen sich auch Medien einsetzen. Dazu eignet sich besonders ein breites, flexibles, aber eng gewebtes Gummiband, an das sich die Gruppenmitglieder anlehnen oder das alle anfassen können. Es lässt sich zusammenziehen und auseinanderdehnen, wodurch sofort optisch sichtbar wird, dass jeder eine Wirkung auf das Gruppengeschehen hat, da sich jede Bewegung wellenartig im Band fortsetzt. Der Banddurchmesser muss so gewählt sein, dass es bei maximaler Spannung nicht an die Grenzen des Bewegungsraumes stößt, weil die KlientInnen die Grenzen der Gruppe sonst nicht erspüren können.

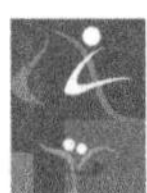

Gruppenbande
Medium: elastisches Gummiband

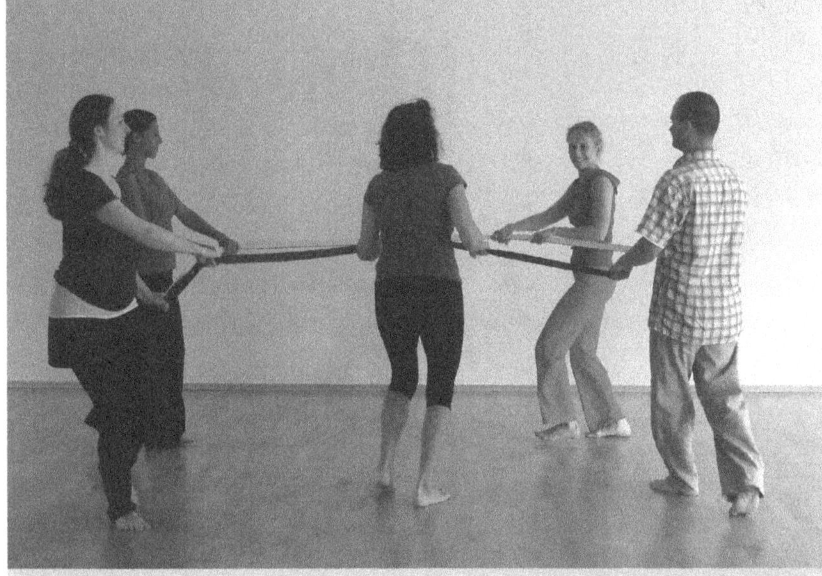

Abbildung 13: Gruppenbande

Alle Gruppenmitglieder halten das Band außen fest. Zu Beginn gehen alle in die gleiche Richtung im Rhythmus der Musik.

Musikbeispiel: Buena Vista Social Club

a. Der Tanztherapeut fordert die Personen auf, für sich wahrzunehmen, wann ein Impuls entsteht, etwas anderes zu machen (z.B. die Richtung zu wechseln, stehen zu bleiben, sich mitziehen zu lassen, die Kreisform aufzuheben), diesem Impuls und allen weiteren zu folgen und zu sehen, was passiert. Der Tanztherapeut wirft auch immer einige absurde Beispiele ein (in das Band beißen, es dem Therapeuten klauen etc.), um den Gruppenmitgliedern deutlich zu machen, dass sie ihre eigenen Impulse aufgreifen können und die Ideen des Therapeuten eben nur Ideen sind und keine Anweisungen. Es ist für den Gruppenprozess wichtig, sich das Schlussbild zu verdeutlichen. Wer steht jetzt im Kreis, wer außen? Auch muss die Gruppe eine Form finden, das Band wieder loszulassen.

b. In der Reflexionsrunde im Sitzkreis liegt das Band als Gruppensymbol noch so da, wie die Gruppe es losgelassen hat. Dazu werden folgende Fragen aufgegriffen: Wie wurde diese Übung empfunden? Gab es Impulse, denen man nicht gefolgt ist? Gab die Musik den Ausschlag für manche Impulse? Was sind die Parallelen zum Leben, zu anderen Systemen?

Der Therapeut nimmt aktiv an der Übung teil, hält sich jedoch mit eigenen Impulsen zurück und hält den Rahmen für die Übung (Containment). Die Reflexionsrunde kann er mit Fragen einleiten.

Der therapeutische Fokus liegt bei dieser Übung auf dem Gleichgewicht von Gemeinschaft und Individualität, das in der Zugehörigkeit gefunden werden muss. Wann und in welcher Form bringen die KlientInnen eigene Impulse ein? Sind sie dabei eher gehemmt, abwartend und vorsichtig (Anpassung), oder ist es für sie schwierig, das Gemeinsame (Gehen im Kreis und in der gleichen Richtung) anzunehmen? Wer versucht, die Harmonie zu retten, wer möchte ausbrechen? Werden die Tendenzen lustvoll erlebt, oder bedeuten sie Kampf und Anstrengung? Ist die Gruppe in ihrem Tun harmonisch, oder gehen die Bestrebungen stark auseinander? Gibt es jemanden, der sich vollständig vom Band löst, so gibt dies Auskunft über eine mögliche Zugehörigkeitsproblematik. In der Reflexionsrunde kann der Therapeut seine Beobachtungen mit dem Erleben der KlientInnen abgleichen.

Jeder ist wichtig!
Medium: elastisches Gummiband

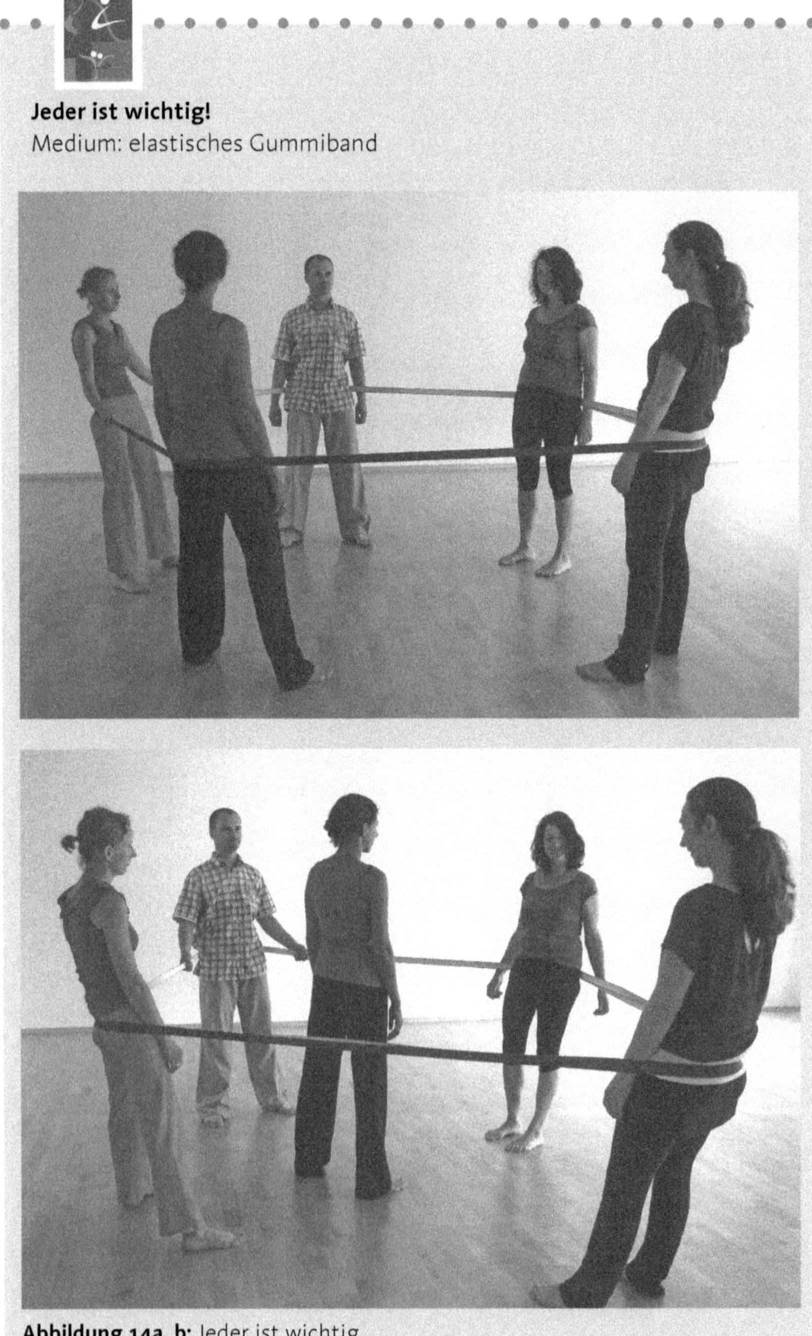

Abbildung 14a, b: Jeder ist wichtig

a. Die Gruppenmitglieder stehen innen im Kreis und lehnen sich an das Band an, das sich etwa auf Hüfthöhe befindet. Die Gruppe versucht zunächst, ein Gleichgewicht auszubalancieren, indem jeder einen Teil seines Gewichts selbst trägt und den anderen Teil an das Band und damit an das System abgibt. Wenn ein Gleichgewicht gefunden worden ist, in dem alle ruhig im Band stehen können, leitet die Tanztherapeutin den eigentlichen Teil der Übung ein.
b. Nach Ankündigung tritt eine Person einen oder zwei Schritte in die Mitte, sodass sie keinen Kontakt mehr mit dem Band hat, und die anderen werden mehr oder weniger stark damit zu tun haben, ein neues Gleichgewicht zu finden. Die Therapeutin fragt nach, wer alles die Veränderung im System gespürt hat und wie sie sich bemerkbar gemacht hat.
c. Wenn das System zum Gleichgewicht zurückgefunden hat, bittet die Tanztherapeutin die Person, in das Band zurückzukehren. Sie lehnt sich wieder in das Band hinein, und die Gruppe muss erneut ein Gleichgewicht finden. Die Wirkung wird bei jedem unterschiedlich und nicht berechenbar sein. Nacheinander testen alle die Reaktion, die ihr Lösen vom Band auslöst. Kleinere bis größere „Erschütterungen“ mit sofortigem bis verspätetem Eintreten machen ein ständiges Neujustieren nötig.
d. Zum Ende der Übung übernehmen alle im Kreis sehr behutsam wieder vollständig die Verantwortung für ihren sicheren Stand und gehen in kleinen Schritten so lange in die Kreismitte, bis sich das Band von allen gelöst hat, ohne dass es von jemandem mit der Hand berührt wird.
e. Reflexion im Sitzkreis oder auch noch stehend: Was haben die Teilnehmer erlebt in ihrer Bewegung des Rein und Raus und was als diejenigen, welche die Balance halten mussten? Gab es Überraschungen hinsichtlich der Heftigkeit der Erschütterungen? Gibt es Parallelen im Leben?

Die Therapeutin steht mit der Gruppe innerhalb des Bandes und begleitet die Gruppe mit großer Präsenz. Sie sollte aktiv dafür sorgen, dass der Wechsel zwischen den einzelnen Handlungen (Ablösen vom Band, Ausbalancieren der Gruppe, Einfügen in die Gruppe, Wechsel zum nächsten Teilnehmer) achtsam und mit genügend Zeit erfolgt, um der einzelnen Aktion und somit auch den Aktionisten Wichtigkeit zu vermitteln.
In der Reflexionsrunde kann die Therapeutin den Symbolgehalt der Übung verdeutlichen: Jeder Einzelne ist so wichtig in der Gruppe, dass seine An- oder Abwesenheit spürbar ist. Meist muss die Therapeutin wenig Fragen stellen, weil die Gruppenmitglieder die Kraft dieser Übung selbst sehr deutlich spüren.

Der therapeutische Fokus liegt auf der Verdeutlichung der Wichtigkeit jeder einzelnen Person für ein System. Besonders wenn viele Gruppenmitglieder glauben, dass es nicht wichtig ist, ob sie in der Gruppe sind oder nicht, kann ihnen diese Übung helfen. Die Art und Weise und auch das Tempo des Raus und Rein gibt der Therapeutin Informationen über die Person, und das Gruppenmitglied wird unmittelbar mit einer Wirkung konfrontiert. Es können vielfältige Vorgehensweisen beobachtet werden. Jeder Einzelne erhält viel Raum und erfährt somit Aufmerksamkeit und ein Gefühl der Wichtigkeit. Erwartete Annahmen hinsichtlich der Reaktionen auf das Raus und Rein müssen oft korrigiert werden. So kann z.B. ein sanftes Lösen heftige „Erschütterungen" zur Folge haben. Diese Beobachtungen können in der Reflexionsrunde aufgegriffen werden.

Ein weiteres Medium, das den Kreis als Symbol für die Ganzheit der Gruppe repräsentiert und gleichzeitig einen hohen Aufforderungscharakter hat, ist ein Schwungtuch (oder Fallschirm). Es ist ebenfalls ein rundes Medium und vermittelt durch seine getragenen, leichten physikalischen Eigenschaften eine konzentrierte Stimmung, in der deutlich werden kann, dass mit den Gruppenmitgliedern behutsam umgegangen werden muss. Auch hieran halten sich die Gruppenmitglieder fest, sodass dadurch ein Zusammenhalt entsteht, selbst wenn sich ein Gruppengefühl noch nicht gefestigt hat. Dies ist besonders bei Kindern hilfreich, die sich je nach Alter noch schwer tun, die Gruppe als Ganzes zu spüren. Auch hier muss die Größe des Schwungtuchs der Raumgröße und vor allem der Raumhöhe angepasst werden.

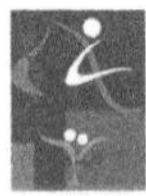

Gruppenschwingung
Medium: Schwungtuch
Der Tanztherapeut breitet das Schwungtuch auf dem Boden aus und bittet die KlientInnen, sich gleichmäßig um das Tuch zu verteilen und es am Rand festzuhalten.

Musikbeispiel: Tschaikowsky: Blumenwalzer (Der Nussknacker)

Es gilt, in einen gemeinsamen Rhythmus des Auf- und Abschwingens zu finden. Wenn die Gruppe einen gemeinsamen Rhythmus gefunden hat,

kommt meist ein Gruppenmitglied auf die Idee, bei dem Aufschwung unter dem Tuch hindurch auf die andere Seite zu laufen. Oder es entsteht die Idee, sich in die Mitte zu legen und den Wind des Auf- und Abschwungs zu spüren. Wird eine Musik dazu gewählt, greift der Tanztherapeut weitere Impulse der Gruppenmitglieder auf. Zum Abschluss legen sich alle auf das Tuch und sind so mit den anderen verbunden, ohne mit ihnen direkten Kontakt zu haben.
Der Tanztherapeut macht bei dieser Übung mit, indem er verbal und nonverbal die Ideen der Gruppenmitglieder aufgreift. Diese erfahren dadurch die beiden wichtigen Gefühle der Zugehörigkeit: Sie fühlen sich gesehen und wichtig.

Der therapeutische Fokus liegt auf der Harmonisierung der Gruppe. Wie gut das gemeinsame Schwingen der Gruppe gelingt, zeigt dem Therapeuten den Zustand der Gruppenzusammengehörigkeit an. Die Gruppenmitglieder müssen die anderen so weit wahrnehmen, dass sie sich koordinieren können, ohne mit ihnen in direkten Kontakt treten zu müssen. So kann ein Gruppengefüge entstehen, auch wenn den Gruppenmitgliedern direkter Kontakt schwerfällt. Gleichzeitig machen sie große Bewegungen, ohne den Fokus auf der Bewegung zu haben. Die Konzentration liegt auf dem Schwungtuch.

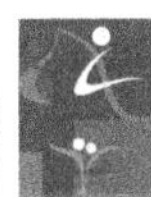

Der Ball tanzt
Medium: Schwungtuch
Die Tanztherapeutin breitet das Schwungtuch auf dem Boden aus und bittet die Gruppenmitglieder, sich gleichmäßig um das Tuch zu verteilen und es am Rand festzuhalten.

a. Die Therapeutin lädt die Klientinnen ein, sich auf die Musik einzulassen und ihren Bewegungsimpulsen freien Lauf zu lassen.

Musikbeispiel: René Aubry: À la vie, à la mort (Killer Kid), René Aubry, Après la pluie (Killer Kid)

b. In die Mitte des Tuches kommt ein aufgeblasener Wasserball. Die Therapeutin fordert die Gruppe auf, sich nun auf diesen Ball einzulassen (es folgt ruhigere Musik). Sie sollen beobachten, was sich bei ihnen verändert.

Musikbeispiel: René Aubry, Regard (Killer Kid) René Aubry, Seules à Barbès (Killer Kid)

c. Der Ball wird gegen einen Tennisball ausgetauscht. Wiederum sollen die Klientinnen auf Veränderungen achten. Zudem kann dieser Ball nun durch das Loch in der Mitte des Schwungtuches fallen, was als neue Spielidee dienen kann. Schaffen sie es, dass der Ball nicht hindurch fällt? Oder umgekehrt? Die Gruppe soll auch hier ihren Impulsen folgen.

Musikbeispiel: René Aubry, La Grande Cascade (Killer Kid) René Aubry, Le vent (Killer Kid)

d. Die Therapeutin lädt nun zu einem Sitzkreis um das Tuch ein und fragt die Klientinnen, was passieren musste, damit der Ball im Schwungtuch bleiben konnte. Was hat jede getan, damit der Ball im Tuch blieb? Was hätte jede tun können, um zu verhindern, dass der Ball aus dem Tuch springt (falls dies passiert ist)?

Die Therapeutin nimmt an dieser Übung selbst aktiv teil. Sie begleitet die Gruppe verbal und greift ggf. Impulse auf, die sie als Idee in die Gruppe gibt. Im Sitzkreis kann die Therapeutin auf die Symbolebene hinweisen (Ball im System – mal rein, mal raus). Ebenso kann sie auf die Gruppendynamik und auf unbewusste Regeln aufmerksam machen (z.B. „Der Ball muss sich harmonisch bewegen“ etc.).

Der therapeutische Fokus liegt auf der Bewusstwerdung der Interaktion der Gruppenmitglieder. Die Therapeutin kann beobachten, ob es der Gruppe gelingt, sich zu einigen, oder wie die Bestrebungen der Einzelnen sind. Einige werden es vorziehen, das Tuch konzentriert, achtsam und ruhig zu bewegen, andere wollen energetische, kraftvolle Bewegungen (Individualisierung). Die Tendenzen der Personen zu den Polaritäten „Individualität versus Gemeinschaft“ der Zugehörigkeitsphase sind bei dieser Übung gut beobachtbar. Die Übung lädt über die Medien auch bewegungsarme Menschen zu Bewegung ein. Durch die Fixierung auf den Ball erfolgt die Bewegung meist „automatisch“. Die Übung ist gut für kohärente Gruppen, starke Inkohärenz erschwert eine Abstimmung – egal ob ruhig oder wild. Daher kann diese Übung auch diagnostisch eingesetzt werden, wenn die Therapeutin den Kohärenzgrad einer Gruppe überprüfen möchte.

Jedes weitere Medium, das einen Aufforderungscharakter hat, eignet sich gut für die Zugehörigkeitsphase, da die Menschen meist noch unsicher sind, mit einiger Skepsis der Tanztherapie begegnen und nicht genau wissen, was von ihnen erwartet wird. Die mittelbare Begegnung sowohl mit der Bewegung als auch mit anderen erleichtert es den meisten Menschen, sich dem Körper und seinem Bewegungen zu nähern.

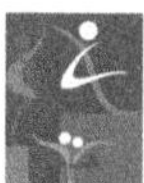

Ein Geschenk weiterreichen
Medium: Japanball aus Papier

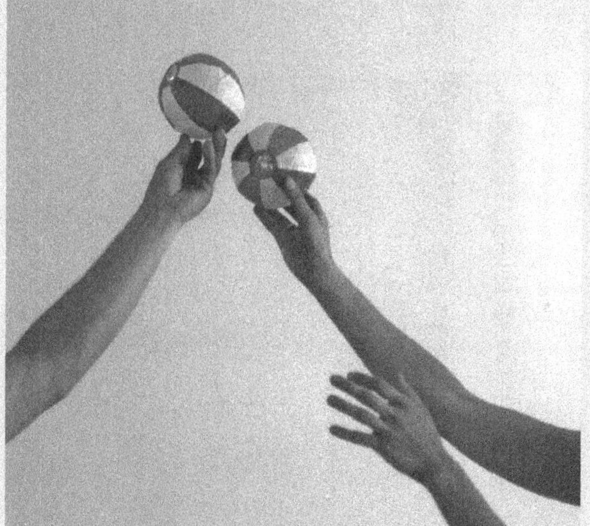

Abbildung 15: Ein Geschenk weiterreichen

a. Die Gruppe steht im Kreis, und der Therapeut reicht einen Japanball an den Nachbarn weiter, sodass alle im Kreis ihn einmal ansehen, ausprobieren und erspüren dürfen.
b. Wenn der Ball wieder beim Therapeuten ist, gibt er nun zu Musik den Ball auf eine ganz spezielle Weise, z. B. vorsichtig, weiter, die alle Gruppenmitglieder aufgreifen müssen. Bei der nächsten Runde findet die nächste Person eine andere Art des Weiterreichens, z B. verführerisch, heimlich, schwungvoll etc. Dieser Ablauf geschieht der Reihe nach, bis alle einmal eine Vorgabe gemacht haben.

Musikbeispiel: Niki Reiser: Radtour (Filmmusik Jenseits der Stille), Niki Reiser: Tanz auf dem Eis (Filmmusik Jenseits der Stille)

c. Als Nächstes geht es darum, etwas anderes zu machen als die Person vor einem. Dabei soll, wenn möglich, nicht mit dem Kopf „vorgearbeitet" werden, sondern der Bewegungsimpuls soll in dem Moment erfolgen, wo man den Ball in der Hand hält. Der Ball kann auf diese Art mehrere Runden im Kreis wandern.

Musikbeispiel: Sweet November: My Number

Variationen: Falls die Gruppe bei dieser Übung starke Eigenimpulse zeigt, könnte man diese im Sinne der Chace-Arbeit aufgreifen und weiterverfolgen. Vielleicht besteht das Bedürfnis, sich den Ball im Sitzkreis zuzurollen, zuzublasen. Es könnte sinnvoll sein, weitere Japanbälle hinzuzufügen, wenn ein lebendigeres Spiel entsteht.
Der Therapeut befindet sich hier mit im Kreis und sorgt für die Struktur. Er spiegelt beim Nachmachen die KlientInnen und nimmt jede Bewegung „ernst" im Sinne von „alles ist okay und gut genug". Er sorgt für den Rahmen der Sicherheit, in dem gelacht, aber nicht ausgelacht werden darf. Je nach Eigeninitiative und Dynamik der Gruppe kann er bei einer Fortführung der Übung noch mehr Freiräume anbieten und Impulse verstärken.

Der therapeutische Fokus liegt auf der Konzentration auf jede einzelne Person. Sie wird gesehen, weil die anderen ihre Bewegung aufgreifen müssen. Dadurch wird auf spielerische Art die Wichtigkeit jedes Teilnehmers deutlich. Die „Dünnhäutigkeit" des Balles entlockt bei vielen Menschen ein sanftes und zartes Gefühl, das häufig durch die Art und Weise des Weitergebens sichtbar wird. Die Gruppenmitglieder erfahren verschiedene Qualitäten der Bewegung und des Seins. Für Menschen, die ihren Impulsen nicht vertrauen und evtl. ein Leistungsthema haben, kann diese Übung eine ziemliche Herausforderung sein. Sie fallen dadurch auf, dass sie in der Bewegung stocken oder schon im Vorfeld damit beschäftigt sind, was sie mit dem Ball machen werden, wenn sie an der Reihe sind.

Ein weiteres sehr inspirierendes Medium sind Tücher. Jede Tanztherapeutin sollte einen Fundus an verschiedenartigen Tüchern haben. Wichtig ist, dass die Tücher nicht nur unterschiedliche Farben haben, sondern auch unterschiedliches Material. Für männliche Gruppenmitglieder ist es wichtig, dass auch Tücher in gedeckten Farben aus festem Stoff vorhanden sind.

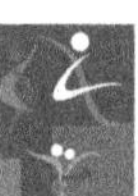

Tücherreigen
Medium: ein Tuch pro Gruppenmitglied

a. Die Gruppe steht im Kreis zusammen. Jeder hält ein Tuch der eigenen Wahl in der Hand, und der Tanztherapeut beginnt eine kurze Bewegungssequenz, die sich wiederholen lässt. Er macht die Bewegung ein paar Mal vor, und alle machen sie nun nach, und zwar so oft, bis jeder die Bewegung im Körper hat. Die Person neben dem Therapeuten ist anschließend an der Reihe und findet eine Bewegung, die die anderen nachmachen, usw.

Musikbeispiel: Maria de Barros: Cabo Verde N'ot era (Nha Mundo)

b. Ist die Runde fertig, gibt der Therapeut wieder eine neue Bewegung mit Tuch vor, alle greifen die Bewegung auf. Die Person neben dem Therapeuten hat nun die Aufgabe, die Bewegung eine Weile weiterzumachen, bis ein eigener Bewegungsimpuls als Fortsetzung der Bewegung auftaucht. Diesen wiederholt sie dann für sich ein paar Mal, bevor sie ihre Bewegung an die nächste Person „übergibt".

Musikbeispiel: Maria de Barros: Mi nada um ca tem (Nha Mundo)

c. Als Nächstes wird der Kreis aufgelöst, und die Gruppenmitglieder bewegen sich mit ihren Tüchern zur Musik durch den Raum und beobachten, mit welchen Bewegungen sie sich zeigen möchten. Jeder tanzt mit sich und seinem Tuch. Dabei kann es sein, dass man eine „Lieblingsbewegung" entdeckt, die man sehr gerne ausführt. Diese sollte man sich merken, sie loslassen und wieder aufgreifen.

Musikbeispiel: Maria de Barros: Regresa (Nha Mundo)

d. Nun kommen alle Gruppenmitglieder wieder im Kreis zusammen. In freiwilliger Reihenfolge tritt nun nacheinander jeweils eine Person in den Kreis, um ihre „Lieblingsbewegung" den anderen vorzuführen. Die Zeit, wie lange sie die Bewegung zeigen möchte, bestimmt sie selbst.

Musikbeispiel: Maria de Barros: Regresa (Nha Mundo)

e. Als Abschluss (ohne Musik) legen alle ihre Tücher in der Raummitte auf den Boden, sodass ein Gesamtbild entsteht. Der Therapeut lädt dazu ein, die Lage des eigenen Tuches zu überprüfen und evtl. diese solange zu korrigieren, bis alle mit dem Gesamtbild zufrieden sind.

Der Therapeut nimmt aktiv an Teil a und b teil und dient als Vorbild. Im freien Teil der Übung c kann er nur beobachten oder auch weiter mittanzen. Im Teil d sollte er dafür sorgen, dass sowohl für den Tanz als auch für den Wechsel genügend Zeit und Raum gegeben wird, damit der einzelne Tanz dadurch mehr Wertschätzung erfährt. Auch das Ablegen der Tücher am Schluss kann durch das „Wie tue ich das?" eine neue Erfahrung sein, und der Therapeut sollte hier im Vorfeld eine Einladung zu bewusstem Tun aussprechen. Der Therapeut selbst führt keinen Tanz vor und legt auch sein Tuch nicht ins Gruppenbild, sondern ist in seiner Rolle nur im Kreis präsent.

Der therapeutische Fokus ist die individualisierte Form des sich Zeigens und Kennenlernens und des Gehaltenseins im Kreis. Durch die Spiegelung der Bewegungen erfahren die KlientInnen das Gefühl des Gesehen-Werdens und der Wichtigkeit. Im freien Teil lädt die Übung noch mehr dazu ein, den eigenen Bewegungsimpulsen zu folgen und ihnen zu vertrauen. Anfangs bietet die Übung viel Struktur und leitet über ins Freie, bis zu dem Sich-Zeigen im Kreis. Die Themen der Zugehörigkeit und Individualität werden gut miteinander kombiniert. Die Gestaltung des Gruppenbildes verdeutlicht die Bedeutung eines jeden für das Gesamte und gibt auch noch viele Beobachtungsmöglichkeiten für den Therapeuten. Wo ist der Platz einer jeden Person? Traue ich mich, etwas zu verändern? Wie wichtig erlebt jeder Einzelne sein Tun?

8.1.3 Der Name als Ausdruck der Individualität

Um dem Gruppenmitglied die unausgesprochene Verunsicherung zu nehmen, ob es für die Gruppe seine Individualität aufgeben muss oder nicht, eignet sich jede tänzerisch-spielerische Auseinandersetzung mit dem Namen. Gleichzeitig wird damit ein Einblick in die Tanztherapie gegeben, in dem deutlich wird, dass das Gesagte, Gefühlte und Gedachte eine Manifestation in der Bewegung findet. Die Tanztherapeutin kann durch diese Art des Vorstellens erste Beobachtungen anstellen und daraus Rückschlüsse ziehen, wie jedes Gruppenmitglied versucht, in der Gruppe seinen Platz zu finden.

Bei solchen Übungen ist es meist notwendig, dass die Tanztherapeutin strukturierend eingreift und damit zum einen zeigt, dass es nicht „keine Bewegung" geben kann, und zum anderen eine gewährende Atmosphäre schafft, in der jede Bewegung, auch die kleine und kurze, angenommen ist. Damit wirkt sie der Vorstellung vieler Menschen entgegen, in der Tanztherapie gehe es immer um große, raumgreifende und expressive Bewegungen.

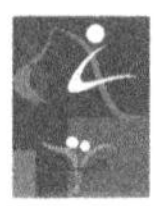

Der Rhythmus meines Namens

Die Gruppe steht im Kreis. Die Tanztherapeutin beginnt, ihren Namen zu sagen, und klatscht dazu mit den Händen oder stampft mit den Füßen die Silben ihres Namens. Die Gruppe wiederholt den Namen und das Klatschen oder Stampfen im gleichen Rhythmus und mit gleicher Intensität. Nun gibt sie an die nächste Person im Kreis weiter. Diese sagt ihren eigenen Namen und klatscht oder stampft einen entsprechenden Rhythmus dazu. Die Gruppe wiederholt wiederum den Namen und den Rhythmus. Dies wird fortgesetzt, bis alle im Kreis ihren Namen gesagt und den Rhythmus dazu geklatscht haben.
Es ist bei dieser Übung wichtig, dass die Therapeutin einen ganz einfachen Rhythmus zeigt. Das gibt den Gruppenmitgliedern die Erlaubnis, auch etwas Einfaches zeigen zu dürfen. Die Tanztherapeutin verdeutlicht verbal, dass jede Art der Rhythmisierung in Ordnung ist.

Der therapeutische Fokus liegt auf der Synchronisierung der Gruppe im Rhythmus und dem Gesehen-Werden jeder einzelnen Person. Es ist wichtig, auf die genaue Spiegelung des Rhythmus zu achten. Dadurch erhält das Gruppenmitglied das Gefühl, achtsam wahrgenommen zu werden und wichtig zu sein. Bei dieser Übung kann durch die Art des Klatschens oder Stampfens auch erkannt werden, wie viel Energie die Gruppe bzw. das einzelne Gruppenmitglied mitbringt. Durch das genaue Wiederholen von der ganzen Gruppe fühlt sich das Gruppenmitglied gehört und gesehen.

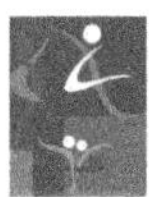

Taketina – Magarita

Die Gruppe steht im Kreis.

a. Der Tanztherapeut leitet vier Schritte in die Kreismitte ein, rechts beginnend, und mit dem letzten Schritt nur angesetzt, sodass wieder vier Schritte aus der Kreismitte mit links beginnen, wobei auch hier der rechte Fuß wieder nur angesetzt wird.

b. Wenn alle den Schritt beherrschen, ergänzt der Therapeut die Schritte mit dem Wort: „Taketina."
c. Wenn dies bei allen klappt, wird auf „na" jeweils geklatscht, und das „na" wird nicht mehr gesprochen.
d. Das Klatschen in der Kreismitte wird weggelassen, sodass einen Takt lang Stille ist.
e. In diese Stille sagt der Therapeut seinen Namen. Bei den nächsten beiden Malen sagen die Gruppenmitglieder ebenfalls seinen Namen.
f. Es geht nun reihum mit allen Namen.
g. Es besteht die Möglichkeit, mehrere Runden zu machen, in denen der Name mit unterschiedlicher Qualität wiederholt wird.

Variation:
a. Die Namen werden auf die Schritte anstelle des Taketina gesagt, sodass jeder einen Schritt einer Silbe zuordnen muss. Die Gruppe klatscht jeweils auf den vierten Schritt.
b. Die Gruppe wiederholt dies zweimal.

Der Therapeut übernimmt die Rolle der Strukturgebung. Die Gruppenmitglieder können sich an ihm orientieren. Seine Stimme sollte klar und deutlich sein, damit sich auch die Gruppenmitglieder trauen, sowohl den eigenen Namen deutlich zu sagen als auch den Namen der anderen deutlich zu wiederholen.

Der therapeutische Fokus liegt auf dem Getragen-Werden durch den gemeinsamen Rhythmus. Alle Namen sind deutlich hörbar, sodass dadurch jeder Einzelne in den Mittelpunkt gestellt wird. Er muss nicht um die Aufmerksamkeit kämpfen, sondern durch die klare Regel der Reihenfolge weiß er genau, wann die Aufmerksamkeit bei seiner Person sein wird. Wenn ein Gruppenmitglied den Namen zu leise sagen sollte, können die anderen den Namen nicht korrekt wiedergeben, und es kann sofort korrigiert werden.

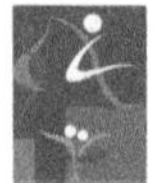

Lass die Puppen tanzen

Die Gruppenmitglieder sind gleichmäßig im Raum verteilt, und die Tanztherapeutin beginnt damit, ihren Namen in den verschiedensten Lautierungen auszusprechen, und die Gruppe muss dazu improvisieren. Wenn

sie genug gesehen hat, tippt sie ein Gruppenmitglied an, was nun seinen Namen lautiert, während die anderen dazu improvisieren. Es wird so lange durchgewechselt, bis alle Gruppenmitglieder ihren Namen improvisatorisch ausgesprochen haben.
Die Therapeutin bewegt sich die ganze Zeit mit. Wenn sie ihren Namen spielerisch wiedergibt, sollte sie ihn möglichst vielfältig und deutlich wiedergeben, sodass die Gruppenmitglieder eingeladen sind, kreativ ihren Namen auszusprechen und Spaß daran haben, die Gruppe nach ihren Tönen tanzen zu lassen.

Der therapeutische Fokus liegt auf dem Zusammenspiel von der Einzigartigkeit einer jeder Person, was sich im Namen symbolisiert, und der Interaktion mit der Gruppe. Jede Person ist einmal Thema und kann sich durch die Individualität der Lautierungen den anderen vorstellen. Die Individualität wird nicht nur durch den persönlichen Namen deutlich, sondern auch durch die Unterschiedlichkeit der Lautierungen. Die Gruppenmitglieder sehen, dass sie einen Einfluss auf die Gruppe haben.

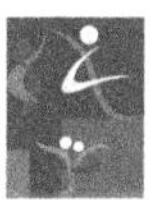

Tücherstern
Medium: ein Tuch pro Gruppenmitglied, die sternförmig in der Raummitte ausgelegt sind. Die Tücher sind von unterschiedlicher Stoffqualität und -farbe.

a. Die Gruppe versammelt sich um die Tücher, und jedes Gruppenmitglied wählt ein Tuch aus. Es soll das Tuch eine Weile ausprobieren und es dann wieder in die Mitte legen und ein anderes nehmen. Dies wird mehrmals wiederholt, bis ungefähr alle einmal alle Tücher ausprobieren konnten.

Musikbeispiel: Cecaria Evora: Cesaria

b. Jedes Gruppenmitglied sucht sich jetzt mit dem Tuch, das es zuletzt in der Hand hält, ohne Musik eine Bewegung, die sich dem Rhythmus des eigenen Namens anpasst.
c. Alle stehen im Kreis. Der Therapeut macht seine Bewegung mit dem laut ausgesprochenen Namen zweimal vor, die ganze Gruppe macht sowohl die Bewegung als auch den Namen nach. Es wird durchgewechselt, bis alle an der Reihe waren.

Variationen:

a. Es liegen abwechselnd ein Tuch und ein Stab kreisförmig in der Raummitte. Diese Medien gegensätzlicher Qualität bieten sich an, wenn die Gruppenmitglieder sehr unterschiedlich sind, sei es durch Temperament oder Geschlecht. Das Nachmachen der Namen stellt dann bei den unterschiedlichen Medien eine besondere Herausforderung dar und lädt zum kreativen Umdeuten ein.
b. Das Tanzen mit den Tüchern wird mehr strukturiert, indem der Tanztherapeut zu einem Musikstück die Gruppe auffordert, mit dem Tuch den Raum zu erkunden. Zu einem weiteren Musikstück wird die Gruppe aufgefordert, mit dem Tuch Kontakt zu den anderen aufzunehmen. Beim nächsten Musikstück können die Gruppenmitglieder diese drei Varianten (allein tanzen, Raum erkunden, in Kontakt sein) beliebig kombinieren. Erst danach kommt die Namensübung.

Der Therapeut nimmt aktiv an dieser Übung teil. Dadurch dient er als Modell für Personen, die in dieser neuen Form der Therapie noch verunsichert sind. Er ist vor allem ein Modell der Leichtigkeit und des Ausprobierens, mit der diese Übung angegangen werden kann.

Der therapeutische Fokus liegt auf der individualisierten Form des sich Zeigens und Kennenlernens. Durch die Spiegelung der Bewegungen erfahren die Klientinnen das Gefühl des Gesehen-Werdens und der Wichtigkeit. Im freien Teil lädt die Übung dazu ein, den eigenen Bewegungsimpulsen zu folgen und ihnen zu vertrauen. Die Namen können leichter eingeprägt werden, weil sie nicht nur gesagt, sondern auch rhythmisiert und mit einer Bewegung kombiniert werden. Die Themen der Zugehörigkeit wie Individualität versus Gemeinschaft werden miteinander kombiniert.

8.1.4 Das Wichtigsein jedes Einzelnen

Viele Menschen haben die Erfahrung gemacht, dass sie nicht wichtig waren für einen anderen Menschen. Trägt ein Mensch ein Grundvertrauen in sich, dass er für die ersten Bezugspersonen ein wichtiger Mensch war, wird er es verkraften, auch einmal nicht so bedeutsam für jemanden zu sein. Ist dieses Grundgefühl von Signifikanz aber nicht gegeben, sind Menschen zutiefst verunsichert über die Bedeutung, die sie für andere haben. Sich einem System zuzuwenden gelingt nur, wenn die Bedeutung der eigenen Person gespürt wird.

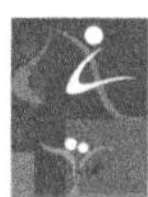

Wer hat die meisten Knöpfe?
Die Gruppe verteilt sich im Raum. Alle sollen sich durch den Raum bewegen, sobald die Musik startet.

Musikbeispiel: Shantel: Bucovina Club

Wenn die Tanztherapeutin die Musik stoppt, sollen alle Gruppenmitglieder stehen bleiben. Die Therapeutin stellt der Gruppe nun eine Frage. Eine erste Frage kann lauten: Wer hat die meisten Knöpfe? Sofort müssen die KlientInnen suchen, wer die meisten Knöpfe an der Kleidung hat. Haben sie die Person Gruppe gefunden, stellen sich alle zu ihr. Die Tanztherapeutin lässt der Gruppe einen Moment Zeit in dieser Position, bevor sie die Musik wieder startet. Die Gruppe löst sich nun wieder und bewegt sich weiter durch den Raum. Dieser Vorgang wird mit immer neuen Fragen wiederholt. Die Tanztherapeutin kann die Gruppe nach einer Weile auffordern, selber Fragen zu stellen. So wird das Spiel fortgesetzt, bis bei allen Gruppenmitgliedern einmal etwas Besonderes entdeckt wurde. Die Tanztherapeutin macht bei dieser Übung mit und achtet darauf, dass mindestens eine Frage auf jede Person zutrifft, sodass jede Person einmal mit dieser Besonderheit gesehen wird. Sie muss darauf achten, dass die Fragen nicht wertend, sondern beobachtend sind.

Der therapeutische Fokus liegt auf der Wichtigkeit jeder einzelnen Person, die hier auf spielerische Art erfahren werden kann. Durch das Stellen der Fragen müssen sich die Gruppenmitglieder gegenseitig genau betrachten und werden dadurch wahrgenommen. Die Unterschiede von den einzelnen Gruppenmitgliedern werden hervorgehoben, sodass ein Gefühl entstehen kann, dass jeder zur Gruppe gehört und doch mit seiner Einzigartigkeit gesehen wird. Durch die Leichtigkeit dieser Übung kommen die Gruppenmitglieder schnell in Kontakt.

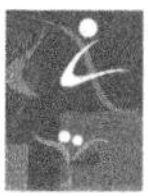

Die Karawane zieht weiter
Die Gruppe steht in einer Reihe hintereinander, die Hände auf der Vorderperson. Der Tanztherapeut ist zu Beginn die erste Person in dieser

Karawane. Er kann die Übung noch mit der Vorstellung eines Wüstenbildes ausmalen.

Musikbeispiel: Anouar Brahem Trio: Nuba

Nun beginnt sich die Karawane zu bewegen. Der Tanztherapeut als erste Person in dieser Karawane bestimmt dabei das Tempo und die Art der Bewegung. Alle in der Karawane machen ihre Bewegungen nach. Nach einer Weile löst sich der Tanztherapeut von der ersten Position und geht ganz nach hinten. Er bildet nun das Ende der Karawane. Das Gruppenmitglied, das jetzt an der ersten Stelle der Karawane steht, darf das Tempo und die Art der Bewegung bestimmen. Wenn nun dieses Gruppenmitglied das Gefühl hat, es möchte die Karawane nicht mehr anführen, wechselt es an die letzte Stelle der Karawane. Die Karawane geht so lange weiter, bis wieder der Tanztherapeut an der ersten Stelle der Karawane steht.

Der Tanztherapeut macht die ganze Übung mit. Er kann gegebenenfalls verbal unterstützen, wenn eine Person glaubt, dass ihr nichts einfällt. Wenn z.B. ein Klient stehen bleibt, weil er keine Idee hat, kann er unterstützend kommentieren, dass die Karawane wohl nach der langen Reise gerade eine Rast benötigt und alle bleiben stehen, bis der Klient sich wieder in Bewegung setzt oder an das Ende der Karawane geht. Der therapeutische Fokus liegt auf der Selbstbestimmung jedes Gruppenmitglieds. Es kann bestimmen, wie und wie lange es die Karawane anführen möchte, und somit auch regulieren, wie viel Anführen und Wichtigsein im Moment passend ist.

8.1.5 Das Ganze ist mehr als die Summe der Teile

Damit sich ein Mensch auf eine Beziehung einlassen kann, braucht er die Gewissheit, dass er seine Individualität nicht aufgeben muss, um zu einem System dazuzugehören. Viele Menschen erleben dies eher als ein Spannungsfeld, das unlösbar erscheint. Wenn sie ihre Individualität leben wollen, ziehen sie sich aus Gemeinschaften zurück. Wenn sie Gemeinschaft suchen, geben sie allzu schnell ihre individuellen Bedürfnisse und Ideen auf.

Eine systemisch-tanztherapeutische Grundhaltung muss diese Dichotomie überwinden und aus ihr ein Sowohl-als-auch machen. Hierzu ist es besonders zu Beginn einer Therapie notwendig, nicht die Option von Ganz-oder-gar-nicht zu geben. Fühlt sich ein Gruppenmitglied aus psychophysischen Gründen unsicher, ob es alle Übungen mitmachen kann, sollte die Tanztherapeutin nicht die Option des Verlassens der Therapie oder des An-den-Rand-Setzens anbieten, sondern die Person einladen, die Übung so für sich abzuändern, dass sie passt. Auf diese Weise bleibt die Person in der Gemeinschaft und kann gleichzeitig auf individuelle Bedürfnisse und Notwendigkeiten Rücksicht nehmen.

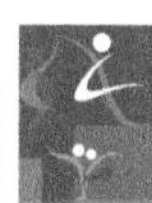

Schlangentanz
Medium: farbige (Filz-)Bänder (eins pro Person), die zu Spiralen zusammengerollt auf dem Boden verteilt ausliegen. Die Spiralen stehen stellvertretend für noch schlafende Schlangen.

a. Die Tanztherapeutin lädt die Gruppenmitglieder ein, sich vor eine „Schlange“ zu stellen. Wenn die Musik beginnt, tanzt jeder erst einmal um die Schlange herum, um sich mit ihr vertraut zu machen und den eigenen Platz zu sichern. Nehmen einige die Schlange hoch, fordert die Therapeutin auch die anderen auf, sie in die Hand zu nehmen. Das Bild der Schlangenbeschwörung kann dabei sehr bildlich ausgemalt werden. Wenn niemand diesen Bewegungsimpuls hat, gibt die Tanztherapeutin die Anweisung, die Schlangen in die Hand zu nehmen. Jeder tanzt nun allein mit seiner Schlange und lernt sie kennen. Wie bewegt sich die Schlange, und wie kann ich mich mit ihr bewegen? Diese Fragen können nun tänzerisch erforscht werden.

Musikbeispiel: Cafe Arabia: Ceasarea (Impressions from the Middle East)

b. Die Schlange zeigt nun jeder Person den Weg zu einer anderen Person und einer anderen Schlange. Zunächst tanzen nur die Schlangen miteinander, um dann zunehmend auch die Personen mit in den Tanz hineinzunehmen. Die freie Hand kann die Schlange der Partnerin in die Hand nehmen, und es soll ausprobiert werden, welche Bewegungsmöglichkeiten nun gegeben sind.

Musikbeispiel: Penguin Cafe Orchestra: Air à danser (When in Rome ...)

c. So verbunden soll sich nun jedes Paar von ihren Schlangen zu einem anderen Paar führen lassen. Die neue Vierergruppe sucht nun nach Möglichkeiten, dass alle vier Schlangen miteinander tanzen (evtl. Sechsergruppe, falls die Zahl nicht aufgeht) und auch wieder ihre Bewegungsmöglichkeiten explorieren.

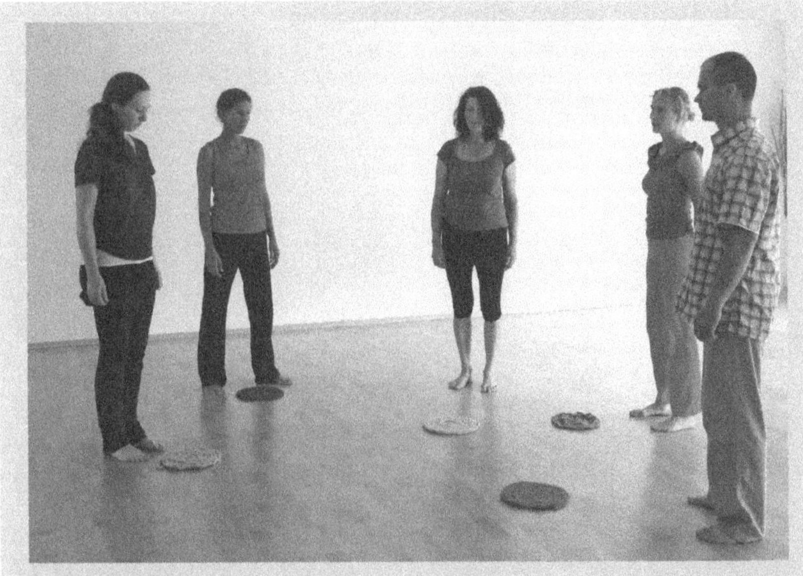

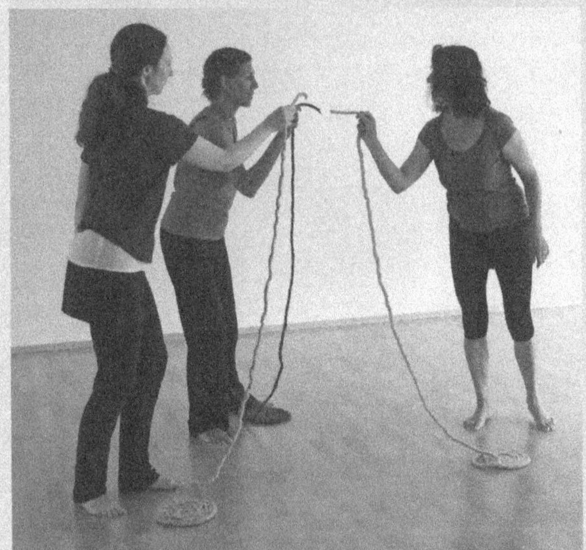

Abbildung 16a, b: Schlangentanz

Musikbeispiel: Rabih Abou-Khalil: Sunrise in Montreal (The Sultan's Picnic)

d. Zuletzt kommen alle mit ihren Schlangen zusammen in die große Runde. Die Schlangen bilden ein gemeinsames „Schlangenband", an dem sich alle festhalten können. Welcher gemeinsame Tanz entsteht nun auf die letzte Musik?

Musikbeispiel: Cirque de Soleil: Zydeko (Quidam)

e. In der Feedbackrunde soll jedes Mitglied etwas zur ersten „Schlangenbegegnung" in der Partnerarbeit sagen. Was ist das für eine „Schlange", die ihr da begegnet ist? Wie ist ihr Charakter? Was sind ihre Vorlieben? Was mag sie gar nicht?

Die Tanztherapeutin nimmt an dieser Übung nicht aktiv teil, sondern hält das Containment. Sie begleitet die Übung verbal, indem sie die Übungsanweisungen ankündigt und variiert. Impulse der Gruppenmitglieder können von ihr verbal aufgegriffen und verstärkt werden. Sie ermutigt zum Ausprobieren und Erforschen der Möglichkeiten, aber auch zur Achtsamkeit dessen, was jede Schlange tun möchte und was nicht. Hauptfokus liegt auf dem Kennenlernen: Was ist das für eine Schlange, wie bewegt sie sich, und was traut sie sich und was noch nicht?

Diese Übung symbolisiert als therapeutischen Fokus auf indirekte Art die Entwicklung von der Vereinzelung in die Gemeinschaft und Wahrnehmung anderer. Durch das Medium und das Bild der Schlange wird die Kontaktaufnahme erleichtert. Die Therapeutin kann dadurch Vorlieben erkennen und Schwierigkeiten beobachten bzgl. Anpassung und Individualität. Wie wird die Kontaktaufnahme gestaltet, in welchem Tempo und auf welche Art? Wie gehen die Gruppenmitglieder mit eigener Bedürftigkeit um? Die Fragestellung in der Rückmelderunde ist eine Form des zirkulären Fragens. Die Tanztherapeutin fragt nicht die Person direkt, wie es ihr geht und wer sie ist, sondern fragt eine andere Person zu der Schlange des Gegenübers. Dies erzeugt eine notwendige Distanz, die es der Person ermöglicht, über die Schlange zu fantasieren. Es ist für die meisten Menschen berührend und erstaunlich, wie korrekt ihr Befinden und ihr Charakter gesehen werden, obwohl die andere Person doch „nur" über die Schlange berichtet. Das Gesehen-Werden wird auf diese Weise schon früh im Therapieprozess auf die inneren Prozesse erweitert und nicht nur auf äußerliche Fakten beschränkt. Die Person, die über ihre Gedanken und Empfindungen zur Schlange berichtet, erfährt meistens, dass sie sich auf ihr inneres Empfinden verlassen kann. Das Potenzial der nonverbalen Kommunikation wird somit deutlich, ohne dass die Tanztherapeutin dies explizit hervorheben muss.

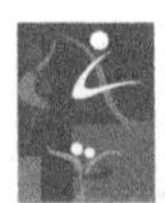

Gemeinsame Taktung

a. Jedes Gruppenmitglied sucht sich einen Platz im Raum und legt sich dort auf den Boden. Zunächst einmal soll es nur auf den Atem achten, ohne ihn zu verändern, und spüren, wie das Gewicht bei jedem Ausatmen mehr in den Boden sinkt. Jede Person soll die körperlichen Berührungspunkte zum Boden genau spüren. Der Tanztherapeut erklärt, dass der Boden und die Erdanziehungskraft immer vorhanden sind. Wo unterstützt der Boden? Welche Körperteile haben Kontakt mit dem Boden, welche nicht? Welche Punkte im Körper berühren den Boden?

Musikbeispiel: Philip Glass: Glassworks

b. Jede Person soll nun mit einem oder mehreren Körperteilen (Hände, Füße, Ellenbogen etc.) auf den Boden klopfen und sich immer mehr mit den anderen abstimmen, sodass ein gemeinsames Klopfkonzert am Boden entsteht. Alle bleiben dabei am Boden liegen. Das Klopfen kann leise und vorsichtig, aber auch laut und stark sein.

Der Tanztherapeut leitet die Übung verbal an, indem er am Rand des Raumes sitzt und so alle KlientInnen gut sehen kann. Er benennt die Körperteile, mit denen die KlientInnen Kontakt zum Boden haben, sodass niemand das Gefühl bekommt, „falsch" zu liegen. Sollten die KlientInnen beim Klopfen sehr zögerlich sein, kann er in das Klopfkonzert mit einstimmen und so die anderen ermutigen, ihren eigenen Rhythmus im Gefüge der anderen zu finden.

Der therapeutische Fokus dieser Übung liegt auf dem Sicherheit gebenden Bodenkontakt sowie auf dem Kontakt mit anderen, ohne mit diesen in Sichtkontakt zu sein. Die KlientInnen können so die Erfahrung machen, dass sie einerseits ihre Individualität durch die Lage auf dem Boden sichern und andererseits eine Zugehörigkeit durch das Klopfen mitgestalten. Die KlientInnen fühlen sich durch das Konzert mit den anderen verbunden, ohne auf die zwei üblichen Kommunikationsformen, das Reden und der Blickkontakt, zurückzugreifen.

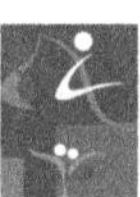

Ballon-Persönlichkeiten
Medium: Luftballons

a. Die Teilnehmer dürfen sich einen Luftballon nach ihrem Farbwunsch auswählen und aufblasen. Zunächst tanzt und spielt jede mit ihrem eigenen Ballon.

Musikbeispiel: Vivaldi: Vier Jahreszeiten

b. Jeder schreibt nun mit einem wasserfesten Stift auf die eine Seite des Ballons eine positive Eigenschaft von sich, auf die andere Seite eine negative Eigenschaft. Alle tanzen mit dem eigenen Ballon weiter. Die Tänzer werden gebeten, für Veränderungen in ihrem Empfinden achtsam zu sein.
c. Beim nächsten Lied geht der Ballon auf Wanderschaft. Die TeilnehmerInnen spielen miteinander, wobei auch die Ballons ständig die Besitzer wechseln, bis die Tanztherapeutin die Gruppe auffordert, jetzt bei einem Ball zu bleiben (sofern es nicht der eigene ist) und diesen genau zu erforschen. Sie wirft Fragen auf: Wie ist der andere Ballon? Wie unterscheidet er sich vom eigenen Ballon? Was ist mit ihm möglich, was mit dem eigenen Ballon nicht möglich ist? Was mag er gar nicht?
d. Im nun folgenden Sitzkreis stellt jede Einzelne den „fremden“ Ballon den anderen vor, indem sie in der Mitte die typischen Bewegungen, die mit dem Ballon möglich waren, zeigt und anschließend die Eigenschaften des Ballons beschreibt, die sie im Tanz und im Spiel über diesen Ballon erfahren hat. Das kann mit der Beschriftung zusammenhängen, aber auch mit den Eigenschaften des Ballons (Form, Farbe, Dichte, Flugeigenschaften etc.) oder mit etwas ganz anderem, das sie wahrgenommen hat. Dann versucht sie, den Besitzer des Ballons zu erraten. Ist der Besitzer des Ballons ermittelt, äußert er sich zu dem eben Gesagten und Gezeigten. Wie fühlt sich das Gesagte an? Was kann er annehmen und was hört sich fremd an? Anschließend überreicht die Person, die den Ballon vorgestellt hat, den Ballon wieder dem Besitzer. Dies wird fortgeführt, bis schließlich alle wieder im Besitz ihres eigenen Ballons sind.

Der Tanztherapeut tanzt selbst nicht mit, sondern behält die ganze Gruppe am Rand des Raumes im Blick. Die Anweisungen der einzelnen Teile der Übung erfolgen immer einzeln und nicht im Voraus. Dies erleichtert es den Gruppenmitgliedern, sich auf den therapeutischen Prozess im Hier und Jetzt einzulassen.

Der therapeutische Fokus liegt auf dem empathischen Einfühlen in andere Menschen. Durch die beiden Eigenschaften, die jeder auf den Ballon schreiben muss, gibt diese Übung Aufschluss darüber, wie sich jeder in ein System einführt. Wie ist das Selbstbild der Gruppenmitglieder? Was geben sie von sich preis? Wie ausgeprägt ist das Einfühlungsvermögen in eine andere Person? Wenn die Person erraten muss, wem der Ballon gehören könnte, erfahren die Personen, denen der Ballon nicht gehört, ebenfalls etwas darüber, wie sie von anderen gesehen und eingeschätzt werden. Das Erforschen der Balloneigenschaften ist eine Form der Zirkularität. Nicht die Person, die sich den Ballon ausgesucht und beschriftet hat, kann darüber berichten, sondern hört von jemand anderem, wie dieser Ballon und damit sie selbst wahrgenommen wird. Es ist für die meisten Menschen berührend und erstaunlich, wie korrekt ihr Befinden und ihr Charakter gesehen werden, obwohl die andere Person doch „nur" über den Ballon spricht. Beim Erraten des Besitzers wird auf spielerische Weise deutlich, wem diese Eigenschaften zugeschrieben werden.

Variationen:

a. Das Beschriften der Ballons kann auch weggelassen werden.
b. Nach d überlegt sich jeder eine Umdeutung (nicht das Gegenteil) der Eigenschaften, die auf dem Ballon stehen, und schreibt diese mit Unterstützung der Gruppe und der Therapeutin ebenfalls auf den Ballon. Dies bedeutet, dass die negativen Eigenschaften in positive und die positiven in negative umformuliert werden, ohne dass der Sinn verfälscht wird. So kann aus „pingelig" „gewissenhaft" werden, aus „sich infrage stellen" wird eventuell „reflektierend", aus „auf Menschen zugehen können" könnte „aufdringlich" werden. Die Gruppenmitglieder tanzen noch einmal mit dem eigenen Ballon, der nun die Umdeutungen enthält, und achten auf Unterschiede.

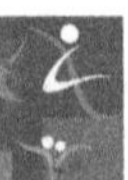

Komm, tanz mit mir

Um die Bedeutung des Einzelnen für das Ganze zu verdeutlichen, eignen sich einfache Choreografien, die von der Gruppe selbst entwickelt werden.

a. Zu einer klar strukturierten Musik darf sich jedes Gruppenmitglied frei bewegen.

Musikbeispiel: Glenn Frey: This way to happiness

b. Beim zweiten bis dritten Musikdurchlauf soll jede Person eine einfache Bewegungsabfolge finden. Der Tanztherapeut hilft jedem, die Bewegungsabfolge einfach und klar zu strukturieren. Haben sich alle auf eine einfache Abfolge festgelegt, zeigt jedes Gruppenmitglied der ganzen Gruppe die Bewegungsabfolge, und alle lernen die Schritte. Durch die Spiegelung erhält das Gruppenmitglied ein Gefühl des Gesehen-Werdens und der Annahme der Individualität.
c. Nachdem alle von allen die Schritte gelernt haben, entwickelt die Gruppe aus diesen Elementen eine Gruppenchoreografie. Es ist wichtig, dass die Bewegungsabfolgen von allen Gruppenmitgliedern vorkommen müssen. Sollten einzelne Abfolgen zu lang oder zu komplex sein, darf nur die Person, die diese Abfolge entwickelt hat, entscheiden, ob gewisse Teile weggelassen werden. Auch der Tanztherapeut hat kein Recht, Teile der Bewegungsabfolge zu verändern oder zu kürzen. Die Bewegungen einer jeden Person müssen also vertreten sein, können aber beliebig kombiniert und wiederholt werden. Wenn die Gruppe fertig ist, ist der Tanztherapeut das „Publikum", und die Gruppe führt den Tanz auf.
d. In der Feedbackrunde reflektiert die Gruppe den Entstehungsprozess dieser Gemeinsamkeit. Hierbei können leitende Fragen des Therapeuten hilfreich sein: Wie war eure Problemlösung? Hatte jemand die Leitung? Wie seid ihr mit Problemen umgegangen? Wie seid ihr mit Übergängen umgegangen? Hattet ihr Spaß? Gibt es einen Aspekt, den ich nicht berücksichtigt habe?

Variationen:
a. Die Gruppe hat den Auftrag, einen Kreistanz zu entwickeln. Dazu sollte eine Musik im ¾-Takt gewählt werden. Dieser Kreistanz wird dann Bestandteil aller weiteren Sitzungen, z. B. als Eröffnungs- oder Abschiedstanz.
b. Die Tanztherapeutin gibt zu einer Musik im ¾-Takt einen einfachen Schritt und eine einfache Armbewegung vor, z. B. den Walzerschritt (tief-hoch-hoch) als Vorwärtsbewegung und eine liegende Acht als Armbewegung, die alle Gruppenmitglieder lernen. Danach sollen sie aus diesen Elementen eine Gruppenchoreografie entwickeln.

In dieser Übung greift die Tanztherapeutin strukturierend bei Schwierigkeiten ein, macht aber nicht selbst beim Tanz mit. Lediglich bei der

Kreistanzvariante tanzt sie zum Schluss nimmt. Es ist besonders wichtig, dass sie immer wieder ermutigt, dass einfache Bewegungen für diese Art der Aufgabe hilfreicher sind als komplizierte Bewegungsabläufe, die nur wenige nachvollziehen können. In der Verantwortungsphase bei einer ähnlichen Anweisung ist es angebracht, die Gruppenmitglieder mit ihren Schwierigkeiten zu konfrontieren und sie alleine Lösungen finden zu lassen. In der Rückmeldungsrunde ist es wichtig, dass die Tanztherapeutin nicht ihre systemische Haltung verliert, sondern betont, dass jede Position und jedes Verhalten zu genau diesem Ergebnis beigetragen haben.

Im therapeutischen Fokus dieser Aufgabe steht das Spiegeln und somit ein Gefühl des Gesehen-Werdens und der Annahme der Individualität. Gruppenmitglieder mit einer negativen Vorerfahrung von Zugehörigkeit finden es bei dieser Übung oft „nicht so wichtig", dass ihre Bewegungen vorkommen. Daran wird ihre Zugehörigkeitsthematik deutlich. Es ist für die Person eine neue Erfahrung, im Mittelpunkt zu stehen, wenn sie ihre Bewegung den anderen zeigt, und nicht von der Gruppe ausgeschlossen zu sein, sondern eine notwendige Bewegung für die gemeinsame Gruppengestaltung beizutragen. Die Therapeutin muss unbedingt darauf achten, dass alle Bewegungsabfolgen im Tanz enthalten sind und Personen, die dazu neigen, sich zu verstecken, nicht vergessen werden. Die gemeinsam entwickelte Choreografie ist das sichtbare und reproduzierbare Produkt der Tragfähigkeit der Gruppe. Durch die Gestaltung des Tanzes wird die Wichtigkeit jedes Einzelnen für das gesamte System sichtbar gemacht. Menschen neigen dazu, nur den Aktiven den Erfolg eines Ergebnisses zuzuschreiben. Aber auch diejenigen, die sich zurückhalten, tragen zum Ergebnis bei. Wenn die Gruppe sehr in Stress geraten ist, weil sie glaubte, eine künstlerisch anspruchsvolle Choreografie machen zu müssen, so gilt es, diesen Stress zu analysieren. Nicht selten wiederholen die Gruppenteilnehmer genau das Verhalten, mit dem sie auch sonst glauben, sich einen Platz in der Gemeinschaft zu sichern. Und viele Menschen glauben, den Platz durch Leistung bekommen zu können.

8.1.6 Ausdruck von Gefühlen

In der Zugehörigkeitsphase finden in der Regel keine heftigen Gefühlsausbrüche statt. Die Therapeutin sollte ein solches Entladen von Gefühlen in diesem Stadium auch nicht forcieren, da die Tragfähigkeit der Gruppe noch nicht gesichert ist. Dies bedeutet nicht, dass sie keine wichtige therapeutische Arbeit leistet. Viele Menschen haben massive Themen mit der

Zugehörigkeit. Manche sind nie in ihrem eigenen Leben angekommen und suchen immer noch den richtigen Platz. Eine neue Gruppe wird die Sehnsucht nach dem Platz wachrufen, gleichzeitig alte Ängste aktivieren, die erst einmal ausgehalten werden müssen.

Ein spielerischer Umgang mit Gefühlen führt zur intensiveren Auseinandersetzung in den weiteren Phasen. Besonders im psychosomatischen Bereich ist vielen PatientInnen das Spüren und Benennen von Gefühlen abhandengekommen, oder sie haben es nie gelernt. Sie brauchen ein behutsames Heranführen an die eigene Gefühlswelt, die sich ja meist durch Komplexität und Vieldeutigkeit auszeichnet.

Feedbackrunden in der Zugehörigkeitsphase sind in der Regel recht kurz und beinhalten hauptsächlich Beschreibungen der Körpersensationen und noch nicht so sehr Gefühle in sich und mit anderen. Es ist häufig eine falsch verstandene therapeutische „Leistung", wenn sich Gruppenmitglieder bereits zu Beginn der Gruppe mit sehr intimen Themen einbringen. Der Tanztherapeut muss darauf achten, ob die Person die neue Situation richtig einschätzt und für sich überprüft, ob sie diesen Menschen vertrauen kann. Es kann durchaus sein, dass sie sich keine Zeit lässt, Vertrauen aufzubauen und den Therapeuten und die Gruppenmitglieder erst einmal auf ihre Vertrauenswürdigkeit hin zu testen. Nicht selten ist die Ursache eines solchen Verhaltens ein Missbrauchsthema, weil die Person die Wahrung der eigenen Grenzen nicht erfahren hat.

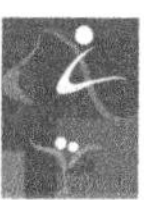

Partnerübung mit Tuch
Medium: ein Tuch pro Person

a. Die Tanztherapeutin bietet verschiedenartige Tücher an, wobei sich jedes Gruppenmitglied für eines entscheidet. Dann sucht sich jeder für die Übung einen Partner. Beim Einsetzen der Musik gehen die Tücher in Beziehung und tanzen das Thema, das die Therapeutin in folgender Reihenfolge in die Gruppe gibt (Themawechsel mit Liedwechsel):
   1. Die Tücher sind schüchtern.
   2. Sie werden vertrauter miteinander.
   3. Sie sind frech.
   4. Sie streiten.
   5. Sie sind zärtlich.
   6. Sie nehmen Abschied voneinander.
b. Dann bilden sich neue Paare, und das Kennenlernen beginnt von vorne.

Musikbeispiele:
1. Rondò Veneziano: Musica Fantasia
2. Desert Stream: Egyptian nursery (Women's World Voices 2)
3. Niki Reiser: Roter Salon (Filmmusik Jenseits der Stille)
4. Niki Reiser: Berlin Tour (Filmmusik Jenseits der Stille)
5. Emer Kenny: Golden brown (Women's World Voices 2)
6. Crispian St. Peters: You were on my mind (Filmmusik Jenseits der Stille)

c. Nach zwei Durchgängen treffen sich alle Tücher und Teilnehmer in der Mitte des Raumes. Die TeilnehmerInnen legen am Boden mit den Tüchern eine Skulptur, die ihrer momentanen Befindlichkeit entspricht. Sie dürfen korrigieren, bis die Anordnung für alle stimmig ist.
d. In der Reflexionsrunde tauschen sich die Gruppenmitglieder aus, welche Gefühle leicht und welche schwierig für sie in Bewegung umzusetzen waren.

Die Tanztherapeutin gibt von außen die Bewegungsideen. Dabei kann sie immer wieder dazu anregen, neue Varianten auszuprobieren oder das Vorhandene zu verstärken bzw. abzuschwächen. Sie kann auch dazu auffordern, die Übung langsamer durchzuführen, wodurch sich mehr Bewusstsein für das Tun ergibt.

Der therapeutische Fokus liegt auf einem Hinspüren in die vier Wachstumsphasen. Das Kennenlernen, das Sich-vertraut-Machen, die Auseinandersetzung der Verantwortungsphase, die Intimität der Offenheit und das Trennen. Es dient also als Probehandlung für zukünftige Entwicklungen. Die Gruppenmitglieder können spielerisch mit den Themen umgehen und werden unterschiedliche Interaktionen mit den wechselnden Partnern erleben. Die Therapeutin kann währenddessen gut die Interaktionen beobachten, die Aufschluss geben können über Verhaltensmuster der Teilnehmer. Je nach Vertrautheit der Gruppe kann sie dazu auffordern, im Kontakt Grenzen zu erweitern und Neues auszuprobieren. Diese Übung mit einem Medium durchzuführen, erleichtert den TeilnehmerInnen die Interaktion in der Zugehörigkeitsphase.

8.1.7 Bewegungsanalyse

Auch wenn jedes Gruppenmitglied seine eigenen Bewegungsvorlieben in die Gruppe einbringt, häufen sich jedoch in den einzelnen Phasen bestimmte Bewegungsqualitäten. Auf der bewegungsanalytischen Ebene (für weitere Informationen zur Bewegungsanalyse siehe Bender, 2014) sind in der Zugehörigkeitsphase hauptsächlich der Bewegungsfluss (gebunden eher als frei) und der Raum (indirekt eher als direkt) als Antriebsqualitäten zu beobachten. Es geht um die Kontrolle sowie die Aufmerksamkeit und Orientierung im Raum. Mit allen anderen Antrieben gehen die KlientInnen meist sehr sparsam um, weil sie auf einer unbewussten Ebene spüren, dass dies ein zu starkes Öffnen bedeuten würde.

Die KlientInnen bewegen sich bevorzugt in der vertikalen Fläche (hoch-tief, seit-seit) zur Präsentation ihrer Person oder benutzen die horizontale Fläche (seit-seit, vor-rück) zur Kommunikation. Die sagittale Fläche der Konfrontation und Aktion kommt weniger zum Einsatz.

Die Bewegungen finden häufig nur in der Körperperipherie (Arme und Beine) statt, das Körperzentrum wird wenig einbezogen. Auch das Formen beschränkt sich auf die Peripherie. Die Ambivalenz bezüglich der Zugehörigkeit zeigt sich eher durch gelegentliches Sitzen am Rand des Raumes. Insgesamt halten die KlientInnen einen größeren Abstand zu den anderen.

8.2 Verantwortung

Hat eine Gruppe die Zugehörigkeitsphase konsolidiert und bewegt sich nun in der Verantwortungsphase, ist dies meist schon beim Aufwärmen zu beobachten. Während die Teilnehmer in der Zugehörigkeitsphase froh über jede klare Anweisung waren und bei jeder freieren Form mit Angst und eventuell mit Bewegungslosigkeit reagiert hatten, beginnen nun einige Gruppenmitglieder, sich gegen die Anweisung zu bewegen. Es macht ihnen Spaß, sich gegenseitig anzurempeln, der Energiepegel wird lebhaft, und die Bewegungsqualität der Gruppe ist nicht mehr harmonisch. Während einigen Gruppenmitgliedern Provokationen Spaß machen, bekommen andere Angst und ziehen sich zurück. Die Auseinandersetzung über das Oben und Unten beginnt. Die Musik ist auch in dieser Phase noch klar strukturiert, ist aber im 2/4- oder 4/4-Takt mit möglichst starken Elementen.

In dieser Phase kann bei Einzelnen eine Zeit der Bewegungslosigkeit entstehen. Durch die Auseinandersetzung mit der Autoritätsthematik wird ihnen klar, dass sie sich immer angepasst haben, d. h. sie kennen ihre eigene Bewegung gar nicht. Erst durch die Zeit des „Stillstands“ wird es ihnen möglich sein, ihre eigene Bewegung zu finden, ihre eigenen Grenzen zu ziehen und ihre eigenen Entscheidungen zu treffen, wann sie sich wie einbringen möchten.

8.2.1 Die Aufrichtigkeit der Wirbelsäule

Damit diese Auseinandersetzung eine Chance zu einer neuen Erfahrung erhält und nicht die alten Muster von über- und unterlegen wiederholt werden, soll in dieser Phase zunächst jeder für sich an der Aufrichtung arbeiten. Durch das Üben der vertikalen Aufrichtung, d.h. der Bewegung von unten nach oben, wird deutlich,

1. welche Bedeutung die Wirbelsäule für die Aufrichtung hat und dass sie notwendig ist, um „seine/n Mann/Frau zu stehen",
2. welche Zeit jeder im Vergleich zu den anderen braucht, um sich aufzurichten (die „Schnellaufrichter" sind meist Personen, die gerne zu viel Verantwortung übernehmen und sich deshalb oft überlastet fühlen),
3. dass nur bei einer vollständigen Aufrichtung (den Kopf mit eingeschlossen) ein konfrontativer Kontakt zu den anderen möglich ist.

Beim Aufwärmen kann funktional an der Beweglichmachung der Wirbelsäule gearbeitet werden. Hierbei hat es sich auch immer wieder als hilfreich erwiesen, auf die anatomischen Gegebenheiten des Rückens hinzuweisen und diese in der Bewegung erspüren zu lassen. Die Gruppenmitglieder können auch ohne direkten Kontakt zu den anderen in verschiedenen Aufrichtungen (gerader, gebeugter Rücken, hängender Kopf, hochgezogene Schultern etc.) durch den Raum gehen und erfahren so das Gefühl ihres eigenen Körpers sowie die Wirkung, wenn sie die anderen in verschiedenen Haltungen sehen.

Erst mit der Stärkung des Rückgrats ist es den Gruppenmitgliedern möglich, in die Auseinandersetzung mit den anderen Gruppenmitgliedern und der Therapeutin zu gehen.

8.2.2 Bodenhaftung

Erst das sichere Gefühl, zur Gruppe dazuzugehören, ermöglicht die Auseinandersetzung mit den anderen. Aber auch ein guter Stand ist wichtig, um sich einer Auseinandersetzung stellen zu können. Daher ist der Kontakt zum Boden eine wichtige Voraussetzung, um sich den Anforderungen des Lebens zu stellen. Der Tanztherapeut sollte deshalb schon beim Aufwärmen immer wieder Übungen anbieten, die sich mit dem Boden beschäftigen. Er kann die Gruppenmitglieder den Boden und die Schwerkraft erforschen lassen, mit der Standfestigkeit experimentieren oder verschiedene Stützpunkte des Körpers am Boden erkunden. Solche Übungen sind vor allem für Menschen wichtig, die in früher Kindheit zu schnell in die Aufrichtung gekommen sind, weil sie glaubten, schnell für sich und andere die

Verantwortung übernehmen zu müssen. Sich verantwortlich (und damit auch manchmal schuldig) für alles zu fühlen, geschieht aus einem Automatismus heraus. Ein guter Kontakt mit dem Boden ist die Voraussetzung für eine freie Entscheidung zur Verantwortungsübernahme. Nur wer stabil steht, kann Verantwortung übernehmen. Wer instabil ist, braucht noch die Unterstützung anderer oder des Bodens.

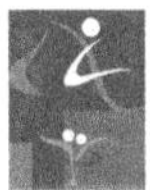

Standpunktübung

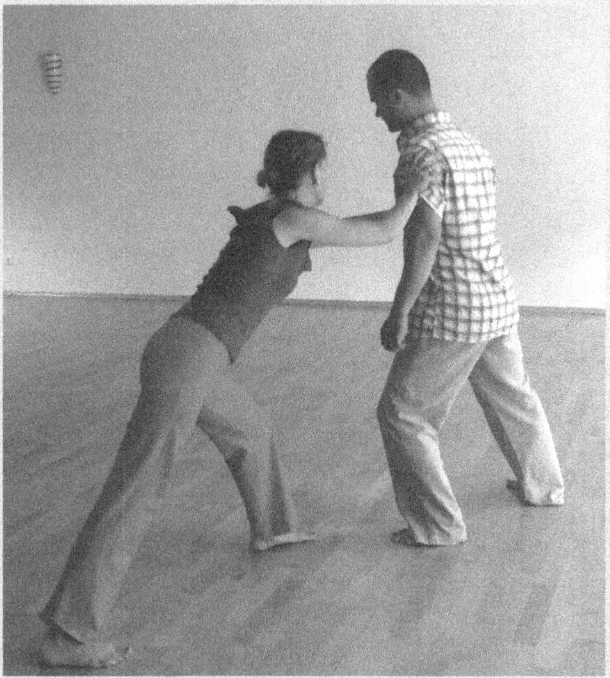

Abbildung 17: Standpunktübung

a. Die KlientInnen finden sich in Paaren zusammen. Einer der beiden hat die Aufgabe, sich räumlich seinen „Standpunkt" zu wählen. Der Partner versucht, den anderen durch körperliches Wegschieben von seinem Standpunkt wegzudrängen. Dieser wiederum hat die Aufgabe, sich nicht zu wehren, denn dann würde sein innerer Fokus zum Partner gehen, sondern mit seinem Körper standhaft zu bleiben und sich immer wieder auf seinen Standpunkt auszurichten. Die Übung wird im Wechsel durchgeführt.

b. Im Kreis werden die Erfahrungen ausgetauscht und Erlebtes mitgeteilt. Gemeinsam wird erarbeitet, wie man am besten den eigenen Standpunkt behalten kann.

Variationen:

a. Der Standpunkt soll durch den Einsatz von Kraft und Stärke im Körper (starker Antrieb) verteidigt werden.
b. Der Standpunkt soll auf leichte Weise, d.h. eher tänzerisch, flexibel, leichtfüßig (leichter Antrieb), verteidigt werden.
c. Die Paare sollen sich wechselseitig beobachten, um Ideen zu sammeln, wie es die anderen machen.

Die Tanztherapeutin achtet darauf, dass die Grenzen bei dieser Übung gewahrt bleiben und niemand unfair agiert. Sie bewegt sich zwischen den Paaren und gibt Tipps für beide Positionen (z.B. in die Knie gehen, mit dem Oberkörper ausweichen, Dranbleiben beim Wegdrücken, nicht lächeln, auf die innere Intention achten etc.).

Der therapeutische Fokus liegt darin, die Verbindung von der Ernsthaftigkeit, den Standpunkt halten zu wollen, und dem körperlichen Ausdruck zu erspüren. Den KlientInnen wird deutlich, wann ihr Fokus weg vom eigenen Standpunkt hin zur Reaktion auf den anderen wechselt. Wie gelingt die Standhaftigkeit am besten? Und wie läuft es bei Auseinandersetzungen ab? Verliert die Person den eigenen Standpunkt und ist nur noch mit dem anderen im Streit beschäftigt, oder bleibt sie innerlich verbunden mit dem, was ihr wichtig ist, und kann dies in die Beziehungsverhandlung einbringen? Die KlientInnen können entdecken, wie sie ihren Standpunkt am besten verteidigen können (starker oder leichter Antrieb). Durch Üben können sie ihre Vorantriebe in Antriebe verwandeln (siehe hierzu Bender, 2014).

8.2.3 Den eigenen Raum schützen

Durch die Konsolidierung der Zugehörigkeitsphase hat das Gruppenmitglied einen Platz in der Gruppe gefunden. In der Verantwortungsphase wird dieser Platz nun durch „Platzkämpfe“ ausgeformt. Es kann z.B. passieren, dass ein Gruppenmitglied sich sowohl verbal als auch motorisch „breitmacht“, sodass den anderen weniger Platz zur Verfügung steht. Es ist nicht Aufgabe des Tanztherapeuten, hier korrigierend einzugreifen und für „Gerechtigkeit" zu sorgen, sondern er sollte bei Unmut die anderen Gruppenmitglieder derart stützen, dass sie den Mut finden, die Person zu konfrontieren und so in einen Austausch zu kommen. Gruppenmitglieder, die nicht in die Eigenverantwortung gehen wollen, erwarten hier ein korrigierendes Eingreifen des Therapeuten, weil sie einerseits davon ausgehen, dass dies die Aufgabe des Therapeuten ist, und weil sie andererseits annehmen, dass jeder dieses Verhalten gleich störend erlebt.

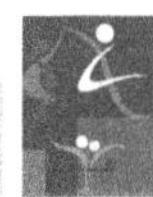

Raumabsprachen

Die Tanztherapeutin bittet die KlientInnen, sich im Raum „ihren" Platz zu suchen. Dann lädt sie dazu ein, den Raum abzuschreiten, ohne in den Raum eines anderen zu treten. Dies kann auch durch Seile oder Bänder sichtbar gemacht werden. Es folgt eine Überprüfung, ob auch keine Überschneidungen stattfinden. Falls dies doch der Fall sein sollte, soll die Gruppe dieses Problem lösen. Nachdem jeder seinen Raum festgelegt hat, stellen die KlientInnen diesen nacheinander der Gruppe und der Therapeutin vor. Ist der individuelle Bewegungsraum festgelegt, kann jede Person überprüfen, welche Bewegungsmöglichkeiten dieser Raum zulässt. Ist sie mit dem einverstanden, was ihr zur Verfügung steht? Hat sie mehr beansprucht als sie eigentlich braucht? Hat sie so viel Raum an die anderen abgetreten, dass gar keine Möglichkeit mehr für große Bewegungen bleibt, auch wenn sie ein Bedürfnis dazu verspürt? Wenn dies der Fall ist, wird das Thema in die Gruppe gegeben, und diese muss eine andere Möglichkeit finden.

Variation:

Fortführend kann weiter damit experimentiert werden, das tatsächliche Raumbedürfnis zu finden und diesen Raum auch einzunehmen. Ist der Raum nun für alle ausreichend, oder müssen Lösungen gefunden werden, die ein Bewegen im tatsächlichen Raumbedürfnis ermöglichen (z. B. zwei Gruppen hintereinander)?

Die Tanztherapeutin hält sich im Hintergrund und mischt sich nicht in das Geschehen ein. Ihre Interventionen dienen nur einer Überprüfung der Realität (ein wichtiger Aspekt in dieser Phase), indem sie z. B. darauf aufmerksam macht, dass objektiv nur ein bestimmter Platz zur Verfügung steht. Die Einigung überlässt sie den Gruppenmitgliedern. Auch der Umgang mit der objektiven Begrenzung überlässt sie bewusst der Gruppe.

Bei dieser Übung liegt der therapeutische Fokus darauf, für sich einzutreten, den Mut zur Auseinandersetzung zu finden, Absprachen zu treffen und sich mit der Realität auseinanderzusetzen. Dies kann z. B. bedeuten, dass nicht genügend Raum für alle individuellen Wünsche zur Verfügung steht, und trotzdem müssen Absprachen getroffen werden. Das eigene Bedürfnis kann dennoch wahrgenommen und geäußert werden, und beides kann nebeneinander stehen. Interessant ist häufig auch die Diskrepanz zwischen vorgestelltem und tatsächlichem Raumbedürfnis.

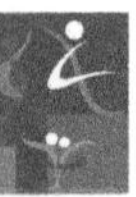

Territoriumstanz
Die Gruppe wird in zwei sich gegenüberstehenden Reihen aufgeteilt. Die Gruppenmitglieder erhalten die Instruktion, dass der Raum auf der Seite, auf der sie stehen, ihr Territorium ist. Die Mitte des Raums kann durch einen Klebestreifen kenntlich gemacht werden. Sie sollen in das Territorium der anderen Gruppe eindringen, aber gleichzeitig verhindern, dass die anderen ihr Territorium „okkupieren". Die Aufgabe lautet: „Erobert das Territorium der anderen, und verhindert gleichzeitig ein Eindringen in das eure!" Damit es den Gruppenmitgliedern leichter fällt, sich in der sagittalen Fläche mit einer vertikalen Aufrichtung zu bewegen, ist eine Musik mit einer starken marschartigen Qualität hilfreich, mit der sie „zur Tat schreiten". Die Gruppen gehen zunächst aufeinander zu und treffen in der Mitte aufeinander. Im aufeinander Zubewegen zeigt sich bereits, ob sich ein kollektives Gruppenverhalten formiert, das strategisch hilfreich ist.

Variation:
In körperlich abgeschwächter Form kann man dies auch mit dem Verteidigen bzw. Erobern von Luftballons durchführen.

Musikbeispiel: Pink Floyd: Another brick in the wall – Part 2 (The wall), Die Fantastischen Vier: Krieger (Best of 1990–2005)

Reflexionsrunde: Wie erging es den TeilnehmerInnen mit den Themen Angriff und Verteidigung? Welche Angriffs- und Verteidigungstechniken wurden eingesetzt? Wurde das Kollektiv zur Stärkung des Einzelnen genutzt? Wurden die Stärken der Einzelnen genutzt?
Die Therapeutin greift nicht handelnd ein, sondern beobachtet am Rand das Geschehen, um in der anschließenden Reflexionsrunde möglichst detailliert Auskunft zu den einzelnen Gruppenmitgliedern geben zu können. Durch geeignete Musikauswahl (klar strukturiert, 2/4- oder 4/4-Takt) unterstützt sie die Konfrontation.

Der therapeutische Fokus liegt bei dieser Übung auf den Bewegungen in der sagittalen Fläche, die für das Thema „Auseinandersetzung“ steht. Im Verhalten der Einzelnen wird deutlich, ob die Verteidigung des eigenen Raumes wichtig genommen wird, wie sehr ein Ziel verfolgt werden kann, wie weit die Personen einer Gruppe miteinander kooperieren können und wer zu viel oder zu wenig Verantwortung übernimmt.

Die Gruppe bewegt sich in einer räumlichen Synchronität (z.B. geht eine Reihe gemeinsam nach vorne) (Schmais, 1985). Je mehr sich die Gruppenmitglieder parallel synchron bewegen (z.B. die meisten gehen mit dem rechten Bein zuerst), desto stärker wird der Zusammenhalt der Gruppe deutlich. Die räumliche Synchronität kann auch in der Nutzung des Raumes beobachtet werden. Die Gruppe ist nun in der Lage, den Raum gleichmäßig auszufüllen, ohne dass sie diesen Vorgang bewusst beobachten müssen.

8.2.4 Oben – unten

Menschen müssen sich entscheiden, ob sie eher führen wollen, d.h. in der Bewegung eher eine Aufrichtung haben, oder eher folgen wollen, was mit einer Bewegung nach unten assoziiert wird (z.B. bei einer Verbeugung). Man kann bei kleinen Kindern bereits eine Tendenz zum eher Führen oder Folgen erkennen. Dennoch muss sich ein Mensch in jeder Situation neu entscheiden, ob er „oben“ oder „unten“ sein möchte. Geht er in die Verantwortung und führt bei einer Aufgabe, der er gewachsen ist? Überlasst er anderen die Führung, wenn sie von einem Thema oder einer Situation mehr verstehen? Besonders Menschen, die in ihrer Arbeit in der Hierarchie „oben“ sind, müssen dies auch mit der Körperhaltung ausdrücken. Ansonsten wirken sie nicht glaubwürdig.

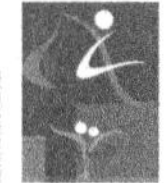

Oben oder unten? Das ist hier die Frage

a. Die Personen bewegen sich zur Musik durch den Raum und sollen dabei auf eine aufrechte Haltung achten, um sich groß und machtvoll zu fühlen. Sie werden aufgefordert, dem Blickkontakt der anderen standzuhalten. Man geht alleine, trifft aber auch auf andere machtvolle Personen.

Musikbeispiel: Goran Bregovic: Chupchik (Silence Of The Balkans)

b. Im zweiten Teil geht es um die Abwärtsbewegung. Die Schultern und der Kopf sinken, sodass man sich gegenseitig kaum in die Augen blicken kann. Was passiert? Wie begegnet man sich?

Musikbeispiel: Goran Bregovic: Old home movies

c. Zum dritten Lied kann jeder nach eigenem Belieben wechseln, sodass sich die Interaktionen noch einmal verändern, wenn einer oben und der andere unten ist. Wie sind diese Begegnungen?

Musikbeispiel: Goran Bregovic: Ya Ya, Gypsy Reggae

In einer Gruppensituation beobachtet der Therapeut das Geschehen und gibt evtl. Hinweise, wie die Gruppenmitglieder durch Körperhaltungen oder Vorstellungen ihrer Rolle noch besser Ausdruck verleihen können, z.B. Brust raus, Nase hoch, bedächtiger Schritt, sich die Kleidung vorstellen, die man trägt, etc. In einer Einzeltherapie macht der Therapeut selbst mit, um den interaktiven Teil der Übung zu gewährleisten.

Der therapeutische Fokus liegt auf der bewussten körperlichen Wahrnehmung von „oben" und „unten" und die damit im Zusammenhang stehenden psychischen Themen. Körperhaltungen, Gesten, Bewegungen und Bilder werden mit den polaren Themen in Beziehung gebracht. Jede Person wird sich in den Rollen erkennen und ihre Affinität zu der einen oder anderen Rolle verspüren. In der Gesprächsrunde kann zum einen der Bezug zum Alltag hergestellt als auch der Gewinn und Verlust jeder (inneren und äußeren) Haltung bewusst gemacht werden.

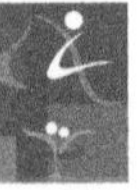

Dreiecksgeschichte

Die Gruppenmitglieder gehen zu dritt zusammen. In diesem Trio sollen die drei Raumebenen oben (stehen, gehen etc.), Mitte (knien, sitzen, krabbeln etc.) und unten (liegen, rollen etc.) ständig vertreten sein. Wenn also eine Person nicht auf ihrer Ebene bleiben möchte und in eine andere wechselt, müssen sich die anderen anpassen.

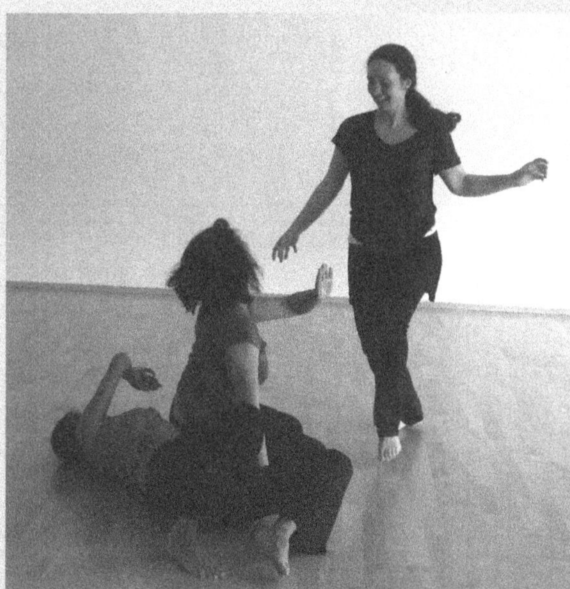

Abbildung 18: Dreiecksgeschichte

Musikbeispiel: George Winston: Blossom and meadow, George Winston: The carol of the bells

Variationen:

a. Am Ende eines Musikstücks halten die Gruppenmitglieder inne und überprüfen, welche Strategie sie angewandt haben, um die Regel einzuhalten. Sie werden nun von der Therapeutin aufgefordert, beim nächsten Durchgang etwas anderes zu machen.
b. Die Aufmerksamkeit geht nun auf die ganze Gruppe, und jedes Trio bleibt gemeinsam in einer Ebene, aber es müssen in der Gruppe alle Ebenen vorhanden sein (Mindestteilnehmerzahl: neun).
c. Die drei Ebenen müssen in der Gruppe vorhanden sein. Wer welche Ebene einnimmt, ist nun nicht mehr von den Trios abhängig.

Die Tanztherapeutin sitzt als Beobachterin am Rand. Lediglich wenn es die Teilnehmerzahl erfordert, macht sie in einem Trio mit. Dies hat jedoch den Nachteil, dass sie die anderen Trios nicht beobachten kann.

Der therapeutische Fokus liegt auf der Wahrnehmung der Wahl von oben und unten. Die Personen müssen sich an die Entscheidung einer anderen Person anpassen, können aber gleichzeitig selbst entscheiden. In Erweiterung b muss sich das Trio nonverbal abstimmen und gleichzeitig die ganze Gruppe im Blick behalten. In Erweiterung c, die sehr anspruchsvoll ist, wird das Verantwortungsthema noch deutlicher, weil die TeilnehmerInnen erspüren, ob sie die Verantwortung für die Regeleinhaltung übernehmen oder auch einmal abgeben können in dem Vertrauen darauf, dass die anderen einspringen. Die Übung eignet sich gut als Einstimmung auf das Oben-unten-Thema.

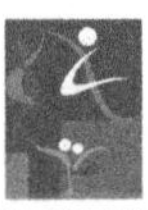

Dschungelbuch

a. Die Gruppenmitglieder suchen sich einen Platz im Raum und wählen eine Haltung, in der sie einen guten Kontakt zu sich selbst herstellen können.
b. Der Tanztherapeut leitet eine Fantasiereise in einen Dschungel an, indem er genau die Landschaft mit Himmel, Erde, Bäumen, Wasserstellen, Gerüchen, Geräuschen, Wärme und Tageszeit etc. beschreibt.

Musikbeispiel: Cornelius Claudio Kreusch: Africambient (leise im Hintergrund)

c. Nun bittet der Therapeut die Gruppenmitglieder, die Tiere im Dschungel wahrzunehmen und ihnen zuzuschauen, wie sie sich bewegen und welche Laute sie von sich geben. Sie sollen sich jeweils ein Tier aussuchen, das sie genauer betrachten wollen. Allmählich verschmilzt die Person immer mehr mit diesem Tier: Sie nimmt seine Form an und bewegt sich mit ihm. Beim Einsatz der nächsten Musik wird die Person dieses Tier mit seinen Bewegungen und seinen Lauten.

Musikbeispiel: Brent Lewis: Mumbo Jumbo (Pulse)

d. Wenn nicht bereits erfolgt, fragt der Tanztherapeut nun, wie und ob dieses Tier mit den anderen Tieren in Kontakt tritt.

Musikbeispiel: Guem: Le Serpent (Guem et Zaka Percussion)

e. Am Ende des Tages und nach verschiedenen Begegnungen und Erlebnissen mit anderen Tieren begeben sich alle Tiere an ihren Schlafplatz zur Ruhe.

Musikbeispiel: Guem: Foret Vierge (Guem et Zaka Percussion)

f. Als Abschluss bittet der Therapeut die Gruppenmitglieder, langsam aus den Tierkörpern zu schlüpfen und wieder menschliche Gestalt anzunehmen. Ein Schütteln oder Ausklopfen führt alle aus der Vorstellungswelt hinaus.

Variation:
Die TeilnehmerInnen zeichnen im Anschluss an die Übung das Tier, das sie verkörpert haben.

Der Therapeut führt zunächst mit einer deutlichen, aber ruhigen Stimme in die Fantasie hinein, hält anschließend mit seiner Aufmerksamkeit das Containment und moderiert und begleitet von außen das Geschehen. Hierbei ist es besonders wichtig, dass er verbal die Genehmigung gibt für Impulse der TeilnehmerInnen, aber auch für die Eigenschaften der Tiere, sodass sie in die Bewegungsqualitäten des Tieres einzusteigen. Eventuell finden die TeilnehmerInnen einen besseren Einstieg, wenn die Augen geschlossen sind. Spätestens bei d sollten sie jedoch wieder geöffnet sein, um eventuellen „Gefahren" begegnen zu können. Der Therapeut sollte bei dieser Übung genügend Zeit und Raum für die einzelnen Stationen lassen.

Der therapeutische Fokus liegt ähnlich wie bei der Authentischen Bewegung (Kap. 8.3.6) auf der Aktivierung ungelebter und unbewusster Persönlichkeitsanteile. Die TeilnehmerInnen sind oftmals überrascht, welche unbekannten Anteile und Bewegungsqualitäten zum Vorschein kommen. Da die Natur eine Ordnung beinhaltet, wird deutlich, ob die Person ein Tier gewählt hat, das in der Natur eher zu den Jägern oder eher zu den Gejagten gehört. Wie kann sich das Tier schützen, was sind seine Ressourcen? Der Transfer zu Rollen, die einem bekannt sind, sollte hergestellt werden. Oder hat jemand einen Anteil ausgelebt, der sonst nicht sichtbar wird? Dann sollte erforscht werden, was die Person daran hindert, diesen Anteil im Leben zu integrieren.

8.2.5 Verantwortung übernehmen heißt, etwas zu tun

Für viele ist Verantwortung ein abstrakter Begriff. Verantwortung wird aber nur dann gelebt, wenn sich dieses Gefühl in Aktionen veräußerlicht. Eine Mutter ist nur dann verantwortungsvoll, wenn sie sich nicht nur verantwortlich für das Kind fühlt, sondern es auch energisch festhält, wenn es auf die Straße laufen will.

Jede Form der Auseinandersetzung enthält Bewegungen in der sagittalen Fläche (Bender, 2014). Eine Person rückt entweder vor oder zieht sich zurück. Sie geht in Aktion oder hält sich zurück. Um die Notwendigkeit der sagittalen Fläche für die Übernahme von Verantwortung zu verdeutlichen, eignen sich Übungen, in denen diese eingehalten werden müssen.

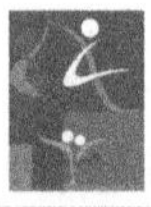

Ich gehe meinen Weg

a. Die Gruppe geht zur Einstimmung gerade und runde Raumwege, sodass zunächst jeder für sich erkunden kann, wie es sich anfühlt, auf diesen Raumwegen zu gehen, und wie die Begegnungen mit den anderen sich gestalten. Dies kann durch einfaches Laufen auf geraden und als Gegensatz dazu runden Raumwegen erkundet werden.
b. Nun legt die Tanztherapeutin fest, wann die Gruppe gerade und wann sie runde Raumwege gehen muss. Sie muss darauf achten, dass die Gruppenmitglieder bei den geraden Raumwegen keine Ausweichmanöver machen oder abgerundete Ecken gehen.

Musikbeispiel: Claude Bolling & Jean-Pierre Rampal: Sentimentale

c. Im dritten Teil soll sich jedes Gruppenmitglied eine Abfolge von geraden Raumwegen vor dem geistigen Auge vorstellen, wobei die Anfangs- und Endpunkte die gleichen sind, sodass dieser Weg immer wieder abgelaufen werden kann. Die Tanztherapeutin lädt jedes Gruppenmitglied ein, den Raumweg allen entweder durch Zeigen oder Ablaufen zu zeigen. Nun geht jedes Gruppenmitglied genau auf seinem vorgegebenen Weg. Es kann Varianten der Bewegung finden, die sich aber alle auf diesem Weg abspielen müssen.

Die Übung eignet sich auch für die Einzeltherapie, dann beteiligt sich die Tanztherapeutin an der Übung.
Die Tanztherapeutin achtet darauf, dass die Gruppenmitglieder ihren Weg einhalten, und gibt Einzelnen direkt Rückmeldung, wenn dies nicht der Fall ist. Viele Menschen merken nicht, dass sie nicht mehr auf ihrem Weg sind. In der Reflexionsrunde werden Fragen erläutert, wie: Kann die Person bei Konflikten auf ihrem Weg eine Lösung finden (es steht z.B. plötzlich jemand im Weg), ohne von ihrem Weg abzuweichen? Zieht sie es vor, lieber in runde Raumwege auszuweichen als sich dem Konflikt zu stellen? Meistens bedarf es nur weniger verbaler Interventionen von Seiten der Tanztherapeutin, um die Parallelen im Alltag zu erkennen.

Der therapeutische Fokus liegt auf der Konzentration der Selbstbestimmung im Kontakt mit anderen. Die Verantwortung für den eigenen Lebensweg wird einer Realitätskontrolle unterzogen. Der Einzelne merkt schnell, wie wichtig er seinen eigenen Weg nimmt und ob er bei der Überwindung von Schwierigkeiten kreative Lösungen finden kann oder immer nur auf alte Muster (z.B. Ausweichen oder Konfrontieren) zurückgreifen kann.

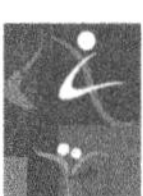

Führen und Folgen

a. Die TeilnehmerInnen finden sich in Paaren zusammen und stehen sich gegenüber, die Handflächen aufeinander, Arme auf Brusthöhe leicht angewinkelt und mit Blickkontakt. Aufgabe ist es, sich gegenseitig durch den Raum zu führen, ohne dass die Hände den Kontakt verlieren. Das Paar entscheidet, wer zuerst führt, wobei derjenige, der schiebt und somit vorwärtsgeht, die Verantwortung dafür trägt, dass keine Zusammenstöße mit anderen Paaren geschehen. Mit dem Händedruck kann gespielt werden, mal leichter, mal fester, die Hände sollen aber aneinander bleiben. Auch mit dem Tempo kann variiert werden.
b. Der Therapeut lädt nach einer Weile zum Partnerwechsel ein und wiederholt dies noch einige Male.
c. Nun gilt es, ohne vorherige Abmachung zu spüren, wer dazu übergeht, in die „Führungsrolle“ zu gehen. Die Rollen sind jeweils nonverbal und ohne Zeitvorgabe zu wechseln. Die TeilnehmerInnen sollen auf ihre Impulse sowie inneren Widerstände und aufkommenden Gefühle achten.

Musikbeispiel: Gotan Project: Santa Maria, Epoca (La Revancha del Tango)

Im Einzelsetting sind Therapeut und Klient das Paar, und der Klient kann erleben, wie es ist, wenn er den Therapeuten führen kann.
Der Therapeut macht bei einer Gruppe nach Möglichkeit nicht mit, um alle beobachten zu können. Er weist darauf hin, dass nach Möglichkeit der Blickkontakt gehalten werden sollte, das Tempo so vorgegeben werden muss, dass sich der „Geschobene“ sicher fühlen kann, und dass Vorlieben oder Widerstände auftauchen können. Die TeilnehmerInnen sollen diese wahrnehmen und Neues ausprobieren. Außerdem kann Widerstand geleistet werden, z.B. beim Führungswechsel, wenn es noch nicht der eigene Zeitpunkt ist, zu dem man wechseln möchte.

Der therapeutische Fokus liegt auf der Wahrnehmung, wie es den Gruppenmitgliedern damit geht, die Führungsrolle zu übernehmen, und wie es ist, geführt, geschoben oder verdrängt zu werden. In jeder Rolle können unterschiedliche Bilder und Gefühle aktiviert werden. Spüren die TeilnehmerInnen ihre Vorliebe, und tanzen sie diese auch? Bedeutungsvoll sind in der Übung die Art des Führens (leicht oder kraftvoll, sicher oder unsicher), der Blickkontakt, der Wechsel beim Führen (fließend, mit Widerstand oder gar selten, nicht eindeutig). Durch den Partnerwechsel können Unterschiede erlebt werden.

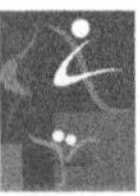

Schutzengel

a. Wenn ein Paar durch eine vorbereitende Übung (Spiegeln, Führen und Folgen) aufeinander eingestimmt ist, wird einer der Schutzengel des anderen. Eine Person bewegt sich mit geschlossenen Augen, und der Schutzengel gibt Acht. Er muss erspüren, ob sich der andere Kontakt wünscht. Er muss nicht die ganze Zeit in der unmittelbaren Nähe des Schützlings bleiben, muss aber auf jeden Fall seine Aufgabe wahrnehmen. Der Schutzengel versucht achtsam zu spüren, was der Schützling braucht, um sich beschützt und trotzdem frei zu fühlen.

Musikbeispiel: Texas: I'll see It through (Filmmusik Love Actually)

b. Rollenwechsel mit der gleichen Musik
c. Nach einem erneuten Rollenwechsel werden die Schützlinge aufgefordert, die Fähigkeiten des Schutzengels zu testen. Ist der Schutzengel auch noch für ihn da, wenn er mehr mit Bewegung experimentiert, wenn er gar nichts macht und langweilig wird, wenn er wild, verspielt, traurig, wütend etc. wird? Wie muss der Schutzengel sein Verhalten ändern, um den Schützling weiterhin zu beschützen? Gibt es eine Grenze der Schutzmöglichkeit?

Musikbeispiel: Taylor Swift: White horse (Fearless)

d. Rollenwechsel zum gleichen Lied
e. Austausch in der Paarkonstellation: Wie habe ich meinen Schutzengel erlebt? Habe ich mich beschützt gefühlt? Habe ich meinem Schutzengel eine Chance gegeben, mich zu beschützen? Wie erging es mir

als Schutzengel? Was glaube ich, wann mein Schützling beschützt werden will, und wovor?

f. Jeder tanzt wieder für sich und spürt nach, ob der Schutzengel auch spürbar ist, wenn niemand sichtbar ist. Denn eigentlich sind Schutzengel ja unsichtbar.

Musikbeispiel: Claude Debussy: Claire de Lune

Diese Übung sollte nur gemacht werden, wenn es eine gerade Teilnehmerzahl in der Gruppe gibt. In der Einzeltherapie kann diese Übung zwischen Therapeutin und Klientin stattfinden. Ob die Klientin auch Schutzengel für die Therapeutin sein soll, muss therapeutisch gut abgewägt werden.
Die Therapeutin schaut dem Gruppengeschehen zu, um entsprechend verbal intervenieren zu können. Verliert ein Schutzengel seine Aufmerksamkeit? Macht es ein Schützling dem Schutzengel extrem schwer, seinen Job zu erfüllen? Braucht ein Schutzengel eine kleine Bestätigung von der Therapeutin, um seinen eigenen empathischen Impulsen zu folgen?

Der therapeutische Fokus dieser Übung liegt einerseits in der Bestärkung der TeilnehmerInnen, dass sie Verantwortung für Schutz übernehmen können. Andererseits können sie erfahren, dass sie Schutz bekommen, wenn sie ihn brauchen, und vielleicht sogar in sich tragen, ohne ihn in jeder Situation bewusst zu spüren. Wenn sich jemand nicht kompetent fühlt, Schutz zu übernehmen, können die Therapeutin und die Gruppe erforschen, warum derjenige so an sich zweifelt. Hat sich eine Person nicht beschützt gefühlt, muss sorgfältig geschaut werden, ob der Schutzengel seine Aufgabe nicht verantwortungsvoll übernommen hat oder ob der Schützling in seiner Körpersprache sehr undeutlich war. Hiermit wird deutlich, dass der Schützling selbst die Verantwortung dafür trägt, sein Bedürfnis nach Schutz deutlich zu zeigen.

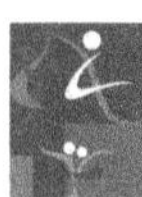

STOP and GO

a. Jedes Gruppenmitglied malt auf einem großen Stück Papier oder Karton mit Farben seiner Wahl ein STOP-Schild.
b. Mit dem STOP-Schild in der Hand tanzen die Gruppenmitglieder zur Musik im Raum. Sobald man ein STOP-Schild vor das Gesicht gehalten bekommt, muss man die Bewegung einfrieren und darf sich nicht

mehr bewegen. Erst wenn das Schild wieder weggenommen wird, darf man weitertanzen. Diejenigen, die das Schild vor das Gesicht einer Person halten, dürfen währenddessen tanzen.

Musikbeispiel: Gypsy Kings: Volare (Gypsy Kings)

c. Jeder soll auf die Rückseite des STOP-Schildes ein GO-Schild malen.
d. Im Tanz kann nun das STOP-Signal einer Person durch das GO einer anderen aufgelöst werden. Die Person, die ein Schild vor dem Gesicht hat, muss diesem weiterhin Folge leisten.

Musikbeispiel: Gypsy Kings: Bamboleo (Gypsy Kings)

e. Danach werden die Teilnehmerinnen gebeten, sich in zwei Gruppen aufzuteilen, und zwar je nach Vorliebe für das STOP oder für das GO in der aktiven Rolle. Die Gruppen begründen die Wahl und überprüfen anschließend auch ihre passive Rolle, wenn sie ein Schild befolgen müssen. Z. B. „Wie erging es mir selbst damit, ein STOP gesetzt zu bekommen?“

Der Tanztherapeut stellt Stifte und Papier und evtl. anderes Material (Schere, Kleber) zur Verfügung und macht keine Vorgaben, wie die Schilder auszusehen haben. Während des Bewegungsteils begleitet er die Gruppe von außen und macht nicht selbst mit. Am Ende der Reflexionsrunde kann er die Frage in die Gruppe geben, ob das STOP nach Ansicht der Teilnehmerinnen mehr mit Macht zu tun hat als das GO, falls dieses Thema nicht bereits erörtert wurde.

Der therapeutische Fokus liegt auf der Erforschung der Vorlieben bzw. Widerstände gegen eindeutige Anweisungen. STOP und GO haben vom Prinzip her das gleiche Grundthema, nämlich Macht und Kontrolle, wobei das GO mit mehr Gewähren-Lassen und Freiheitgeben assoziiert wird. Es kann sich bei diesen Aufforderungen um innere „Befehlshaber“ handeln oder um äußere Stimmen, die meist zu bestimmten Personen gehören. Menschen, die in ein Burn-Out-Syndrom kommen, haben das innere „STOP-Schild“ nicht beachtet und finden nun das „GO-Schild“ nicht mehr. Beides kann also sowohl negativ als auch positiv empfunden werden. Haben die Teilnehmerinnen von einem Pol zu viel in ihrem Leben (zu viel Ausbremsen oder zu viel Antreiben), lassen sich damit häufig extreme Vorlieben bzw. extreme Widerstände erklären. Die Diskussion ermöglicht es den Gruppenmitgliedern, sich eine systemische Sichtweise anzueignen und Abstand zu gewinnen vom Richtig- und Falsch-Denken der unterschiedlichen Positionen.

Eine Konsolidierung der Verantwortungsphase zeichnet sich dann ab, wenn die Gruppenmitglieder in der Lage sind, sich von anderen abzugrenzen (einschließlich der Therapeutin) und für sich zu entscheiden, inwieweit sie sich auf eine Übung und auf andere Menschen einlassen wollen. Sie nörgeln und kritisieren nicht mehr nur, sondern übernehmen die Verantwortung für eine Lösung bei einer unbefriedigenden Situation. Dies ist die Eingangstür zur Offenheitsphase.

8.2.6 Bewegungsanalyse

Auf der bewegungsanalytischen Ebene müssen sich die TeilnehmerInnen jetzt mit dem Kraftantrieb (leicht und stark) auseinandersetzen (Bender, 2014). Er ist Voraussetzung für die Fähigkeit, sich in der Welt zu behaupten, einen sicheren Stand und eine flexible Aufrichtung mit der Beweglichkeit der Wirbelsäule und der Knie zu entwickeln. Dies bringt automatisch die Einbeziehung der Körpermitte mit sich, da das Becken die Quelle der Kraft ist. Durch verschiedene Musikqualitäten und Übungen sollten sie erkennen, ob sie eher zu den konfrontierenden Menschen gehören (stark) oder eher einen diplomatischen Weg der Durchsetzung wählen (leicht).

Entsprechend häufig ist der Verdreh- und Pressrhythmus (Bender, 2014) zu sehen. Die KlientInnen müssen die Flexibilität des Verdrehrhythmus im Körper integrieren, um bei Konflikten verhandlungsfähig zu bleiben. Sie müssen aber genauso den Pressrhythmus integriert haben, um selbst zu entscheiden, was sie festhalten und was sie loslassen wollen. Der Pressrhythmus ist meist vermehrt am Übergang zur Offenheitsphase zu sehen, wenn die KlientInnen einen inneren Kampf führen, was sie von sich zu zeigen trauen und was nicht.

Im Formen ist jetzt viel Steigen und Sinken zu beobachten, da sich die Teilnehmerinnen damit auseinandersetzen, ob sie oben oder unten sein wollen.

Die sagittale Fläche ist die Fläche der Verantwortung, der Handlung und der Konfrontation und zeigt sich deswegen in dieser Phase oder muss verstärkt eingeübt werden, um eine Weiterentwicklung zu ermöglichen.

Durch die Auseinandersetzung mit der Autoritätsthematik können auch Phasen der Bewegungslosigkeit beobachtet werden. Die Person hat erkannt, dass sie ihr Verhalten stets auf andere ausrichtet und keine autonomen Entscheidungen treffen kann. Sie weiß aber noch nicht, was eigene Entscheidungen sind. Diese Übergangsphase des Erkennens von Fremdbestimmtheit und dem Finden der eigenen Bewegung muss sowohl von der Klientin als auch von der Therapeutin ausgehalten werden und sollte nicht durch vorschnelle Ratschläge abgeschnitten werden.

8.3 Offenheit

Die Gruppenmitglieder sind nun in der Lage, sich differenziert (je nach Übung) die passende Partnerin auszusuchen. Dabei sind sie fähig, die „Qualitäten" der anderen zu erkennen, um sich so eine passende Person für eine spezifische Übung auszuwählen. In der Offenheitsphase zeigt sich die meiste Partnerarbeit, ohne dass das Gefühl für das Gesamtsystem verloren geht. Dies kann durchaus auch dann zu beobachten sein, wenn die Anweisung nicht spezifisch auf einen Partner ausgerichtet ist. Die Gruppenmitglieder treffen unabhängig vom Tanztherapeuten eine Entscheidung, zu einem Partner hinzugehen und eine bestimmte Übung mit ihm zu gestalten.

Die Therapeutin fordert die Gruppenteilnehmerinnen auf, sich eine Person für eine Entspannungseinheit auszusuchen. Eine Teilnehmerin geht sehr gezielt auf eine andere zu, weil sie bereits bei einer anderen Übung ihre weichen Hände erfahren hat und diese für diese Übung wieder spüren möchte.

Je besser sich die Offenheitsphase entwickelt, desto vielfältiger sind die Kontakte. Die Gruppenmitglieder können offen zeigen, mit wem und mit wem sie nicht die Übung machen möchten.

Beim Aufwärmen sind die Gruppenmitglieder jetzt nicht mehr darauf angewiesen, dass dieser im Kreis stattfindet, um die Kohäsion der Gruppe zu spüren. Jedes Gruppenmitglied kann sich mit einem speziellen Fokus auf seine eigenen Bewegungen konzentrieren, wodurch eine sehr hohe Differenzierung von Bewegungen zu beobachten ist, ohne dass die Einzelnen sich isolieren. Da die Gruppe aber auf der unbewussten Ebene eng verbunden ist, lassen sich trotzdem häufig ähnliche Bewegungsqualitäten beobachten. Ein Gruppenmitglied streckt sich z. B. ruhig, und ein anderes beugt sich ebenfalls getragen vor. Ein Gruppenmitglied bewegt sich etwas aus dem Kreis, während ein anderes Gruppenmitglied es ihm gleichtut. Dies alles geschieht nicht bewusst. Auf der bewussten Ebene sind die Gruppenmitglieder damit beschäftigt, ihren eigenen Impulsen nachzugehen. Personen, die ungelöste Themen mit der Offenheitsphase haben, erkennt man bei einer vorgegebenen Partnerwahl daran, dass sie

1. sich nicht für jemanden entscheiden, sondern immer entscheiden lassen (und wenn es das Übrigbleiben ist) und somit niemandem zeigen müssen, wen sie gern haben und wen sie nicht wählen wollen,

2. sich immer nur für denselben Partner entscheiden und somit kein Risiko einer neuen Erfahrung ermöglichen und die bestehende Beziehung überstrapazieren,
3. darauf achten, ihre Wahl gleichmäßig auf alle Gruppenmitglieder zu verteilen und so nicht deutlich machen, wen sie mögen und wen sie ablehnen.

8.3.1 Durchlässigkeit

Die KlientInnen können und wollen in der Offenheitsphase Anteile von sich zeigen, die sie bislang verborgen haben, von denen sie aber möchten, dass andere davon wissen. Häufig muss der Körper aber auf die größere Durchlässigkeit vorbereitet werden. Jahrzehnte des Festhaltens lassen sich nicht so einfach abstreifen. Hilfreich kann dabei das Ausbrechen aus gewohnten Mustern sein.

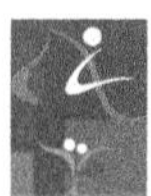

So geht es mir!
Eine Alternative zur verbalen Information stellt die bewegte Improvisation zur Befindlichkeit dar.

a. Die KlientInnen sitzen am Boden in Kreisformation, und der Tanztherapeut lädt dazu ein, für einen Moment in sich hineinzuspüren und wahrzunehmen, wie und mit welchem Thema jeder heute da ist. Dann bittet er jeden, eine Entscheidung zu treffen, was er der Gruppe über die persönliche Situation mitteilen möchte, und dies in prägnanten Bewegungen der Gruppe zu zeigen. Die Reihenfolge ist dabei beliebig. Die Gruppenmitglieder öffnen sich ebenfalls körperlich, um die nonverbalen Botschaften des Tanzenden aufzunehmen.
b. Nach der Performance kehrt der Klient an seinen Platz zurück, und im Sinne des zirkulären Fragens soll sich ein anderes Gruppenmitglied dazu äußern, wie es dem Tänzer wohl geht.
c. Der Tänzer kann ergänzen, worin er sich gesehen fühlt und was er noch hinzufügen möchte. Er kann es aber auch schweigend stehen lassen.

Der Tanztherapeut weist die KlientInnen darauf hin, dass es ihre Entscheidung ist, was sie der Gruppe zeigen wollen, und lädt somit zu einem achtsamen Umgang mit dem Thema Offenheit ein. Er sorgt für einen aufmerksamen und respektvollen Rahmen während der Übung. Er kann einen Hinweis geben, dass die Person, die über den Tänzer berichtet, aus ihrem Herzen spricht und keine Angst haben muss, falsch zu liegen, denn sie kann ja nicht wissen, was der Tänzer ausdrücken wollte. Sie soll dabei auf eigene Bewertungsmuster achten. Gibt es eine Übereinstimmung zwischen dem verbal geäußerten und dem Körperausdruck?

Diese Übung hat ihren therapeutischen Fokus in der Einführung in die Offenheit. Die verbale Befindlichkeitsrunde wird nun in die Körpersprache übersetzt, was für manche schwerer sein wird als die bisherigen „Aufgaben“. Andere werden vielleicht überrascht sein, dass der Körper mehr zeigt als sie verbal ausdrücken oder umgekehrt. Die Zuschauer können sich beim Beobachten wahrnehmen und werden feststellen, dass sie zu Hypothesenbildung neigen, oder aber sie entdecken Diskrepanzen zwischen der Bewegung und der verbalen Mitteilung.

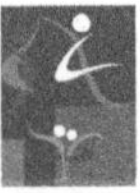

Tanz der Flüssigkeiten

a. In einer geführten Körperreise richten die Gruppenmitglieder ihre Aufmerksamkeit auf die Körperflüssigkeiten, wie z.B. das Blutgefäß- und Lymphgefäßsystem, und versuchen sich vorzustellen, wie diese beständig durch den Körper fließen und für den Energiefluss im Körper sorgen.
b. Die Gruppenmitglieder gehen zu zweit zusammen, und eine Person legt sich mit dem Bauch bequem auf eine Unterlage. Aufgabe der Liegenden ist es, sich während der Übung so gut wie möglich auf ihre Flüssigkeiten im Körper zu konzentrieren. Die Partnerin lässt sich intuitiv führen, wo sie eine Hand zuerst auflegen möchte. Dann beginnt sie, mit den Händen den Körper ganz leicht in einer niedrigen Intensität zu schütteln. Im engen Kontakt mit ihrer Partnerin und ihrer Intuition entscheidet sie, wie lange sie an einer Stelle verweilt, wann sie Pause macht, wann sie an eine andere Stelle wandert, um erneut schüttelnde Bewegungen zu machen. Zum Ende der Übung soll das Schütteln immer kleiner werden, bis man es kaum mehr sehen, sondern nur noch fühlen kann und schließlich ganz zum Stillstand kommt. Langsam nimmt die Sitzende ihre Hände wieder zu sich.

Musikbeispiel: Ance Parghel: Sunny Island

c. Nach einem Gongschlag erheben sich die Liegenden mit großer Achtsamkeit und beginnen mit ihrem Tanz. In diesem Tanz sollen sie die Gefühle, die durch das Schütteln ausgelöst wurden, nach außen bringen. Die Partnerin bezeugt diesen Tanz mit großer Aufmerksamkeit.
d. Nach dem Tanz kommt die Tanzende zu ihrer Partnerin und berichtet ihr von ihren Erlebnissen bei der Massage und von ihrem Tanz. Die Partnerin ist dabei aufmerksame und nicht wertende Zuhörerin.
e. Wechsel der Rollen

Die Tanztherapeutin leitet verbal den ersten Teil der Übung an. Sie entscheidet, inwieweit es notwendig ist, detailliert auf die Körperfunktionen einzugehen. Sie leitet rechtzeitig das Ende der Übung ein, sodass die Person, die schüttelt, genug Zeit hat, ihre Übung zu einem Ende zu bringen. Am Ende dieses Teils der Übung schlägt sie den Gongschlag, damit sich die Liegenden gemeinsam erheben und mit ihrem „Tanz der Flüssigkeiten" beginnen. Für den anschließenden verbalen Teil hat sie bereits anfangs darauf hingewiesen, dass dies kein Gespräch sein soll, sondern rezeptives, achtsames Zuhören.

Der therapeutische Fokus liegt auf der Wahrnehmung und Achtsamkeit, dem Zulassen und Einlassen von Nähe und Berührung, der Sensitivität und Präsenz. Der Ausdruck des Erlebten als Tanz dient der Integration und Expression von Körperempfindungen. Dabei fungiert der andere Partner als Zeuge. Dadurch wird der Tanz gesehen und im besten Fall ohne Wertung akzeptiert und anerkannt, egal um welchen Ausdruck oder welches Gefühl es sich auch handeln mag. Das Gespräch vertieft das Gefühl des Sich-Zeigens und Sich-angenommen-Fühlens mit dem, was ist.

8.3.2 Differenzierung des Selbstkonzeptes

In der Offenheitsphase nimmt die Arbeit mit denjenigen Anteilen der Persönlichkeit einen wichtigen Raum ein, die die Person bisher nicht wahrhaben wollte, weil sie nicht in ihr Selbstkonzept passen. Das Konstrukt des Selbst ist nicht nur aus kognitiven Prozessen der Selbstentwicklung entstanden („Wer bin ich?"), sondern braucht die soziale Reflexion („Wie findet ihr mich, und wie finde ich, wie ihr mich findet?"). An uns gerichtete Meinungen und Erwartungen wirken wie ein sozialer Spiegel, durch den wir ein Bild unseres Selbst gewinnen und verinnerlichen (Cooleys, 1902). Wir entwickeln nicht nur eine Vorstellung darüber, wer wir sind, sondern auch eine Vorstellung darüber, wer wir sein sollen bzw. sein wollen. Erfahrungen der Diskrepanz zwischen erwartetem und gewünschtem Selbst machen deutlich, dass unser Selbst nicht zuletzt durch eine affektive Haltung zu uns selbst gekennzeichnet wird. Wir nehmen eine affektive Bewertung des Konstrukts vor, das wir von uns selbst durch die Reflexion der anderen entwickelt haben. Ein positiv bewertetes Selbstkonzept ist für unser Wohlbefinden und unsere Lebensgestaltung von zentraler Bedeutung. Selbstkonzept wie Selbstwert sind unverzichtbare Merkmale personaler Identität (Higgins, 1987; Leary / Baumeister, 2000). Vielen Menschen, die sich in Therapie begeben, ist die positive Konnotation des Selbstkonzeptes nicht geglückt, oder sie haben Teilaspekte ausgeblendet, weil sie Dissonanzen in ihrem Konzept befürchteten. Während sie in der Zugehörigkeitsphase noch an dem von ihnen konstruierten Selbstkonzept festhalten können, beginnt es meist in der Verantwortungsphase schon etwas zu bröckeln, wenn sie sich in Konfrontation mit anderen erleben. In der Offenheitsphase kommen sie aber mit den nicht in ihr Selbstkonzept integrierten Persönlichkeitsanteilen in Kontakt. Sie müssen ernüchternd feststellen, dass sie es selbst sind, die die Bewertung für Persönlichkeitszüge vornehmen und somit auch die Freiheit einer Neubewertung haben.

> Eine kraftvolle, patente junge Frau erzählt in der Gruppe von ihrer Erschöpfung, dass die Arbeitssituation immer noch sehr belastend sei und sie abends zu nichts mehr Lust habe, sondern nur noch auf der Couch liegen wolle. Die Tanztherapeutin geht nicht auf die scheinbaren Symptome einer Depression ein, sondern fragt nach, was denn so schlimm sei an der Couch. Die Frau meint daraufhin, dass man doch etwas unternehmen und nicht nur auf der Couch liegen könne (vergessend, dass sie den ganzen Tag arbeiten geht). Auch dies stellt die Therapeutin erst mal wieder infrage. Im weiteren Verlauf der Therapie wird deutlich, dass sie in der Gruppe Angst hat, ihre „Schwächen" zu zeigen, weil sie sich selbst als patent und stark erlebt. Gleichzeitig glaubte sie, sich den anderen nicht mit ihrer Traurigkeit zumuten zu können.

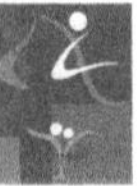

Tanz der Umdeutung

a. Die KlientInnen sitzen im Raum verteilt und spüren für einige Minuten in sich hinein. Welches Gefühl ist in mir gerade präsent oder begleitet mich schon seit einer ganzen Weile? Jeder versucht, für dieses Gefühl ein Wort zu finden.

b. Die Tanztherapeutin fordert die KlientInnen nach einem Gongschlag auf, dieses Gefühl zu tanzen.
c. Nach einem weiteren Gongschlag folgt eine Zeit der Stille, in der die Personen der Bewegung nachspüren können.
d. Nun fordert die Therapeutin die Gruppe auf, für diesen Begriff eine Umdeutung zu finden (z.B. traurig – sich von etwas verabschieden) und mit dieser Umdeutung nach dem Gongschlag wieder in Bewegung zu gehen.
e. Nach einem weiteren Gongschlag kommt wieder Stille, in der die Personen der Bewegung nachspüren können und schauen, ob sie einen Unterschied in ihrem Körper wahrnehmen.

Variation:
Die Gruppe geht für die Umdeutung in Paaren zusammen, und die Umdeutung wird von einer anderen Person getanzt. Die Paare tauschen sich über das Körpererleben und die getanzte Umdeutung aus.
Der Tanztherapeut gibt sowohl den atmosphärischen als auch den zeitlichen Rahmen durch eine konzentrierte Haltung und das Schlagen des Gongs vor. Er bleibt als Beobachter am Rand und muss meist bei der Umdeutung helfen, weil die meisten Menschen nach dem Gegenteil suchen und nicht nach dem Gleichen mit einer anderen Konnotation. Er muss entscheiden, ob es gut ist, im Anschluss an die Übung verbal zu reflektieren, oder ob es wirkungsvoller ist, wenn die Kraft der Bewegung ohne Worte wirkt. Es ist ratsam, ohne Musik zu arbeiten, sodass die Vielfältigkeit der Gefühle in den Bewegungen möglich ist und die Gruppenmitglieder sich nicht durch die Musik beeinflussen lassen.

Der therapeutische Fokus liegt auf der Wahrnehmung der eigenen Deutungshoheit der Gefühle. Jeder entscheidet eigenständig darüber, wie er seine körperlichen Wahrnehmungen emotional benennt. Die Übung lädt dazu ein, sich der Gruppe mit der Emotion, die im Augenblick präsent ist, zu öffnen. Durch den Tanz verstärkt sich diese zumeist, und es erfordert den Mut der KlientInnen, sich darauf einzulassen, sie auszuhalten und sich damit zu zeigen. Die Zeit der Stille ermöglicht das innere Nachspüren, aber auch das Loslassen und wieder Freiwerden von dem Gefühl.

Besonders für Menschen, die tiefe Verletzungen und Traumata erleben mussten, ist das Selbstkonzept oft auf die Opferwahrnehmung beschränkt: in Verteidigungshaltung bleiben, Hoffnungslosigkeit, Tatenlosigkeit, glauben, dass alles in einem zerstört ist, die anderen nur als Täter, sich selbst nur als Opfer wahrnehmen etc. Wenn dieses Muster nicht durchbrochen wird, bleibt die Differenzierung des Selbstkonzeptes sehr eingeschränkt und damit auch der Lösungsweg versperrt.

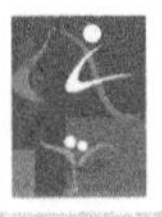

Der unzerstörte Kern

a. Die Gruppenmitglieder sollen auf einem ausreichend großen Blatt einen Körperumriss zeichnen. Wenn kein großes Papier zur Verfügung steht, kann jeder auch auf einem normalen Blatt seinen Körperumriss malen.
b. Danach schließen alle die Augen, konzentrieren sich auf ihre Körperhaltung und ihren Atem und erlauben, ein inneres Bild von einem Kern sehen, der ihr tiefstes Inneres zeigt, wo noch niemand war.

Musikbeispiel: Deuter: Blessing (Buddha Nature)

c. Anschließend wird dieser Kern in den Körperumriss hinein gemalt.
d. Die Gruppenmitglieder legen ihre Bilder zur Seite und verteilen sich im Raum. Der Tanz beginnt damit, dass zunächst das Malen dieses Kerns als Bewegung aufgegriffen wird (z.B. die kreisende Bewegung der Hand), um diese dann den weiteren Bewegungsimpulsen zu überlassen.

Musikbeispiel: Deuter: Kiss of a rose (Garden of the Gods)

e. Die Übung kann hier beendet oder noch durch den Aspekt des Kontaktes erweitert werden, indem die KlientInnen tanzend Kontakt mit den anderen im Raum aufnehmen sollen. Sie bleiben dabei immer mit ihrem unzerstörten inneren Kern in Verbindung und nehmen wahr, wie dieser die Begegnungen beeinflusst.

Musikbeispiel: Enya: May it be, Enya: Wild child

Die Tanztherapeutin stellt Papier und Stifte für diese intermediale Arbeit zur Verfügung und schafft eine konzentrierte, respektvolle Atmosphäre. Sie leitet die Körperreise zum innersten Kern mit ein paar einleitenden Worten an. Anschließend verfolgt sie offen und achtsam den Prozess jeder einzelnen Person. Im anschließenden Gesprächskreis ist es notwendig, dass die Therapeutin selbst wertneutral auf die Bilder und Assoziationen reagiert, um jeden Einzelnen gut begleiten zu können.

Der therapeutische Fokus liegt auf dem Glauben an einen unverletzten Kern eines jeden Menschen, unabhängig davon, was ihm im Leben widerfahren ist. Menschen mit traumatischen Erfahrungen oder vielen Verletzungen ist dieser Glaube meist abhanden gekommen, sie können dieses Kernselbst nicht mehr hinreichend wahrgenehmen, um sich der eigenen Integrität sicher zu sein. Dieser innere Kern wird nicht von anderen berührt, ist autonom und unabhängig von den Meinungen und Einflüssen anderer. Die Anbindung an das unzerstörte Innere mobilisiert die Selbstwirksamkeit, die Integrität und die Selbstachtung.

8.3.3 Selbsterkenntnis

Auch wenn es niemals planbar ist, wann eine Person sich mit sich selbst auseinandersetzt, so ist die Selbsterkenntnis ein Grundthema der Offenheit. Die Beziehungen, sei es zur Therapeutin oder zu den anderen Gruppenmitgliedern, sind so stabil, dass sich die KlientInnen den verschiedensten Facetten ihrer Persönlichkeit zuwenden, ihre Glaubenssätze hinterfragen und neue Verhaltensweisen ausprobieren können. Das Selbst wird immer in der Mitte des Körpers, oft in der Herzregion gesehen. Dort wird auch oft die Ehrlichkeit verortet.

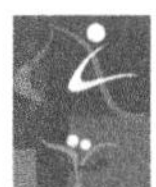

Hand aufs Herz

a. Die Gruppenmitglieder sind zunächst am Boden und werden aufgefordert, diesen mit vielen Körperteilen zu erspüren. Wie fühlt er sich an? Welche Körperteile haben Kontakt mit dem Boden? Wann empfinde ich Stabilität, wann Instabilität?

Musikbeispiel: Jean Philippe Goude: Attende (Ainsi de nous)

b. Die KlientInnen sollen nun einen Weg in den Stand finden. Im Stand fordert der Tanztherapeut die Gruppe auf, die Hand aufs Herz zu legen. Welches Gefühl kommt mit dem Satz „Hand aufs Herz“ und der Bewegung zum Herzen auf?

Musikbeispiel: Jean Philippe Goude: Melancholia (Ainsi de nous)

c. Dieses Gefühl und diese Bewegung soll sich nun in den ganzen Körper ausweiten und zu einem Tanz des Herzens werden.

Musikbeispiel: Kenny G: Love theme from "Romeo&Juliet" (I'm in the mood for love)

d. Die Gruppe kommt im Kreis zusammen. Bevor jemand sich verbal zur Übung äußern möchte, zeigt er eine kurze Herzensgeste als Essenz aus der Übung.

Der Tanztherapeut sorgt im ersten Teil dafür, dass die TeilnehmerInnen einen guten Kontakt zum Boden haben, um sich der Ehrlichkeit stellen zu können. Der Boden gibt auch Sicherheit, weil er konstant ist. Im zweiten Teil weist er explizit auf die Option der Arbeit mit geschlossenen Augen hin, sodass sich jeder besser auf sich selbst konzentrieren kann. In der Gesprächsrunde achtet er auf eine wertfreie Atmosphäre, damit sich alle frei fühlen, ihre Empfindungen auch in Worte zu fassen. Er versucht, mit seinen Interventionen die Angst vor der Offenbarung zu reduzieren (z.B. „Was glauben Sie, was passiert, wenn alle davon wissen?").

Der therapeutische Fokus liegt auf dem Ausdruck dessen, was von innen nach außen drängen möchte und Offenbarung sucht. Es kann zunächst noch ein innerer Kampf sein, ob das, was einem auf dem Herzen liegt, den anderen mitgeteilt werden kann. Es verdeutlicht aber auch die Selbstbestimmung an diesem Prozess. Jeder Einzelne kann sich frei entscheiden, was er zeigen und was er lieber im Herzen bewahren möchte.

Zur Selbsterkenntnis gehört auch die Suche nach den Anteilen, die aus dem Selbstkonzept verbannt wurden, weil sie entweder für innere oder äußere Verwirrung sorgten. In diesen verborgenen Anteilen können sich aber Ressourcen verstecken, die es wert sind, entdeckt zu werden.

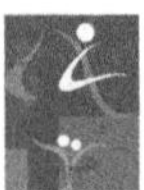

Zwischen Himmel und Erde

a. Die Teilnehmerinnen verteilen sich gleichmäßig im Raum. Jede soll sich achtsam einen guten Platz aussuchen. Sie werden aufgefordert, die Übung nach Möglichkeit mit nackten Füßen zu machen, um die Beschaffenheit des Bodens besser spüren zu können.

b. Die Gruppenmitglieder schließen die Augen und spüren mit Hilfe des Atems erst einmal in ihren jetzigen Stand hinein. Allmählich sollen sie beginnen, den Boden unter sich mit den Füßen sinnlich zu erkunden, indem sie dagegen drücken, ihn absuchen, streicheln, klopfen und erkunden, welche Geräusche er hervorbringt usw. Dieser Bodenkontakt ist die Verbindung zu den eigenen Ursprüngen.

Musikbeispiel: Deep Forest: Night bird

c. Wenn der Boden sicher unter den Füßen gespürt wird, sollen die Teilnehmerinnen einen guten Stand finden und in ihrer Wahrnehmung zum Zentrum ihres Körpers gehen – in den Beckenboden hinein – um die Verbindung zwischen Boden, Füßen und Beckenboden zu erspüren. Aus dieser Verbindung heraus beginnen sie zu tanzen.

Musikbeispiel: Deep Forest: White wisper

d. In der Verbindung mit dem Boden als Ursprung und dem Becken als Quelle des Ichs sollen die Teilnehmerinnen sich nun dem Himmel als Quelle der Inspiration und Entdeckung zuwenden. Der Oberkörper und die Arme richten sich nach oben aus, um sich das zu holen, was für das weitere Wachstum unterstützend ist. Ist es ein Windhauch, der in Bewegung setzt? Ist es eine Wolke, die einen trägt und leicht von einem Ort zum anderen bringt? Ist es ein Stern, der einem leuchtet und bisher nicht aufgefallen ist? Ist es die Weite, die einen neue Optionen erkennen lässt? Ist es etwas Unsichtbares, was aber dennoch deutlich spürbar ist? Die Teilnehmerinnen sollen die Verbindung zwischen Himmel und Erde, zwischen dem, was noch möglich ist und dem, was schon da ist, spüren, in ihren Körper aufnehmen und in Bewegung umsetzen.

Musikbeispiel: Eleni Karaindrou: Depart and eternity theme

e. Im Anschluss können die Eindrücke noch in einem Bild festgehalten werden.

Die Tanztherapeutin begleitet mit einer ruhigen, deutlichen Stimme nur so viel, wie die Teilnehmerinnen in den jeweiligen Übungsteilen an Anweisungen brauchen, häufig ist hier weniger mehr. In der Gesprächsrunde unterstützt sie gegebenenfalls die Teilnehmerinnen, die Verbindung von den abstrakten Bildern zu konkreten Lebensinhalten herzustellen (z.B. „Was könnte die Wolke denn bedeuten, auf der Sie geritten sind?").

Der therapeutische Fokus liegt auf der Herstellung der Verbindung zwischen den Wurzeln und dem bereits Vorhandenen des Lebens (Familie, Herkunft, Errungenschaften des Lebens) und den Träumen und Zielen, die oft brachliegen und nicht ausprobiert, geschweige denn gelebt werden. So kann diese Übung Mut machen, aber sie kann auch Trauer auslösen, sich diesen Träumen bisher nicht gestellt zu haben und sie zu schnell als aussichtslos beiseitegeschoben zu haben.

8.3.4 Differenzierung des Ich und Du

Auch wenn Menschen aus gleichen Kulturkreisen häufig ähnliche psychische Entwicklungsfelder haben, so zeigen sich dennoch in der Offenheitsphase deutlich die Unterschiede in den Lebensgeschichten. Anders als in der Zugehörigkeitsphase, wo der ein oder andere schnell einmal sagt „Das kenne ich gut", geht es in der Offenheitsphase darum, die Fähigkeit zu entwickeln, die Ähnlichkeiten der Entwicklungsfelder und gleichzeitig die individuellen Nuancen zu sehen.

In der Bewegung kam eine Frau aus der Tanztherapiegruppe in eine wiegende Bewegung. Da die Aufgabe sehr offen gestellt war, blieb sie in dieser Bewegung, während sie zu weinen begann. In der Gesprächsrunde erzählt sie der Gruppe, dass die wiegende Bewegung sie an die Trauer über die nicht geborenen Kinder in ihrem Leben gebracht hätte. Sie habe angenommen, dass das Thema für sie „erledigt" sei, aber nun spüre sie doch den großen Verlust, nicht Mutter geworden zu sein. Eine andere Frau schwingt bei dem Gespräch emotional sehr stark mit. Wie sich herausstellt, ist auch sie kinderlos geblieben und spürt immer noch eine große Trauer darüber. Im weiteren Gespräch stellt sich heraus, dass die eine Frau aufgrund einer Gebärmutterentfernung in frühen Jahren kinderlos geblieben ist, während die andere Frau drei Abtreibungen hatte und danach nie wieder schwanger geworden ist, obwohl körperlich alles in Ordnung war.

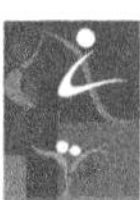

Schattentanz

a. Die Gruppe improvisiert zu verschiedenen Musikstücken (ca. fünf), die sich alle in ihrer Qualität und Stimmung deutlich voneinander unterscheiden und klare Antriebe enthalten sollten.

Musikbeispiel: Khaled: Aicha (Sahra), Michael Jackson: Bad (History), Frank Sinatra: Theme from New York, New York (New York, New York), The Weather Girls: It's raining men (It's raining men), Lou Bega: Mambo No. 5 (A little bit of Mambo), Charles Gounod: Ballet Music from Faust

b. Jedes Gruppenmitglied muss sich für ein Musikstück entscheiden. Die Musikstücke werden erneut durchgespielt, und die Personen, die sich für das jeweilige Stück entschieden haben, tanzen im Raum, die anderen beobachten.
c. Anschließend finden sich Paare. Ein Partner hat die Aufgabe, diejenigen Anteile des anderen in Bewegung umzusetzen, von denen er glaubt, dass die Person sich nicht getraut hat, sie zu zeigen.
d. Wenn beide getanzt haben, tauschen sich zunächst die Paare aus, anschließend kommt die Gruppe zu einem Gesprächskreis zusammen.

Der Tanztherapeut legt die Musik auf, beobachtet die Gruppe und gibt zusätzliche Rückmeldungen in der anschließenden Gesprächsrunde. Gegebenenfalls greift er ein, wenn ein Partner wertend wird oder den anderen belehren möchte.

Der therapeutische Fokus liegt auf der Differenzierung der Beziehungen. Jeder muss eine Entscheidung für einen Partner treffen, dem er zutraut, dass er diese Anteile von ihm tanzen kann. Gleichzeitig ist so viel Vertrauen in der Gruppe gewachsen, dass die Einzelnen sich mit diesen unbewussten Anteilen zeigen können. Es ist immer wieder erstaunlich, mit welcher Präzision achtsame KlientInnen die unbewussten Anteile einer Person in Bewegung umsetzen können. Der Aspekt des Gesehen-Werdens aus der Zugehörigkeitsphase bekommt hier eine neue Tiefe.

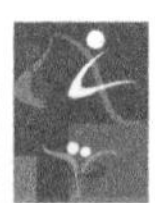

Ver-Bindung

a. Jedes Gruppenmitglied sucht sich ein ca. vier Meter langes buntes Filzband aus und muss sich das Band irgendwo am Körper festbinden. Die Tanztherapeutin macht deutlich, dass dieses Band für die Bindungs- und Beziehungsfähigkeit eines jeden Menschen steht.
b. Die TeilnehmerInnen bekommen erst einmal Zeit, sich mit dieser Fähigkeit vertraut zu machen. Sie tanzen zunächst alleine mit dem Band.

Musikbeispiel: Lisa Gerrard and Pieter Bourke: The Human Game

c. Nun soll jeder das offene Ende des Bandes an irgendeiner Stelle des Körpers von einer anderen Person, die ihr wichtig ist, anbinden. Wenn sich alle verbunden haben, werden die Teilnehmer aufgefordert, die Augen zu schließen und im Folgenden mit geschlossenen Augen zu tanzen.

Musikbeispiel: Murxen and friends: Ilha

d. Jeder löst nun mit geschlossenen Augen wieder die Verbindung, die er hergestellt hat, sodass jeder wieder nur sein eigenes Band hat, ohne mit den anderen verbunden zu sein, und tanzt noch einmal mit dem Band alleine, um den Unterschied zu erspüren.

Musikbeispiel: Souad Mass: Hayati

Die Tanztherapeutin achtet bei der Übung darauf, dass die Teilnehmer sich genau an ihre Anweisungen halten, denn nur so ist die Erfahrung der autonomen Beziehungsgestaltung erfahrbar. Gleichzeitig greift sie nicht in den Gruppenprozess ein. In der anschließenden Gesprächsrunde lässt sie die TeilnehmerInnen möglichst ohne strukturierende Fragen sprechen. Der therapeutische Fokus liegt auf der Erfahrung, dass wir als Menschen von Geburt an mit der Fähigkeit ausgestattet sind, Beziehungen zu knüpfen. Wir können eigenständig eine Verbindung zu einem Menschen herstellen, die manchmal kaum spürbar ist (wenn das Band locker ist) und manchmal an einem ziehen kann (wenn das Band gespannt ist). Auch können verschiedene Beziehungsbedürfnisse an einem zerren (wenn eine Person von mehreren Personen ausgesucht wurde und so vielleicht in verschiedene Richtungen gezogen wird). Und wir können Beziehungen auch eigenständig lösen.

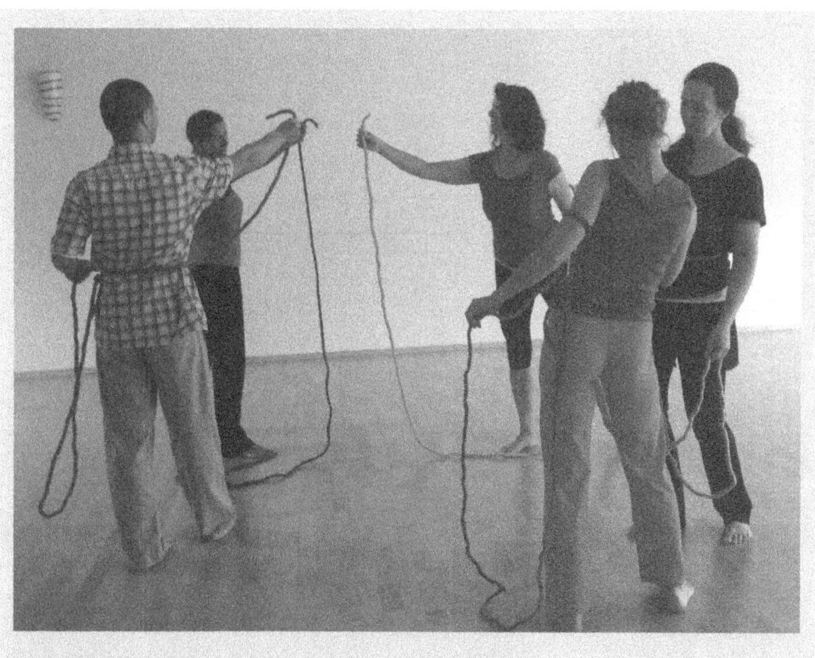

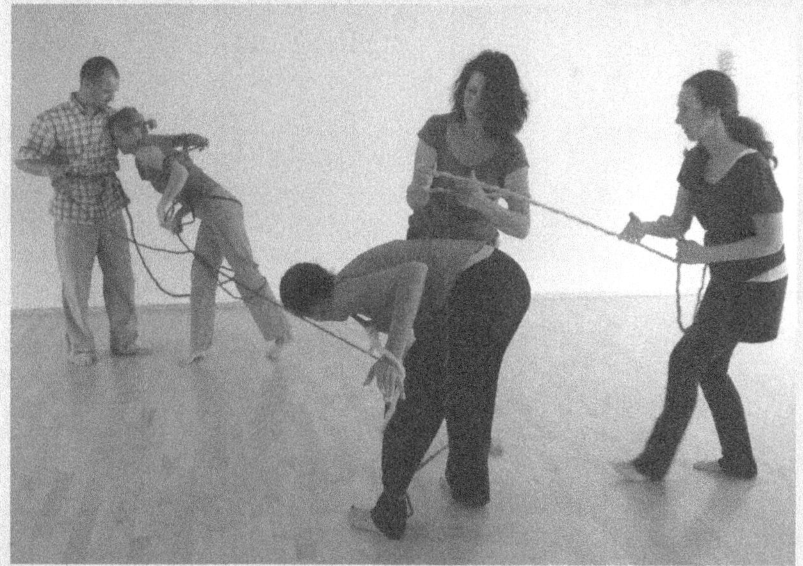

Abbildung 19a, b: Ver-bindung

Die Arbeit mit geschlossenen Augen erleichtert das Hineinspüren in die Verbindungen, und es lädt zu einem achtsamen Umgang miteinander ein. Die Gestaltung der „Verknüpfungen" und des sich daraus entstehenden Gruppentanzes sind so unterschiedlich wie menschliche Beziehungen unterschiedlich sein können.
Die Übung eignet sich auch bei Trennungen, um das Lösen von Beziehungen deutlich zu machen. Dann liegt der Wahrnehmungsschwerpunkt auf dem Lösen.

In dieser Phase ist es immer wieder auch angesagt, Partnerarbeiten anzuleiten, in denen sich die Paare ganz aufeinander konzentrieren können (z.B. Rücken an Rücken sitzen, bei geschlossenen Augen darüber Kontakt aufnehmen und aus der Verbindung einen gemeinsamen Tanz entstehen lassen). Die Gruppenkohäsion ist jetzt so stabil, dass bei allen die Verbindung zu den anderen internalisiert ist, sodass der Kontakt zu ihnen trotz Konzentration auf eine Person nicht abreißt. Werden solche Übungen zu häufig in früheren Phasen angeboten, behindert dies die Entwicklung einer Gruppenkohäsion und fördert die Vereinzelung.

8.3.5 Offen oder verschlossen

In der Offenheit wählen Menschen, für was sie sich öffnen möchten und was sie lieber verschlossen halten wollen. Häufig erleben sie dies als zwei Gegensätze, zwischen denen sie sich entscheiden müssen. Dabei vergessen sie aber, die Verbindung dazwischen zu erforschen, die Spannung erzeugt. Spannung entsteht, wenn etwas in zwei Richtungen zieht, wie z.B. bei einem Saiteninstrument. Erst dadurch, dass die Saite in zwei Richtungen gespannt wird, kann sie einen Ton erzeugen.

„Vielleicht verlangt die Natur nach dem Gegensätzlichen und schafft daraus, nicht aus dem Ähnlichen, den Zusammenklang […] Es scheint aber, dass die Kunst, indem sie die Natur nachahmt, dasselbe tut" (Heraklit zitiert nach Tartarkiewicz, 1979, 114).

Es gilt also, das Dazwischen zu erforschen, um die Gegensätze wie einen Spannungsbogen wahrzunehmen. Wenn zwei Erfahrungen, die als Gegensätze gedacht werden und sich daher ausschließen, im Körper als sich gegenseitig bedingend erlebt werden können, löst sich für die meisten Menschen ein immer wiederkehrendes Problem: sich zwischen dem einen oder dem anderen entscheiden zu müssen.

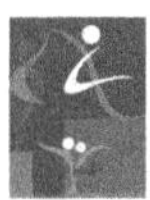

Vom Geben und Nehmen

a. Jedes Gruppenmitglied sucht sich einen Platz im Raum, wo es genügend Bewegungsfreiheit hat, und stellt sich dort hin. Jeder konzentriert sich zunächst auf den Atem, ohne diesen zu verändern. Nach einer Weile vermittelt der Tanztherapeut die Vorstellung, dass das Einatmen ein Annehmen von allem Möglichen ist. Einatmen – alles ist möglich. Wie kann ich verhindern, dass es zu vielfältig, zu komplex wird? Indem ich ausatme und alles Überflüssige abfließen lasse.

Musikbeispiel: Susan Schell & Jutta Wurm: Breathe you are alive (Breathing in – Breathing out)

b. Nach einer Weile werden mit dem Einatmen die Arme geöffnet, sodass eine offene Körperhaltung entsteht, und mit dem Ausatmen die Arme vor dem Körper verschränkt, sodass der Körper verschlossen ist. Das Ausbreiten und Einschließen der Arme kann sich nun vom Atemrhythmus trennen, um sich so ganz auf das Ausbreiten als ein Geben und das Einschließen als ein Nehmen zu konzentrieren. Der Weg von einem zum anderen soll achtsam wahrgenommen werden.

Musikbeispiel: Edvard Grieg: Klavierkonzert a-Moll Op. 16 II, Adagio

c. Der Therapeut fügt nun noch zwei Vorsilben zum Geben und Nehmen hinzu. Aus dem Geben wird ein Hingeben und aus dem Nehmen ein Annehmen. Wie verändern sich die Bewegung und das Gefühl dazu? Wie verändert sich der Weg von einem zum anderen? Wie ist die Verbindung?

Musikbeispiel: Franz Schubert: Symphonie Nr. 8, Unvollendete II, Andante Con Moto

Der Tanztherapeut muss die Übung mit einer konzentrierten, ruhigen und getragenen Stimme begleiten und die aufsteigenden Gefühle beobachten, aber nicht eingreifen. In der anschließenden Gesprächsrunde muss er auf vielfältige Reaktionen gefasst sein. Hingabe kann Widerstand erzeugen, weil die Person glaubt, damit die Kontrolle zu verlieren. Oder sie kann eine große Sehnsucht danach erzeugen, weil die Person nicht weiß, wie sie Kontrolle abgeben kann. Auch Annehmen kann Widerstand erzeugen, weil die

Person glaubt, damit Dinge akzeptieren zu müssen, die sie nicht akzeptieren will. In der Gesprächsrunde muss der Therapeut mit seinen Fragen aber auch auf die Spannung zwischen den beiden Polen zu sprechen kommen, sodass die Verbindung, die die Gegensätze erst definiert, deutlich wird.

Der therapeutische Fokus liegt auf der Auseinandersetzung mit der Option, sich zu öffnen oder zu verschließen, und darauf, die Verbindung zwischen diesen beiden Polen zu erkunden. Ist die Gruppe wirklich in der Offenheitsphase, wird diese Übung eine Vielfalt in der Wahrnehmung, den Bildern und Erinnerungen aufzeigen, die es zu bearbeiten und zu integrieren gilt.

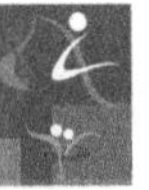

Schleiertanz

a. Die Gruppenmitglieder gehen paarweise zusammen. Eine Person sucht sich ein Tuch aus und probiert damit nun aus, wie viel sie von sich verhüllen oder zeigen möchte. Die andere Person begleitet sie dabei wie eine Zeugin und sitzt am Rand.

Musikbeispiel: Wizard Women from the North: Svevende Jord

b. Das Paar kommt zum verbalen Austausch zusammen, wobei zunächst die Tänzerin spricht und dann die Zeugin.
c. Im Anschluss daran wiederholen sich a und b mit der anderen Person.
d. Im großen Kreis werden die Erfahrungen ausgetauscht.

Die Tanztherapeutin ist die Zeugin von allen, greift aber verbal nicht in die Übung ein. Auch in der Gesprächsrunde sucht sie lediglich nach Ähnlichkeiten und Unterschieden in den Erfahrungen. Sie kann dies noch mit Fragen ergänzen: Wann ist es leicht, sich zu zeigen? Was möchte man am liebsten verstecken?

Der therapeutische Fokus liegt hier auf dem Grundthema der Offenheitsphase: dem Zeigen und Verstecken. Das Tuch bietet auf sehr eindeutige Weise die Möglichkeit, etwas zu verstecken oder zu zeigen. Dadurch kann sich die Tänzerin mit diesem inneren Prozess auseinandersetzen und bekommt von der Zeugin eine Rückmeldung, was diese gesehen und gespürt hat und was ihr verborgen blieb. Nicht selten erfahren die Tänzerinnen, dass eben das, was sie so sehr versucht haben zu verstecken, sehr deutlich sichtbar wurde.

8.3.6 Authentische Bewegung als Weg zur inneren und äußeren Offenheit

Eine spezielle Technik der Tanztherapie, um unbewusstes Material in der Bewegung wiederzubeleben und sich in Offenheit zu begegnen, ist die Authentische Bewegung (Bender, 2020). Sie wurde von Mary Whitehouse, einer der „Großmütter" der Tanztherapie, entwickelt, die stark von C.G. Jung beeinflusst war. Ab den 1960er Jahren wurde diese Methode besonders von Janet Adler (2012) und Joan Chodorow (1991) weiterentwickelt (Bender, 1990; Pallaro, 1999; Bender / Fiedler, 2013a / b). Diese Technik eignet sich allerdings nur für KlientInnen mit einer stabilen Ich-Struktur, die in tiefe Vorstellungsbilder und Körpersensationen einsteigen können, ohne den Bezug zur Realität zu verlieren.

Um den inneren Impulsen der eigenen Bewegung folgen zu können, wird keine Musik verwendet, und die Personen arbeiten mit geschlossenen Augen. Durch die Reduktion der äußeren Einflüsse wird es der Person erleichtert, die Bewegungen zu finden, die aus dem Körperinneren, aus dem Unbewussten, und aus dem Körpergedächtnis kommen. Dies sind solche Bewegungen, die sich befreien können von der Befriedigung der imaginierten Erwartungshaltung des anderen und von eigenen normativen Vorstellungen, wie Bewegung auszusehen hat. Es sind Bewegungen, die nicht angelernt sind, sondern sich aus dem Hier und Jetzt an die Oberfläche und in den Ausdruck drängen.

Die Arbeit definiert sich durch die Beziehung zwischen einer Person, die sich bewegt, und einem beobachtenden Zeugen dieser Bewegung (meist der Tanztherapeut). Sowohl für die Bewegenden im Raum als auch für den Zeugen verlangt der Prozess ein Ineinanderfließen von persönlichen Aspekten mit dem kollektiven Unbewussten, während gleichzeitig die integrierende Kraft des Bewussten erfahren wird. Der Bewegende ist eingeladen, sich aktiv auf unbewusstes Material des Körpers einzulassen. Dies ist möglich, da der Tanztherapeut als Zeuge die Funktion des Bewussten übernimmt. Durch den Zeugen wird das eigene Bewusstsein erhöht und der eigene Prozess wird durch ihn gehalten, ohne dass er intervenierend eingreift. Ohne Zeugen handelt es sich um eine Tanzimprovisation.

Authentische Bewegung ist vergleichbar mit C.G. Jungs Aktiver Imagination. Es ging ihm um einen Dialog mit dem Bild. Jung hat im Gegensatz zu Freud bemerkt, dass Reden allein zur Therapie nicht ausreicht, und selbst z. B. mit Ton und Malerei gearbeitet und am eigenen Körper Selbstheilung erfahren. Sehr eindrücklich ist dies in seinem „Roten Buch" zu sehen (Jung, 2009). Was er als Aktive Imagination beschreibt, wird durch die Bewegung und den Zeugen zur Authentischen Bewegung. Es sind die Bewegungsimpulse, die in diesem Augenblick geschehen. Es umfasst jeden Einzelnen und den gemeinsamen Beziehungsraum.

Sowohl die Klientin, die Therapeutin als auch die Gruppe als Ganzes teilen ihre Erfahrungen in einem komplizierten Wechselspiel aus Gefühlen, Gedanken, Sensationen, Intuitionen, Vorstellungen und Fantasien. Die Tanztherapeutin reagiert auf aufkommendes Bewegungsmaterial, indem sie der Klientin den Raum im anschließenden Gespräch gibt, die Bewegungserfahrung in ein bewusstes Verstehen und Fühlen zu bringen, und sie somit in der sinnstiftenden Integration des Erlebten unterstützt.

Geschieht die Authentische Bewegung in der Offenheitsphase, so passieren in der Gruppe in der Regel sehr viele Begegnungen, die in all den Facetten einer Beziehungsgestaltung von vorsichtig, abwartend, herantastend bis spielerisch, austobend, erotisch ausgelebt werden. Jeder Einzelne muss bei der zunächst „zufälligen" Begegnung mit einem anderen Gruppenmitglied (immerhin haben alle die Augen zu) entscheiden, ob er in diesem Moment einen Kontakt möchte, und wenn ja, welchen. Die KlientInnen erhalten also dadurch die Chance, nach Lösungen zu suchen, wie sie sich von anderen abgrenzen können, wenn ihr Bedürfnis im Moment ein anderes ist, oder wie sie sich auf Menschen einlassen können, ohne sich selbst zu verlieren. Sie können aber genauso gut ausprobieren, sich aktiv einen Partner zu suchen oder auszuhalten, ob jemand zu ihnen kommt. Da keine Musik vorgegeben wird, erhalten die einzelnen Begegnungen eine sehr individuelle Ausformung. So kann es durchaus passieren, dass zwei Personen ruhig nebeneinanderliegen und sich nur ein Körperteil berührt, während zwei andere sich kämpferisch auseinandersetzen und wieder zwei andere sich lustvoll begegnen. Es kann natürlich auch passieren, dass sich drei oder noch mehr Menschen finden. Die Person muss entscheiden, ob sie diesen Kontakt möchte oder ob sie es wagt, deutlich zu machen, dass sie nur an einem Partner interessiert ist.

8.3.7 Bewegungsanalyse

In der Offenheitsphase bietet sich Musik von hoher Komplexität mit vielen Intensitätswechseln an. Ist die Musik zu gleichbleibend, so empfinden die Gruppenteilnehmer die Musik als zu eintönig für die Begegnungen. Damit sich die Gruppenmitglieder auf die einzelnen Kontakte einstellen können, sollten die Musikstücke eine bestimmte Länge haben. Bei sehr „antriebsstarken" Stücken (z. B. die Moldau von Smetana) lässt sich besonders schön die Synchronität der Antriebe (Schmais, 1985) beobachten. Die Gruppenmitglieder machen zwar sehr unterschiedliche Bewegungen, aber die Qualität der Bewegungen ähnelt sich. Ein Gruppenmitglied stampft z.B. stark und direkt auf den Boden, während ein anderes Gruppenmitglied stark und direkt mit den Armen in die Luft boxt. Die Benommenheit der TeilnehmerInnen, nachdem sie solche Musikstücke getanzt haben, liegt sicher nicht nur an der intensiven Musik, sondern auch daran, dass sie von der ganzen Gruppe in ihrer Individualität getragen wurden.

Auf der bewegungsanalytischen Ebene integrieren die Teilnehmer jetzt neben den Raum- (direkt-indirekt) und Kraftelementen (stark-leicht) auch die Zeitelemente (schnell-getragen) (Bender, 2014). Sie sind Voraussetzung für die Fähigkeit zur Intuition. Die Person muss innerlich spüren, ob sie genau in diesem Moment Kontakt möchte, ob sie abwarten muss, damit sich eine Beziehung entwickelt etc. Bewegungsabläufe sind mehr von Posituren als von Gesten geprägt. Dies verdeutlicht das starke Involviertsein der Gruppenmitglieder.

Im Formen ist jetzt viel Ausbreiten und Einschließen zu beobachten, da die TeilnehmerInnen zeigen, ob sie jemanden mögen oder nicht, ob sie sich öffnen wollen oder lieber verschlossen bleiben. Aber auch das Vorrücken und Zurückziehen wird für die Exploration von inneren und äußeren Räumen genutzt.

In der Offenheitsphase bewegen sich die Gruppenteilnehmer gerne in der horizontalen Fläche (seit-seit, vor-rück). Dies ist dann besonders gut zu beobachten, wenn die TeilnehmerInnen mit geschlossenen Augen arbeiten und nach einem Partner suchen. Der Wunsch nach Kommunikation und Kontakt wird deutlich.

In allen Partnerübungen ist immer eine potenzielle Trennung enthalten, und wenn es das Ende der Übung ist. Dies sollte auch immer wieder aktiv betont oder aber durch Übungsanweisungen angeregt werden. Damit wird den TeilnehmerInnen deutlich gemacht, dass in einer Therapiegruppe nach der Offenheitsphase die Trennungsphase folgt.

Wenn ein Gruppenmitglied in der Lage ist, sich für eine Person zu entscheiden, und eine andere ablehnen kann, weil es diesen Kontakt zu diesem Zeitpunkt nicht möchte oder die Person grundsätzlich nicht mag, setzt es sich nicht mehr selbstschädigenden Kontakten aus. Dies ist ein guter Zeitpunkt, die Therapie zu terminieren.

8.4 Trennung

Unabhängig davon, wie sich eine Gruppen- oder Einzeltherapie entwickelt, wird sie immer die Phase der Trennung erleben, und es liegt sowohl am Klienten als auch am Therapeuten, ob diese erneute Trennung eine heilende oder retraumatisierende Erfahrung wird. Viele Menschen beginnen gerade deswegen eine Therapie, weil sie die Trennungen in ihrem Leben nicht integriert haben, unter ihnen – besonders körperlich – leiden, sich schuldig fühlen oder sie für die mangelnde Lebensgestaltung verantwortlich machen. Die Trennung ist deshalb nicht nur der Abschluss der Therapie, sondern eine eigene Phase im Therapieprozess. Nicht selten erteilen die PatientInnen dem Therapeuten einen speziellen Auftrag für diese Phase. Mit der Trennungsphase schließt sich der Kreis der Therapieentwicklung. Von der Ankündigung der Trennung bis zum letzten Tanz wird die Entwicklung häufig noch einmal in umgekehrter Reihenfolge durchlebt, um sie schließlich beim Abschlusstanz zu terminieren.

Nicht zu vergessen ist, dass jedes Ende einer Therapiestunde eine Trennung ist, die es zu gestalten gilt. Der Beginn und das Ende der Stunde bilden den Rahmen, das Containment (Bion, 1990; Bender, 2020): einen Halt gebenden Raum, um all jene Erfahrungen, die in der Therapiestunde einen kommunizierbaren Ausdruck suchen, zu stützen.

> In der jahrelangen Arbeit mit geistig behinderten Erwachsenen hatte sich herauskristallisiert, dass wir zum Abschluss immer zum selben Lied (Cat Stevens: Morning has broken, ein ¾-Takt) einen einfachen Wiegeschritttanz im Kreis machten. Auch wenn es in der Stunde immer wieder Situationen gab, wo sich einzelne TeilnehmerInnen an den Rand setzten, war allen klar, dass zum Abschluss alle zusammenkommen. Im Verlauf der Therapie musste nicht mehr die Tanztherapeutin oder deren Assistentin die Personen auf den Stühlen zum Abschlusstanz auffordern, sondern die anderen Gruppenteilnehmer holten sie, bzw. sie standen von selbst auf, wenn der Tanz angekündigt wurde. Ein Teilnehmer hatte die Uhr immer gut im Blick und erinnerte die Tanztherapeutin daran, wann es Zeit war für den Abschlusstanz.

In der Trennungsphase kann die Chace-Technik den Kreislauf zur Zugehörigkeit schließen, indem den PatientInnen die Erfahrung von Individuation versus Gruppenzusammenhalt vermittelt wird. Dies ist eine notwendige Voraussetzung für eine gute Trennung. Wenn es der Gruppe gelingt, den Fokus auf die Ausgewogenheit von Individuation und Gruppengefühl zu legen und die positiven und negativen Gefühle nicht verleugnet werden, ist dies eine gute Vorbereitung für die Trennung. Die Tanztherapeutin muss ein Umfeld bereitstellen, in dem alle Gefühle akzeptiert sind.

Eine Trennungssitzung kann z. B. damit beginnen, dass sich alle im Kreis bewegen, indem sie die Bewegungen der Tanztherapeutin aufnehmen, die diese wiederum aus der Gruppe aufgenommen hat (Gruppengefühl)

(Chaiklin, 1975). Die scheidenden Gruppenteilnehmer können dadurch noch einmal das Gehaltensein in einem geschützten Rahmen in ihren Körper integrieren. Aus diesem gemeinsamen Tanz entwickeln sich Solotänze, sodass die Individualität jedes Gruppenmitglieds veräußerlicht wird. Je nach Wunsch kann dies durch individuelle Musikwünsche noch verstärkt werden. Schließlich kommen alle wieder in den großen Kreis zurück. Entweder während des Tanzprozesses oder hinterher in einer Gesprächsrunde kann die Tanztherapeutin Fragen einwerfen („Wie geht es Ihnen, wenn Sie alle in Ihrem Solotanz noch einmal sehen?" „Welche Worte fallen Ihnen ein, wenn wir im Kreis tanzen und Sie wissen, das XY nächstes Mal nicht mehr dabei ist?"). Dadurch erhält die Tanztherapeutin Informationen über die Trennungskrise jedes Einzelnen und kann entsprechende Interventionen planen.

Das Timing stellt für die Tanztherapeutin in der Trennungsphase eine besondere Herausforderung dar. Es soll ein Gefühl von Zeithaben und gleichzeitiger Begrenztheit entstehen, und die Sitzung muss pünktlich aufhören. Für die zeitliche Struktur von Übungen in der Trennungsphase gilt: Je intensiver die Beziehungen waren, desto mehr Zeit muss für den Abschied eingeplant werden.

8.4.1 Festhalten oder Loslassen

Therapeutische und erzieherische Beziehungen haben mit einem Paradoxon zu leben: „Learning means leaving", Lernen heißt Gehen. Die Klientin kommt in die Tanztherapie, um ein spezifisches Therapieziel zu erreichen, damit die Therapie nicht mehr notwendig ist. Das heißt also, dass eine Person in die Therapie kommt, um sie wieder zu verlassen. Die Beziehung – und sei sie noch so intensiv – ist auf Zeit angelegt. Erfolgreiche Erziehung und Therapie zeichnet sich dadurch aus, dass die Kinder und die PatientInnen gut gehen können, dass sie gestärkt wissen, was sie mitnehmen, dies in die Welt tragen und eigenverantwortlich für ihre Lebensgestaltung einsetzen.

Je intensiver die therapeutischen Beziehungen, je ungeklärter vorangegangene Trennungen waren und je höher die Bedeutungsgebung für den therapeutischen Prozess ausfällt, desto eher provoziert die Trennung ein hohes Maß an Ambivalenz, wie z. B. Verlust und Erleichterung, Hoffnung und Wut, Kraft und Angst etc. Der Level der Therapieentwicklung entscheidet darüber, wie gut die PatientInnen mit diesen Ambivalenzen umgehen können. Ist die Therapie in der Zugehörigkeitsphase verharrt, so haben die PatientInnen meist keine intensiven Beziehungen aufgebaut und können somit die Ambivalenzen vermeiden. Erleben die KlientInnen die Ambivalenz und findet sie einen entsprechenden Ausdruck und Umgang damit, kann die Trennung in die Lebenserfahrungen integriert werden.

In den meisten psychiatrischen und psychosomatischen Kliniken bleiben die PatientInnen nicht lange genug, um eine substanzielle und anhaltende Veränderung in den Körper und die Handlungen integrieren zu können. Der übliche Wunsch von PsychiatriepatientInnen ist es, die Klinik so schnell wie möglich wieder zu verlassen. Dies macht es notwendig, die Trennung über den ganzen Therapieverlauf immer wieder anzusprechen. Nicht selten ist sie Quell von Konflikten zwischen PatientInnen, Personal und Kostenträgern. Manche wollen so schnell wie möglich wieder entlassen werden, obwohl das Personal keine hinreichende Stabilität erkennen kann. Andere sind völlig verzweifelt, weil ein längerer Aufenthalt nicht finanziert wird oder das Klinikpersonal eine Verlängerung nicht unterstützt, sie sich aber noch nicht stabil genug fühlen, ihr altes Leben in neuer Form zu gestalten oder sogar eine ganz neue Lebensform aufzubauen.

> In einer psychosomatischen Klinik kommt eine Patientin etwas verspätet in die Tanztherapie und entschuldigt sich, weil sie noch ein Gespräch mit ihrer Sozialarbeiterin hatte, die eine Verlängerung des Klinikaufenthaltes nicht unterstützt. Sie ist völlig verzweifelt, weil sie sich nicht genug gerüstet fühlt, in ihren anstrengenden Beruf der OP-Schwester zurückzukehren. In der Bewegungseinheit, in der die PatientInnen für sich ausprobieren sollen, wie sie vom Liegen in den Stand kommen (Stand als Symbol für Arbeitsfähigkeit und Standfestigkeit), setzt sich die Patientin sehr schnell auf, legt sich dann aber wieder hin, um dann sehr langsam ins Sitzen zu kommen. Im anschließenden Feedback sagt sie, dass ihr beim ersten schnellen Hinsetzen schwindelig geworden sei, erst im zweiten Durchgang sei es ihr besser gegangen. Aber sie sei eben auch nur bis zum Sitzen gekommen. Unabhängig davon, wann sie die Klinik verlässt, wird auf dieser Basis ein Handlungsplan erstellt, wie sie sich langsam ihrer Arbeitsfähigkeit nähern kann.

In der ambulanten Therapie besteht mehr Freiheit in der Gestaltung der Trennung, wenn kein Kostenträger zwischen Tanztherapeutin und Klientin steht. In einem solchen Setting kann der Eigengestaltung der Klientin mehr Raum gegeben werden. Die Therapeutin gestaltet mit, da ein „runder" Abschluss für den Therapieerfolg unerlässlich ist. Viele KlientInnen versuchen sich zunächst in der Verlängerung der Therapieintervalle. Bleiben sie stabil trotz des größeren Abstandes zwischen den einzelnen Sitzungen? Können sie eigenständig die Ressourcen abrufen, die erarbeitet worden sind? Wieder andere nehmen die Therapeutin aktiv als Hilfs-Ich, um zu sehen, ob sie handlungsfähig sind, auch wenn sie einzelne Themen und Situationen nicht mehr mit der Therapeutin besprechen („Dann habe ich mich gefragt, was Sie jetzt dazu sagen würden, und dann wusste ich, wie ich reagieren wollte.“ „Dann habe ich Sie mir neben mir vorgestellt und konnte meinen Chef konfrontieren.“). Es wird also sowohl zeitlich als auch innerlich mit der Ausdehnung der Beziehung auf die außertherapeutische Welt experimentiert. So kann die Klientin überprüfen, ob genügend körperlich-emotionale Stabilität da ist, um den Widrigkeiten des Lebens in anderer Form als vor der Therapie begegnen zu können.

Um zu erkennen, ob der richtige Zeitpunkt der Trennung gekommen ist, bietet sich das körperliche Loslassen oder Festhalten an. Dies gilt sowohl für das Thema Trennung als Therapiethema als auch die Terminierung der Therapie an sich.

Ein Ehepaar diskutiert schon seit einiger Zeit in der Paartherapie, dass es vielleicht besser sei, sich zu trennen, kann diesen finalen Schritt aber letztendlich nicht gehen. Lediglich die persönlichen Aktivitäten werden immer weniger mit dem Partner abgestimmt, sodass sie faktisch nur noch wenig Zeit miteinander verbringen. Die Tanztherapeutin gibt beiden ein gemeinsames Filzband in die Hand, was als Symbol für die Verbindung dient, und bittet sie auszuprobieren, wie es ist, das Band loszulassen. Beide stellen sich so hin, dass das Band sehr gespannt ist, was sich wiederum als Spannung auf ihre Körper überträgt. Die Frau geht dann einen kleinen Schritt auf ihren Mann zu, sodass die Spannung im Band nachlässt. Keiner von beiden lässt das Band aber los. In der darauffolgenden Stunde erzählt die Frau, dass es ihr hilft, dass nicht mehr so viel Spannung in der Beziehung ist, und sie die Verbindung nicht auflösen möchte. Der Mann bestätigt dies.

Vielen Menschen ist ihr Trennungsverhalten nur sehr diffus bewusst. Sie kennen ihre Verhaltensmuster wenig. Ein guter Abschied braucht aber die Gestaltung des Loslassens. Daher kann es sinnvoll sein, sich vor dem eigentlichen Abschied die Muster des Loslassens anzuschauen. Meistens ergeben sich Therapiesituationen, wo dies erprobt werden kann.

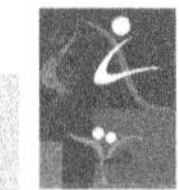

Tanz der Trennungsmuster

a. Die Tanztherapeutin erklärt zunächst die Herausforderungen einer bevorstehenden Trennung und die beiden am häufigsten vorkommenden vermeidenden Reaktionen darauf: das Hinauszögern der Trennung, um sich der Endgültigkeit nicht stellen zu müssen, und das

Abschneiden des Kontaktes, um Gefühle rund um den Abschied nicht spüren zu müssen (und meist später umso intensiver damit konfrontiert zu werden).

b. Dann treffen sich alle zu einem großen offenen Kreis. Die Tanztherapeutin lädt die KlientInnen ein, einzeln in der Kreismitte zu diesen beiden Extremen ihren tänzerischen Ausdruck zu finden und diesen auch noch zu übertreiben. Zunächst wird eine Runde mit dem Hinauszögern getanzt, anschließend eine Runde mit dem Abschneiden.
c. In der dritten Runde wählt jede ihr bevorzugtes Muster. Die Außenstehenden sollen nun (wenn nicht sowieso schon geschehen) auf diesen Ausdruck so, wie es für sie in diesem Moment stimmig ist, reagieren, z. B. auf die Schulter klopfen, festhalten, umarmen, Blickkontakt …
d. In der nächsten Runde ermutigt die Tanztherapeutin die Klientinnen, eine Bewegungssequenz ohne Übertreibung zu finden. Sowohl die Tanzende als auch die Reagierenden sollen darauf achten, wie sie jetzt die Beziehung gestalten.
e. Je nach Gruppenprozess kann die Therapeutin anschließend zu einer Reflexionsrunde einladen. Gegebenenfalls kann es sinnvoll sein, im Anschluss ein neues Verhalten direkt auszuprobieren. Wie fühlt es sich für die Hinauszögerin an, wenn sie ein klares Ende setzt? Wie geht es der Abschneiderin, wenn sie doch noch in der Beziehung bleibt und sich Zeit für den Abschied nimmt?

Die Tanztherapeutin wählt Musik aus, die entweder atmosphärisch und/oder textlich zur Trennung passt. Sie tanzt im Kreis mit, geht aber nicht in die Kreismitte. Sie greift die Abschiedsthemen ganz bewusst auf und ermutigt die Teilnehmerinnen zu einer Auseinandersetzung damit. Dabei können allerlei verleugnete Gefühle bewusst werden, insbesondere auch ambivalente Gefühle (Verlust und Erleichterung, Hoffnung und Wut), mit denen sich die Gruppenmitglieder auseinandersetzen müssen. Ein Verbalisierungsprozess am Ende ist dann sinnvoll, wenn die Therapeutin das Gefühl hat, dass noch etwas zurückgehalten wird.

Der therapeutische Fokus bei dieser Übung liegt darauf, die Tendenz der KlientInnen aufzuzeigen, ob sie zu den Abschiedsvermeidern durch Hinauszögern oder Abschneiden gehören. Durch die „Karikatur" der beiden Extreme und durch das Reagieren der Gruppenmitglieder auf die Nicht-Authentizität, setzt meist eine Bewusstwerdung der tatsächlichen Muster ein. In einer Reflexionsrunde können die verschiedenen Gefühle nochmals angesprochen werden. Das Level der Gruppenentwicklung zeigt auf, inwieweit die Einzelnen mit ambivalenten Gefühlen umgehen können. Wurden noch gar keine intensiven Beziehungen aufgebaut, so kann man damit auch Ambivalenzen vermeiden.

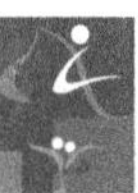

Time to say good-bye

a. Die Teilnehmerinnen tanzen ein Lied für sich, um gut bei sich anzukommen.

Musikbeispiel: Enigma: Return to innocence

b. Anschließend teilt der Tanztherapeut den TeilnehmerInnen mit, wie viele Musikstücke er auswählt, bei denen sich alle nonverbal von den anderen Gruppenmitgliedern verabschieden. Die TeilnehmerInnen müssen also eigenständig abwägen, wie lange sie bei einer Person bleiben wollen. Beim letzten Stück erinnert der Therapeut die Gruppenteilnehmer daran, dass dies das letzte Stück ist.

Variation:
Der Therapeut legt fest, wann sich die Personen voneinander trennen müssen.

Musikbeispiel: Madredeus: Adeus, Elton John: Don't let the sun go down on me, Paolo Conte: La ricostruzione del mocambo

Der Tanztherapeut muss entscheiden, ob er in dieser Übung mitmacht oder ob er am Rand bleibt und zuschaut und sich gegebenenfalls von den KlientInnen für einen Abschiedstanz aussuchen lässt. Meist muss er das Reden eingrenzen, weil die Menschen oft auch das Bedürfnis haben, sich nicht nur auf der körperlichen Ebene zu verabschieden. Eventuell stellt er Orientierungsfragen („Wie gestalten Sie Ihren Abschied von einer Person?" „Wie finden Sie den Übergang?" „Können Sie heute den Abschied mal ganz anders gestalten, als Sie es sonst machen?"). Auf keinen Fall darf der Therapeut die Übung hinauszögern, wenn Personen sich nicht von allen verabschieden konnten. Jedes Hinauszögern einer Trennung ist auch die Verleugnung der Trennung. Der Therapeut muss entscheiden, ob er eine anschließende Gesprächsrunde macht oder ob er die Kraft der nonverbalen Verabschiedung wirken lässt.

Der therapeutische Fokus liegt auf der Wahrnehmung der Trennungsgestaltung und der Begrenztheit der Zeit, die jeder Trennung innewohnt. Alte Muster können bewusst erlebt und neue Verhaltensmöglichkeiten erprobt werden. Die KlientInnen erfahren, dass sie für den Abschied nicht unbegrenzt Zeit haben, somit einen Partner loslassen müssen, wenn sie sich auch noch von den anderen verabschieden wollen. Wenn sie sich zu schnell verabschieden, stehen sie eventuell alleine da, während die anderen noch in Kontakt sind. Die Person wird auf sich zurückgeworfen und muss entscheiden, ob sie noch einmal auf jemanden zugeht und die Verabschiedung intensiviert oder ob sie alleine bleibt und reflektiert, warum sie schneller als andere mit dem Abschied fertig ist. Die TeilnehmerInnen können also gut erfahren, ob sie eher zu den Hinauszögerern oder den Abschneidern gehören.

8.4.2 Auftrag erfüllt?

Auch in der Tanztherapie erfolgt ein verbaler Austausch darüber, ob der anfänglich erteilte Auftrag erfüllt ist. In der Trennungsphase sind sowohl Patient als auch Therapeut froh, wenn es ihnen zu Beginn der Therapie gelungen ist, einen überschaubaren und überprüfbaren Auftrag erarbeitet zu haben. Dies macht es in der Trennungsphase leicht zu erkennen, ob der Auftrag erfüllt ist. Viele PatientInnen sehen am Ende der Therapie noch viele Entwicklungsfelder und sind sich nicht sicher, ob sie wirklich hinreichend gefestigt sind. Ist der Therapieauftrag erfüllt, so schützt dies sowohl Patient als auch Therapeut davor, in einem Defizitblick nur die Entwicklungsfelder zu sehen und nicht das, was erreicht worden ist.

Wird die Therapie terminiert, ohne dass der Auftrag erfüllt wurde, so muss dies analysiert und in den Gesamtverlauf der Therapie integriert werden. Dies muss nicht notwendigerweise bedeuten, dass die Therapie erfolglos war. Die Analyse der Nichterfüllung des Auftrags stellt eine Chance dar, den Verlauf der Therapie besser zu erkennen. War der Auftrag zu unkonkret? War er für das Therapiesetting zu ambitioniert? Hat sich im Verlauf der Therapie gezeigt, dass dies gar nicht der eigentliche Auftrag war? Die ehrliche Analyse des Scheiterns des Therapieauftrags ist für das Gelingen der Trennung unerlässlich. Schnell schleichen sich Versagensängste entweder beim Therapeuten („Ich habe es nicht geschafft, die Veränderungen herbeizuführen, obwohl der Patient dies so dringend gebraucht hätte.“) oder beim Patienten („Ich habe es nicht geschafft, die Veränderungen herbeizuführen, obwohl der Therapeut sich solche Mühe gegeben hat.“) ein. Wird eine Beziehung mit Schuldgefühlen terminiert, so ist dies eine wirkungsvolle Methode, einer inneren Trennung auszuweichen. Die Person hält zwar nicht mehr am anderen fest, sieht ihn womöglich gar nicht mehr, aber bleibt durch Gedanken und Gefühle der Schuld oder Schuldzuweisung zutiefst verbunden.

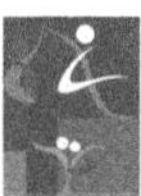

Auftragstanz
Nachdem die Tanztherapeutin und der Klient gemeinsam die anfänglichen Aufträge und deren Erfüllung oder Nicht-Erfüllung durchgesprochen haben, tanzt der Klient noch einmal den Auftrag. Die Tanztherapeutin sucht dazu ein für diesen Auftrag passendes Musikstück und bittet den Klienten, durch den Tanz noch einmal in der Bewegung und im Körper zu spüren, was aus diesem Auftrag geworden ist.

Die Tanztherapeutin bleibt bei dieser Übung am Rand und bezeugt den Tanz. Eine Ausnahme wäre ein Auftrag, der die Beziehung zur Therapeutin betrifft. Dann müssen beide in einem Duett schauen, ob sich dieser Auftrag erfüllt hat.

Der therapeutische Fokus liegt auf der Verkörperlichung eines verbal definierten Auftrags. Auf diese Weise bekommt der Klient zum Abschluss noch einmal die Möglichkeit zu überprüfen, inwieweit sich der Auftrag in seinem Körper, seinen Bewegungen und Handlungen verankert hat und damit jederzeit abrufbar ist.

8.4.3 Das Resümee

Bei jeder Trennung ziehen die Menschen ein Resümee, um das Gewesene sinnhaft in die Lebensgeschichte zu integrieren und zu einem Abschluss zu kommen. Dazu muss das Vergangene zusammengefasst und in eine zeitliche Abfolge gebracht werden. Die Notizen der Tanztherapeutin sind dafür ein hilfreiches Instrument. Nicht immer deckt sich der Terminierungswunsch oder außen vorgegebene Trennungszeitpunkt (z. B. Ende eines Klinikaufenthaltes) mit den gewünschten Fortschritten. Auch dies gilt es, im Resümee ehrlich anzuschauen und zu benennen.

Eine vormals anorektische, jetzt bulimische Klientin hat viele schwere Lasten aus ihrer Familiengeschichte integriert, ist aber immer noch bulimisch, als sie die Therapie beenden will. In der letzten Stunde legt die Tanztherapeutin ein Seil aus, das die Therapiezeit symbolisieren soll. Sie bittet die Klientin, noch einmal mit geschlossenen Augen auf diesem Seil entlangzulaufen und zu spüren, welche Phasen sie durchlaufen hat. Kurz nach der Hälfte des Seils öffnet die Klientin die Augen, weil sie glaubt, am Ende des Seils angekommen zu sein. Sie ist sehr erstaunt, dass sie nicht am Ende des Seiles steht. Ihr Körper hat ihr deutlich gemacht, dass dies noch nicht das Ende der Therapie ist. Sie bleibt bei ihrer Entscheidung, aber sie kann ehrlich benennen, dass sie zu diesem Zeitpunkt noch nicht bereit ist, sich von ihrer Bulimie zu trennen.

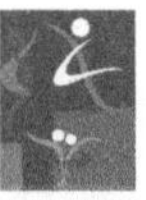

Es war einmal …

a. Der Tanztherapeut lädt die Klientin ein, eine Zeitachse zu legen (z.B. mit einem Seil). Er soll selbst bestimmen, wo der Beginn der Therapie und der heutige Tag der Trennung sind. Handelt es sich um eine sehr lange Therapie, kann es sinnvoll sein, die Linie noch mit Blättern zu den einzelnen Zeitabschnitten zu unterteilen. Eventuell angefertigte Zeichnungen werden auf dieser Zeitachse platziert.
b. Der Tanztherapeut lädt nun die Klientin ein, sich auf dieser Zeitachse zu bewegen, zu reflektieren, welche Bilder, Ereignisse, Körpergefühle und Bewegungen in Erinnerung kommen, und in den einzelnen Stadien der Therapie diese noch einmal durchzutanzen und Veränderungsprozesse körperlich zu integrieren.

Musikbeispiel: Eddie Vedder mit Nusrat Fateh Ali Khan: The long road (Fimmusik Dead Man Walking), Alfred Newman: Families in hiding (Filmmusik Das Tagebuch der Anne Frank)

Der Tanztherapeut bezeugt das Bewegungsresümee und achtet darauf, welche Erinnerungen bei ihm wach werden, die sich mit denen des Klienten decken oder auch nicht. Im anschließenden gemeinsamen Gespräch werden die „Highlights" der Therapie noch einmal hervorgehoben und besprochen, welche Bedeutung sie für den Klienten hatten.

Der therapeutische Fokus liegt auf der Achtung des therapeutischen Prozesses als ein nicht-linearer, lebendiger Prozess, in dem manche Ereignisse und Erfahrungen sehr deutlich in Erinnerung bleiben, während andere sich nicht so eingraviert haben. Der Klient kann für sich noch einmal überprüfen, ob er darauf vertrauen kann, dass sich die Veränderung in seinem Körper verankert hat.

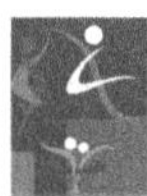

Was geht – was bleibt?
Diese Übung eignet sich für den Abschied eines einzelnen Gruppenmitglieds.

a. Die Gruppe sitzt eng im Kreis zusammen. In der Mitte liegt ein großes Blatt mit dem Namen der Person darauf, die die Gruppe verlässt. Der Therapeut bittet die anderen, sich zu überlegen, was fehlen wird, wenn diese Person die Gruppe verlässt, und dies auf das Blatt zu schreiben oder zu zeichnen. Dies können Eigenschaften, lieb gewonnene Gesten, Handlungen, Rituale o.ä. sein.
b. Daraufhin bittet der Therapeut die KlientInnen, sich davon eine Eigenschaft auszusuchen, diese in Bewegung umzusetzen und darauf zu achten, wie man sich damit fühlt. Die Person, die die Gruppe verlässt, darf die anderen dabei beobachten.
c. Die Gruppe findet sich stehend im Kreis zusammen, und nacheinander zeigt jeder die Bewegung und sagt dazu kurz etwas.
d. Der Tanztherapeut nimmt das Blatt mit den Eigenschaften, liest diese noch einmal laut vor und überlegt mit der Gruppe, welche Eigenschaften in dem einen oder anderen „weiterleben" werden, welche für die Gruppe verloren gehen und welche Auswirkungen dies wohl haben wird. Nach hinreichender Analyse lädt der Therapeut die Gruppe ein, das Blatt mit Farben und Formen zu verschönern, bevor es an denjenigen, der die Gruppe verlässt, als Geschenk überreicht wird (eingerollt, gefaltet, verziert …).

Musikbeispiel: Dionne Warwick: That's what friends are for, Frank Sinatra: My way, Louis Armstrong: What a wonderful world

Der Tanztherapeut muss die Spannung des Abschiedes gut aushalten können und hier als Modell fungieren, nicht alles schön zu reden. Die Person, die die Gruppe verlässt, erkennt wiederum, dass der Gruppe etwas fehlen wird, wenn sie nicht mehr da ist. Wenn sie diese Spannung nicht erträgt, muss man schauen, ob dies der richtige Zeitpunkt für die Trennung ist. Die Gruppe muss aushalten, dass etwas in der Gruppe fehlen wird, und entscheiden, wie wichtig diese Elemente für die Stabilität der Gruppe sind.

Der therapeutische Fokus dieser Übung liegt auf der Individualität und Einzigartigkeit des Gruppenmitglieds, das die Gruppe verlässt, und der Verdeutlichung, dass sich das System ändern wird. Eigenschaften, Gesten,

Ressourcen werden wertgeschätzt und direkt ausgesprochen. Das Gruppenmitglied erhält dadurch das Gefühl, dass es wichtig und bedeutungsvoll für die Gruppe war. Die KlientInnen können erkennen, wodurch sie sich mit dem anderen verbunden fühlten oder welcher Anteil des anderen auch in ihnen lebt. Gleichzeitig wird damit die Einzigartigkeit eines jeden Gruppenmitglieds wertgeschätzt.

8.4.4 Perspektive

Zu einer Trennung gehören die weiteren Entwicklungsschritte, die jede Person nach Ende einer Therapie noch vor sich hat, und die Sicherung der erworbenen Veränderungen. Gerade in einem geschützten Kliniksetting sind PatientInnen häufig euphorisch, was ihre Veränderung angeht. Sie unterschätzen die systemstabilisierenden Kräfte ihrer Familie und der Arbeitswelt, die meist wenig Interesse daran haben, sich mit veränderten Verhaltensweisen auseinanderzusetzen, weil diese von ihnen ebenfalls ein verändertes Verhalten erfordern. Es ist daher für die PatientInnen wichtig, dass sie möglichst konkrete Hilfen für die psychophysische Verfestigung ihrer noch instabilen Veränderungen erhalten.

Die Tanztherapeutin kann der Klientin mit erkenntnisleitenden Fragen helfen, und es wird gemeinsam geschaut, welche Handlungen wie in den Alltag integriert werden können. Hier zeigt es sich häufig, dass die Einfachheit einer Aktion entscheidend für die erfolgreiche Umsetzung ist.

> Eine Sozialarbeiterin hat in der Tanztherapie sehr viel am Thema Abgrenzung gearbeitet, findet es aber immer noch schwierig, sich gegen Arbeitskollegen abzugrenzen. Sie erkennt, dass sie durch die üblichen Umarmungen zur Begrüßung ihre Grenze bereits verloren hat. Auf die Frage hin, wie sie die Begrüßung denn anders gestalten könnte, kommt sie selbst auf die Idee, dass sie den Personen die Hände schütteln kann und damit höflich ist, aber gleichzeitig ihren persönlichen Umraum sichert.

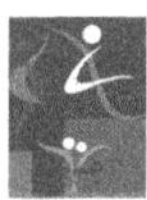

Mein Weg ist mein Weg
Die Übung eignet sich sowohl für einen Abschied von einer Person als auch für die ganze Gruppe.

a. Jeder sucht sich eine Person aus, es sollen sich aber keine Paare bilden. Sollte dies für eine Gruppe in freier Aufstellung zu schwierig sein, stellt sich die Gruppe im Kreis auf, und die Tanztherapeutin fordert die Gruppenmitglieder auf, die Person, die rechts neben ihr steht, zu wählen. Wird nur eine Person verabschiedet, konzentrieren sich alle auf diese Person.
b. Jeder sucht sich einen Platz im Raum, schließt die Augen und lässt vor seinem inneren Auge die Person sichtbar werden, als sie die Therapie begonnen bzw. als sie sie kennengelernt hat. Wie wirkte die Person auf mich? Wie waren ihre Bewegungen?
c. Die Gruppe wird nun aufgefordert, die Bewegungen der anderen Person umzusetzen.
d. Die Gruppenmitglieder schließen wieder die Augen und sollen sich die Person vorstellen, wie sie jetzt ist. Wie wirkt sie heute auf mich? Wie sind heute ihre Bewegungen? Was hat sich verändert, was ist gleich geblieben?
e. Auch dies wird wieder in Bewegung umgesetzt.
f. Die Gruppenmitglieder schließen wieder die Augen und sollen sich die Person in der Zukunft vorstellen. Wie wirkt sie auf mich? Hat sich noch etwas verändert? Wenn ja, was? Wie sind ihre Bewegungen in der Zukunft?
g. Auch dies wird wieder in Bewegung umgesetzt.
h. Nun sollen die Gruppenmitglieder diese drei Teile zu einer Bewegungssequenz zusammenfügen und eine kleine Gestaltung daraus machen.
i. Als Abschluss schauen sich alle die Gestaltungen an, und die Teilnehmer können sich noch verbal Perspektiven mitgeben.

Variation:
Jeder schaut den eigenen Entwicklungsprozess an.
Die Tanztherapeutin phrasiert die einzelnen Schritte. Im Abschied neigen Menschen dazu, einen Teil der Übung hinauszuzögern. Die Tanztherapeutin muss ruhig, aber bestimmt den nächsten Teil der Übung anleiten. Um den unterschiedlichen Ausdrucksmöglichkeiten und Persönlichkeiten Raum zu geben, sollte ohne Musik gearbeitet werden.

Der therapeutische Fokus liegt auf der Wahrnehmung der Zeitachse von Vergangenheit, Gegenwart und Zukunft. Beim Abschied zweifeln viele Menschen, ob sich in der Therapie überhaupt etwas verändert hat, und es fällt ihnen auch die Perspektive schwer. Wenn andere die eigene Entwicklung und Perspektive ausdrücken, kommen häufig Aspekte zum Vorschein, die die Person bisher wenig würdigt und besser integrieren kann.

8.4.5 Abschied

Die Abschiedssitzung selbst liegt ganz in der Gestaltung des Klienten. Die Dauer des Abschieds hängt von der Dauer der Therapie ab. In einem Kliniksetting, in dem es inzwischen meist nur noch kurze Aufenthalte gibt, ist der Abschiedswunsch ein Teil der Stunde. In einer langen Therapie nimmt der Abschied eher die ganze Stunde ein. Dieser letzte Akt der aktiven Gestaltung hat einen hohen therapeutischen Wert und sollte vom Therapeuten auf jeden Fall eingefordert werden, damit sich der Kreis des Wachstums schließt und alle Beteiligten sich anschließend der neuen Zugehörigkeit zuwenden können. Der Klient darf sich etwas von der Gruppe und dem Tanztherapeuten wünschen, und er setzt dies in eine Bewegungsaufgabe um. Nicht selten will der Klient noch ein Feedback erhalten, wie er gesehen wurde. Auch der Kontakt zu den einzelnen Gruppenmitgliedern sollte noch einmal sehr deutlich gemacht werden.

In einem Verbalisierungsprozess können die Gefühle der Schuld (aus Wut und Neid auf die Gruppe), des Stolzes (über die Gruppe hinausgewachsen zu sein) und der Angst und Traurigkeit (über den Verlust der Gruppe) angesprochen werden. Für die anderen Gruppenmitglieder ist es oft hilfreich zu sehen, dass die Trennung auch bei dem sich trennenden Gruppenmitglied keine eindeutigen Gefühle hervorruft.

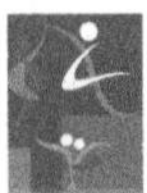

Mein letzter Tanz mit dir

Diese Übung eignet sich für den Abschied eines einzelnen Gruppenmitglieds.

Die Gruppe steht im Kreis und die Person, die sich verabschiedet, in der Kreismitte. Nacheinander lädt sie die Gruppenmitglieder zum Tanz in die Kreismitte ein, um mit jeder anderen Person den Tanz zu kreieren, der für ihre Beziehung steht. Je nach Stimmung kann ein Abschiedstanz angefügt werden, indem sich die Person noch einmal allein in die Mitte stellt und von allen gesehen wird.

Musikbeispiele: Aretha Franklin: I say a little prayer, The Emotions: Best of my love, Doris Day: Que sera, Hildegard Knef: Für dich soll's rote Rosen regnen

Die Tanztherapeutin sorgt für unterschiedliche Musik, die an den Musikgeschmack der sich verabschiedenden Person angelehnt ist, etwas mit Abschied zu tun hat und die unterschiedlichen Beziehungen widerspiegelt. Die Therapeutin steht mit im Kreis und bietet sich auch selbst für einen Tanz an, falls die Klientin diesem Abschied ausweichen sollte.

Der therapeutische Fokus bei dieser Übung liegt auf dem Resümee der Beziehungsgestaltung in der Therapiegruppe. Die Person trennt sich von Menschen, mit denen sie sich verbunden fühlt, mit denen sie weniger zu tun hatte und eventuell auch von Menschen, die sie nicht mag. Dadurch wird die Differenziertheit der einzelnen Beziehungen noch einmal sehr deutlich. Da die Therapeutin ebenfalls im Kreis steht, wird auch die Beziehung zu ihr thematisiert. Bei dieser Übung kann auch deutlich werden, dass bestimmte Konflikte nie gelöst, bestimmte Begegnungen nicht stattgefunden haben und andere Beziehungen nie vertieft worden sind. Die Auseinandersetzung mit der realen Begrenztheit der Therapie wird offensichtlich.
Durch den abschließenden Solotanz in der Kreismitte stellt sich die Person noch einmal in den Mittelpunkt. Damit kann sie überprüfen, ob der Zeitpunkt für die Trennung richtig gewählt wurde. Ist dies der Fall, so kann sie sich mit ihren Begrenzungen und Potenzialen zeigen und braucht der Trennungssituation nicht auszuweichen.

Unbewusst legen die KlientInnen all ihre zentralen Themen mit den dazu gewonnenen Potenzialen in diese Aufführung, sodass in diesem Tanz der gegangene Weg und der noch zu gehende Weg sichtbar werden. Terminiert sich die ganze Gruppe, so ist der Verlauf der Trennung gleich. Auch die Übungen können in ähnlicher Form gewählt werden, die Fokussierung liegt lediglich auf allen Gruppenmitgliedern. Hierbei ist zu berücksichtigen, dass dies eine längere Phase der Trennung verlangt, in der jedes Gruppenmitglied die Möglichkeit erhält, noch einmal gesehen zu werden, und genügend Zeit hat, sich von allen zu verabschieden. Bei der Terminierung der ganzen Gruppe bietet es sich für die Abschlusssitzung an, dass jeder etwas zur Abschiedsgestaltung beiträgt. Hier habe ich schon bewegende Momente der Individualität gesehen: vom Tanzen über das Singen zum Gedichtvortrag – mit allen Facetten menschlichen Seins.

Das Ende der Abschiedssitzung findet immer im Kreis statt. Die Gruppe kommt zum letzten Mal so zusammen, wie sie nie wieder sein wird. Durch Lieder des Abschieds wird dies noch einmal verstärkt. Die Geschlossenheit des Zyklus der Gruppenentwicklung zeigt sich auch in den verstärkt auftretenden wiegenden Bewegungen.

Die Individualität einer jeden Trennung erfordern kreative Formen des Abschieds. Nicht selten ist es für den Klienten das erste Mal, dass er erlebt, dass ein Abschied auch gestaltet werden kann, und dadurch die Trennung etwas von ihrem Schrecken verliert. Jeder Abschied, der keinen angemessenen Ausdruck bekommt, verhindert das Wachstum.

> Eine Klientin möchte die Gruppe beenden und ist in der Abschiedsstunde ausgesprochen albern. Die Tanztherapeutin versteht das Verhalten nicht und ist davon auch etwas genervt. Jeder Versuch eines würdigen Abschieds wird von ihr durch Lachen und Lächerlich-Machen verhindert. Ein Jahr später meldet sich die Klientin wieder zur Therapie an. Sie erzählt, dass sie in der Abschiedsstunde „stoned" war und deswegen von der Sitzung gar nichts richtig mitbekommen habe. Sie bleibt wieder eine Weile in der Gruppe, nur um einen würdigen Abschied zu nehmen.

8.4.6 Kreistänze

Kreistänze sind eine wunderbare Form, den tatsächlichen Abschluss einer Therapie(sitzung) zu gestalten. Ab dem Zeitpunkt der Ankündigung der Trennung bis zum letzten Tanz durchläuft die Gruppe ihre Entwicklung nochmals in umgekehrter Reihenfolge und findet sich beim Abschluss im Kreis zusammen. Kreistänze wirken stärkend auf das Zugehörigkeits- und Gemeinschaftsgefühl und bieten sich deshalb sowohl für den Beginn als auch für das Ende der Therapie an. Für den eigentlichen Abschied sollte ein Kreistanz vorher so oft geübt werden, dass die Teilnehmerinnen ihn gut können und sich auf die Symbolik des Tanzes einlassen können. In der Kreisform werden alle noch einmal gehalten und gesehen. Gleichzeitig terminiert der Tanz ganz klar das Ende der Sitzung.

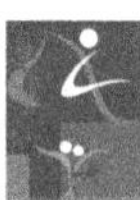

Dank an das Leben „Gracias à la vida" (nach Marianne Inselmini)
Als Einführung bietet sich an, dass die Leiterin die deutsche Übersetzung des Liedes vorliest, damit die Teilnehmerinnen sich besser in Musik und Bewegung einfühlen können. Den Text von „Gracias à la vida" und die deutsche Übersetzung kann man im Internet finden, z.B. bei Lehrer-online (www.lehrer-online.de/300897.php, 11.8.2013). Oft reicht es aber auch schon, den Tanz als Dank des Lebens zu bezeichnen.

Musik: Joan Baez: Gracias à la vida

a. Die Gruppe steht im Kreis, und die Teilnehmerinnen fassen sich an den Händen. Da es neun Auftakte gibt, hat die Tanztherapeutin genug Zeit, nach dem Anstellen der Musik in den Kreis zu kommen.
b. Die Tanz setzt ein in Tanzrichtung, d.h. nach rechts (als Symbol für Zukunft) bei dem Wort „la" im ersten „Gracias à la vida": vier Wechselschritte mit rechts vor beginnend (rechts-links-rechts).
c. Auf 1 kommt eine 180°-Drehung über die Mitte auf dem linken Fuß und vier Wechselschritte entgegen der Tanzrichtung (nach links, als Symbol für die Vergangenheit), mit rechts beginnend.
d. Auf 1 folgt eine Drehung zur Mitte, vier Wechselschritte in die Mitte (Beginn mit rechts), die Hände lassen gleichzeitig los und werden auf die Herzgegend gelegt (Variation für Frauen: Die Arme erheben sich nach oben auf Schulterhöhe und bewegen sich mit der Musik, ähnlich wie beim Bauchtanz). Hier besteht Blickkontakt unter den Tanzenden (als Symbol für die Beziehungen untereinander).
e. Auf zwei Takte kommen die Hände mit dem Oberkörper vorbeugend auf dem Boden zusammen und bewegen sich zusammen nach oben. Symbolisch schöpfen die Tänzerinnen, was ihnen in der Gruppe wichtig war. Auf zwei Takte richten sie sich mit gestreckten Armen wieder auf und streichen die Hände vom Kopf angefangen über den Körper. Das Geschöpfte, Gewonnene wird wie ein Schutzkleid in den Körper aufgenommen.
f. Die Gruppe geht vier Wechselschritte (Beginn rechts) nach hinten, die Arme sind wie vorher am Herzen (oder seitlich halbhoch).
g. Auf drei Takte (einem Instrumentalteil) folgt eine langsame 360°-Drehung (oder zwei schnellere) nach rechts, die rechte Hand auf dem Herzen, der linke Arm nach oben gestreckt (als Symbol, dass der Gewinn aus der Gruppe auch wieder an die Welt abgegeben wird).

Der Ablauf wird ab b. wieder von vorne begonnen.
Am Ende des Liedes, beim letzten lang gezogenen „Gracias à la vida“, kann sich jeder so schwungvoll, wie er möchte, um die eigene Achse drehen.
Die Tanztherapeutin erklärt die Schritte, Bedeutung und die Symbolik des Tanzes. Die Danksagung kann ausgeweitet werden auf das, wofür sich jede Einzelne bedanken möchte. Die TeilnehmerInnen können dies beim Schöpfen im Innenkreis sagen. Die Tanztherapeutin tanzt mit.

Bei diesem Tanz liegt der therapeutische Fokus auf dem Dank, was man von der Gruppe und dem therapeutischen Prozess erhalten hat. Der Tanz beinhaltet gleichzeitig den Auftrag, dies in die Welt hinauszutragen und andere daran teilhaben lassen. Am Ende einer Gruppe steht der Abschied, aber auch das Danksagen, was beides mit diesem Tanz sehr schön ausgedrückt werden kann.

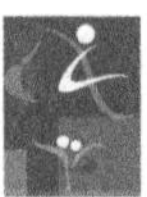

Nicht müde werden (von Nanni Kloke)
Zu Einleitung spricht der Tanztherapeut den folgenden Text von Hilde Domin:
Nicht müde werden,
sondern dem Wunder
leise wie einem Vogel
die Hand hinhalten.

Musik: Susan Schell & Jutta Wurm: Breathe, you are alive – Nicht müde werden

a. Die Gruppenmitglieder stehen im Kreis und halten sich an den Händen. Beim Einsetzen der Stimmen (nach acht Takten) geht die Gruppe in Tanzrichtung (nach rechts) auf drei Schritte (rechts-links-rechts) mit rechts beginnend nach vorne. Auf der vierten Taktzeit wiegen die Teilnehmer zurück auf den linken Fuß.
b. Einmal wiederholen
c. Die Gruppenmitglieder halten beide Hände offen zur Mitte und gehen auf zwei Taktzeiten zwei Schritte (rechts beginnend) in den Kreis, wo sie auf zwei weitere Taktzeiten rechts / links wiegen.
d. Die rechte Hand wird aufs Herz gelegt, die linke Hand bleibt offen zur Mitte. Auf vier Taktzeiten gehen alle drei Schritte (rechts beginnend) zurück, auf die 4. Taktzeit wird der linke Fuß herangestellt.

Der Tanztherapeut erklärt diesen einfachen Tanz und tanzt mit. Während des Tanzes beginnt er zu singen und hält so die anderen an, auch einzustimmen. Während das Stück verklingt, singt die Gruppe tanzend weiter bis ein natürliches Ende gefunden wird.

Da dieser einfache Tanz sehr langsam ist und auch ein ausklingendes Ende hat, liegt der therapeutische Fokus auf der Wahrnehmung des Spürens, wenn es für die Gruppe zu einem natürlichen Ende kommt. So können die KlientInnen erfahren, dass auch bei einem schmerzlichen Abschied ein Ende gefunden wird.

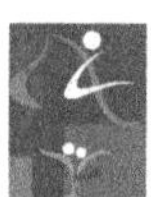

What a Wonderful World (von Susanne Bender)

Musik: Louis Armstrong: What a wonderful world

a. Die Gruppe steht im Kreis, und die Teilnehmerinnen fassen sich an den Händen und wiegen zum Auftakt je auf einen Takt zweimal nach rechts und links.
b. Der Tanz setzt mit Beginn des Gesangs in Tanzrichtung (rechts) ein (als Symbol für Zukunft): vier Wechselschritte mit rechts vor beginnend (rechts-links-rechts).
c. Auf 1 folgt eine 180°-Drehung über die Mitte auf dem linken Fuß und vier Wechselschritte mit rechts beginnend entgegen der Tanzrichtung (links, als Symbol für die Vergangenheit).
d. Auf 1 kommt eine Drehung zur Mitte, dann zwei Wechselschritte in die Mitte (Beginn mit rechts), mit Blickkontakt unter den Tanzenden (als Symbol für die Beziehungen untereinander).
e. Wir bleiben in Schrittstellung mit dem Gewicht auf rechts vor, links rück, rechts vor, links rück zur Kreismitte ausgerichtet, dabei ist jeweils ein Schritt auf eine Taktzeit (als Symbol für die Ambivalenz, die wir häufig in Beziehungen haben).
f. Danach folgen mit rechts beginnend zwei Wechselschritte rückwärts aus dem Kreis. Im Außenkreis gehen wir zwei Wiegeschritte (rechts-links) auf je einen Takt.

Der Ablauf wird ab b wieder von vorne begonnen.
Am Ende des Liedes lassen wir das Wiegen ausklingen.
Die Tanztherapeutin erklärt den Tanz mit seinen Schritten, Bedeutungen und Symbolen. Sie macht selbst mit.

Der therapeutische Fokus liegt auf der positiven Wahrnehmung. Trotz des Abschiedes ist es eine schöne Welt mit Natur und Menschen, die man liebt. In einem Teil des Tanzes erfolgen die Wiegeschritte im Innenkreis genau auf dem Text: „How do you do?", und bei den Wiegeschritten im Außenkreis auf „I love you", sodass dem Beziehungsaspekt hier eine besondere Bedeutung zukommt. Einige Gruppen entwickeln bei den Wiegeschritten in die Mitte durch die Nähe zu den anderen Gruppenmitgliedern auch kleine zusätzliche Gesten wie Küsse o. ä.

8.4.7 Aufräumen

Genauso wie das innere Sortieren bei einem Abschied hilft das Aufräumen des Raumes, die Endgültigkeit der Situation zu erkennen. Die Spuren, die man gelegt hat, indem man bestimmte Medien verwendet und persönliche Sachen an einer Stelle platziert hat, werden durch das Aufräumen verwischt. Der Raum „neutralisiert" sich wieder. So wie die Erforschung des Raumes zur Verortung des Körpers zu Beginn der Therapie einen wichtigen Stellenwert hat, so ist die Verabschiedung des Raumes am Ende der Therapie wichtig. Denn nicht nur die Therapeutin und die anderen Gruppenmitglieder, sondern auch der Raum tragen sehr zum Schutz und Containment der therapeutischen Arbeit bei. Besonders Kindern hilft das gemeinsame Aufräumen am Ende einer jeden Sitzung, sich den Verlauf der Stunde noch einmal vor Augen zu führen, diesen zu einem Abschluss zu bringen und den Übergang in die neue Situation zu finden. Nach sehr intensiven, längeren Seminaren ist dies eine gute Form, sich vom Raum zu verabschieden. Die Teilnehmerinnen bekommen die Gelegenheit, den Raum ohne Sprache von ihren eigenen Gegenständen zu „reinigen" und alles wieder an seinen angestammten Platz zu räumen. Jedes Gruppenmitglied erhält damit die Möglichkeit, ganz individuell vor seinem inneren Auge noch einmal den Therapieprozess zu durchlaufen. Das Einsammeln der eigenen Sachen sowie der Gegenstände des Raumes (Kissen, Decken etc.) begünstigt das innere Sammeln und Loslassen. Durch das Schweigen wird einem scheinbar normalen Aufräumen eine besondere Bedeutung verliehen. Die Teilnehmerinnen können sogar aufgefordert werden, sich bereits umzuziehen. Dieses Aufräumen sollte vor dem letzten Schlusstanz erfolgen. Während der Aufräumphase lässt die Therapeutin Abschiedsmusik laufen und räumt ebenfalls schweigend ihre Sachen auf. Der aufgeräumte Raum steht für die Klarheit eines Neuanfangs.

Vor einigen Jahren musste ich ein sehr schönes Seminarhaus, was ich für meine Seminare nutzte, unfreiwillig aufgeben. Beim letzten Seminar einer Ausbildungsgruppe, die fast die ganze Ausbildung in diesem Haus absolvierte, gab ich den Teilnehmerinnen die Möglichkeit, sich vom Haus zu verabschieden. Alle strömten in alle Teile des Hauses und des Grundstücks aus. Als sie zu einer vereinbarten Zeit wiederkamen, war ich erstaunt über die Traurigkeit der Teilnehmerinnen. Nicht nur für mich, sondern auch für sie war es schwer, diese schöne Umgebung aufzugeben. Einige hatten Plätze im Haus oder im Garten entdeckt, wo sie sich in all den Jahren nicht aufgehalten hatten. Jeder wurden noch einmal die Orte im Haus bewusst, die für sie eine besondere Bedeutung hatten.

8.4.8 Bewegungsanalyse

Die KlientInnen haben häufig das Bedürfnis, in der Trennungsphase ein breites Spektrum an Bewegungsqualitäten zu erfahren. Besonders neu erworbene Antriebe wollen noch einmal ausgelebt werden. Bewegungen in der horizontalen Fläche stehen stellvertretend für Kontakt oder das Lösen von Kontakt. Der Umgang mit den Themen des Festhaltens oder Loslassens zeigen sich verstärkt sowohl im Bewegungsfluss als auch im Formen (v. a. ausbreiten / einschließen und vorrücken / zurückziehen).

9 Therapeutenverhalten in den Wachstumsphasen

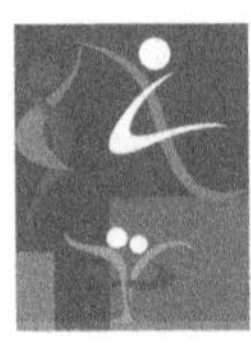

TanztherapeutInnen müssen so interessiert sein, dass sie Fragen stellen, so respektvoll, dass sie zuhören, und so verantwortungsvoll, dass sie reagieren.

Die Therapeutin hat in allen Wachstumsphasen eine unterschiedliche Bedeutung und Funktion. Dadurch wird deutlich, dass es kein „richtiges" Therapeutenverhalten gibt, sondern sich dies entsprechend der Wachstumsphasen anpassen muss. Da im Folgenden deutlich wird, wie unterschiedlich das Verhalten des Therapeuten in den verschiedenen Phasen sein muss, um die Menschen in ihrem Wachstumsprozess zu fördern, können einzelne Wachstumsphasen für den Therapeuten eine besondere Herausforderung sein, weil bestimmte Themen ihm nicht so liegen oder weniger seiner Persönlichkeit entsprechen. Es ist daher wichtig, dass ein Therapeut sich so gut kennt, dass er weiß, in welchen Phasen er sich „wie ein Fisch im Wasser" fühlt und welche Bereiche ihm schwerfallen. Diesen muss er besondere Aufmerksamkeit widmen, sich sorgfältiger vorbereiten oder sich Unterstützung holen.

9.1 Zugehörigkeit

Die wichtigsten Leitverhalten in der Zugehörigkeitsphase sind das Strukturgebende, das Containment und die Aufmerksamkeit.

9.1.1 Äußerer Rahmen

Der Therapeut ist in der Zugehörigkeitsphase für die Struktur zuständig. Ein wichtiger Bestandteil ist der äußere Rahmen, der dem therapeutischen Prozess eine Stabilität und Zuverlässigkeit gibt. Wenn in einer Beziehung alles möglich ist, kann keine Sicherheit entstehen. Die zunehmende Freiheit der Unverbindlichkeit verhindert den Aufbau einer verlässlichen Beziehung. Der Tanztherapeut erläutert nicht nur die Regeln, die er für seine Arbeit braucht (Kleiderordnung, Absagenregelung, Bezahlung etc.), sondern erklärt auch den Ablauf einer Tanztherapiesitzung. Die Regeln müssen im Vorfeld erarbeitet worden sein, um sie klar dem Klienten vermitteln zu können. Für die Regeln gibt es keine Allgemeinbedingungen (außer der Schweigepflicht), sondern sie müssen für den Therapeuten und das Setting passen. Sie sind seine Arbeitsgrundlage, mit der zum einen das Containment der therapeutischen Arbeit deutlich und zum anderen eine Sicherheit für die Beziehung gestaltet wird. In einem Erstgespräch werden diese Regeln mitgeteilt, und es muss abgeklärt werden, ob die Form der Therapie für die Person passend ist. Für eine Gruppentherapie muss vor Beginn der Therapie geklärt werden, welche Person zur Gruppe dazugehören soll. Im ambulanten Setting kann es sinnvoll sein, die Regeln dem Klienten noch einmal schriftlich mitzugeben. Folgendes sollten die Regeln mindestens beinhalten:

1. **Teilnahmebedingung:** Ist eine regelmäßige Teilnahme erforderlich, oder kann jemand auch unregelmäßig teilnehmen? Wird eine bestimmte Mindesttherapiedauer gewünscht? Was ist zu tun, wenn jemand nicht kommen kann? Gibt es Ferienregelungen?
2. **Vertraulichkeit:** Sowohl die Therapeutin als auch die KlientInnen verpflichten sich, alle Informationen der Therapie vertraulich zu behandeln. Die Therapeutin unterliegt der Schweigepflicht, von der nur der Klient sie entbinden kann.
3. **Bezahlung:** Wie viel kostet die Therapie? Wie soll bezahlt werden (auf Rechnung, pro Sitzung, monatlich)? Muss bei Abwesenheit bezahlt werden? Wenn ja, wie viel?
4. **Kleiderordnung:** Da viele KlientInnen verunsichert sind, welche Kleidung für die Tanztherapie angemessen ist, hilft es, auch hier die Erwartungen deutlich zu machen.
5. **Kündigung:** Wie viel im Voraus muss die Person mitteilen, dass sie die Therapie beenden möchte?

In den „Zugehörigkeitssitzungen" hat die Tanztherapeutin klar die Leitung. Sie ist für die Gestaltung der Sitzungen verantwortlich. Sie muss den entsprechenden Rahmen anbieten, in dem die Bewegungsaufgaben erfahrbar gemacht werden. Sie strukturiert die Sitzungen so stark, dass sich alle Gruppenmitglieder an ihr orientieren können. Ihre Stimme ist klar und für alle gut verständlich, ohne einen Befehlston zu haben. Ihre Ansagen sind eindeutig und haben einen einladenden Charakter. Sie überfordert die KlientInnen nicht mit Entscheidungsfindungen (z. B. welche Musik), die sie in dieser frühen Phase des neuen Settings nicht treffen können. Sie respektiert die Zurückhaltung der KlientInnen und lässt ihnen Zeit, sich auf die neue Situation einzustellen. Sie muss innerlich darauf vorbereitet sein, dass die KlientInnen alle möglichen Vorstellungen von der Tanztherapie haben, die sich nicht unbedingt mit der eigentlichen Therapie decken.

Die Tanztherapeutin muss ein deutliches „Ja" von allen Gruppenmitgliedern für die Therapie einfordern, Zweifel zulassen und klären. Sie muss auch von jedem Patienten wissen, welchen therapeutischen Auftrag sie von ihm erhält (Kap. 4.1).

Die Therapeutin muss sich an Absprachen halten. Wenn sie gemeinsame Vereinbarungen respektlos und unhöflich ignoriert, wird der Klient das Gefühl bekommen, nicht so wichtig zu sein (und vielleicht hat er auch recht damit). Wenn sie ein schlechtes Gedächtnis hat, muss sie sich Erinnerungstechniken und -verfahren einfallen lassen, damit sie die Informationen (Name, Anamnese) den entsprechenden Personen zuordnen kann.

9.1.2 Der Raum

Der Tanztherapeut ist mit dem Containment auch für den Raum zuständig. Die äußeren Bedingungen tragen sehr dazu bei, ob sich jemand auf einen therapeutischen Prozess einlassen kann. Ein Tanztherapieraum muss groß genug sein, damit sich alle in ihrer Bewegung entfalten können, und gleichzeitig eine Halt gebende Atmosphäre ausstrahlen. Der Therapeut ist auch dafür verantwortlich, dass der Raum sauber ist. Nur in einer sauberen Umgebung kann ein heilender Prozess einsetzen.

> Das Team einer ambulanten Therapiestelle hatte sich beim Träger immer wieder beschwert, dass der Boden vom Therapieraum nicht sauber war. Geändert hatte sich trotz vieler Versprechungen nichts. In einer Supervisionssitzung bot ich eine Umdeutung an. Anstatt darauf zu hoffen, dass sich etwas ändert, könnten die Therapeutinnen selbst für ihr Sozialarbeitergehalt den Raum säubern. Sie können dadurch selbstverständlich weniger Kinder therapeutisch betreuen, aber offensichtlich sei dies im Sinne des Trägers. Die Therapeutinnen griffen diese Idee zunächst amüsiert auf, erzählten aber noch nach langer Zeit, dass sie sich jedes Mal beim Staubsaugen daran erfreuten, was dies den Träger nun kostete.

Die Musikanlage sollte stark genug sein, um den ganzen Raum zu beschallen. Die Medien sollten einfach zugänglich, jedoch nicht direkt einsehbar sein. Je neutraler der Raum gehalten ist, desto mehr können die KlientInnen ihn mit ihren Bewegungsimpulsen füllen. Entscheidend ist aber, dass der Raum zu den Anforderungen der KlientInnen passt und die Persönlichkeit der Therapeutin widerspiegelt. Für viele Tanztherapeutinnen an Kliniken bedeutet dies leider häufig ein ständiger Kampf um die Angemessenheit der tanztherapeutischen Räume. Den Entscheidungsträgern ist häufig nicht bewusst, dass sie über die Räumlichkeiten eine Aussage über die Wertigkeit der Therapieform und der PatientInnen machen. Wenn die PatientInnen für die Tanztherapie in einen unwirtlichen, kalten Kellerraum geschickt werden, wird den PatientInnen sofort klar, dass die therapeutische Auseinandersetzung mit ihren körperlichen Signalen keinen hohen Stellenwert einnimmt. Dies ist besonders in psychosomatischen Kliniken, die genau diesen Aspekt auf ihren Webseiten betonen, eine klare Doppelbotschaft.

Besitzt der Tanztherapeut keinen Schlüssel für die Räumlichkeiten, sondern ist darauf angewiesen, dass jemand diese auf- und zusperrt, so wird damit ebenfalls signalisiert, dass er nicht eigenständig für den Schutz des therapeutischen Prozesses sorgen kann. Dies schwächt die Position des Therapeuten, und die KlientInnen können sich nicht sicher sein, ob der Therapeut das nötige Containment halten kann.

Der Tanztherapeut muss auch dafür sorgen, dass die Therapiesitzung nicht gestört wird. Wenn Menschen den Therapieraum einfach während der Therapie betreten dürfen, ist dies für die PatientInnen kein geschützter Rahmen. Das Wachstumspotenzial sowohl jedes Einzelnen als auch der Gruppe ist geschwächt.

9.1.3 Aufmerksamkeit

Die Aufmerksamkeit der Therapeutin ist wichtig, weil die Gruppenmitglieder gesehen werden wollen. Dies muss sich auf die therapeutische Arbeit beziehen, aber auch auf die Beachtung als Person. Wenn es die Therapeutin versteht, Veränderungen an einer Person wahrzunehmen und diese auch in einer freundlichen Art kommentiert („Du hast die Haare irgendwie anders, sieht nett aus.“), wird sie dem Urbedürfnis des Menschen nach Gesehen-Werden gerecht werden. Wenn sie einen Aufwärmkreis macht, in dem jeder eine Bewegung vorgeben kann, die die anderen aufgreifen, muss sie darauf achten, dass alle Gruppenmitglieder drankommen. Fällt ihr der Überblick schwer, ist es besser, eine Reihenfolge einzuhalten, um sicherzugehen, dass niemand vergessen wird. Vergessen zu werden ist für einen Menschen eine der schmerzlichsten Erfahrungen. Es ist auch wichtig, dass die Therapeutin darauf achtet, dass die Teilnehmerinnen sich bemühen, die Bewegung der Person genau aufzugreifen und sie nicht individuell zu interpretieren. Sie ist dabei Modell und kommentiert die genaue Bewegung der Person. Denn nur durch die Korrektheit der Bewegung spiegelt die ganze Gruppe der Person, dass sie sich bemühen, sie in ihrer Individualität zu sehen. Auch in der Einzeltherapie greift die Therapeutin die Bewegungen der Klientin exakt auf und gibt in dieser Phase wenige Modulationen ein. Bei Feedbackrunden muss die Therapeutin in dieser Phase darauf achten, dass sie Rückmeldungen von allen Gruppenmitgliedern bekommt. Wird eine Person vergessen, so prägt sich das bei dieser Person ein, und es wird ihr schwerfallen, sich wichtig zu fühlen.

Wie kann der Therapeut einem Menschen das Gefühl geben, bedeutsam zu sein? Er muss ihn beachten, ihn sehen, ihn zu Beginn der Sitzung freundlich begrüßen. Er kann anmerken, wenn ihm am Klienten eine Veränderung auffällt oder der Klient einen anderen Eindruck macht als sonst. Vielen Menschen fallen solche Dinge auf, sie scheuen sich aber, eine Bemerkung zu machen, meistens aus Angst, dem anderen zu nahe zu treten. Diese Befürchtung ist aber unbegründet. Die meisten Menschen leiden eher darunter, dass niemand sie zu bemerken scheint.

Der Therapeut muss ehrlich bemüht sein, den Klienten kennenlernen zu wollen. Dies fängt an mit der ehrlichen Frage, wie es dem anderen geht, und vertieft sich mit Erkundigungen über den Verlauf der Therapie. Er übernimmt nicht einfach die Diagnosen seiner KollegInnen, sondern lässt sich vom Patienten die Symptome in seinen eigenen Worten schildern. Er bemüht sich, innerlich frei von Schlussfolgerungen zu sein (z.B. alleinerziehend = überfordert, alleinstehend = unglücklich, Manager = arrogant, verheiratet = regelmäßiges Sexleben), hört achtsam zu und fragt interessiert nach, um sich in die Erklärungswelt des Patienten einfinden zu können. Er akzeptiert zunächst die Konstrukte des Patienten, weil sie für ihn bisher offensichtlich ein hilfreiches Gerüst waren und ihn stabilisiert haben, auch wenn sie destruktiv, wenig plausibel oder einengend erscheinen mögen.

Wer Schwierigkeiten mit dieser Art der persönlichen Aufmerksamkeit hat oder lieber direkt zu den therapeutischen Themen vordringen möchte, sollte sich kleine Gedächtnisstützen überlegen. Wenn die Therapeutin den Therapieverlauf beschleunigen will, wird der Klient das Tempo reduzieren. Gelingt es ihr, sich auf sein Timing einzustellen, wird er sich verstanden und gesehen fühlen und den nächsten Schritt wagen.

9.1.4 Den Platz zur Verfügung stellen

Wenn Medien eingesetzt werden (Kissen, Tücher etc.), ist es in dieser Phase sehr wichtig, dass die Anzahl der Medien der Gruppenteilnehmerzahl entspricht. Dadurch signalisiert die Tanztherapeutin nonverbal, dass jeder so wichtig ist, dass für ihn ein Platz vorbereitet ist. Sie zeigt und sagt außerdem sehr deutlich, wie sich ein Sitzkreis formieren soll. Dabei sollte sie darauf achten, dass alle auf der gleichen Höhe sitzen. Kann ein Patient nicht auf dem Boden sitzen, wie es in den meisten Tanztherapiesettings üblich ist, dann setzen sich alle auf bereitgestellte Stühle. In der Einzeltherapie sollte ein Bereich des Raumes für das Gespräch vorbereitet sein, wo die Therapeutin auch klar vorgibt, wo sie möchte, dass die Klientin sich hinsetzt. Es passt in dieser Phase nicht, die Sitzordnung zur Disposition zu stellen, weil die KlientInnen dann innerlich damit beschäftigt sind, sich auf den „richtigen“ Platz zu setzen. Da viele Menschen, die eine Therapie aufsuchen, den Platz in ihrem Leben verloren oder sogar noch nie gefunden haben, bekommen sie durch den achtsamen Umgang mit diesem Thema die Sicherheit, dass sie in diesem Setting ihren Platz haben.

9.1.5 Vertrauen

Die Therapeutin muss bei sich selbst überprüfen, ob sie mit einem Grundgefühl von Vertrauen den PatientInnen gegenübertritt. Vertrauen ist ein solch basales Gefühl, dass jede weitere Entwicklung behindert ist, wenn es nicht vorhanden ist. In dieser Phase muss die Therapeutin insgesamt ein freundliches Verhalten an den Tag legen, um das Vertrauen der KlientInnen zu gewinnen. Sie ist aber sehr bestimmt, was die Struktur und das Containment anbetrifft, um die Sicherheit zu gehen, dass sie den Rahmen hält. Sie stellt viele Fragen, die es ihr ermöglichen, die PatientInnen kennenzulernen und ihre Erwartungen einschätzen zu können. Sie vermeidet ein konfrontatives Verhalten, weil dies in dieser frühen Phase die Beziehung zu stark belasten würde.

Wenn es die Therapeutin dazu noch schafft, für die neue Klientin eine nette Geste des Willkommens zu kreieren, macht sie es ihm leicht, sich angenommen zu fühlen und auf den Therapieprozess einzulassen.

9.1.6 Körpersprache

Die Therapeutin hat eine sehr offene Körperhaltung (ausbreiten), sodass sich alle integriert fühlen. Ihr Blick ist in der Gruppentherapie auf die gesamte Gruppe bzw. auf den gesamten Raum gerichtet (indirekt), sodass sie z.B. sofort erkennen kann, wenn sich eine Person zurückzieht. In der Einzeltherapie ist ihre Aufmerksamkeit direkt auf die Klientin gerichtet. Der Körper ist beweglich und nicht starr, sodass eine Entspannung von diesem Körper ausgeht (viel Formfluss). Sie nimmt die Körperhaltung der Person ein, der sie zuhört, um ihr damit ihr Interesse zu vermitteln und um sich in die Person einzufühlen (spiegeln). Ihr Gesichtsausdruck ist offen, sie lächelt häufig und bleibt in der Regel in einer niedrigen Intensität der Muskelspannung.

Fragen zur Zugehörigkeit für die Therapeutin:

- Hat der Klient eine eindeutige innere Zusage (Commitment) für die Therapie abgegeben?
- Habe ich von allen einen Therapieauftrag?

- Sind die Strukturen der Therapie allen KlientInnen hinreichend bekannt?
- Habe ich sofort alle Gruppenmitglieder vor Augen? Wenn nein, wen vergesse ich immer wieder?
- Gibt es Regeln für die Therapie?
- Sind allen KlientInnen diese Regeln bekannt?
- Ist der äußere Rahmen der Therapie allen klar, und haben sich alle damit einverstanden erklärt?
- Ist die Art der Therapiesitzungen geklärt (Dauer, inhaltlicher Schwerpunkt)?
- Was habe ich gemacht, damit sich „die Neuen" willkommen fühlen?
- Habe ich dafür gesorgt, dass die neuen KlientInnen den anderen vorgestellt wurden (Achtung! Durch Fehlzeiten kann es bei Gruppentherapien sein, dass es einige Zeit dauert, bis sich alle gesehen haben)?

9.2 Verantwortung

In der Verantwortungsphase gibt der Therapeut etwas Struktur an die PatientInnen ab. Die Gruppe entscheidet nun zusammen mit dem Therapeuten über innere Spielregeln. Die Gruppenmitglieder müssen sich in dieser Phase üben, Entscheidungen zu treffen. Dies gelingt ihnen umso besser, je mehr Selbstwirksamkeit sie entwickelt haben. Selbstwirksamkeit bezeichnet die subjektive Überzeugung einer Person, ein bestimmtes Verhalten erfolgreich ausführen zu können. Viele Menschen suchen gerade deswegen eine Therapie auf, weil sie diese subjektive Überzeugung verloren oder nie entwickelt haben. Die Tanztherapie mit ihrer handlungsorientierten Herangehensweise ermöglicht das Erforschen und Entdecken der Selbstwirksamkeit. Dafür ist es notwendig, dass der Therapeut eine innere Haltung hat, dass die Lösung im Patienten (oder seinem Symptom) liegt und er ebenso die Ressourcen hat, um diese zu finden und umzusetzen. Ist der Therapeut überzeugt, dass er selbst für den Erfolg der Therapie verantwortlich ist, untergräbt er die Selbstwirksamkeit und Autonomie des Patienten.

Während die erste Phase durch Freundlichkeit gekennzeichnet war, muss der Therapeut nun auch den Mut zu einem konfrontierenden Wort finden. Er muss es aushalten und austragen können, dass er selbst kritisiert wird.

9.2.1 Anerkennung geben

Die KlientInnen werden in dieser Phase mit dem Thema Anerkennung konfrontiert. Häufig brauchen die KlientInnen Unterstützung in dem Erkennen der bisherigen Lebensleistungen, um dadurch sich selbst anzuerkennen. Das Erkennen der Kompetenz in dem bisher Geleisteten impliziert bereits die Anerkennung. Die Anerkennung muss in Worten erfolgen.

Da die meisten Menschen in ihrem Leben zu wenig Anerkennung erhalten, vergessen die Therapeuten oft selbst die Anerkennung bei ihren KlientInnen, obwohl sie sehr gut das Gefühl kennen, wie wichtig diese für die Motivation ist. Das ressourcenorientierte Fragen in der systemischen Arbeit impliziert Anerkennung, z. B.:

- Wie schaffen Sie es, trotz Ihrer Zwänge aus dem Haus zu gehen?
- Was haben Sie getan, dass sie trotz der großen Erschöpfung noch zur Arbeit gehen konnten?
- Wie motivieren Sie sich jeden Tag, bei Ihrem Mann zu bleiben, obwohl Sie mit so vielem unzufrieden sind?

An den Reaktionen der Klientin erkennt die Therapeutin, ob sie in der Lage ist, sich selbst anzuerkennen, oder ob die Therapeutin die Kompetenz und Leistung hervorheben muss, weil die Klientin sie nicht sehen kann, da sie zu sehr in ihrer Inkompetenzwahrnehmung gefangen ist.

9.2.2 Kritik aushalten

Die Verantwortungsphase ist die Zeit, in der KlientInnen sich in Kritik üben. Die wenigsten Menschen haben gelernt, mit Konflikten umzugehen, wissen somit auch nicht, wie sie Kritik anbringen können. Ein Großteil der therapeutischen Arbeit besteht deshalb im Erstreben des Gleichgewichts zwischen der Wahrung der eigenen Bedürfnisse und der Anerkenntnis der Bedürfnisse der anderen. Da die KlientInnen in dieser Phase den Therapeuten ebenfalls kritisch betrachten, muss der Therapeut in der Lage sein, sich Kritik zu stellen, nicht mit schlechtem Gewissen zu reagieren, aber auch nicht alle Einwände abzuwehren, sondern gemeinsam mit den KlientInnen nach Lösungen zu suchen. Er darf seine systemische Grundhaltung des gemeinsamen Kreierens von Situationen nicht verlieren, um so zu erkennen, wie sie zusammen in die unbefriedigende Situation gelangt sind und wie sie gemeinsam eine Lösung finden. Für viele Menschen ist es eine wichtige therapeutische Aufgabe, konstruktiv Kritik üben zu lernen, d. h. das Recht zu spüren, Störungen und Irritationen zu benennen und gemeinsam nach Lösungen zu suchen. Die Gemeinsamkeit impliziert auch, dass sowohl der andere etwas ändern kann als auch man selbst seine Einstellung zu dessen Verhalten ändern kann. Bei KlientInnen, die überverantwortlich sind und sich sofort schuldig fühlen, wenn etwas nicht optimal läuft, muss der Therapeut seine eigenen Handlungsmöglichkeiten und die der anderen KlientInnen aufzeigen, um deutlich zu machen, dass auch er und die anderen etwas hätten anders machen können. Einem verantwortungsscheuen Klienten, der alle Verantwortung im Außen sucht und sich als Opfer der

Situation sieht, muss der Therapeut aufzeigen, welche Optionen ihm zur Verfügung stehen.

Für die Therapeutin ist es wichtig, dass sie tut, was sie sagt. Nur so kann sie sich die Autorität erhalten, die ihr vielleicht zu Beginn der Therapie gegeben wurde, nun aber kritischer hinterfragt wird. Die Therapeutin darf von den PatientInnen nichts verlangen, was sie selbst nicht einhält. Genauso muss die Therapeutin die KlientInnen ansprechen, wenn sie Regeln, die sie selbst aufgestellt haben, nicht einhalten. Die Therapeutin achtet darauf, dass sie die Dinge anspricht, die sie verändert haben möchte, übernimmt aber nicht die Konfrontation für die KlientInnen. Sie trifft auch keine Entscheidungen für die KlientInnen. Denn nur so lernen sie, für ihr Leben selbst die Verantwortung zu übernehmen. Dies kann bei den KlientInnen für Unmut sorgen, weil sie der Meinung sind, die Therapeutin müsse die Entscheidungen treffen. KlientInnen gehen in eine anklagende Haltung, der sich die Therapeutin stellen muss.

> Der Tanztherapeutin ist bereits seit einiger Zeit aufgefallen, dass die Reihenfolge der Sprechenden in den Rückmelderunden häufig die gleiche ist. Dies führt dazu, dass manchmal die „Letzten" nicht mehr zu Wort kommen, weil die Sitzung zu Ende ist. Als sie in der Gruppe diese Festlegung anspricht, kommen sofort Vorwürfe, dass es die Schuld der Therapeutin sei, wenn die Letzten nicht zu Wort kämen. Sie habe sowohl für die Reihenfolge als auch für die Dauer der Redezeit zu sorgen. Die Therapeutin gibt diese Forderung zurück in die Gruppe, was bei den anderen aber keine Zustimmung findet. Nach einiger Diskussion wird deutlich, dass sich niemand getraut hat, die Reihenfolge aufzubrechen. Denjenigen, die immer am Anfang sprachen, war es genauso unangenehm wie denen, die manchmal nicht mehr sprechen konnten. Bei einer der „letzten" Personen stellte sich heraus, dass sie bewusst diese Position in der Reihenfolge gewählt hatte, weil sie hoffte, dass sie dann nichts mehr sagen brauchte, was ihr auch manchmal gelang. Sie hatte die Möglichkeit, sich jederzeit für das Nicht-Sprechen entscheiden zu können, überhaupt nicht in Erwägung gezogen. Nach einiger Diskussion findet die Gruppe eine neue Form, die sie für eine Weile ausprobieren will. Die Therapeutin war an dieser Lösung nicht beteiligt. Die Gruppe fand sie alleine.

Der Therapeut ist also in dieser Phase nicht unbedingt ein angenehmer Therapeut. Er findet klare, konfrontierende Worte, fordert Verantwortung ein, stellt sich der Konfrontation, frustriert die Teilnehmerinnen, in dem er nicht bedingungslos alle Wünsche erfüllt, konfrontiert die Teilnehmerinnen mit der Realität.

Das Verhalten des Therapeuten muss also eindeutig sein. Er muss den direkten Blickkontakt mit den PatientInnen suchen. Die Fähigkeit der Konfrontation bedeutet auch immer, die Dinge beim Namen zu nennen und nicht die Gruppenmitglieder durch vage Äußerungen im Unklaren zu lassen.

9.2.3 Entscheidung delegieren

Während die Tanztherapeutin in der Zugehörigkeitsphase die KlientInnen entlastet, indem sie Entscheidungen trifft, müssen nun die KlientInnen Entscheidungsfähigkeit üben. In der Einzeltherapie lässt die Tanztherapeutin keine Gelegenheit aus, eine Entscheidung von der Klientin einzufordern („An welcher Stelle im Raum möchten Sie denn anfangen, sich zu bewegen?“, „Welches Tuch möchten Sie sich aussuchen?“, „Gibt es eine bestimmte Musik, die Sie bevorzugen?“, „Wenn die Musik nicht passt, sagen Sie Bescheid?“). Eine Gruppe oder Einzelperson muss sich ein Stück von der Therapeutin „allein gelassen“ fühlen, um einen Entscheidungsprozess zu vollenden. Viele Menschen suchen eine Therapie auf, weil sie mit Entscheidungen nicht befriedigend umgehen können. Die Therapeutin beobachtet aufmerksam, ob die KlientInnen in der Lage sind, gemeinsame Entscheidungen zu finden. Sollte der Prozess zu zähflüssig sein, gibt sie lediglich kleine „Geburtshilfen“, wobei sie darauf achten muss, ihre Neutralität nicht zu verlieren und keine Tipps zu geben.

Es kann auch vorkommen, dass die Gruppe Rahmenbedingungen zur Disposition stellen möchte. Hier muss die Therapeutin darauf achten, ob dies Regeln sind, die sie zur Diskussion stellen kann, weil sie nicht das Containment der Therapie gefährden, oder ob sie aus diesem Grund an der Einhaltung festhalten und den Unmut der KlientInnen aushalten muss. Möchte die Gruppe Regeln verändern, so lässt die Therapeutin die Diskussion darüber laufen und schaut nur, dass ihre eigenen Grenzen nicht verletzt werden. Kann die Gruppe zu keinem Ergebnis kommen, so muss sie mit der Gruppe die Verhinderung einer Entscheidung analysieren. Dies können manchmal sehr lange und zähe Prozesse sein, die aber für alle viel Lernpotenzial enthalten.

9.2.4 Körpersprache

Die Körperhaltung des Therapeuten muss aufrecht sein. Die Kongruenz, d.h. die Übereinstimmung zwischen Körpersprache und gesagtem Wort, ist zwar immer wichtig, aber in der Verantwortungsphase noch einmal besonders. Der Therapeut braucht „Standfestigkeit“, d.h. er steht auf beiden Beinen vor der Gruppe, oder er sitzt mit dem ganzen Körpergewicht im

Stuhl (stark). Seine Gestik und sein Blickkontakt müssen auf die Person gerichtet sein, die er konfrontiert oder von der er konfrontiert wird (direkt). Er muss aber immer wieder einen Blick „in die Runde" werfen, um die Gesamtstimmung der Gruppe noch mitzubekommen (indirekt). Insgesamt ist sein Ausdruck ernster, dies ganz besonders dann, wenn er Gruppenmitglieder konfrontieren muss bzw. selbst konfrontiert wird.
Fragen zur Verantwortung für den Therapeuten:

- Habe ich meine KlientInnen auch für kleinere Anstrengungen gelobt?
- Kann ich kritische Äußerungen der KlientInnen annehmen und darüber nachdenken, oder muss ich mich direkt verteidigen oder fühle mich schuldig?
- Bin ich froh, wenn keine Konflikte in der Therapie auftreten?
- Weiß ich, was Konfliktmanagement bedeutet?
- Kann ich es anwenden?
- Finde ich klare, aber nicht kränkende Worte, wenn mir an einem Patienten etwas nicht gefällt?
- Ist meine Stimme klar und fest? Sind meine Worte eindeutig?
- Bin ich in der Lage, destruktive Konkurrenzsituationen zu klären?
- Gehen die KlientInnen offen und konstruktiv mit Konflikten um?

9.3 Offenheit

In der Offenheitsphase muss die Therapeutin von der vorherigen eher starken, stabilen Kommunikationsform zu einer weichen, empathischen und raumgebenden Kommunikation wechseln. Von der Therapeutin werden nun viel Fingerspitzengefühl und Vorsicht verlangt. Der Patient spricht schwierige Themen an und braucht das Containment der Therapeutin, um diese offenzulegen. Die Therapeutin nimmt durch „aktives Zuhören" (Rogers, 1972) teil und stoppt gegebenenfalls andere Personen, die aufgrund unterschiedlichster Gefühle zu schnell die Äußerungen des Klienten unterbrechen, ihn trösten oder ihm gute Ratschläge geben wollen, ehe sie überhaupt verstanden haben, was er vortragen möchte. Nicht selten setzt die Offenheitsphase abrupt ein, weil eine Person es wagt, mehr von sich zu zeigen, oder das Gefühl hat, es nicht länger zurückhalten zu können. Daher muss die Therapeutin gegebenenfalls schnell das Therapeutenverhalten ändern und sich sanft und empathisch dem Klienten zuwenden, während sie gleichzeitig den Rahmen, das Containment, klar vorgibt.

> Die Tanztherapeutin leitet ein Aufwärmen an, wo die GruppeteilnehmerInnen im Raum verteilt sind und die Augen geschlossen haben, um sich auf sich selbst konzentrieren zu können. Eine Klientin sackt zunächst aus

dem Stand in die Hocke und fängt dann heftig an zu weinen, ohne dass die Therapeutin weiß, was mit der Klientin los ist. Sie geht langsam zur Klientin, nimmt sanften Körperkontakt auf und bittet die anderen, langsam die Augen zu öffnen und um die Klientin einen engen Kreis zu bilden (Containment). Die Klientin weint so heftig, dass sie zunächst nicht in der Lage ist zu sagen, was sie so heftig berührt. Die Therapeutin bleibt mit ihr in Körperkontakt und schaut die Gruppe an. Durch ihr Schweigen macht sie der Gruppe deutlich, dass dies nicht der Rahmen zum Reden ist. Erst als die Klientin sich etwas beruhigt hat, fängt sie an zu erzählen.

9.3.1 Respekt zeigen

Der Therapeut kann die Offenheitsphase durch ein entsprechendes Modellverhalten begünstigen, indem er von seinen eigenen Gefühlen spricht. Entscheidend ist aber ein vorsichtiges, respektvolles Zuhören, wenn ein Klient den Versuch unternimmt, sich zu öffnen. Hier ist vor allem Sensibilität gefordert, damit der Therapeut die Signale des Öffnens erkennen und entsprechend darauf reagieren kann. Die meisten Menschen fallen nicht „mit der Tür ins Haus“, sondern lassen erst einmal kleine „Versuchsbomben“ der Offenheit los, um zu sehen, ob jemand darauf reagiert (z. B. „Ich finde, hier in der Gruppe stimmt einiges nicht.“, „Na ja, das war nicht so toll damals.“). Der Therapeut muss diese ungenauen „Versuchsbomben“ erkennen und durch richtiges Nachfragen den Klienten unterstützen, sich weiter zu öffnen. Entgegen dem Therapeutenverhalten in der Verantwortungsphase, wo ein konfrontierendes Wort notwendig ist, muss der Therapeut nun zu einem vorsichtigen Verhalten wechseln. Dieser kommunikative Wechsel ist eine wirkliche Herausforderung. Hierbei wird deutlich, dass dies nicht jedem und nicht in jeder Situation gleich gut gelingen kann.

Damit der Therapeut seine Neutralität nicht verliert, ist es wichtig, Respekt sowohl für den therapeutischen Prozess als auch für die Inhalte der Offenbarung der Klientin aufzubringen. Dies gelingt ihm am besten, wenn er achtsam seine innere Sowohl-als-auch-Haltung überprüft. Der Therapeut wird sich bemühen, alle Kommunikationsformen zuzulassen, die die Offenheit fördern. Durch seinen modellhaften respektvollen Umgang mit jedem Einzelnen werden die PatientInnen mit ihren eigenen Normen und Werten konfrontiert.

Ein verheirateter Mann hat sich getraut zu gestehen, dass er eine außereheliche Beziehung hat. Der Therapeut bleibt in seiner Neutralität, indem er aufzeigt, dass der Klient eine Beziehung mit zwei Frauen haben kann oder mit einer von beiden oder mit keiner von beiden, oder,

oder ... Dadurch, dass der Therapeut keine moralische Richtung vorgibt, sondern alle Lebensformen für möglich hält, sind der Klient und die anderen Gruppenmitglieder auf ihre eigenen Moralvorstellungen geworfen und müssen sich damit auseinandersetzen.

Viele KlientInnen glauben, sich offenbaren zu müssen, und schauen nicht mehr auf ihre eigenen Grenzen. So muss der Therapeut einbringen, dass die Klientin sich offenbaren kann oder auch nicht. Viele haben Angst vor der Reaktion der anderen. Um den Mut zu finden, kann es notwendig sein, erst einmal diese Angst zu beleuchten („Was passiert, wenn wir alle davon wissen?“, „Was glauben Sie, was die anderen von Ihnen denken werden, wenn sie davon wissen?“). Der Fokus liegt auf der Klientin. In der Gruppentherapie sind die anderen Zeugen dieses Prozesses. Hat die Person den Mut gefunden, sich zu öffnen, kann der Therapeut erneut nach den Ängsten fragen („Schauen Sie die anderen einmal an, was glauben Sie, was diese jetzt von Ihnen denken, nachdem Sie sich so gezeigt haben?“). Da die meisten sehr mit der eigenen Betroffenheit kämpfen, schaut die Klientin in berührte Gesichter. Der Therapeut lässt ihr Zeit, diese Gesichter wahrzunehmen, um wieder ins Hier und Jetzt zu kommen. Erst danach wird Bezug auf die anderen genommen. Nicht selten ist bei universellen Themen bereits die nächste Person so weit, sich zu öffnen.

Die Therapeutin darf die Gruppe nicht zur Offenheit drängen. Wird die Offenheit durch die Leitung zu früh angestoßen, z. B. indem sie die KlientInnen auffordert, „offen und ehrlich“ zu sagen, was in ihnen vorgeht, können ungünstige Gruppenstrukturen geschaffen werden, die der Offenheit entgegenwirken. Die KlientInnen haben noch nicht die innere Bereitschaft und Fähigkeit erreicht, sich auf bindende Kontakte einzulassen und einander zu respektieren, und ziehen sich zurück, anstatt sich zu öffnen. Ein Rückzug kann auch durch eine Pseudooffenheit gestaltet werden. In der Tanztherapie gehen die KlientInnen dann in eine hohe Expressivität, ohne dass die Tänze berühren. Sie hoffen so, die Therapeutin zufriedenstellen zu können und trotzdem innerlich geschützt zu sein.

Der Therapeut kann die Offenheitsphase verhindern, indem er alleine über die Normen und Ziele der Gruppe entscheidet. Bei fehlender Kooperationsfähigkeit sind nicht alle an der Konsensfindung beteiligt, sondern der Therapeut legt die Lösung fest. Damit verharrt die Gruppe in der Verantwortungsphase. Wenn die Bedürfnisse der Gruppe über die des Individuums gestellt werden, d. h. versucht wird, die Gruppenentwicklung auf Kosten einzelner Mitglieder geschehen zu lassen, die noch nicht gelernt haben, ihre Meinung und ihre Bedürfnisse einzubringen, verharrt die Gruppe sogar in der Zugehörigkeitsphase. Sie hat das Gleichgewicht von Gemeinschaft und Individualität nicht gefunden.

9.3.2 Kreativität

Wirkliche Kreativität findet erst in der Offenheitsphase statt. Die Teilnehmer fühlen sich nun sicher genug, auch Ungewöhnliches auszuprobieren und ein Risiko einzugehen. Und durch die Differenziertheit der Themen ist die Therapeutin gefordert, immer wieder neue Übungen zu entwickeln, die den Prozess unterstützen. Die Therapeutin muss ungewöhnliche Ideen der KlientInnen aushalten und umgekehrt. Und alle müssen es ertragen, den Ausgang nicht zu kennen. Häufig ist es so, dass eine ungewöhnliche Idee zu einer nächsten führt und so alle der Problemlösung näherkommen. Hier kann die Therapeutin gut innerlich überprüfen, ob sie dem Potenzial und den Ressourcen der KlientInnen wirklich vertraut. Wenn sie dies tut, kann sie den Prozess laufen lassen, ohne zu befürchten, dass die Gruppe auseinanderfällt. Auf der anderen Seite ist es für die Tanztherapeutin jetzt sehr entlastend, weil die Gruppenmitglieder selbst viele Bewegungsideen einbringen und sich nicht scheuen, diese auch auszuprobieren. Die Therapeutin kann also mit einer minimalen Struktur arbeiten, sie muss aber auch bereit sein, ihre Planungen kreativ über Bord zu werfen, wenn die Dynamik der Gruppe sie in eine andere Richtung führt.

Die Modellfunktion des Therapeuten ist nicht zu unterschätzen. Da sich die Beziehung zu den KlientInnen in der Offenheitsphase gefestigt hat, kann der Therapeut auch provozierende Worte anbringen, und der Klient kann sicher sein, dass der Therapeut dies tut, um seinen Wachstumsprozess zu fördern, und nicht, um ihn zu kränken. Fasst der Klient provozierende Worte falsch auf, so ist dies ein Zeichen, dass die Beziehung noch nicht bis in die Offenheit gewachsen ist.

Wirkliche Offenheit ist nur hergestellt, wenn die KlientInnen das Gefühl haben, sie können auch noch so abstruse Gedanken und Gefühle anbringen, und sie werden von den anderen ernst genommen und unterstützt. Auch hier ist selbstverständlich das Modellverhalten der Therapeutin wieder von entscheidender Bedeutung. Wenn ein Gruppenmitglied es wagt, Zweifel am Gruppenablauf auszudrücken, obwohl doch alle anderen so begeistert sind, muss die Therapeutin Modell dafür sein, dass sie diese Zweifel ernst nimmt und verstehen will, wo sie herkommen. Wenn sie diese aber nicht hören will, weil sie selbst so begeistert ist, wird sich die Person auch nicht gehört fühlen und sich zurückziehen.

Die Therapeutin muss dem Patienten Zeit lassen, sich zu öffnen. Sie muss durch fördernde, aber nicht drängende Fragen das Öffnen unterstützen. Sie sollte herausarbeiten, ob es dem Patienten darum geht, wichtige Informationen und Gefühle mitzuteilen, oder ob sich daraus die Suche nach einer Lösung anschließen soll. Für viele PatientInnen ist es ein großer Schritt, sich mit Themen, die sie zuvor im Verborgenen gelassen haben, zu offenbaren, sodass dieser Mut erst einmal gewürdigt werden will. Ob in den nächsten Schritten die Lösungssuche beginnt, entscheidet der Patient. Die Therapeutin muss sich hüten, Lösungen vorzuschlagen, sondern helfen, dass der Patient selbst Lösungen finden kann.

9.3.3 Körpersprache

Die Therapeutin ist der Klientin, die sich öffnen möchte, zugewandt. Die Körperhaltung ist offen, d. h. keine verschränkten Arme und Beine (ausbreiten), und direkt auf die Klientin gerichtet. Die Stimme ist sanft und ruhig (leicht und getragen). In einem Gruppensetting wechselt sie in ihrer Aufmerksamkeit immer mal wieder kurz in die gesamte Gruppe, um zu sehen, wie es den anderen geht, um sich dann aber wieder dem Gruppenmitglied zuzuwenden (indirekt-direkt). Bei der Frage nach Lösungen wendet sie sich in ihrem Blickkontakt allen Gruppenmitgliedern zu, sodass sich alle aufgefordert fühlen, nach einer Lösung zu suchen (indirekt, getragen). Fragen zur Offenheit für die Therapeutin:

- Bin ich in der Lage, zehn Gefühle aufzuschreiben und mich zu erinnern, wann ich sie das letzte Mal erlebt haben?
- Gehen mir emotionale Äußerungen der KlientInnen auf die Nerven?
- Kann meine Stimme sanft und langsam werden?
- Kann ich zuhören, ohne direkt Lösungen anbieten zu müssen?
- Kann ich allen KlientInnen ein offenes und ehrliches, aber nicht zerstörerisches Feedback geben?
- Machen mir heftige emotionale Reaktionen Angst? Fühle ich mich dann hilflos?
- Habe ich an mich den Anspruch, alle KlientInnen gleich viel zu mögen, oder kann ich es mir eingestehen, einigen näher zu stehen als anderen?
- Sind alle KlientInnen offen für Feedback?
- Kann ich eine Übung oder Diskussion schon mal laufen lassen, oder befürchte ich sofort das absolute Chaos?
- Wie viel weiß ich von den Sorgen und Nöten der KlientInnen?
- Vermute ich nur, wie es den KlientInnen geht, oder habe ich es von ihnen gehört?
- Wann ist in der Gruppe das letzte Mal (oder überhaupt schon) eine „verrückte“ Idee ausgesprochen und umgesetzt worden?
- Gibt es in der Gruppe liebevolle Gesten, Worte, Taten?

9.4 Trennung

Die Schlussphase verlangt vom Therapeuten ein gutes Gespür für die noch vorhandene Zeit (Timing): Die Gruppe soll weder hektisch auseinanderlaufen noch zu früh zur Landung ansetzen.

Dem Therapeuten kommt in dieser Phase die Aufgabe zu, ein Modell für Trennung vorzuleben und die Ablösung zu vollziehen, um das Auseinandergehen zu erleichtern. Er muss dafür strukturelle Bedingungen zur Schaffung von Orientierung und gutem Timing bereitstellen, damit die noch zu klärenden Aufgaben und Themen rechtzeitig mit der nötigen Ruhe und Sorgfalt erledigt werden können.

9.4.1 Konsolidierung zulassen

Menschen neigen dazu, Trennung zu vermeiden, weil sie häufig keine Techniken für eine gute Gestaltung der Trennung gelernt haben. Die Therapeutin kann also nicht auf Unterstützung hoffen, sondern muss die Gestaltung in die Hand nehmen. Um den PatientInnen nicht die Chance einer Verleugnung zu geben, muss sie zunächst einmal immer wieder an die bevorstehende Trennung erinnern. Sie darf nicht müde werden, dies bei den letzten Sitzungen vor dem Ende immer wieder zu erwähnen. Nur so wird den Patienten deutlich, wie und wann sie die noch zu erledigenden Inhalte anbringen wollen. Die Therapeutin bringt damit ins Bewusstsein, dass nicht mehr unendlich viel Zeit bleibt, um wichtige Themen oder Kontakte anzubringen, und lenkt dadurch den Blick auf die Begrenztheit dieses Settings und im übertragenen Sinn auch auf die Begrenztheit des Lebens.

In einer Gruppe sind nicht selten Gruppenmitglieder, die in der Trennungsphase ganz viele Themen anbringen, die unbedingt noch nach Erledigung drängen. Hier muss der Therapeut erkennen, dass es nicht unbedingt um die Themen geht, sondern um die Verleugnung der Trennung nach dem Motto: Wenn wir noch so viel zu tun haben, können wir uns nicht trennen. Auf der anderen Seite gibt es Gruppenmitglieder, die die Trennung durch Passivität ignorieren.

> Eine Tanztherapeutin muss eine kontinuierlich einmal im Monat stattfindende Wochenendgruppe aufgrund ihrer Schwangerschaft terminieren. Am letzten Wochenende fangen viele Gruppenmitglieder heftig an, miteinander zu streiten, und fordern von ihr, dass dies noch zu klären sei, bevor die Gruppe auseinandergeht. Die Tanztherapeutin sieht sich einem Berg von persönlichen Themen gegenüber, die in der Zeit des Wochenendes nicht mehr hinreichend zu klären sind. Bevor sie einsteigt,

diese Themen doch noch zu gestalten, wird ihr klar, dass dies die „Strafe" dafür sein soll, dass sie die Gruppe aufgrund der bevorstehenden Geburt terminiert. Die Gruppenmitglieder sehen sich nicht in der Lage, diesen Ärger auszudrücken (wie kann man einer Schwangeren nicht alles Gute wünschen?), sondern wählen den Weg des Ausdrucks der unvollendeten Beziehungsthemen. Die Therapeutin lässt die persönlichen Beziehungsthemen im Raum stehen und gestaltet den Abschied, indem sie das Ausgeliefertsein der Gruppe an die nicht freiwillig gewählte Trennung sowie die Unmöglichkeit, noch alles zu klären, betont.

9.4.2 Einhaltung der Zeitgrenze

Der Therapeut muss also ständig die äußere Grenze des Abschlusses deutlich machen und die entsprechenden Aktivitäten einfordern. Er muss aber auch einen Rahmen bereitstellen, in dem das persönliche Abschiednehmen stattfinden kann. All dies verlangt ein ausgesprochen feinfühliges Timing. Er darf auf keinen Fall die Zeit aus dem Auge verlieren und muss immer wieder innerlich zeitlich neu justieren, wenn eine Übung länger oder kürzer dauert als geplant. Er muss auf der einen Seite Ruhe vermitteln, sodass die Themen Platz finden, die noch angesprochen werden wollen. Auf der anderen Seite muss er pünktlich zum Ende der Sitzung ein „rundes" Ende hinbekommen haben. Nichts ist an einem Abschied schlimmer, als wenn er in Hektik beendet oder aber die Sitzung überzogen wird, weil der Therapeut die Zeit schlecht kalkuliert hat. Er muss standhaft gegen jede Art der Verführung sein, die Zeit hinauszuzögern. Wahrscheinlich muss er erst einige Erfahrung sammeln, bis er erkennt, wie kreativ Menschen sind, um einer Trennung aus dem Weg zu gehen. Die Verantwortung für ein gutes Gelingen liegt aber völlig beim Therapeuten, weil die KlientInnen zu sehr mit ihren alten Mustern der Trennungsbewältigung beschäftigt sind. Dies soll nicht heißen, dass auch die KlientInnen mit ihren individuellen Fähigkeiten zu einer guten Gestaltung des Abschieds beitragen können. Der Therapeut darf dies aber nicht erwarten. Denn häufig wird dies der erste Abschied im Leben des Klienten sein, bei dem er erlebt, dass dieser gestaltet und gelebt werden kann und nicht verleugnet werden muss.

Das Verhalten der Tanztherapeutin muss also von Ruhe geprägt sein, gleichzeitig muss sie ständig die begrenzte Zeit kalkulieren. Sie übernimmt wieder stärker die Strukturgestaltung der Sitzung. Sie muss jedem Patienten vermitteln, dass es wichtig ist, dass er an den Abschiedsritualen teilnimmt.

Es gibt Menschen, die wollen sich nur deshalb von einer Gruppe trennen, weil sie das Gefühl haben, für die anderen nicht wichtig zu sein. Durch die Trennungsdiskussion wird die Wichtigkeit der Person deutlich.

Der Patient versucht also, die persönliche Zugehörigkeitsthematik durch einen Trennungsversuch zu klären. Dies muss die Therapeutin erst einmal erkennen, um zu wissen, dass sie nicht über Trennung diskutieren muss, sondern über Beachtung, Wichtigsein, einen Platz haben etc. Es erfordert viel Fingerspitzengefühl und therapeutische Erfahrung, um zu erkennen, warum ein Patient den Wunsch äußert, die Therapie zu beenden. Die Therapeutin sollte sich nicht von scheinbar vernünftigen, vordergründigen Argumenten blenden lassen, sondern intensiv nachfragen.

9.4.3 Den Gefühlen einen Rahmen geben

Der Therapeut sollte sich auch Gedanken darüber machen, wie er den verschiedenen Gefühlen zur Trennung einen Rahmen geben kann. Wie kann er dem Stolz über die geleistete Entwicklung Ausdruck verleihen? Was machen die KlientInnen jetzt anders als zu Beginn der Therapie? Gibt es dafür eine Bewegung, eine Geste?

> Ein Patient in der psychosomatischen Klinik sagt in der Abschiedsstunde, dass ein Ziel seines Aufenthaltes war, lauter zu werden. Die anderen PatientInnen fangen bei den Worten an, rhythmisch zu klatschen, worin die Tanztherapeutin den Rhythmus von „We will rock you" von Queen heraushört. Sie sucht diese Musik aus, und die PatientInnen stimmen alle in das Klatschen mit ein und wiederholen lautstark den Refrain des Liedes.

Eine Urkunde, auch wenn sie spielerisch gemeint ist, kann auch eine Idee sein. Damit zeigt der Therapeut den KlientInnen, dass er ihre Arbeit und Entwicklung anerkennt und nicht für selbstverständlich hält. Durch Geschenke bekommt die Trauer ein Containment.

> In einer Abschiedsrunde hat jedes Gruppenmitglied für die anderen auf ein Papier geschrieben, was es an ihnen wertschätzt. Als die Runde beendet ist, fordert die Tanztherapeutin die Gruppenmitglieder auf, ihr Papier so zu gestalten, dass dieses Geschenk eine äußere Form bekommt.

9.4.4 Umgang mit dem Tod

Es sei an dieser Stelle noch eine Aufgabe der therapeutischen Arbeit erwähnt, die sicherlich die schwierigste ist und auch nicht allzu häufig vorkommt. Denn die Trennung von einem Klienten kann auch durch seinen

Tod erfolgen. Je nach Todesart hatte die Therapeutin und eventuell die Gruppe eine oder keine Chance, sich auf diese Trennung vorzubereiten. Aber immer sollte eine Gruppe in einem solchen Fall eine besondere Betreuung erfahren, da es viele existenzielle Fragen in jedem Einzelnen aufwirft. Was ist, wenn ich plötzlich nicht mehr da bin? Habe ich Vorsorge getroffen, damit mein Abschied aus dem Leben so verläuft, wie ich mir das vorstelle? Macht mein Leben einen Sinn? Gestalte ich mein Leben so, wie ich es mir wünsche? Schiebe ich meine Bedürfnisse immer wieder auf einen späteren Zeitpunkt? Was ist, wenn ich diese Zeit gar nicht mehr habe?

Wenn die Gruppe einen guten und offenen Zusammenhalt hat, hilft es, über diese ganz persönlichen Gedanken zu sprechen und zu sehen, wer sich auch mit ähnlichen Gedanken und Gefühlen beschäftigt. Nicht verarbeitete Tode können in Erinnerung kommen und brauchen einen gestaltenden Abschied. Auch bei der ultimativen Trennung des Todes gilt es, dass jedes Weglaufen und Ignorieren nur zu einer Verschleppung der Loslösung führt. So ist es Aufgabe der Tanztherapeutin, den Abschied gemeinsam mit den Gruppenmitgliedern zu gestalten. Welche Abschiedsrituale werden im Therapiesetting gefunden? Diese sollten etwas mit der zu verabschiedenden Person zu tun haben. Wollen die Gruppenmitglieder auf die Beerdigung gehen, und wollen sie dort einen Teil gestalten, indem sie ein Lied anstimmen oder einen gemeinsamen Tanz tanzen? In der tanztherapeutischen Arbeit in der Gerontologie muss sich die Therapeutin auf häufige Abschiede durch Tod einstellen. Hier helfen festgelegte Rituale, sich von dem Gruppenmitglied zu verabschieden.

Eine Tanztherapeutin in einem Altenheim hat für den Abschied von einem Verstorbenen immer eine Kerze und ein spezielles Lied dabei. Die Kerze wird nur zu diesem Zweck angezündet und das Lied nur bei dieser Form des Abschieds angestimmt und ruhig dazu getanzt. Da sich die Gruppenmitglieder aufgrund ihres Lebensalters sehr viel mit ihrem eigenen Abschied beschäftigen, haben sie so die Gewissheit, wie ihr Abschied in der Gruppe gestaltet sein wird, wenn es auch für sie Zeit ist zu gehen.

9.4.5 Körpersprache

Durch direktes, ruhiges, aber bestimmtes Zugewandtsein vermittelt der Therapeut, dass ein Ende gefunden werden muss. Er hört sich die Ausreden an, kommt aber auf die Notwendigkeit des Abschlusses zurück. Seine Körperhaltung ist also wenig nachgebend, aber nicht starr. Er wendet sich immer wieder allen Gruppenmitgliedern zu, um zu sehen, wie alle mit der Trennung umgehen (indirekt), ist gleichzeitig aber auch in der Lage, sich direkt einer Person zuzuwenden, wenn dies erforderlich oder gewünscht ist. Er muss eine klare Haltung haben, ob er sich an Abschiedsritualen beteiligt (z. B. wenn eine Person sich im Kreis nacheinander von allen verabschiedet) oder ob er am Rand des Raumes in einer offenen Haltung steht und somit den KlientInnen die Wahl lässt, ob und wie sie sich verabschieden wollen (z. B. wenn eine Gruppe terminiert ist, d. h. sich alle voneinander verabschieden müssen).

Fragen zur Trennung für die Therapeutin:

- Weiß ich immer genau, wie viel Uhr es ist und wie viel Zeit noch für die Sitzung, die Aufgabe etc. bleibt?
- Habe ich mit den KlientInnen besprochen, wie der eigentliche Abschied aussehen soll?
- Wie geht es mir mit Trennung, und kann ich die Gefühle dazu akzeptieren?
- Bin ich mit dem Ergebnis der Therapie zufrieden?
- Bin ich mit meinem Therapeutenverhalten zufrieden? Was würde ich heute anders machen?
- Habe ich ein gutes Gefühl, den Klienten gehen zu lassen?
- Wenn ich kein gutes Gefühl habe, kann ich dies dem Klienten sagen?
- Weiß ich auswendig, wann die letzte Sitzung ist?

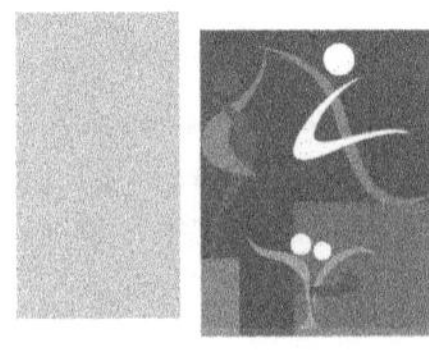

Schlusswort

Die Systemische Tanztherapie verbindet das systemische Gedankengut mit den kreativen Potenzialen der Tanztherapie. Daraus ergibt sich ein ganzheitlicher Ansatz. Die systemische Denkweise erfordert von der Tanztherapeutin viel intellektuelle Beweglichkeit, weil sie sowohl die Konstrukte des Klienten als auch die eigenen ständig hinterfragen und kreative Lösungen suchen muss. Durch das körperlich-bewegende Erforschen in den tanztherapeutischen Interventionen wird die Lebenschoreografie überprüft und für eine zufriedene und erfüllte Lebensgestaltung umgestaltet. Erst wenn die Symptome in ihrer Bedeutungsgebung erforscht sind, kann eine Entscheidung für oder gegen eine Veränderung getroffen werden. Somit geht die Systemische Tanztherapie zunächst in das Symptom, um es durch den Tanz und die Bewegung näher zu ergründen und zu verstehen. Aus dieser Erforschung werden die Schätze des Symptoms geborgen und in andere Zusammenhänge gebracht, sodass das Symptom hoffentlich überflüssig wird oder freundschaftlicher behandelt wird.

Für eine solch komplexe Arbeit ist ein gutes Theoriegerüst, wie es in diesem Buch aufgezeigt wurde, nötig. Systeme versuchen, den Tanztherapeuten mit in die Systemregeln hineinzuziehen. Nur ein wacher, kreativer Geist kann dies verhindern und dem System mit dem Außenblick behilflich sein. Dazu gehört, dass der Klient vom Therapeuten anstatt allgemeiner Antworten kluge Fragen gestellt bekommt. Der Tanztherapeut ist ein begleitender Erforscher und ein erforschender Begleiter.

Das Wachstumsmodell bietet im systemischen Theoriegerüst eine brauchbare und handhabbare Komplexitätsreduktion an. Es entpathologisiert die Themen der KlientInnen, sodass die Unterscheidung in krank und gesund entfällt. Es wird danach gesucht, welche Lebensthemen für diesen Menschen nicht gelöst scheinen. Alle Menschen müssen für sich einen Platz in einer Gemeinschaft finden, wie es die Zugehörigkeit anbietet. Wird dieser Platz verwehrt, löst dies eine Reihe von Verhaltensweisen aus, die häufig als pathologisch bezeichnet werden. Jeder Mensch sieht sich vor vielfältigen Verantwortungen, die er erfüllen oder ablehnen kann. Das Ausgebranntsein oder die Hoffnung auf Anerkennung können einen Menschen an die Grenzen der Belastbarkeit bringen. Der Wunsch nach inniger menschlicher Verbindung in größtmöglicher Offenheit gibt den meisten

Menschen ein Gefühl für den Sinn des Lebens. Bleibt dies einem Menschen aus eigenen Ängsten, schlechten Erfahrungen oder aus Schicksalsgründen verwehrt, fällt es schwer, den Sinn des Lebens zu erkennen und innerlich zu halten. Die großen Herausforderungen der unweigerlichen Trennungen im Leben sind für viele Menschen Stolperschritte in der Lebenschoreografie geworden. Die Tanztherapie bietet die Schritte an, die notwendig sind, um zu einem guten Abschluss zu kommen.

Nur so haben wir die Chance, am Ende des Lebens zu sagen:

„I did it my way."

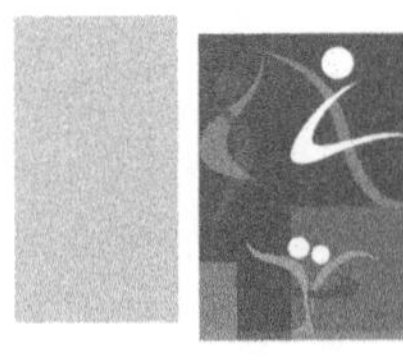

Literatur

Adler, A. (2004). Individualpsychologie. München: Ernst Reinhardt.

Adler, J. (2012). Die Gabe des bewussten Körpers – Authentic Movement als Weg. Hamburg: BoD.

Andolfi, M. (1982). Familientherapie. Das systemische Modell und seine Anwendung. Freiburg: Lambertus.

Andersen, T. (1990). Das Reflektierende Team. Dortmund: Modernes Lernen.

Antonovsky, A. (1979). Health, stress and coping: New perspectives on mental and physical well-being. San Francisco: Jossey-Bass.

Antonovsky, A. (1997). Salutogenese. Zur Entmystifizierung der Gesundheit. Tübingen: dgvt.

Babenberger, M. S. (2004). Wie Wittgenstein das Rechnen verlernte – und andere philosophische Rätsel. Freiburg / Bsg.: Herder.

Bandler, R. & Grinder, J. (1995). Reframing. Ein ökologischer Ansatz in der Psychotherapie (NLP). Paderborn: Junfermann.

Bateson, G.; Jackson, D.; Haley, J. & Weakland, J. (1956). Toward a theory of Schizophrenia. Behavioral Science, 1, 251–254.

Bayerisches Staatsministerium für Unterricht und Kultus (2011). http://www.km.bayern.de/index.html, Zugriff am 04.04.2011.

Bender, S. (1990). Von innen bewegt. Authentische Bewegung. Tanz aktuell, 5, 37–39.

Bender, S. (2001). Laßt die Gruppen tanzen (Teil 2). Zeitschrift für Tanztherapie, 13, 3–11.

Bender, S. (2009). Teamentwicklung. München: dtv.

Bender, S. (2014). Die psychophysische Bedeutung der Bewegung – Ein Handbuch der Laban Bewegungsanalyse und des Kestenberg Movement Profiles. Berlin: Logos.

Bender, S. (2020). Grundlagen der Tanztherapie. Gießen, psychosozial.

Bender, S. & Fiedler, I. (2013a). Authentische Bewegung – Die Suche nach dem Selbst. Teil 1: Die Methode. körper – tanz – bewegung, 1(1), 28–34.

Bender, S. & Fiedler, I. (2013b). Authentische Bewegung – Die Suche nach dem Selbst. Teil 2: Die Prinzipien. körper – tanz – bewegung, 1(2), 74–79

Berkman, L. F. & Breslow, L. (1983). Health and ways of living: the Alameda County Study. New York: Oxford University Press.

Bion, W. R. (1990). Lernen durch Erfahrung. Frankfurt am Main: Suhrkamp.

Blaeschke F., Freitag, H.-W. (2021). Datenreport 2021. Bildung. Aberufen am 02.05.2021, https://www.destatis.de/DE/Service/Statistik-Campus/Datenreport/Downloads/datenreport-2021-kap-3.pdf?__blob=publicationFile

Boscolo, L.; Cecchin, G.; Hofman, L. & Penn, P. (1994). Familientherapie – Systemtherapie. Das Mailänder Modell. Theorie, Praxis und Konversationen. Dortmund: Modernes Lernen.

Boszormenyi-Nagy, I. & Spark, G. (2001). Unsichtbare Bindungen. Die Dynamik familiärer Systeme. Stuttgart: Klett-Verlag.

Bowen, M. (1978). Family therapy in clinical practice. New York: Jason Aronson.

Bräuninger, I. (2006). Tanztherapie. Verbesserung der Lebensqualität und Stressbewältigung. Weinheim: Beltz PVU.

Briner, F. (1977). Tanztherapie. Integrative Therapie, 2, 72–90.

Brisch, K.-H. (2020). Bindung und Geschwister – Vorbilder, Rivalen, Verbündete. Stuttgart: Klett-Cotta.

Brown, B. (2012). Daring greatly: How the courage to be vulnerable transforms the way we live, love, parent, and lead. New York: Barnes & Nobles.

Buber, M. (1973). Das dialogische Prinzip. Heidelberg: Lambert Schneider.

Cecchin, G.; Lane, G. & Ray, W. (1992). Vom strategischen Vorgehen zur Nicht-Intervention. Familiendynamik, 17(1), 3–18.

Chaiklin, H. (1975). Marian Chace: Her Papers. New York: American Dance Therapy Association.

Chodorow, J. (1991). Dance Therapy and Depth Psychology: The Moving Imagination. New York: Routledge.

Clement, U. (2004). Systemische Sexualtherapie. Freiburg i. Breisgau: Klett-Cotta.

Cooley, C.H. (1902). Human nature and the social order. New York: Charles Schribner's Sons.

Daimler, R. (2008). Basics der Systemischen Strukturaufstellungen: Eine Anleitung für Einsteiger und Fortgeschrittene. München: Kösel.

Damasio, A.R. (1995). Descartes' Irrtum. Fühlen, Denken und das menschliche Gehirn. München: dtv.

Deissler, K.; Grau, U.; Keller, T.; Schug, R. (1994). Sozialer Konstruktionismus? Ein Interview mit Ken Gergen. Zeitschrift für systemische Therapie, 12(2), 118–126.

DSM-III (1982). Diagnostic and statistical manual of mental disorders. 3. ed., Washington, D.C.: American Psychiatric Assoc.

DSM-IV (1996). Diagnostic and statistical manual of mental disorders. Washington, D.C.: American Psychiatric Assoc.

DSM-V (2013). Diagnostic and statistical manual of mental disorders. Washington, D.C.: American Psychiatric Assoc.

Duden (2001). Das Herkunftswörterbuch. Band 7. Mannheim: Duden.

Duhl, B.S.; Kantor, D. & Duhl, F.J. (1973). Learning, space and action in family therapy: A primer of Sculpture. In D. Bloch (Hrsg.), Techniques of family psychotherapy. New York: Grune & Stratton, 47–63.

Duhl, B.S. & Duhl, F.J. (1981). Integrative family therapy. In A.S. Gurman & D.P. Kniskern (Hrsg.), Handbook of family therapy. New York: Brunner & Mazel, 483–516.

Ebeling, W. & Feistel, R. (1982). Physik der Selbstorganisation und Evolution. Berlin: Akademie.

Eich, G. (1953). Träume. Frankfurt: Suhrkamp.

Ellis, A. (1977). Fun as psychotherapy. In A. Ellis & R. Grieger (Hrsg), Handbook of rational-emotive therapy. New York: Springer, 261–270.

Erickson, M.H. & Rossi, E.L. (2006). Hypnotherapie – Aufbau – Beispiele – Forschungen. Stuttgart: Klett-Cotta.

Erikson, E.H. (1973). Identität und Lebenszyklus. Frankfurt / Main: Suhrkamp.

Farelly, F. & Brandsma J.M. (1986). Provokative Therapie. Berlin: Springer.

Flammer, A. (1995). Kontrolle, Sicherheit und Selbstwert in der menschlichen Entwicklung. In W. Edelstein (Hrsg.), Entwicklungskrisen kompetent meistern. Heidelberg: Asanger, 35–42.

Foerster, H.v. (1999). Sicht und Einsicht. Heidelberg: Carl Auer.

Foerster, H.v. (2001). In jedem Augenblick kann ich entscheiden, wer ich bin. In B. Pörksen (Hrsg.), Abschied vom Absoluten – Gespräche zum Konstruktivismus. Heidelberg: Carl Auer Systeme, 19–45.

Foerster, H. v. & Pörksen, B. (1998). Wahrheit ist die Erfindung eines Lügners. Gespräche für Skeptiker. Heidelberg: Carl Auer Systeme.

Freud, S. (1924-1934). Gesammelte Schriften Band 1–12. Leipzig: Internationaler Psychoanalytischer Verlag.

Freud, S. (1977). Drei Abhandlungen zur Sexualtheorie. Frankfurt / Main: Fischer.

Fu, G.; Evans, A.D.; Wang, L. & Lee, K. (2008). Lying in the name of the collective good: A developmental study. Developmental Science, 11(4), 495–503.

Glasersfeld, von E. (2004). Constructing Communication. Lernende Organisationen 21, 28–34.

Goleman, D. (2000). Der Erfolgsquotient EQ 2. München: dtv.

Green, R. & Framo, J. (1981). Family therapy – major contributions, Madison: International Universities Press.

Guntern, G. (1995). Kreativität und Imagination. Eine Einführung. In G. Guntern, Imagination und Kreativität (S. 7–52). Zürich: Scalo.

Guven, C.; Senik, C. & Stichnoth H. (2010). You can't be happier than your wife: happiness gaps and divorce. ZEW Discussion Paper No. 4599. Bonn: IZA.

Haley, J. (1977). Toward a theory of pathological systems. In P. Watzlawick & J. Weakland (Hrsg), The interactional view. New York: W.W. Norton, 37–44.

Haley, J. (2003). The art of strategic therapy. New York: Brunner-Routledge.

Higgins, E.T. (1987). Self-discrepancy: A theory relating self and affect. Psychological Review, 94(3), 319–340.

Hillebrandt, F. (1999). Exklusionsindividualität: Moderne Gesellschaftsstruktur und die soziale Konstruktion des Menschen. Opladen: Leske+Budrich.

Hoffman, L. (1981). Foundations of family therapy. New York: Basic Books.

ICD-10 (2008). Internationale Klassifikation psychischer Störungen: Kapitel V (F): klinisch-diagnostische Leitlinien. Bern: Huber.

Jung, C. G. (2009). Das rote Buch. Düsseldorf: Patmos.

Jürgens, G. & Salm, H. (1985). Die fünf Freiheiten. Familientherapie. In H. Petzold (Hrsg.), Wege zum Menschen. Ein Handbuch I. Paderborn: Junferman, 387–450.

Kaiser, P. (1989). Familienerinnerungen – Zur Psychologie der Mehrgenerationenfamilie. Kröning: Roland Asanger.

Kaufmann, R. (2000). Die Familienrekonstruktion. Heidelberg: Roland Asanger.

Kestenberg Amighi, J.; Lewis, P.; Loman, S. & Sossin, M. (1999). The meaning of movement – Developmental and clinical perspectives of the Kestenberg Movement Profile. Amsterdam: Gordon and Breach.

Kindl-Beilfuß, C. (2015). Fragen können wie Küsse schmecken: Systemische Fragetechniken für Anfänger und Fortgeschrittene. Heidelberg: Carl Auer.

Kleve, H. (1996). Soziale Arbeit als wissenschaftliche Praxis und als praktische Wissenschaft. Systemtheoretische Ansätze einer Praxistheorie Sozialer Arbeit. Neue Praxis, 26, 245–252.

Kraus, W. (1996). Das erzählte Selbst. Die narrative Konstruktion von Identität in der Spätmoderne. Pfaffenweiler: Centaurus.

Laban, R. v. (1988). Die Kunst der Bewegung. Wilhelmshaven: Florian Noetzel.

Leary, M. R. & Baumeister, R. F. (2000). The nature and function of self-esteem: Sociometer theory. In M. P. Zanna (Hrsg.), Advances in experimental social psychology, 32, San Diego: Academic Press, 1–62.

Lehrer-online: Gracias a la vida. In: www.lehrer-online.de/300897.php, Zugriff am 11.08.2013.

Lieb, H., (2014). Störungsspezifische Systemtheorie - Konzepte und Behandlung. Heidelberg: Carl Auer.

Luhmann, N. (1984). Soziale Systeme. Frankfurt: Suhrkamp.

Mannheim, E. & Weis, J. (2006). Dance / Movement therapy with cancer patients. Evaluation of process and outcome parameters. In S. C. Koch & I. Bräuninger (Hrsg.), Advances in dance / movement therapy – Theoretical perspectives and empirical findings. Berlin: Logos, 61–72.

Massing, A.; Reich, G. & Sperling, E. (2006). Die Mehrgenerationen-Familientherapie. Göttingen: Vandenhoeck & Ruprecht.

Maturana, H. & Varela, F. (1982). Autopoietische Systeme: eine Bestimmung der lebendigen Organisation. In H. Maturana (Hrsg.), Erkennen: Die Organisation und Verkörperung von Wirklichkeit. Braunschweig: Vieweg, 170–235.

Maturana, H. & Varela, F.(1987). Der Baum der Erkenntnis. Bern: Scherz.

Mentzos, S. (1990). Interpersonale und institutionalisierte Abwehr. Frankfurt: Suhrkamp.

Minuchin, S. (1990). Familie und Familientherapie. Theorie und Praxis struktureller Familientherapie. Freiburg im Breisgau: Lambertus.

Minuchin, S. (1993). Familie – Die Kraft der positiven Bindung. München: Kindler.

Minuchin, S.; Rosman, B. L. & Baker, L. (1978). Psychosomatic families. Cambridge Mass.: Harvard University Press.

Moskau, G. & Müller, G. (Hrsg.) (1992). Virginia Satir, Wege zum Wachstum. Paderborn: Junfermann.

Nerin, W.F. (1989). Familienrekonstruktion in Aktion. Paderborn: Junfermann.

Nuber, U. (2012). Trauer: Der Preis der Liebe. Psychologie heute, Juni, 20–25.

Pallaro, P. (1999). Authentic Movement. London: Jessica Kingsley.

Papoušek, M. (2010). Verwundbar, aber unbesiegbar – Ressourcen der frühen Kommunikation in Eltern-Säugling-Beratung und -Psychotherapie. In T. Hellbrügge & B. Schneeweiß (Hrsg.), Frühe Störungen behandeln – Elternkompetenz stärken. Stuttgart: Klett-Cotta, 69–90.

Papp P. (1976). Family choreography. In P. Guerin (Hrsg.), Family therapy – Theory and practice. Gardner Press, New York, 465–479.

Papp, P.; Silverstein, O. & Carter, E. (1973). Family sculpting in preventive work with „well families“. Family Process, 12, 197–212.

Pechtl, W. (1989). Zwischen Organismus und Organisation. Linz: Veritas.

Reese-Schäfer, W. (1992). Luhmann zur Einführung. Hamburg: Junius.

Retzer, A. (2002). Passagen – Systemische Erkundungen. Stuttgart: Klett-Cotta.

Retzer, A. (2007). Systemische Paartherapie. Stuttgart: Klett-Cotta.

Rogers, C.R. (1972). Die nicht-direktive Beratung. München: Kindler.

Roosevelt, T. (1910). The man in the arena. http://www.theodore-roosevelt.com/trsorbonnespeech.html, Zugriff am 15.02.2013.

Rudolph, U. (2003). Motivationspsychologie. Weilheim: Beltz.

Satir, V. (1967). Conjoint family therapy. Palo Alto: Science and Behavior Books.

Satir, V. (1988). Selbstwert und Kommunikation. München: J. Pfeiffer.

Satir, V. & Baldwin, M. (1983). Satir step-by-step. Palo Alto: Science and Behavior Books.

Satir, V.; Banmen, J.; Gerber, J. & Momori, M. (1995). Das Satir-Modell. Familientherapie und ihre Erweiterung. Paderborn: Junfermann.

Schacter, D.L. (1999). Wir sind Erinnerung. Hamburg: Rowohlt.

Schiepek, G. (1991). Systemtheorie der Klinischen Psychologie. Braunschweig: Vieweg.

Schiepek, G. (1999). Die Grundlagen der Systemischen Therapie. Göttingen: Vandenhoeck & Ruprecht.

Schlippe, A.v. (1997). Geschichte und Geschichten von der systemischen Therapie von den Großeltern bis zur heutigen Generation. systhema, 11(1), 51–58.

Schlippe, A.v. & Schweitzer, J. (2002). Lehrbuch der systemischen Therapie und Beratung. Göttingen: Vandenhoeck & Ruprecht.

Schlippe, A.v. & Schweitzer, J. (2009). Systemische Interventionen. Göttingen: Vandenhoeck & Ruprecht.

Schmais, C. (1985). Healing processes in group dance therapy. American Journal of Dance Therapy, 8, 17–36.

Schmidt, M. (1995). Beratung und Therapie im Kontext der Familie. In K. A. Schneewind (Hrsg.), Psychologie der Erziehung und Sozialisation. Pädagogische Psychologie (Enzyklopädie der Psychologie, Bd. 1). Göttingen: Hogrefe, 619–648.

Schoop, T. (2007). Komm tanz mit mir! Zürich: Hug und Co. Musikverlage.
Schuhrke, B. (2005). Schamgefühl und körperliche Privatsphäre bei Kindern – Ergebnisse einer Puppenspiel-Studie. In B. Bender-Junker & C. Mansfeld (Hrsg.), Bildung und Bildungsanlässe. Pädagogische und gesellschaftliche Kontexte. Darmstadt: Bogen, 15–40.
Schutz, W. (1958). FIRO: a three-dimensional theory of interpersonal behavior. New York: Rinehart & Company.
Schutz, W. (1979). Profound simplicity. New York: Bantam Book.
Schutz, W. (1984). The truth option. Berkeley: Ten Speed Press.
Selvini Palazolli, M. (1988). The work of Mara Selvini Palazzoli. Northvale, N.J.: Aronson.
Selvini Palazzoli, M.; Boscolo, L.; Cecchin, G. & Prata, G. (1978). Paradoxon und Gegenparadoxon. Stuttgart: Klett-Cotta.
Selvini Palazzoli, M.; Boscolo, L.; Cecchin, G. & Prata, G. (1981). Hypothetisieren, Zirkularität, Neutralität: drei Richtlinien für den Leiter der Sitzung. Familiendynamik, 6, 123–139.
Simon, F.B. (2006). Einführung in die Systemtheorie und Konstruktivismus. Heidelberg: Carl Auer.
Simon, F.; Clement, U. & Stierlin, H. (2004). Die Sprache der Familientherapie. Stuttgart: Klett-Cotta.
Sparrer, I. (2001). Wunder, Lösung und System. Heidelberg: Carl Auer.
Sparrer, I., Varga von Kibéd, M. (2020).
Ganz im Gegenteil. Heidelberg: Carl Auer.
Spitzer, R.L. (1981). The diagnostic status of homosexuality in DSM-III: a reformulation of the issues. American Journal of Psychiatry, 138, 210–215.
Statistisches Bundesamt (2021). Frauen in Führungspositionen. Abgerufen am 02.05.2021, https://www.destatis.de/DE/Themen/Arbeit/Arbeitsmarkt/Qualitaet-Arbeit/Dimension-1/frauen-fuehrungspositionen.html
Statista (2021). Impfungen gegen das Coronavirus (COVID-19) nach ausgewählten Ländern weltweit seit Beginn der Impfkampagne im Dezember 2020. Abgerufen am 23. Juni 2021, https://de.statista.com/statistik/daten/studie/1195157/umfrage/impfungen-gegen-das-coronavirus-nach-laendern-weltweit/
Stierlin, H. (1975). Von der Psychoanalyse zur Familientherapie. Stuttgart: Klett.
Stierlin, H. (1978). Delegation und Familie. Frankfurt/M.: Suhrkamp.
Sullivan, H.S. (1980). Die interpersonale Theorie der Psychiatrie. Stuttgart: Fischer.

Tartarkiewicz, W. (1979). Geschichte der Ästhetik. Basel/Stuttgart: Schwabe.
Titze, M. (1995). Humor als Therapie – Lachen über diese seltsame törichte Welt. Psychologie heute, September, 22–25.

Wahrig (1991). Fremdwörterlexikon. Gütersloh: Bertelsmann.
Watzlawick, P. (1995). Wie wirklich ist die Wirklichkeit? München: Piper.
Watzlawick, P. (2003). Anleitung zum Unglücklichsein. München: Piper.
Watzlawik, P.; Beavin, J.H. & Jackson, D.D. (1969). Menschliche Kommunikation. Stuttgart: Huber.
Watzlawick, P.; Weakland, J.H. & Fisch, R. (2009). Lösungen – Zur Theorie und Praxis menschlichen Wandels. Bern: Huber.

Welzer, H. (2002). Das kommunikative Gedächtnis. Eine Theorie der Erinnerung. München: Beck.

Whitaker, C. (1991). Das David-und-Goliath-Syndrom. Manifeste eines Familientherapeuten. Paderborn: Junfermann.

Wigman, M. (1963). Die Sprache des Tanzes. Stuttgart: Battenberg.

Williamson, D. S. (1991). The intimacy paradox. New York: Guilford.

Yalom, I. D. (2001). Theorie und Praxis der Gruppenpsychotherapie – ein Lehrbuch. Stuttgart: Klett-Cotta.

Ziegenhain, U. (2010). Die Früherkennung von Belastungen und Störungen der Eltern-Kind-Kommunikation als Ansatz für präventive beziehungstherapeutische Hilfen. In T. Hellbrügge & B. Schneeweiß (Hrsg.), Frühe Störungen behandeln – Elternkompetenz stärken. Stuttgart: Klett-Cotta, 49–68.

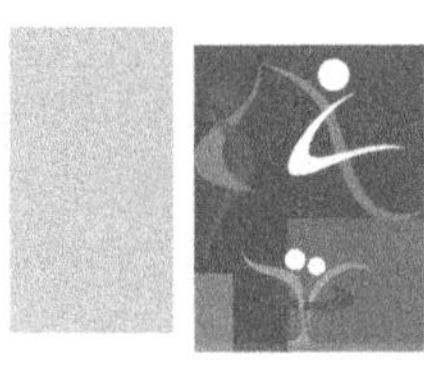

Sachregister